人体解剖生理学

（第二版）

艾洪滨　主编

科学出版社

北京

内 容 简 介

本书将人体组织解剖学和生理学知识有机地结合在一起,系统介绍构成人体的各器官、系统的形态结构及其生理功能,以及完成生理功能的机制。全书分5单元,共17章。第Ⅰ单元人体的构筑,包括细胞与基本组织;第Ⅱ单元支架、运动和保护,包括外皮系统、运动系统、神经和肌肉生理;第Ⅲ单元整合与协调,包括神经系统、特殊感觉器官、内分泌系统;第Ⅳ单元身体机能的维护,包括血液、循环系统、呼吸系统、消化系统、能量代谢与体温调节、泌尿系统、免疫系统;第Ⅴ单元生殖与发育,包括生殖系统、生长发育和衰老。

本书的主要读者对象是高等院校生物科学专业本、专科学生;欲报考神经生物学专业研究生的非生物科学专业学生;也可供生物技术专业、心理学专业、教育学专业、食品科学专业选作教材。

图书在版编目(CIP)数据

人体解剖生理学/艾洪滨主编.—2版.—北京:
科学出版社,2015.6(2024.12重印)

　　ISBN 978-7-03-045085-2

　　Ⅰ.①人… Ⅱ.①艾… Ⅲ.①人体解剖学-人体生理学-高等学校-教材 Ⅳ.①R324

　　中国版本图书馆CIP数据核字(2015)第132164号

责任编辑:陈　露
责任印制:师艳茹 / 封面设计:殷　靓

科学出版社 出版
北京东黄城根北街16号
邮政编码:100717
http://www.sciencep.com
南京展望文化发展有限公司排版
广东虎彩云印刷有限公司印刷
科学出版社出版　各地新华书店经销

＊

2009年9月第　一　版　开本:A4(890×1240)
2015年6月第　二　版　印张:23 1/4
2024年12月第二十三次印刷　字数:753 000
定价:65.00元
(如有印装质量问题,我社负责调换)

《人体解剖生理学》(第二版)编辑委员会

主　编　艾洪滨

副主编　崔希云　王　敏　孙海基

编　委　(按姓氏汉语拼音排序)

艾洪滨　　楚德昌　　崔庚寅　　崔希云

何　峰　　李言秋　　闵凡信　　阮　琴

沙爱龙　　孙海基　　万军利　　王　敏

徐金会　　徐晓虹　　杨桂文　　姚树欣

于珊珊　　张敬虎　　张锡贞　　赵敬国

祝建平

第 2 版前言

本书第 1 版自 2009 年出版以来,已使用了 5 年,据不完全统计全国有 30 多所高等院校选作教材。为了使第 2 版更好地适合生物科学专业本科教学的要求,提高教材的编写质量,我们先后召开了几次教研组会议,举行了学生座谈会,广泛征求意见。综合所有建议,这次再版做了较大幅度的修订,主要修订之处如下。

1. 第 1 版中,第 2 章"外皮系统"归在第 Ⅰ 单元"人体的构筑",经过实践觉得这种划分不很合理,人体的构筑最主要的还是细胞和 4 种基本组织。受 Sylvia S. Mader 编写的 *Understanding Human Anatomy and Physiology* 第 7 版(2011)的启发,将"外皮系统"归到第 Ⅱ 单元,第 Ⅱ 单元的题目更名为"支架、运动和保护",这样可能更合乎逻辑,因为外皮系统的主要功能是对身体起保护作用,全身的骨骼除了形成身体的支架外也具有重要的保护作用。

2. 教材的最主要功能是阐明某门课程的基本概念、基本理论和基础知识,使学生在阅读教材的过程中能激发学习热情,提高学习积极性和主动性。在保证这一基本要求的前提下,考虑到学时数的限制,这次再版压缩了约 14% 的篇幅。除运动系统外,各章都不同程度地进行了删减。运动系统增加了四肢骨的图解、全身主要骨骼肌的起止点及其作用。

3. 第 1 版采用了较多的教学课件中的彩图,但印刷成黑白图,效果不理想。所以,这次再版更新了 120 余幅图,并尽量做到图文一致。

4. 考虑到生物科学专业的特点,适当地增加了脊椎动物比较解剖生理知识。目的是扩大学生的视野,拓宽学生的思路,使学生更好地理解生物进化过程中生命现象的多样性、复杂性,也是本教材的特色之一。

5. 考虑到有些院校的心理学专业、教育学专业也选用该书作为教材,增加了一张"常用食物蕴藏的能量及主要营养成分"表,让学生了解一点控制能量摄入方面的知识。

6. 对每一章的复习思考题做了调整,增加了名词解释,目的是强化学生对掌握基本概念重要性的认识;增加了一部分从教材中找不到直接答案的思考题,需要运用学过的基础知识综合分析才能作出回答,以培养学生的创新性思维。

7. 根据 2014 年全国科学技术名词审定委员会公布的《人体解剖学名词》(第二版)、《组织学与胚胎学名词》(第二版),对个别名词做了修改,如"大脑皮层"修改为"大脑皮质"、"中脑水管"修改为"中脑导水管"等。

8. 用比正文小一号字排版的内容是供学生课外阅读的内容。

这次修订,每一章都是数易其稿,各位编者付出了辛勤劳动。山东大学李振中教授,闽南师范大学张敬虎教授,广东药学院梁兵副教授,聊城大学吴玉厚副教授,江西师范大学心理学院吴志民老师等都给本教材第 2 版的编写提出了很宝贵的建设性意见;我作为主编在此向各位表示衷心感谢!

尽管这一版的修订,我们主观上要求行文做到字斟句酌、去粗取精、深入浅出、语句通顺;图片力求做到清晰准确,标注到位,图文一致。但由于我们水平有限,不妥之处在所难免,敬请读者多提宝贵意见,反馈使用信息(email:aihb518@126.com),为下一版的修订提供素材。

艾洪滨

2015 年 3 月于济南

目　　录

第 V 单元　生殖与发育
Reproduction and Development

绪 论

一、人体解剖生理学的研究内容

人体解剖生理学(human anatomy and physiology)包括人体解剖学和人体生理学两门学科的内容,属于自然科学范畴。其中,人体解剖学是研究正常人体各器官、系统的形态结构及其发生发展规律的科学;人体生理学则是研究正常人体各器官、系统的功能、完成功能的**机制**(mechanism,或原理 principle)及其调节规律的科学。形态结构是生理功能的物质基础,生理功能则是形态结构的运动形式。在动物(包括人)进化过程中,器官功能上的变化能逐渐引起形态结构的改变;形态结构的改变,又可影响功能活动,两者相辅相成,又密切联系。因此,将人体解剖学和人体生理学合并为一门课程即人体解剖生理学,更有利于系统地、全面地阐明人体的构筑原理、人体各器官的功能及其调节规律。

根据研究目的、研究方法和研究对象的不同,人体解剖学又可分为大体解剖学(宏观解剖学)和组织学(微观解剖学)。大体解剖学是利用手术器械解剖尸体,用肉眼观察的方法研究各器官的形态和构造。组织学则是借助各种光学显微镜、电子显微镜和化学染色等方法,研究构成器官的组织和细胞的形态结构以及各种细胞器的超微结构。

生理学的研究可从三个水平上进行:① 细胞及分子水平。研究细胞及其亚显微结构的形态和功能,探讨生命活动最基本的生理生化机制。这一层次的研究,由于发展速度很快,取得的突破性成果多。自 20 世纪 70 年代开始,已经逐渐形成了一门专门的学科——细胞生物学。因此,作为解剖生理学教材已不再把这一层次的研究内容作为重点内容阐述。只是对某些器官完成某种功能的原理,阐述到细胞和分子水平。例如,神经纤维的功能是传导动作电位,动作电位的产生是由于细胞膜上离子通道的开放或关闭导致离子内流或外流引起的,离子通道是蛋白质;动作电位到达神经末梢引起神经递质的释放,神经递质发挥作用是通过与细胞膜上的受体结合,受体是蛋白质分子;心脏有自动收缩和舒张的特性,是因为心脏内有自律细胞,自律细胞能自动地产生兴奋,自律细胞为什么能自动地产生兴奋?是因为其动作电位的 4 期能自动地去极化,它为什么能自动去极化?是因为自律细胞膜上的离子通道能自动地开关,等等;类似这些问题都涉及细胞和分子水平的研究。目前,这一层次的研究最为活跃,诺贝尔生理学或医学奖对这一层次上的研究成果授奖也多。② 器官、系统水平。研究各个器官、系统的结构及其生理活动规律。例如,心脏的功能是收缩射血,为血液循环提供动力,收缩力的大小受哪些因素的影响?其活动有哪些规律?剧烈运动时、安静时是如何进行调节的?又如,胃是怎样消化食物的?胃液的分泌、胃的蠕动受哪些因素的影响?进食期间和不进食时胃的活动是怎样进行调节的?再如,肾脏是怎样形成尿液的?有哪些结构特征适应于尿液的形成?哪些因素影响尿液的形成?形成尿液的意义是什么?等等。这一层次的研究内容构成了人体解剖生理学的主干内容,是提出新课题进行深入研究的重要基础。③ 整体水平。以整个人体或动物体为研究对象,研究整个机体生命活动中各器官、系统之间的相互联系及相互影响,内、外环境的变化对机体生理功能的影响,以及机体对环境变化所作出的各种应答。例如,当人们处于剧烈运动、精神紧张、异常焦虑、过度兴奋,或处于某些特殊环境,如高温、低氧(高原)、失重(航天)、高压(潜水)等情况时,整个身体的机能发生了哪些变化?各个系统、器官之间产生了哪些适应性调节?其机制如何?应采取哪些应对措施?等等。整体水平的研究由于受到技术上的限制(例如,如何记录人体活动状态的脑电活动、心电活动、胃肠分泌机能的变化等),进展较慢,获得的重大成果不是很多。

　　必须指出,任何一种水平的研究,都有其局限性。完整机体的生命活动,应该是不同水平生理功能综合的结果,这种综合并非局部生理功能简单的数量上的相加,因为当细胞、器官、系统的功能组合起来时,会产生质的变化,从而表现出新的活动规律。

　　另外还要认识到,任何一个器官、系统在完成某一功能时,绝不是孤立地在活动,必须与其他器官、系统密切配合才能很好地完成某一功能。例如,我们通过呼吸系统吸进新鲜氧气,呼出二氧化碳,通过消化系统吸收营养物质,通过泌尿系统排出代谢废物等生命活动必须有血液循环系统的配合,由循环的血液来完成;而肺部的气体交换、胃肠对食物的消化和吸收又必须靠肌肉的收缩和腺体的分泌来完成,等等。这些不同器官、不同系统之间的协调则是靠神经系统和内分泌系统的紧密调节实现的。实际上,有机体是作为一个整体在进行着复杂的生命活动。正因如此,科学家们提出生理学的研究应该向**整合生理学**(integrative physiology)发展。所谓整合生理学,就是把在某一层次上对生命现象的认识与在另一层次上对生命现象的认识整合起来,对生物体的功能进行完整的、整体的认识。

　　通常,我们根据构成人体各部分的形态结构和功能特点将其分成 10 个系统,分别是:外皮系统、运动系统(包括骨骼和肌肉)、神经系统(包括感觉器官)、内分泌系统、循环系统(包括血液和淋巴)、呼吸系统、消化系统、泌尿系统、免疫系统、生殖系统。本教材主要阐述这 10 个系统的形态结构和功能,其要点见图 0-1。

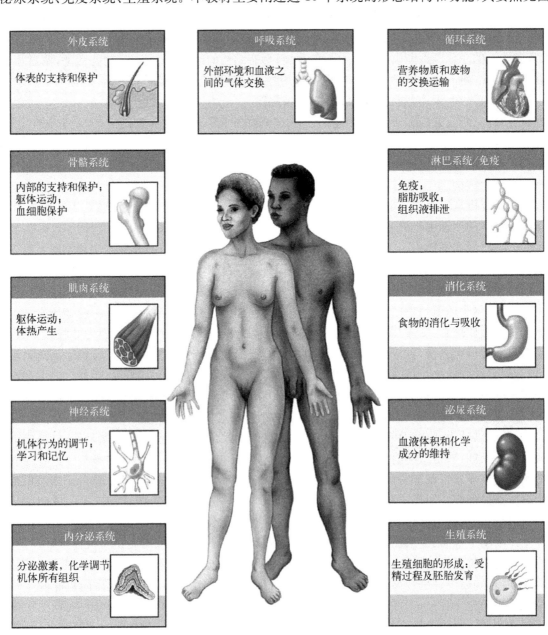

图 0-1　构成人体的各个系统协同工作以维持内环境的相对恒定(自 Mader,2002)

按照这 10 个系统的主要功能可再整合成 5 个单元,分别是:人体的构筑,支架、运动与保护,整合与协调,身体机能的维护和保养,生殖和发育。

二、人体解剖生理学的研究方法

人体解剖生理学与生物学其他分支学科都是典型的实验性学科。随着科学技术的不断发展,本学科的研究方法也在不断改进和发展。

人体解剖学的经典研究方法是用手术器械解剖尸体,直接用肉眼观察、比较、度量各个器官的位置、形状、大小、质量及其结构等。当尸体经药物固定处理后,器官的位置、形态、大小、颜色等均发生不同程度的改变,不能完全反映活体结构的真实情况。

近代由于 X 射线、放射性核素、电子计算机断层扫描(computed tomography,CT)、正电子发射断层扫描(positron emission tomography,PET)、功能性磁共振成像(functional magnetic resonance imaging,FMRI)等新技术在医学及生物学上的应用,能在基本无损害的条件下观察、研究许多活体器官的形态和结构。光学显微镜、电子显微镜、激光扫描共聚焦显微镜的发明不但将人体结构的观察推进到组织和细胞水平,而且可以观察细胞内部的微细结构。分子生物学、免疫细胞化学等技术在组织学中的应用又将人体结构的观察推进到分子水平。随着对机体宏观、微观领域研究的不断深入,人们对生命本质的认识越来越深刻、全面。

研究人体各器官系统的生理功能以及完成该功能的机制应该以人作为研究对象,但必须有一个前提条件,即不能损害人体健康,所用的方法必须是人体能够接受的。只有一部分生理数据,如心电图、脑电图、动脉血压、肺通气量、血液的成分、尿液的 pH 等可以在不损害人体健康的情况下直接获得,但人体内部许多器官、组织细胞的生理活动数据、作用原理、适应调节等大部分内容因受到研究技术的限制,目前还无法直接测量,只能通过动物实验间接求证。常用的实验动物往往选用进化上与人类比较接近的哺乳动物,如猴、狗、猫、兔、鼠等;也用一些低等脊椎动物如两栖类的蟾蜍和青蛙,某些无脊椎动物如软体动物枪乌贼、海兔等。选用什么动物作为实验材料,主要根据研究的内容。研究动物生理活动的普遍规律性时,往往选用某些无脊椎动物或低等脊椎动物。例如,研究生物电的产生原理常以枪乌贼、蟾蜍或青蛙的神经为实验材料;研究突触传递的原理常用海兔的神经节、硬骨鱼的脑、蟾蜍或青蛙的坐骨神经-腓肠肌为实验材料;研究骨骼肌的收缩特征和原理常以蟾蜍或青蛙的腓肠肌为实验材料;研究心脏的活动规律及原理常以蟾蜍或青蛙的离体心脏为实验材料;研究脊髓反射活动规律常以脊蟾蜍或脊青蛙为实验材料,等等。

动物实验的方法可以大致分为**离体实验**(experiment *in vitro*)和**在体实验**(experiment *in vivo*)两类。在体实验又可分为急性实验和慢性实验两种。离体实验方法是把动物的某一组织或器官取出,设法使其在一定时间内继续保持其生理功能,然后按照特定的目的进行实验。该方法的优点在于可以排除体内神经和体液等多种因素的影响,容易考察某一组织或器官固有的功能及其调节机制。在体的急性实验方法是将动物麻醉(或破坏脑与脊髓),保持所要研究的器官位于体内原来位置,以便观察器官机能在不同条件下的变化规律。在体的慢性实验方法是设法使动物处于清醒状态,观察其整体或某一器官对体内外条件变化的反应。实验前一般需对动物做些处理,待动物康复后再进行观察、研究。例如,欲研究大脑某个神经核兴奋时动物的行为有什么变化,以探讨这个神经核的功能,可预先通过动物脑立体定位技术把刺激电极安放入脑内神经核的位置,将伤口处消毒、缝合,让动物存活,待其康复后按照预先设计的程序,对其进行电刺激,观察并记录动物某项机能或某种行为方式的变化。也可预先在神经核内埋藏微注射管,向神经核内微量注射神经递质、受体阻断剂等药物,以研究神经核的功能。

我们应当将三个研究水平(整体水平、器官和系统水平、细胞和分子水平)获得的结果进行综合分析,以便更深刻地认识人体生命活动的规律。

三、人体解剖生理学在自然科学中的地位

国务院学位委员会、教育部于 2011 年颁布的"学位授予和人才培养学科目录"中,对所有学科共设 13 个大的学科门类,分别是:哲学、经济学、法学、教育学、文学、历史学、**理学**、工学、农学、医学、军事学、管理学、艺术学。

其中理学门类下设 14 个一级学科,分别是:数学、物理学、化学、天文学、地理学、大气科学、海洋科学、地球物理学、地质学、**生物学**、系统科学、科学技术史、生态学、统计学。

其中一级学科生物学下设 11 个二级学科,分别是:植物学、动物学、**生理学**、水生生物学、微生物学、神经生物学、遗传学、发育生物学、细胞生物学、生物化学与分子生物学、生物物理学。

人体解剖与组织胚胎学学科则划分在医学门类中的一级学科基础医学中。

众所周知,当今世界上最高水平、最有影响的科学奖——诺贝尔奖,在 6 个领域设立奖项,这 6 个领域分别是:物理学、化学、**生理学或医学**(Nobel Prize for Physiology or Medicine)、文学、和平、经济学。前 3 个领域属于自然科学领域,其中"生理学或医学奖"110 多年来授予的奖项,其研究成果分别属于上述生物学学科下设 11 个二级学科中的生理学、神经生物学、细胞生物学、生物化学与分子生物学、发育生物学、遗传学、微生物学、生物物理学、动物学以及医学学科。

由此可以认为,诺贝尔于 1895 年立遗嘱时设立"生理学或医学奖",那时生理学的概念几乎等同于现代的生命科学。

自从 20 世纪 80 年代末,美国提出"脑的 10 年"研究计划以来,世界各国政府纷纷响应,投资研究神经科学(或称神经生物学)。在我国的基础科学发展规划中,神经生物学也被列为生命科学的四大基础学科之一(另外三个学科分别是细胞生物学、分子生物学、生态学)。经过 30 多年的努力,科学家们以动物为实验材料,在学习和记忆的突触机制、分子生物学机制方面,在神经系统某些重大疾病诸如帕金森病、阿尔茨海默病的发病机制方面取得了可喜的进展。毫无疑问,人体解剖生理学尤其是神经解剖生理学是神经科学的重要基础。

综上所述,可见人体解剖生理学在生命科学和医学中的重要地位。

四、学习人体解剖生理学的目的

生物科学专业的学生为什么要学习人体解剖生理学?生物科学研究生物的结构与功能,世界上的生物可简化为 4 类,分别是:植物、动物、微生物、人(这里不是分类学上的概念)。因此,相应地就有植物学、动物学、微生物学和人体解剖生理学。已如上述,人体解剖生理学既是医学专业的重要基础课,也是生物科学专业重要的基础课。生物科学专业设置本课程的主要目的有三点:① 因为人体的结构与功能(尤其是脑)在所有生物中是最复杂、最高级的,通过本课程的学习,使学生更深刻地理解生命现象的多样性、复杂性,从而更好地掌握人体的生命活动规律,利用这些规律,为更科学地强身健体、卫生保健、预防疾病、优生优育、开发智力、宣传人体健康常识等打下坚实的基础;因为,人类所有活动的重要性莫过于提高身体健康、心理健康的素质;唯有有健康的身体、健康的心理,其他活动才变得有意义。② 为那些立志从事生理学、神经生物学、细胞生物学、动物发育生物学、免疫学、生物医学工程、食品科学等学科的科学研究的学生打下坚实的基础。③ 对师范院校毕业生来说,将来的工作对象主要是青少年学生,对学生的生长发育、健康状况、心理特点应有所了解,只有根据青少年身体的生理特点安排好各种活动,才能使学生在德、智、体、美各方面都得到发展。

另外,心理学、教育学是师范类院校的必修课,有关人体解剖生理学尤其是神经解剖生理学的知识还是学好心理学、教育学的基础。

五、人体解剖生理学常用术语

为了便于描述人体各系统、器官的位置与其相互之间的关系,规定了一些公认的统一标准和描述用语,是学习和研究人体解剖生理学必须首先掌握的基本知识。

(一)解剖学姿势

为了说明人体各部分或各结构的位置关系,特规定统一标准姿势。通常以人体直立、双臂自然下垂,掌心向前,两足并拢,足尖向前,双目向前平视作为标准解剖学姿势。

(二)方位术语

(1)上和下   描述器官或结构距颅顶或足底的相对远近关系的术语。近颅顶者为上(superior),近足底者为下(inferior)。例如,眼位于鼻的上方,而口位于鼻的下方。在动物用颅侧(cranial)和尾侧(caudal)作为对应名词。

(2)前和后　距身体腹面近者为前(anterior),距背面近者为后(posterior)。腹面(腹侧,ventral)和背面(背侧,dorsal)通用于人和四足动物。

(3)内和外　描述空腔器官的各结构相互位置关系的术语,近内腔者为内(internal),远离内腔者为外(external)。例如,心室壁有心内膜层、心外膜层。

(4)浅和深　描述与皮肤表面相对距离关系的术语,距皮肤近者为浅(superficial),远离皮肤而距人体内部中心近者为深(profound)。

(三)轴和面

(1)轴　在描述人体某些结构的形态,特别是关节运动时,通常假设人体有互相垂直的3个轴。**垂直轴**(vertical axis):通过人体自上而下与地面垂直的轴。**矢状轴**(sagittal axis):与垂直轴垂直的前后方向的轴。**冠状轴**(frontal axis):为左右方向与水平面平行,与前两个轴相垂直的水平轴,又称额状轴。

(2)面　常用以描述解剖结构的切面有3种。**矢状切面**(sagittal plane):通过矢状轴,将身体或器官分成左、右两部分的纵切面;若矢状面居于正中,将身体或器官分成左右相等的两半者,该切面又称正中矢状切面。**冠状切面**(frontal plane,又称额状切面):通过冠状轴,将身体分成前、后两部分的纵切面。**水平切面**(horizontal plane,又称横切面):与上述两切面垂直,将身体分成上、下两部分的切面(图0-2)。

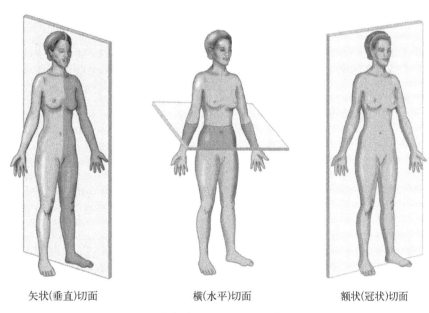

矢状(垂直)切面　　　　横(水平)切面　　　　额状(冠状)切面

图0-2　描述解剖位置的3个切面(自 Mader,2002)

在描述器官的切面时,往往以器官自身的长轴为标准,与其长轴平行的切面称纵切面,与长轴垂直的面称横切面。

六、胸、腹部体表标志线及腹部分区

对内脏各器官在胸、腹腔内的位置,为了描述和学习方便,通常在胸、腹部体表,画出若干标志线和分区(图0-3)。

(一)胸部标志线

(1)前正中线(anterior median line)　沿身体前面正中位置所做的垂线。

(2)锁骨中线(midclavicular line)　通过锁骨中点的垂线。

(3)腋前线(anterior axillary line)　通过腋窝前襞所做的垂线。

(4)腋后线(posterior axillary line)　通过腋窝后襞所做的垂线。

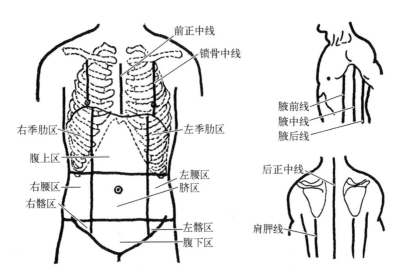

图 0-3 胸腹的体表标志线及分区(自北京师范大学等,1981)

（5）腋中线(midaxillary line)   通过腋前、后线之中点所做的垂线。

（6）肩胛线(scapular line)   通过肩胛骨下角的垂线。

（7）后正中线(posterior median line)   沿身体后面正中位置所做的垂线。

（二）腹部的标志线和分区

通常用两条横线和两条垂线,将腹部划分为 9 个区,用以标志腹腔内各脏器的大概位置。通过两侧肋弓最低点和两侧髂结节,做两条横线,把腹部分为上、中、下三部分;再由两侧腹股沟韧带中点,做两条垂线,它们与两条横线相交。这样,腹上部分为中间的腹上区和两侧的左、右季肋区;腹中部分为中间的脐区和两侧的左、右腰区;腹下部分为中间的腹下区和两侧的左、右髂区。

（艾洪滨）

第 I 单元

人体的构筑
Human Organization

第1章

细胞与基本组织

　　细胞是生命活动的基本单位。形态多样,功能各异。由结构和功能相同或相似的细胞与细胞间质构成**组织**(tissue)。细胞间质由细胞产生,构成细胞生存的微环境。人和动物机体有 4 种基本组织,即上皮组织、结缔组织、肌肉组织和神经组织。这些组织按一定规律再组合成有一定的形态结构、执行特定生理功能的**器官**(organ),如心、肝、脑等。由功能相关的器官再组合成**系统**(system),完成特定的、连续的生理活动,如鼻、咽、喉、气管、肺等结合在一起共同构成呼吸系统,完成呼吸机能。

第一节　细　　胞

　　有关细胞的结构、功能、增殖、分化、衰老、死亡等详细内容,由专门的《细胞生物学》教材介绍。为了系统完整地了解人体的结构与功能,本节简要介绍细胞的基本基础知识。

一、细胞的形态与大小

　　人体细胞的形态、结构与其功能表现为高度的适应性、多样性,如具吸收功能的上皮细胞其游离面常有丰富的微绒毛,具传送信息功能的神经细胞都有长突起,运输氧气的红细胞为双凹圆盘形,其表面积相对较大。细胞因其功能不同而使其形态多样,表现为柱状、球形、椭圆形、锥体形、梭形、长颈瓶状、杯状、饼状、多突起不规则形等。

　　人体细胞直径一般为 7～30 μm,有些细胞个体特别大,如人卵细胞直径可达 200 μm,部分神经细胞胞体直径可达 120 μm,突起长度达 1 m。有些细胞个体特别小,如小淋巴细胞直径只有 4～5 μm。

二、细胞的一般结构

　　在光镜下可见,细胞的基本结构可分为 3 部分,即细胞膜、细胞质、细胞核(图 1-1)。细胞质由细胞器与细胞基质组成。细胞核由核染质、核基质和核仁组成。电子显微镜下可见,细胞结构可分为三大结构体系,即生物膜系统、遗传信息表达系统和细胞骨架系统。细胞以生物膜系统为基础形成了细胞膜和各种相对独立的细胞器,包括内质网、线粒体、高尔基复合体、溶酶体、过氧化物酶体以及细胞核等结构,主要参与细胞的新陈代谢;遗传信息表达系统是由 DNA-蛋白质与 RNA-蛋白质复合体形成的遗传信息载体与表达系统,包括染色质、染色体、核仁、核糖体等结构,主要参与细胞的周期节律活动调节;细胞骨架系统是由一系列特异性结构蛋白装配而成的网架系统,包括微管、微丝、中间纤维等,主要参与细胞运动、形态维持和胞内物质运输功能。

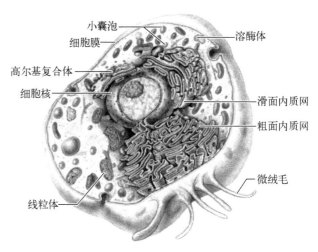

图 1-1　细胞结构模式图

（一）细胞膜

细胞膜（cell membrane）是围在细胞外表面的一层薄膜，厚6～9 nm，它在维持细胞形态、构成细胞屏障、进行细胞内外物质交换方面，以及在细胞连接、细胞识别和细胞运动方面起着决定性作用。细胞膜与细胞内的膜系统有着共同的结构与化学组成，统称为**生物膜**（biomembrane）或**单位膜**（unit membrane）。生物膜的化学成分主要是脂类（磷脂是主要成分）、蛋白质及糖类。

关于生物膜的结构，S. L. Singer 和 G. Nicolson 于 1972 年提出了**流动镶嵌模型**（fluid mosaic model），该理论认为磷脂分子排成脂质双层，构成生物膜的基架，亲水性的磷脂头端朝向膜的内外两侧，疏水性的尾部相对互溶在一起（图 1 - 2）。膜蛋白主要为球蛋白，有的深埋于膜内，有的则一部分埋于膜内，一端或两端露出膜外，称为**镶嵌蛋白**；有的附着在细胞膜内表面，称为**周边蛋白**。膜蛋白是细胞功能的主要承担者，有些是参与物质转运的载体或通道，有些是参与信息感受的受体，有些是在相邻细胞间或细胞与细胞外基质间起粘接作用的连接蛋白。膜糖类主要以糖蛋白和糖脂形式存于细胞膜外表面，对细胞膜起保护作用，还与细胞粘连、细胞识别有密切关系。流动镶嵌模型还认为细胞膜具有流动性，膜蛋白与膜脂均可侧向运动。在流动镶嵌模型基础上发展起来

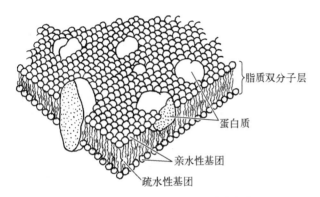

图 1-2　细胞膜的结构——流动镶嵌模型

脂质双分子层
蛋白质
亲水性基团
疏水性基团

的"**晶格镶嵌模型**"和"**板块镶嵌模型**"理论，进一步提出膜各部分流动性是不均匀的，生物膜中的脂质等可进行可逆的无序（液态）和有序（晶态）的相变。膜的流动性为细胞膜的物质转运和信号传递提供了结构基础，并使膜能够承受较大的张力，利于膜损伤处的自动融合与修复，还使细胞个体具有变形能力。

另外，有些细胞与其特殊机能相适应，表面长出了一些特化结构，如微绒毛、纤毛、突起等。

（二）细胞器

1. 内质网（endoplasmic reticulum，ER）

由一层单位膜围成的内腔相通的管状、泡状和囊状膜性管道系统。根据内质网膜表面有无核糖体，将其分为**粗面内质网**和**滑面内质网**两类（图 1 - 3）。前者表面呈扁平囊状，排列较整齐，膜外表面附着大量的核糖体，其功能主要是合成蛋白质，包括多肽类激素、酶、细胞外基质蛋白、各种膜蛋白等；后者是相通的小泡和小管，并与高尔基复合体相连，其功能主要是合成脂质。在某些细胞中，滑面内质网非常发达能合成类固醇激素。

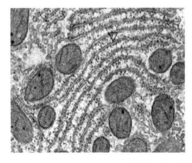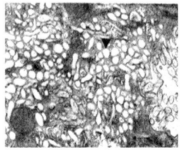

图 1-3　内质网电镜像

▽：粗面内质网　▼：滑面内质网

2. 高尔基复合体（Golgi complex，GC）

由单位膜构成的囊泡系统，由扁平囊、小泡、大泡组成（图 1 - 4）。扁平囊平行排列，整齐地堆叠在一起，

构成 GC 的主体结构。主要功能有二：一是对粗面内质网合成的蛋白质进行加工，使其成为功能蛋白质，如使某特定蛋白质糖基化。二是对内质网合成的蛋白、脂类及内吞物进行分类、包装，并运输至细胞内特定部位，或分泌到细胞外。内质网合成的分泌性蛋白、膜蛋白、脂类在内质网以出芽方式形成膜泡，在 GC 朝向细胞膜的一侧与其融合，此后膜泡物质被加工，并在反面以出芽方式再次形成膜泡，这些膜泡与细胞内其他膜性细胞器膜或细胞膜融合，对细胞器或细胞膜进行修补与更新，或者是将膜泡内物质释放到细胞外。

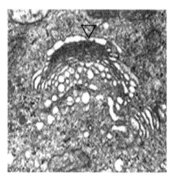
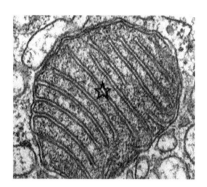

图 1-4 高尔基复合体电镜像

▽：高尔基复合体

图 1-5 线粒体电镜像

☆：线粒体

3. 线粒体（mitochondrion）

光镜下线粒体呈线状、粒状或杆状。电镜下可见线粒体是两层单位膜套叠而成的封闭性囊状结构（图 1-5）。两层膜的间隙称**外室**，内膜围成密闭的囊腔称**内室**。内膜向内室突起褶叠形成嵴，内膜的内室面上有许多排列规则的带柄的球形小体，称**基粒**。线粒体内有 140 多种酶，是糖类、脂肪和氨基酸最终氧化释放能量并合成 ATP 的场所。

4. 溶酶体（lysosome）与过氧化物酶体（peroxisome）

溶酶体是由一层单位膜围成的内含多种水解酶的囊泡结构，在清除细胞内无用的生物大分子、衰老的细胞器以及吞噬体、胞饮体等方面起关键作用。

过氧化物酶体是富含过氧化物酶、过氧化氢酶和其他多种氧化酶的膜性小体，能氧化酚、甲酸、甲醛、乙醇等有毒物质。

5. 核糖体（ribosome）

非膜性细胞器，它是由 rRNA 和蛋白质共同构成的多酶复合体，是合成蛋白质的场所。有的核糖体分布于细胞基质中，称**游离核糖体**，有的附着在内质网膜表面，称**附着核糖体**。

（三）细胞核

细胞核（cell nucleus）由双层单位膜和其包围的核物质构成。它贮存遗传信息，进行 DNA 复制和 RNA 转录，是细胞遗传与代谢的调控中心。细胞核的形态与细胞形态相关，一般球形、立方形、多边形的细胞，细胞核呈圆形；柱状、梭形细胞的细胞核多为椭圆形甚至杆状；扁平细胞的细胞核为扁圆形。细胞核的大小和数量与细胞功能是相适应的，如幼稚细胞、蛋白质合成旺盛的细胞，核较大，破骨细胞、骨骼肌细胞都为多核。

细胞核由核膜、染色质、核仁等组成。核膜位于核最外层，由两层单位膜构成，核膜上有运输蛋白复合体围成的核孔，核孔可双向运输离子和大分子物质，如组蛋白的核输入，RNA 和核糖体的核输出；**染色质**（chromatin）是细胞分裂间期由 DNA、组蛋白、非组蛋白及少量 RNA 组成的线性复合结构。当细胞进入有丝分裂或减数分裂时，染色质高度折叠盘曲而凝缩成条状、棒状结构，此时称**染色体**（chromosome）；核仁是细胞核中匀质球形小体，化学组分主要是核酸和蛋白质。核仁是细胞内合成 rRNA、组装核糖核蛋白体亚基的部位。

（四）细胞骨架

细胞骨架（cytoskeleton）包括微丝、微管、中间纤维。**微丝**（microfilament，MF）又称肌动蛋白纤维，由肌动蛋白组成，直径 5～7 nm。如上皮细胞绒毛中的轴心微丝、肌细胞中的细肌丝等，起着维持细胞形态、加强细胞间黏着，以及参与细胞收缩等作用。**微管**（microtubule）是由微管蛋白构成的中空圆筒状结构，组成微管的微管蛋白具有 ATP 酶的活性。微管直径约 25 nm，存在于鞭毛、纤毛、中心粒、基体等结构中，有参与细胞的运动、物质运输与维持细胞形态等功能。**中间纤维**（intermediate filament）是不同蛋白质成分构成的一类细丝结构，直径 10 nm 左右，如存在于神经元中的神经原纤维、细胞连接处的张力丝。中间纤维主要起支架作用。

三、细胞连接

细胞连接（cell junction）是广泛存在于细胞之间的连接结构，与细胞之间的黏着、封闭细胞间隙和细胞间通讯有着密切关系。依据结构与功能的不同，分为紧密连接、中间连接、桥粒、缝隙连接、化学突触等。

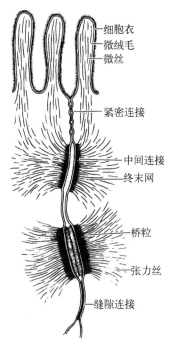

（1）**紧密连接**（tight junction）　　电镜下可见，相邻细胞膜的外层呈间断融合，融合处无细胞间隙，非融合处有 10～15 nm 的窄隙（图 1-6）。经冷冻蚀刻复型术证明，相邻细胞膜融合处为两排镶嵌蛋白质颗粒（相邻细胞膜各一排）连接成焊接线，焊接线互相吻成网状。紧密连接能有效地封闭细胞间隙，主要存在于上皮细胞的浅部和心肌细胞间。

（2）**中间连接**（intermediate junction）　　电镜下可见，相邻细胞膜之间有 15～20 nm 的间隙，间隙内有黏着蛋白和细丝物质连接两细胞膜，在细胞膜胞质侧有薄层的致密物质，并有伸入细胞内各处的微丝附着（图 1-6）。中间连接能有效地黏着相邻的两细胞膜、封闭细胞间隙，并能维持细胞形态和传递收缩力。中间连接主要存于上皮细胞之间，环绕上皮细胞顶部，也存于心肌细胞间的闰盘处。

（3）**桥粒**（desmosome）　　是斑状的细胞连接，电镜下可见桥粒呈圆盘状，直径约 1 μm，相邻细胞膜间有 20～30 nm 的间隙，间隙内有低密度的丝状物，这些丝状物在间隙内交织成致密的中间线，细胞膜的胞质侧有电子密度较高的附着板，由附着蛋白形成，胞质中有许多中间纤维附着在附着板上。另外还有一些跨过细胞膜的中间纤维，一端连于细胞间隙的中间线，另一端跨过细胞膜伸入细胞质（图 1-6）。桥粒是一种较牢固的细胞连接，广泛存在于各类细胞之间。在某些上皮细胞与基膜的相邻面上还可见到"**半桥粒**"（hemidesmosome），即只在上皮细胞基底面上形成半个桥粒的结构。半桥粒将上皮细胞铆定在基膜上。

图 1-6　细胞连接超微结构模式图
（自高英茂，2001）

（4）**缝隙连接**（gap junction）　　一种平板状连接，连接处相邻细胞膜之间的间隙很窄，仅 2～3 nm，连接处有规律分布的连接点，每个连接点是相邻细胞膜的镶嵌蛋白相互结合而成的**连接小体**。连接小体由 6 个亚单位构成，围成直径 2 nm 跨越两细胞膜的亲水小管（图 1-7）。亲水小管在 Ca^{2+} 或其他因素的作用下，

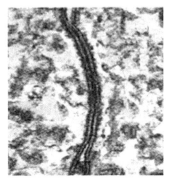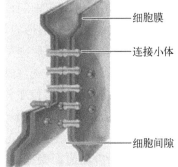

细胞膜

连接小体

细胞间隙

图 1-7　缝隙连接
左：电镜像　右：立体模式图

可以开放或关闭,开放时可使相邻细胞交换某些小分子物质和离子,因此缝隙连接是电阻很低并能传递化学信息的细胞连接。

(5) 化学突触(chemical synapse)　　详见第5章第四节。

第二节　基　本　组　织

构成人体和动物体的基本组织有4种,分述如下。

一、上皮组织

上皮组织(epithelial tissue),由排列紧密、形态规则的上皮细胞和其间少量细胞间质组成。大部分上皮组织分布于体表和体内管、腔、囊状器官或结构的内表面,故上皮细胞多呈明显的极性。朝向体表或有腔器官腔面的一面为游离面,游离面常有纤毛、微绒毛等结构,与游离面相对的一面与结缔组织相邻,称基底面,基底面的质膜与深层的结缔组织之间有**基膜**(basal lamina)。上皮组织内一般无血管、淋巴管分布,而多富有感觉神经末梢,上皮组织的营养由其深部的结缔组织提供。

根据上皮组织的位置和功能的不同将上皮组织分为四种类型,即被覆上皮、腺上皮、感觉上皮、生殖上皮。感觉上皮的结构与功能,见第6章特殊感官;生殖上皮见15章生殖系统。本节主要阐述被覆上皮与腺上皮。

(一) 被覆上皮

被覆上皮(covering epithelium)广泛分布于体表和体内有腔器官的内表面,具有保护、吸收、分泌、排泄等功能,但不同部位的被覆上皮功能有明显的差别,如体表的上皮主要起保护深层组织与结构作用,小肠腔面的上皮主要起吸收作用。依据上皮细胞的形状与层数不同将被覆上皮分为多种类型。

(1) **单层扁平上皮**(simple squamous epithelium)　　由单层扁平的上皮细胞组成。从游离面观察,细胞呈多边形或不规则形,边缘多呈锯齿状或波浪形,与相邻细胞相互嵌合,细胞核椭圆形,位于中央(图1-8)。从垂直切面看,细胞核长椭圆形,胞质很少。组织学上常把分布于胸膜、腹膜(包括鞘膜)和浆膜性心包处的单层扁平上皮称为**间皮**(mesothelium),间皮与其深部的薄层结缔组织构成浆膜。而衬于心、血管、淋巴管道内表面的单层扁平上皮称为**内皮**(endothelium)。单层扁平上皮还见于肺泡、肾小囊壁层、肾小管细段等处。

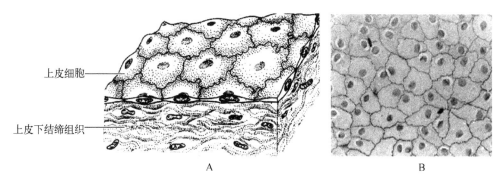

上皮细胞

上皮下结缔组织

A　　　　　　　　　　　　B

图1-8　单层扁平上皮

A. 模式图(自牛建昭,2003)　B. 肠系膜铺片(H-E染色)(自袁柱等,1995)

(2) **单层立方上皮**(simple cuboidal epithelium)　　由单层近似立方形的上皮细胞组成。从游离面看,细胞呈多边形,从垂直切面上看,细胞近似方形,细胞核圆形位于中央(图1-9),上皮细胞的游离面常有微绒毛,基底面常有质膜内褶等。这种上皮见于肾泌尿小管、视网膜色素细胞层、甲状腺滤泡、卵巢表面等。

(3) **单层柱状上皮**(simple columnar epithelium)　　由单层棱柱状细胞组成,从游离面看,细胞呈多边形,从垂直切面上看细胞呈柱状,核椭圆形,位于近基底部(图1-10)。细胞的游离面常有微绒毛、纤毛等结构。柱状上皮细胞间常夹有**杯状细胞**(一种腺细胞,分泌黏液)。这种上皮主要分布于胃、肠、胆囊、鼻旁窦、细支气管及其分支、输卵管、子宫腔内表面等处。

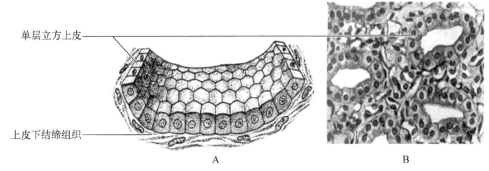

图 1-9　单层立方上皮

A. 模式图(自牛建昭,2003)　B. 肾皮质切片示肾小管上皮(H-E染色)(自袁柱等,1995)

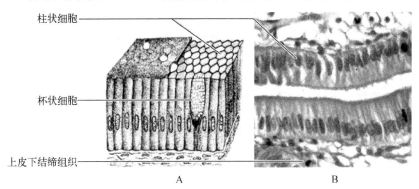

图 1-10　单层柱状上皮

A. 模式图(自牛建昭,2003)　B. 小肠绒毛上皮纵切面(H-E染色)(自成令忠等,2000)

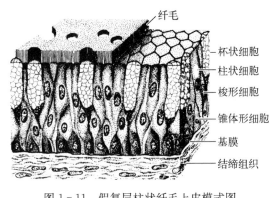

图 1-11　假复层柱状纤毛上皮模式图

（4）**假复层纤毛柱状上皮**（pseudostratified ciliated columnar epithelium）　由一层不同形状和高度的细胞组成。从垂直切面上看,有锥体形、梭形和柱状细胞,常夹有杯状细胞。各型细胞均附于基膜,锥体形细胞紧贴基膜,核的位置较低;柱状细胞从基膜伸到表面,游离面常有微绒毛或纤毛,细胞核位置较浅;梭形细胞夹在柱状细胞与锥体形细胞之间,细胞核位于中部（图 1-11）。这种上皮主要分布于呼吸道,上皮内杯状细胞分泌的黏液能黏附空气中的灰尘,柱状细胞通过纤毛的规律性摆动将黏液推向咽。

（5）**变移上皮**（transitional epithelium）　分布于泌尿系统,包括肾盏、肾盂、输尿管、膀胱、尿道。上皮的厚度和上皮细胞的形态随着器官收缩与扩张而变化,器官扩张时,细胞层次较少（2~3层）,收缩时层次增多（5~8层）（图 1-12）。电镜下可见,变移上皮的细胞均附着在基膜上,只是高度不同,形态多变,因此属于单层上皮。伸至表面的细胞称**盖细胞**,细胞浅部胞体较大,常见双核,胞质丰富而浓缩,游离面细胞膜增厚,细胞间连接紧密。盖细胞具有防止水分渗透和尿素、无机盐扩散进入组织的作用。

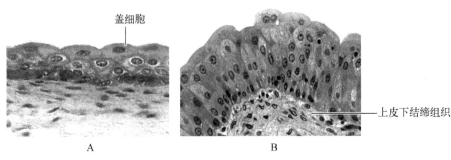

图 1-12　膀胱黏膜的变移上皮(H-E染色)(自袁柱等,1995)

A. 扩张态　B. 收缩态

（6）**复层扁平上皮**（stratified squamous epithelium）
由多层细胞组成，主要分布于常受摩擦的部位，如皮肤、口腔、咽、食管、肛门、阴道等部位。位于表层的细胞为扁平状，不断脱落。位于中层的细胞呈多边形，常见棘状胞质小突。位于基底部的细胞呈立方形或矮柱状，固定于基膜，胞质丰富，分裂性强。新生的细胞向浅层推进，在此过程中细胞器逐渐退化，胞质减少，而角蛋白常逐渐增多，此称为**角质化**（图1-13）。皮肤表层的复层扁平上皮，浅层细胞已无核，胞质中充满角蛋白，角化明显，形成角质层；衬贴在口腔、食管、阴道等腔面的复层扁平上皮，浅层细胞是有核的活细胞，含角蛋白少，不角化或角化不明显。

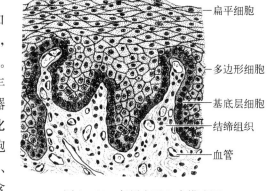

图1-13　复层扁平上皮模式图

（7）**复层柱状上皮**（stratified columnar epithelium）　也由多层细胞组成，见于眼结膜和尿道海绵体部。表层细胞呈柱状，中层细胞多边形，基底层细胞矮柱状。

（二）腺上皮

以分泌功能为主的细胞称**腺细胞**（glandular cell），以腺细胞为主组成的上皮组织称**腺上皮**（glandular epithelium）。有的腺细胞分散存在于被覆上皮中，如消化道、呼吸道黏膜中的杯状细胞；有的腺上皮以组织形式分布于某些器官中，如胃壁中的胃腺；有的腺上皮构成独立的腺器官，称**腺体**（gland），如甲状腺、腮腺等。腺细胞、腺组织和独立的腺器官统称为腺。有的腺其分泌物直接或经导管排到体外（体表或器官腔内），称为**外分泌腺**；有的腺其分泌物释放入细胞间质并随血液到达全身，称为**内分泌腺**（见内分泌系统）。这里主要介绍外分泌腺。

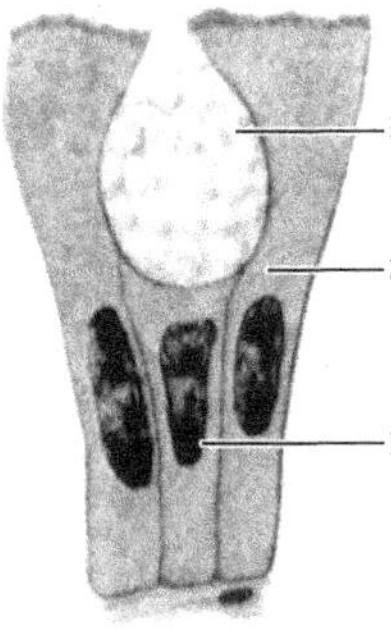

依据腺细胞的多少将外分泌腺分为单细胞腺和多细胞腺。杯状细胞是唯一的一种单细胞腺（图1-14），存在于呼吸道和消化道。结构简单的多细胞腺多呈管状或泡状，结构复杂的多细胞腺一般由分泌部和导管两部分构成。分泌部多是由一层腺细胞围成的管状、泡状或管泡状（统称**腺泡**）结构。分泌部的周围与基膜之间还常分布一种**肌上皮细胞**（myoepithialium），它呈长梭形，具有平滑肌细胞的特征，受植物神经支配，能收缩，协助分泌物排出。导管一端连于分泌部，一端开口于体表或器官的腔内，由单层或复层立方形或柱状上皮构成。依据外分泌腺分泌物的性质、分泌方式和腺的结构特征将外分泌腺分为多种类型，其中按分泌物性质分为三类。

图1-14　杯状细胞模式图
（自牛建昭，2000）

（1）**黏液腺**（mucous gland）　　分泌黏液。黏液的主要成分是糖蛋白，呈黏稠状，具有润滑和保护作用。黏液腺细胞多似锥体形，胞质内含嗜碱性的黏原颗粒，核扁圆形，紧贴细胞的基底部。在一般切片制作中，因黏原颗粒被溶解而呈泡沫状（图1-15）。杯状细胞也是黏液腺。

（2）**浆液腺**（serous gland）　　分泌稀薄而清明的液体，称浆液，常富含酶。浆液性腺细胞多呈锥体形

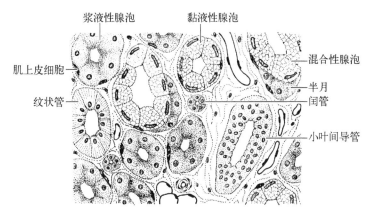

图1-15　下颌下腺的组织结构（自高英茂，2001）

或矮柱状,核圆形,位于中偏基底部,胞质内常含有丰富的嗜酸性酶原颗粒(图1-15)。

(3) **混合腺**(mixed gland)　　由黏液性腺细胞与浆液性腺细胞共同组成,常见的形式是在黏液腺腺泡的基础上,几个浆液性腺细胞排列成半月形帽状结构附着在腺泡的底部或末端,称**半月**(demilune)(图1-15)。半月的分泌物可经黏液性细胞间的小管释放入腺泡腔内。

二、结缔组织

结缔组织(connective tissue)由少量细胞和大量细胞间质构成。细胞种类多,数量少,形态多样,无极性地分散于细胞间质中。细胞间质分为基质和纤维两种成分。基质为无定形物质,纤维为细丝样结构。狭义的结缔组织即固有结缔组织,包括疏松结缔组织、致密结缔组织、网状结缔组织和脂肪组织。广义的结缔组织包括固有结缔组织、血液、淋巴、软骨组织和骨组织。结缔组织具有连接、支持、营养、运输、保护等功能。

(一) 疏松结缔组织

疏松结缔组织(loose connective tissue)是一种柔软而有弹性和韧性的结缔组织,其结构特点是细胞种类多,基质多,纤维稀少,结构疏松,有丰富的血管、淋巴管和神经(图1-16)。疏松结缔组织分布最广泛,存在于器官之间、组织之间以及细胞之间,具有连接、支持、营养、防御、保护和修复等功能。

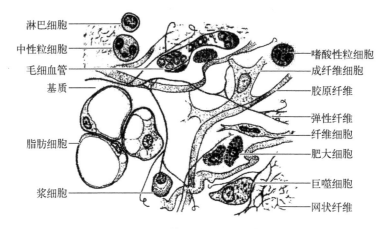

图1-16　疏松结缔组织铺片示各种细胞

1. 细胞

主要有成纤维细胞、浆细胞、巨噬细胞、肥大细胞、脂肪细胞等。

(1) **成纤维细胞**(fibroblast)　　合成基质与纤维的细胞,胞体多突起,呈星状,胞质丰富呈弱嗜碱性,核较大,核仁明显(图1-16)。胞质富含粗面内质网、游离多核糖体和发达的高尔基复合体。功能处于静止状态时,胞体变小,呈长梭形,核小,细胞器退化,此时称**纤维细胞**。纤维细胞和成纤维细胞可互相转化。

(2) **巨噬细胞**(macrophage)　　一种广泛存在的免疫细胞,具有强大的吞噬功能。疏松结缔组织内固着的巨噬细胞又称**组织细胞**(histiocyte)。巨噬细胞由血液单核细胞进一步发育而来,一般为圆形、椭圆形,并有短突起,直径20~50 μm,功能活跃时常伸出较长的伪足。核小,胞质嗜酸性,给机体注射台盼蓝(trypan blue)染料或墨汁时,巨噬细胞吞噬染料或墨汁后胞质内出现蓝色或黑色颗粒,在光镜下便于辨认。电镜下可见细胞内有发达的高尔基复合体和大量的溶酶体、吞噬体和胞饮体等(图1-16)。

巨噬细胞具有趋化性定向移动和吞噬特性。能聚集到释放趋化因子部位,通过伸出伪足包围病原微生物、异体大分子物质和自身衰老、伤亡的细胞,将它们摄入胞体后形成吞噬体或胞饮体,而后与溶酶体融合消化这些物质。

巨噬细胞还具有提呈抗原作用。巨噬细胞吞噬抗原性物质并酶解时,能把特征性分子基团(称抗原决定基,为短肽)保留下来,细胞内抗原提呈分子(MHC-Ⅱ类分子)与之结合形成抗原肽-MHC分子复合物,最后这种复合物被运输到细胞表面,当T、B淋巴细胞与之接触后便被激活。

（3）**浆细胞**（plasma cell）　　B 淋巴细胞被抗原激活后，分裂增殖生成的具免疫活性的淋巴细胞，能产生抗体。细胞呈圆形或卵圆形，直径 8～20 μm，核较大，圆形，多偏居细胞一侧，染色质成粗块状沿核膜内面呈辐射状排列。胞质丰富，含有大量的粗面内质网、分散的多核糖体、发达的高尔基复合体，中心体位于核旁浅染区内（图 1-16、1-17）。

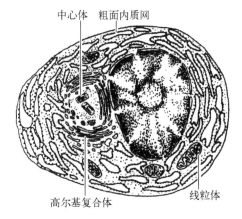

图 1-17　浆细胞超微结构模式图（自高英茂，2001）　　　　图 1-18　肥大细胞超微结构模式图（何泽涌，1984）

（4）**肥大细胞**（mast cell）　　参与过敏反应的一种细胞，常成群地沿着小血管或小淋巴管分布，胞体较大，直径 20～30 μm，圆形或椭圆形，核较小而圆，胞质丰富充满嗜碱性颗粒（图 1-18）。颗粒对甲苯胺蓝或硫堇等碱性染料有异染性，呈紫红色。电镜下可见颗粒为膜包颗粒，内含肝素（heparin）、组胺（histamine）、白三烯（leukotriene）等。白三烯、组胺能使支气管平滑肌收缩，微血管扩张而通透性增加，血浆蛋白和液体渗出。肝素具抗凝作用。肥大细胞受过敏原刺激时释放出颗粒内的物质，这些物质促使皮肤形成荨麻疹，或在支气管引起平滑肌痉挛和黏膜水肿等过敏反应。

（5）**脂肪细胞**（fat cell）　　具有储存脂肪作用的细胞，常沿血管单个或成群分布。细胞体积较大，呈球形或因相互挤压而呈多边形，细胞质内有一个大脂滴，细胞质与细胞核被大脂滴挤到细胞的周缘（图 1-16）。当脂肪细胞增殖到成为组织的主要细胞成分时，便称为**脂肪组织**。

2. 纤维

纤维有三种，即胶原纤维、弹性纤维和网状纤维。

（1）**胶原纤维**（collagenous fiber）　　粗细差别较大，直径 1～20 μm，多分叉并交织成网（图 1-16）。新鲜时呈白色，有光泽，苏木精·伊红（H-E）染色呈红色，生化成分为 I、Ⅲ 型胶原蛋白。胶原纤维是由直径 20～200 nm 的胶原原纤维规律地黏合而成。胶原纤维抗拉力强，使组织具有韧性。有人估计 1 mm 粗细的胶原纤维束能耐受 10～40 kg 的张力。

（2）**弹性纤维**（elastic fiber）　　数量较少，直径 0.2～1.0 μm，断端常卷曲，有弹性，排列散乱，交织成网（图 1-16）。新鲜时呈黄色，H-E 染色呈淡红色，生化成分为弹性蛋白。弹性纤维使组织具有弹性。

（3）**网状纤维**（reticular fiber）　　直径 0.2～1.0 μm，交织成网，H-E 染色不易着色，生化成分主要为 Ⅲ 型胶原蛋白，因表面被覆有蛋白多糖和糖蛋白而具有嗜银性（参看网状组织）。网状纤维还分布于脂肪细胞、肌细胞、神经纤维、毛细血管的周围及基膜的网板，起固定和连接作用。

3. 基质

基质（ground substance）是由生物大分子构成的无定形胶状物，有黏性，主要成分是蛋白多糖和纤维黏连蛋白。

（1）**蛋白多糖**（proteoglycan）　　又称黏多糖，是蛋白质和大量多糖结合形成的生物大分子复合物。多糖成分主要为硫酸化多糖和非硫酸化多糖，前者主要有硫酸软骨素、硫酸角质素、硫酸皮质素和硫酸肝素等，后者主要为透明质酸。透明质酸是长链分子，构成蛋白多糖复合物的主干，其他多糖则与蛋白质结合形成蛋白多糖亚单位，并结合于透明质酸长链上（图 1-19）。大量的蛋白多糖聚合物形成有微小孔隙的分子

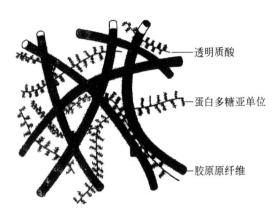

图 1-19　细胞外基质分子结构模式图

透明质酸
蛋白多糖亚单位
胶原纤维

筛,小分子物质如氨基酸、葡萄糖、激素、无机盐、水分等可以通过,而大分子物质、细菌等则不能通过。某些细菌、癌细胞等能产生透明质酸酶,破坏基质的防御屏障,因而能在疏松结缔组织中扩散。

（2）**糖蛋白**（glycoprotein）　以蛋白质为主要成分附有多糖的生物大分子。主要有纤维粘连蛋白、层粘连蛋白、软骨粘连蛋白等。这些糖蛋白使细胞之间、细胞与细胞间质的不同成分相互黏附,并在细胞识别、迁移、增殖和伤口愈合中起重要作用。

（3）**组织液**（tissue fluid）　由毛细血管渗出的血浆小分子成分和细胞代谢产物等组成,包括葡萄糖、氨基酸、脂肪酸、激素、无机盐、水分等。组织液是细胞生存的环境。

（二）致密结缔组织

致密结缔组织（dense connective tissue）是一种以纤维为主要成分的结缔组织,纤维粗大,排列紧密,基质很少。细胞较少,主要为成纤维细胞。致密结缔组织主要起连接和支持作用,依据纤维的成分和排列方式不同分为三类。

（1）**规则致密结缔组织**（dense regular connective tissue）　是肌腱和关节韧带的主要成分。纤维成分主要是胶原纤维,纤维粗大,平行排列成束。成纤维细胞称**腱细胞**,成行排列在纤维束之间。腱细胞有多个翼状突起伸入到纤维束之间（图 1-20）。这种组织在纤维长轴方向上有很强的抗拉力性。

（2）**不规则致密结缔组织**（dense irregular connective tissue）　是真皮、硬脑膜、巩膜、某些器官被膜的主要成分。纤维成分主要是胶原纤维,纤维束粗大,彼此交织成致密的板层结构。这种组织在各个方向上均有很强的韧性。

（3）**弹性组织**（elastic tissue）　这种组织是项韧带、黄韧带、动脉管壁中弹性膜的主要成分。纤维成分主要是弹性纤维,纤维平行排列成束或交织成网膜状。弹性组织具有很强的弹性。

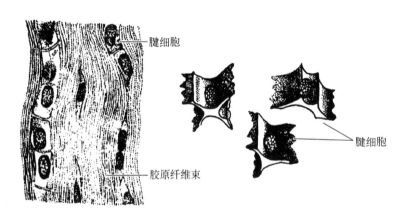

腱细胞
腱细胞
胶原纤维束

图 1-20　规则致密结缔组织

左：肌腱纵切,示胶原纤维束　右：示腱细胞的形态（自高英茂,2001）

（三）网状组织

网状组织（reticular tissue）主要分布于骨髓、淋巴器官和淋巴组织,由网状细胞和网状纤维及其基质构成。基质是流动的淋巴或组织液。网状纤维有分支并交织成网（图 1-21A）,其上附着网状细胞。网状细胞是具有多突起的细胞,呈星形,相近的网状细胞由突起相互连接成网,核较大,卵圆形,核仁 1 或 2 个（图 1-21B）。网状结缔组织构成造血组织（包括淋巴组织）的支架,为血细胞增殖、发育提供微环境。

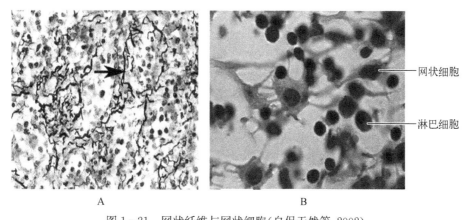

图 1-21　网状纤维与网状细胞(自保天然等,2002)

A. 淋巴结切片(硝酸银染)示网状纤维(→)　B. 示网状细胞

(四) 脂 肪 组 织

脂肪组织(adipose tissue)是以脂肪细胞为主构成的组织。脂肪细胞被结缔组织分隔成许多小叶,脂肪细胞间也有少量的疏松结缔组织成分。脂肪组织分为黄(白)色脂肪组织和棕色脂肪组织。

(1) **黄(白)色脂肪组织**　　呈淡黄色或白色,脂肪细胞内只有一个大脂滴,细胞核与细胞质被挤到细胞的周缘,此称为**单泡脂肪细胞**(图 1-22A)。这种脂肪组织存在广泛,如皮下、网膜、肾脂肪囊、黄骨髓、乳房等,具有储存脂肪功能,并有保温、缓冲、支持等功能。

(2) **棕色脂肪组织**　　呈棕黄色,组织内有丰富的毛细血管。脂肪细胞内有多个小脂滴,线粒体丰富,核位于中央,此称**多泡脂肪细胞**(图 1-22B)。这种脂肪组织在新生儿和冬眠动物体内较多,而成人很少。棕色脂肪组织的功能特点是能迅速氧化脂肪,为机体快速提供热量。

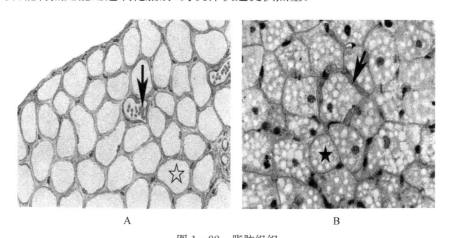

图 1-22　脂肪组织

A:白色脂肪组织(自韩秋生等,2003)　B:棕色脂肪组织(自石玉秀,2007)

☆:白色脂肪细胞　★:棕色脂肪细胞　→:血管

(五) 软 骨 组 织

软骨组织(cartilage tissue)与软骨膜构成软骨。软骨组织由软骨细胞、基质和纤维组成。软骨细胞包埋在凝胶的基质中,位于软骨浅层的为幼稚细胞,个体较小,常单个分布,位于深部的为较成熟的细胞,体积较大,多 2~8 个聚集分布,它们是由软骨膜中的一个**成软骨细胞**分裂而来的同源细胞群。软骨基质主要成分为蛋白多糖,也构成分子筛结构。在软骨细胞周围的基质硫酸软骨素丰富,H-E 染色呈强嗜碱性,此区域称**软骨囊**(cartilage capsule)。软骨组织内无血管、淋巴管,软骨细胞需要的营养来自软骨膜。软骨膜为致密结缔组织,富含血管、淋巴管、神经,为软骨提供营养。软骨膜内层有骨祖细胞,能不断分裂分化为成软骨细胞,后者进一步分化为软骨细胞,添加在软骨的表面。

　　依据软骨组织内纤维的成分和排列不同将软骨分为**透明软骨**(hyaline cartilage,图 1 - 23)、**纤维软骨**(fibrous catilage,图 1 - 24)和**弹性软骨**(elastic cartilage,图 1 - 25)。透明软骨呈半透明状,较脆,纤维为胶原纤维,较细,H - E 染色切片上不能分辨,关节软骨、肋软骨、气管软骨等属于这种软骨;纤维软骨呈乳白色,不透明,韧性强,纤维为胶原纤维,纤维束平行排列,软骨细胞夹在纤维束之间,椎间盘、关节盘、耻骨联合等属于这种软骨;弹性软骨呈黄色,不透明,具较强的弹性,软骨内纤维为弹性纤维。耳郭软骨、喉软骨等属于这种软骨。

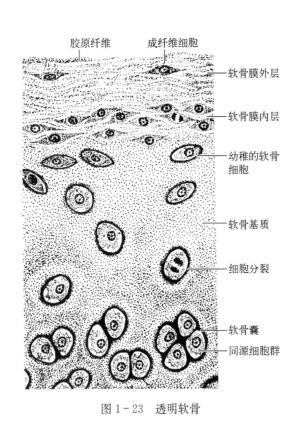

图 1 - 23　透明软骨

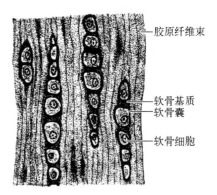

图 1 - 24　纤维软骨

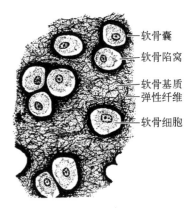

图 1 - 25　弹性软骨

(六)骨组织

　　骨组织(osseous tissue)由数种细胞和钙化的细胞间质构成,细胞间质称为**骨基质**(bone matrix)。

　　1. 骨组织的细胞(图 1 - 26、1 - 27)

　　(1)**骨祖细胞**(osteoprogenitor cell)　　骨组织的干细胞,位于骨组织和骨膜的交界面,细胞小、梭形,胞核椭圆形。当骨生长、改建或骨折修复时,骨祖细胞功能活跃,不断增殖分化为成骨细胞。

　　(2)**成骨细胞**(osteoblast)　　由**骨祖细胞**(osteoprogenitor cell)分裂和发育而来,位于骨组织表面,立方形或矮柱状,多突起,常单层排列,相邻细胞的突起以缝隙连接相连。电镜下可见,细胞质内有大量的粗面内质网和高尔基复合体。成骨细胞分泌骨基质的有机成分(类骨质),还释放一些**基质小泡**,小泡膜上有钙结合蛋白及与羟基磷灰石形成有关的碱性磷酸酶、焦磷酸酶和 ATP 酶等,泡内有钙化结晶,是形成羟基磷灰石结晶的基础。成骨细胞被其分泌的类骨质包埋后改称为**骨细胞**。类骨质钙化为骨基质。

　　(3)**骨细胞**(osteocyte)　　分散存在于骨板之间,多突起,体积变小,细胞器较少,胞体所占的空间称**骨陷窝**(bone lacuna),突起所在的腔隙称**骨小管**(bone canaliculus),相近骨细胞的突起以缝隙连接相连。

　　(4)**破骨细胞**(osteoclast)　　由多个单核细胞融合而成,数量很少,散布于骨组织的边缘凹陷处,胞体大,直径可达 100 μm,核 6~50 个,胞质嗜酸性,细胞器丰富,其中溶酶体、线粒体多。贴近骨基质的一侧细胞膜上有许多长短不一的毛刷样突起,构成**皱褶缘**(ruffled border),是吸收骨基质的装置。破骨细胞能释放多种酶,有很强的溶骨、吞噬和消化能力,在骨组织的改建和调节血钙水平方面起重要作用。

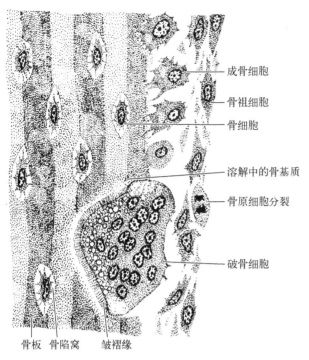

图 1-26 骨组织中的各种细胞和骨板(自高英茂,2001)

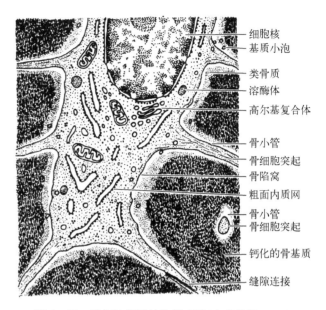

图 1-27 骨细胞超微结构模式图(自高英茂,2001)

2. 骨基质

骨基质分有机成分和无机成分。有机成分由纤维和无定形基质构成,纤维为胶原纤维,占有机成分的 90%,主要由Ⅰ型胶原蛋白组成。无定形基质呈凝胶状,主要成分是蛋白多糖及其复合物,具有粘合作用;无机成分又称**骨盐**,约占骨重的 65%,以钙、磷离子为主,也含多种其他元素。骨盐的存在形式主要是羟基磷灰石结晶$[Ca_{10}(PO_4)_6(OH)_2]$,呈细针状,长 10~20 nm,沿胶原原纤维长轴排列并与之紧密结合。

胶原纤维借无定形基质粘合在一起,而成层平行排列,而无定型基质内又有无机成分沉积,这样就形成了薄板样结构,称**骨板**(bone lamella)。同一层骨板内的胶原纤维相互平行,相邻两层骨板的胶原纤维排列方向互相垂直(图 1-28),这种排列方式如同多层木质胶合板,有效地增加了骨的强度。在长骨的骨干和其他型骨的表层,骨板排列规则紧密,称**骨密质**(compact bone),而长骨两端骨骺的深部、短骨与不规则骨的深部、扁骨的板障,骨板排列不规则,形成针状、片状的**骨小梁**(bone trabecula),它们交错排列成海绵样结构,称**骨松质**(spongy bone)。

3. 长骨的骨组织

(1) 长骨骨干的骨组织 主要成分是骨密质,长骨骨髓腔面仅有薄层骨松质。骨密质的骨板按位置和排列形式不同分为环骨板、骨单位和间骨板(图 1-28)。环骨板位于骨干的内、外表层,分别称**内环骨板**与**外环骨板**;**骨单位**(osteon)又称哈弗系统(Haversian system),位于内、外环骨板之间,数量最多,是骨密质的主要结构单位。骨单位呈圆筒状,长约 0.6~2.5 mm,直径 30~70 μm,其长轴与骨干长轴平行。骨单位中轴为纵行的中央管(又称哈弗管),周围为 4~20 层同心圆排列的骨单位骨板(又称哈弗骨板);**间骨板**位于骨单位之间或骨单位与环骨板之间,是骨改建过程中骨单位或环骨板未被吸收的残余部分。骨密质中还有横向穿行并与中央管相通的管道称

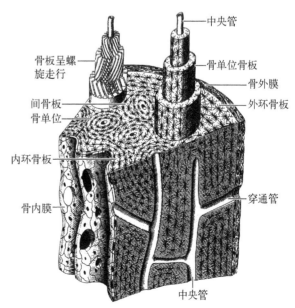

图 1-28 长骨骨干结构模式图

穿通管,穿通管与中央管内均含血管、神经和结缔组织。

(2)骨骺处的骨组织　骨松质是骨骺的主要结构成分,仅表面有骨密质。骨松质内骨小梁的排布完全符合机械力学原理,如股骨头中的骨小梁按承受的压力和张力曲线方向排列。

三、肌组织

肌组织(muscle tissue)主要由肌细胞组成。肌细胞呈细纤维形,故又称**肌纤维**(muscle fiber),其胞膜称**肌膜**(sarcolemma),胞质称**肌浆**(sarcolasm)。肌膜外有基膜,基膜外有少量疏松结缔组织成分,以及血管、淋巴管道、神经等结构。依据肌纤维形态、功能和分布特征,将肌组织分为骨骼肌、心肌、平滑肌三类。

(一)骨骼肌

骨骼肌(skeletal muscle)由**肌腹**和**肌腱**组成,一般借肌腱附着于骨骼上。肌腹位于中部,主要由肌纤维构成。每块肌表面的结缔组织称**肌外膜**(epimysium),肌外膜内含血管和神经,伸入肌内将肌分隔为若干肌束,本身构成包裹肌束的**肌束膜**(perimysium),并进而又伸入到每条肌纤维的周围,构成富含毛细血管和神经纤维的**肌内膜**(endomysium)(图1-29)。这些结缔组织对肌细胞有连接、支持、营养、保护作用,并将肌细胞收缩产生的力量集中、传递给肌腱。肌腱位于肌肉两端,由致密结缔组织构成,色白而坚韧,有很强的抗张力作用,抗张强度约为肌腹的100多倍,无收缩功能,一端牢固地附着在骨的表面,起传递力的作用。

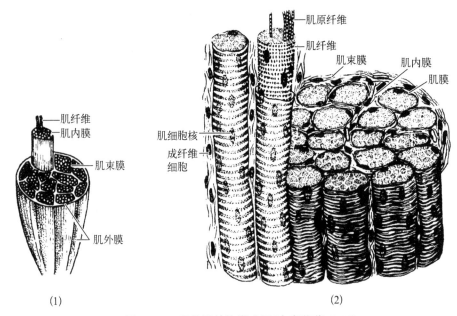

图1-29　骨骼肌结构模式图(自高英茂,2001)

(1)一块骨骼肌模式图,示肌外膜、肌束膜、肌内膜　(2)骨骼肌纤维纵、横切面

1. 骨骼肌纤维的光镜结构

骨骼肌纤维呈长圆柱状,大小差别很大,一般直径10~100 μm,长1~40 mm,有明暗相间的横纹,故又称**横纹肌**(striated muscle)。多核,一般几十至几百个,扁圆形,贴近肌膜。肌浆内含有大量的与肌纤维长轴平行排列的**肌原纤维**(myofibril),肌原纤维呈细丝样,直径1~2 μm。肌原纤维间还有大量的线粒体、糖原颗粒、肌红蛋白,以及薄膜微管结构等。每条肌原纤维上有明暗相间的横纹,分别称**明带**与**暗带**。在偏振光显微镜下,明带呈单折光,为各向同性(isotropic),故又称**I带**;暗带呈双折光,为各向异性(anisotropic),故又称**A带**。明带宽约0.8 μm,暗带宽约1.5 μm。在暗带中间有较明亮的区域称**H带**,在H带中央有着色深的中线,称**M线**。在明带中央也有一条着色深的细线称**Z线**,两条Z线之间的区域称**肌小节**(sarcomere)(图1-30)。肌小节是肌肉收缩和舒张的基本单位。

2. 骨骼肌纤维的超微结构

电镜下可见,骨骼肌纤维的胞质中主要包括肌原纤维、在肌原纤维表面包绕着由横管与肌质网两种微管组成的薄膜微管系统和线粒体等结构。

(1)肌原纤维 肌原纤维由粗、细两种肌丝相互平行穿插排列构成的肌丝束。**粗肌丝**(thick filament)位于暗带,与暗带等长,中央相互联结表现为M线;**细肌丝**(thin filament)一端相互联结表现为Z线,另一端伸入粗肌丝之间。明带仅有细肌丝构成,暗带中H带仅有粗肌丝构成,H带两侧较暗的部位是粗、细肌丝穿插排列的部位。粗、细肌丝排列是有规律的,从肌原纤维横断面上看,每条粗肌丝周围有6条细肌丝,每条细肌丝周围有3条粗肌丝(图1-30)。这种结构是肌肉收缩的基础。

(2)横管 人与哺乳动物骨骼肌纤维的I带与A带交界处,肌膜向肌浆凹陷形成一些管状结构,管的长轴与肌原纤维垂直,并相互吻合环绕在每条肌原纤维表面,称**横管**(transverse tubule)(图1-30)。横管是肌膜的一部分,能将细胞膜上的冲动传入肌纤维深部。

(3)肌质网 **肌质网**(sarcoplasmic reticulum)是滑面内质网特化而成的微管网络结构,包绕在肌原纤维的周围,管的长径与肌原纤维平行,故又称**纵管**(longitudinal tubule)。纵管分支吻合成网,并在靠近横管处融合膨大成囊状,称**终池**(terminal cistern)。终池内储存大量Ca^{2+}。横管与其两侧的终池有机能上的联系,合称**三联体**(triad)(图1-30)。终池膜上有Ca^{2+}通道,当横管的冲动传递到终池后,终池Ca^{2+}通道开放,Ca^{2+}由终池扩散进入肌浆可引起粗、细肌丝相对滑行,表现为肌肉收缩(详见第4章骨骼肌的收缩)。纵管膜上还有Ca^{2+}泵,能将肌浆中的Ca^{2+}转运到终池内储存,使肌肉及时舒张。

(4)线粒体 骨骼肌细胞中的线粒体排列于肌原纤维的周围,其长轴与肌原纤维平行。

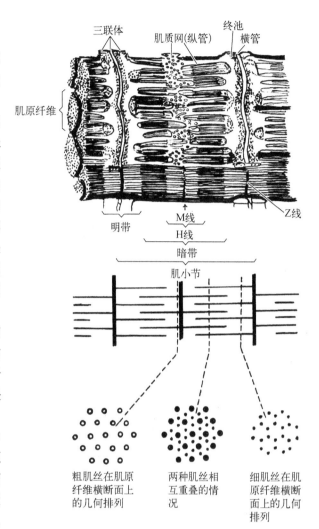

图1-30 骨骼肌细胞的超微结构示意图

示肌小节的组成和不同部位肌小节横断面上粗、细肌丝的几何排列;示横管、纵管

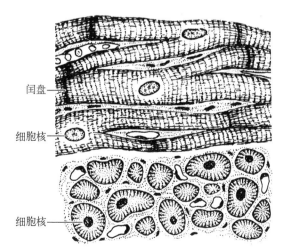

图1-31 心肌纤维纵切面(上)、横切面(下)
(自高英茂,2001)

(二)心肌

心肌(cardiac muscle)分布于心壁和邻近心脏的大血管壁上。

(1)心肌纤维的光镜结构 心肌纤维呈短柱状,长20～150 μm,多分叉,有不明显的横纹,也属横纹肌,单核,少数双核,核卵圆形。胞质内肌原纤维不如骨骼肌纤维明显,且粗细差别较大,肌浆中有更丰富的线粒体、糖原颗粒,还有少量的脂滴。心肌细胞相互连接成网状,连接处表现为一粗线,称**闰盘**(intercalated disc)(图1-31)。

(2)心肌纤维的超微结构 与骨骼肌纤维相似,但有以下几个特点:① 肌原纤维粗细差别较大,并且没被细胞器完全分隔,故肌原纤维相对不明显,横纹也不如骨骼肌明显;② 横管较粗,位于Z线处;③ 肌质网较稀疏,在横管处并不吻合膨大成囊,而是单管末端略膨大贴于横管一侧,与横管合称**二联体**(diad)(图1-32);④ 有闰盘结构,闰盘是两相邻肌纤维的肌膜接触处彼此凹凸嵌合结构,其横位部分有中间连接和桥粒,使心肌纤维之间的连接牢固;在闰盘的纵位部分有缝隙连接,便于细胞间化学信息的交流和电冲动的传导(图1-33);⑤ 线粒体比骨骼肌更加丰富;⑥ 有一部分心肌特化为**自律细胞**,包括窦房结、房室结、房室束及分支的细胞,这些特化的心肌细胞内很少或没有肌原纤维,失去了收缩能力,其主要功能是自动产生兴奋,是起搏和控制心脏节律性搏动的细胞。

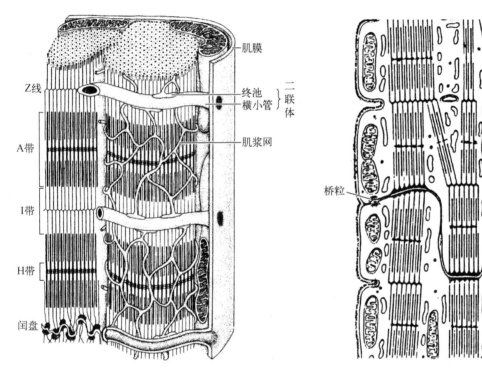

图1-32　心肌细胞超微结构立体模式图(自高英茂,2001)　　　图1-33　心肌闰盘超微结构模式图

(三)平滑肌

平滑肌(smooth muscle)广泛存在于消化道、呼吸道、泌尿道、生殖道、血管、淋巴管等中空器官的管壁。细胞呈长梭形,无横纹,一般长20~500 μm,直径2~20 μm。单核,位于中央,呈椭圆形或杆状(图1-34左)。肌浆丰富,细胞质内无肌原纤维。平滑肌纤维以斜面相贴,细胞间有缝隙连接。

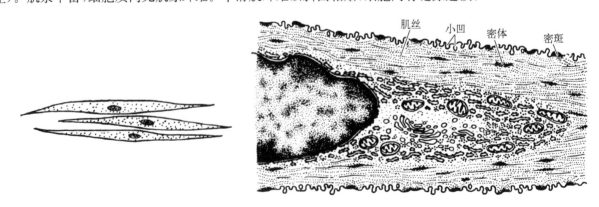

图1-34　平滑肌细胞的形态(左)和超微结构(右)(自高英茂,2001)

电镜下,肌膜向肌浆内凹陷形成众多小凹(caveola),相当于横纹肌的横管。纵管不发达,呈稀疏的小管状,位于小凹附近。胞质内除有线粒体、高尔基体、粗面内质网外,还有中间丝和电子密度较高的**密斑**(dense patch)、**密体**(dense body)等结构(图1-34右)。细胞内粗、细肌丝不形成肌原纤维,也没有明显的肌小节结构。

密斑位于肌膜下,呈扁平斑块状,为细肌丝的附着点。密体散布于肌浆中,为梭形小体,是细肌丝和中间丝的共同附着点,相当于横纹肌的 Z 线。中间丝直径 10 nm,连于相邻的密体之间,构成平滑肌的细胞网架,对细胞起支持作用(图 1-35)。细肌丝直径 5 nm,一端附着于密斑或密体,另一端游离,环绕在粗肌丝的周围。粗肌丝直径 15 nm,位于细肌丝之间,表面有成行排列的横桥。与横纹肌不同的是,粗肌丝上无 M 线及其两侧的裸区。很多条粗肌丝和细肌丝聚集形成**肌丝单位**,是平滑肌的收缩单位。

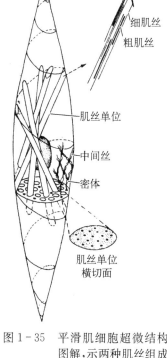

图 1-35　平滑肌细胞超微结构图解,示两种肌丝组成的收缩单位(自高英茂,2001)

四、神经组织

神经组织(nerve tissue)主要由**神经细胞**(nerve cell)和**神经胶质细胞**(neuroglia cell)组成,神经细胞是神经系统结构和功能的基本单位,故称**神经元**(neuron),它们具有接受刺激、整合信息和传导信息的功能。神经元数量很大,至少有 10^{11} 个,其中大脑皮质约有 1.4×10^{10} 个。神经胶质细胞数量是神经元的 10 倍以上,它们对神经元起支持、保护、营养、绝缘等作用。

(一)神经元

1. 神经元的形态结构

神经元由胞体和突起两部分组成。依据形态与功能的不同,将突起分为**轴突**(axon)与**树突**(dendrite)(图 1-36)。

(1)胞体　主要位于脑、脊髓的灰质和外周神经节内,另有部分神经元胞体位于消化管壁内神经丛、视网膜、嗅黏膜等处。胞体形态多种多样,有圆形、锥体形、梭形和星形,大小不一,小的直径仅 $4 \sim 6~\mu m$,大的直径可达 100 μm 以上。胞核大,圆形或椭圆形,核仁明显,染色质丰富。胞质除含高尔基复合体、线粒体、滑面内质网等细胞器外,还有两种特殊的结构,即**尼氏体**(Nissl body)和**神经原纤维**(neurofibril)(图 1-37)。尼氏体是一种嗜碱性颗粒状或块状物质,在某些神经元呈虎皮斑纹样分布,电镜下可见,它是粗面内质网规律排列,游离核糖体夹在其中而形成的,是合成神经递质、神经激素以及相关酶类的部位;神经原纤维是一种网络样细丝,具有嗜银性,电镜下可见,它们由微管和中间纤维构成。神经原纤维构成细胞的骨架,并参与神经元内物质的运输。

(2)轴突　每个神经元仅有一条,一般细长,始末直径较均一,末端分支,中部若有分支也较少,且垂直发出。胞体发出轴突的部位呈圆锥形,称**轴丘**(axon hillock)。轴突的细胞膜称**轴膜**(axolemma),胞质称**轴质**(axoplasm)。轴质内有神经原纤维,无尼氏体。中枢神经元的轴突终末特化并与其他神经元胞体或树突形成突触,部分中枢神经元和外周内脏运动神经元的轴突分布到肌肉组织、腺组织,与肌细胞、腺细胞共同形成**效应器**。轴突的功能主要是将胞体的信息以神经冲动的形式和以分泌化学物质的形式传递给其他神经元,或传递给肌细胞、腺细胞。

(3)树突　中枢神经元的树突一般起始部短而粗,反复分支而逐渐变细,表面常有许多棘状突起,称**树突棘**(dendritic spine),是与其他神经元的接触部位。周围神经系统感觉神经元的树突较长,末端分支,分支的终末特化并常被结缔组织形成的被囊等结构包裹,构成接受体内或体外环境变化的装置,称**感受器**(receptor)。树突内既有神经原纤维,也有尼氏体。树突的功能主要是接受体

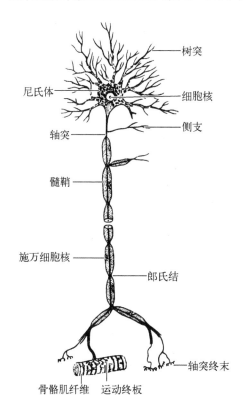

图 1-36　运动神经元形态模式图

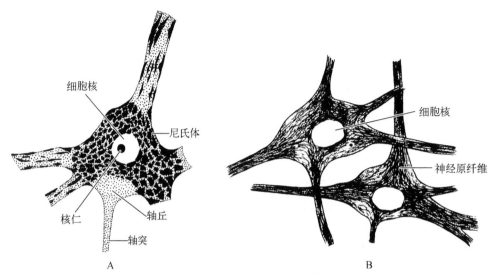

图 1-37　神经元结构模式图(自高英茂,2001)

A. 示尼氏体　B. 银染色示神经原纤维

内、外环境变化信息或其他神经元传来的信息,并将接受的信息传向胞体。

2. 神经元的分类

1) 依据神经元的功能分类

(1) **感觉神经元**(sensory neuron)　　又称**传入神经元**(afferent neuron),这类神经元胞体位于外周感觉神经节、视网膜、嗅黏膜、消化管壁内神经丛,树突分布于其他组织中,树突终末形成感受器。

(2) **运动神经元**(motor neuron)　　又称**传出神经元**(efferent neuron),胞体位于脑和脊髓、外周植物性神经节、消化管壁内神经丛,其轴突终末与肌细胞、腺细胞接触。这类神经元将中枢信息以冲动的形式传向肌肉、腺体,支配它们的活动。

(3) **中间神经元**(intermediary neuron)　　又称**联络神经元**(association neuron),主要分布于脑和脊髓、消化管壁内神经丛,连于感觉神经元与运动神经元之间。

2) 依据神经元的突起多少分类(图 1-38)

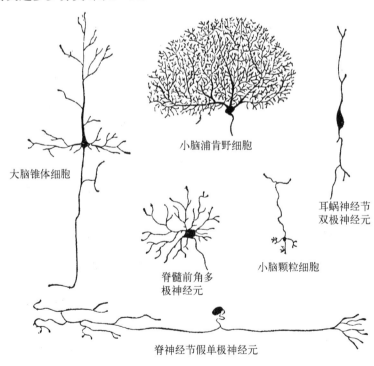

图 1-38　神经元的类型

（1）**多极神经元**（multipolar neuron）　　有一条轴突和多条树突,如大脑锥体细胞、小脑浦肯野细胞、脊髓灰质前角运动神经元等。

（2）**双极神经元**（bipolar neuron）　　有一条轴突和一条树突。这类神经元较少,主要存在于内耳的螺旋神经节、前庭神经节、视网膜、嗅黏膜等处,属于感觉神经元或中间神经元。

（3）**假单极神经元**（pseudounipolar neuron）　　胞体存在于脊神经节和脑神经节,属于感觉神经元。从胞体上伸出一条突起,在不远处呈"T"形分出两支,一支为轴突进入脊髓或脑干,另一支为树突分布到其他组织。

（二）神经胶质细胞

神经胶质细胞,简称胶质细胞（glial cell）,广泛分布于神经元之间,对神经元具有支持、营养、保护、绝缘等作用,还参与神经元的生理活动、发育、修复等过程。依据胶质细胞的分布分为中枢神经系统内的胶质细胞和周围神经系统内的胶质细胞。

1. 中枢神经系统内的神经胶质细胞（图 1-39）

中枢神经系统内的胶质细胞有 4 种,即星形胶质细胞、少突胶质细胞、小胶质细胞和室管膜细胞。在 H-E 染色的切片中,除室管膜细胞外,其他 3 种胶质细胞多突起,因胞突不能全部显示而不易区分。用镀银染色法则易显示它们的全貌。

（1）**星形胶质细胞**（astrocyte）　　最大的胶质细胞,胞体呈星形,核圆形,较大,着色浅。胞突向四周呈放射状伸展,并反复分支,突起末端膨大,称**脚板**（end feet）。脚板在脑和脊髓表面彼此连接贴在软脑膜或软脊膜内表面,形成一层胶质界面。脚板贴在血管的表面,形成血-脑屏障的关键结构基础。胞质内有**胶质丝**（glial filament,一种中间纤维）参与细胞骨架的组成。

在脑和脊髓白质的星形胶质细胞突起细长,光滑分支少,胞质内有丰富的胶质丝,称**纤维性星形胶质细胞**（fibrous astrocyte）;而分布于脑和脊髓灰质的星形胶质细胞,胞突粗短,分支多,表面粗糙,胞质内胶质丝较少,称**原浆性星形胶质细胞**（protolasmic astrocyte）。

由星形胶质细胞与血管的关系推测,星形胶质细胞可能参与神经元营养物质和代谢废物的转运。在胚胎发育期还发现星形胶质细胞具有引导神经元迁移的作用。近年来用免疫组化技术染色显示,星形胶质细胞能合成与分泌**神经营养因子**（neurotrophic factor）,在维持神经元生存和正常生理活动中有重要作用。

（2）**少突胶质细胞**（oligodendrocyte）　　胞体较小,核圆形,胞突较少。电镜下可见,胞突扩展呈扁平膜状,包卷神经元轴突而形成髓鞘（详见神经纤维）。

（3）**小胶质细胞**（microgliacyte）　　胞体最小,或细长,或椭圆。核小,多扁平。胞质内有大量的溶酶体。胞突细长,有分支,表面可形成许多小棘。小胶质细胞具吞噬功能,一般认为它来源于单核细胞,当中枢神经系统损伤时,变为巨噬细胞,吞噬细胞碎屑及变性的髓鞘等。

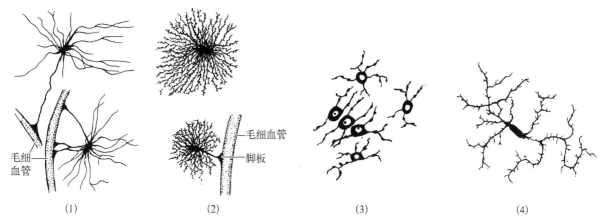

图 1-39　脑和脊髓中的几种神经胶质细胞（镀银染色法）
(1)纤维性星形胶质细胞　(2)原浆性星形胶质细胞　(3)少突胶质细胞　(4)小胶质细胞

（4）**室管膜细胞**（ependymal cell）　　这种胶质细胞单层覆盖于脑室和脊髓中央管腔面，形成室管膜。细胞立方形或柱状，游离面有许多微绒毛或纤毛，基底部伸出长短不一的突起，深入脑和脊髓的深部。这层细胞是脑-脑脊液屏障的结构基础。

2. 周围神经系统内的神经胶质细胞

周围神经系统的胶质细胞有两种，即施万细胞和卫星细胞。

（1）**施万细胞**（Schwann cell）　　包围在神经元胞突的表面形成髓鞘，主要起绝缘作用。施万细胞也能合成与分泌神经营养因子，在神经纤维再生中起诱导作用。正常或受损的外周神经，其施万细胞能产生一些神经营养因子，如神经生长因子、脑源性神经营养因子等。

（2）**卫星细胞**（satellite cell）　　这种细胞位于外周神经节内，包裹在神经元胞体表面，单层排列，细胞扁平或立方形，核圆形或卵圆形。细胞外有基膜。

（三）神经纤维

神经纤维（nerve fiber）是由神经元的长突起以及包绕其外表面的神经胶质细胞共同构成的纤维样结构。分**有髓神经纤维**（myelinated nerve fiber）和**无髓神经纤维**（nonmyelinated nerve fiber）。

1. 有髓神经纤维

周围神经有髓纤维的轴突，除起始段和终末外均包有**髓鞘**（myelin sheath）（图1-36、1-40）。髓鞘呈节段性包被在神经元胞突表面，每两节段之间缩窄的部位称**郎飞结**（Ranvier node），轴突的侧支均自郎飞结处发出。相邻两郎飞结之间的一段称**结间体**（internode，图1-40），每一个结间体的髓鞘是由一个施万细胞的胞膜卷绕神经元胞突形成的呈同心圆排列的板层结构，多的可达50层（图1-41）。施万细胞为长卷筒状，最长可达 1 500 μm，其胞核呈长卵圆形，其长轴与轴突平行，核周有少量胞质。髓鞘的化学成分主要是髓磷脂（myelin）和蛋白质，因此有较好的绝缘性。郎飞结处由于是裸露的轴突膜，有离子通道，是产生与传导冲动的部位（见第4章有髓神经纤维的跳跃式）。

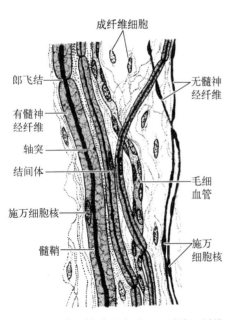

图1-40　神经铺片示有髓和无髓神经纤维
（自邹仲之，2013）

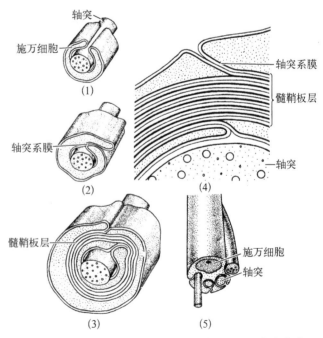

图1-41　周围神经纤维髓鞘形成及超微结构模式图（自高英茂，2001）
（1）～（3）髓鞘发生过程　（4）有髓神经纤维超微结构　（5）无髓神经纤维超微结构

中枢内有髓神经纤维的结构基本与周围神经有髓神经纤维相同，但形成髓鞘的细胞是少突胶质细胞，并没有神经膜结构。少突胶质细胞的每个扁平突起包卷一段神经元轴突，形成一个结间体。少突胶质细胞的胞体位于几条神经纤维之间(图1-42)。

2. 无髓神经纤维

周围神经系统的无髓神经纤维由单层施万细胞膜包绕神经元胞突形成。电镜下可见,施万细胞的胞质丰富,表面有许多凹沟,这些凹沟内完全包埋或不完全包埋着多条神经元胞突,因此一个施万细胞参与多条无髓神经纤维的形成(图1-41)。

中枢的无髓神经纤维没有任何髓鞘,因此是裸露的轴突。

无髓神经纤维因无髓鞘和郎飞结,神经冲动沿轴突膜连续传导,其传导速度比有髓神经纤维慢得多(详见第4章神经和肌肉生理)。

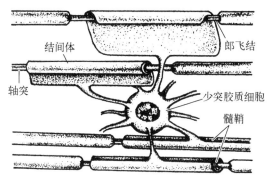

图1-42　少突胶质细胞与中枢有髓神经纤维
关系模式图(自高英茂,2001)

(四) 神经

周围神经系统的神经纤维集合形成神经纤维束,许多神经纤维束又聚集构成**神经**(nerve),又称神经干。粗的神经(如坐骨神经)可含数十条神经纤维束,但细小神经常常仅有一条神经纤维束构成。

包裹在神经表面的致密结缔组织称**神经外膜**(epineurium)。神经外膜的结缔组织延伸到神经纤维束之间形成**神经束膜**(perineurium)。在神经纤维束内,每条神经纤维表面的薄层结缔组织称**神经内膜**(endoneurium)。在这些结缔组织中都存在小血管和淋巴管(图1-43)。

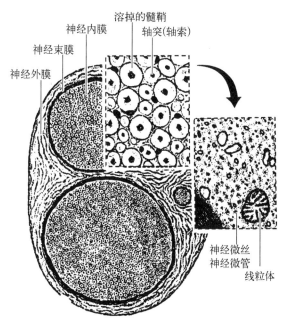

图1-43　周围神经横切面,示神经外膜、神经束膜、神经内膜(自张朝佑,2009)

右图为轴突横断面的局部放大

小　结

细胞的基本结构可分为细胞膜、细胞质和细胞核三部分。细胞表面有微绒毛、纤毛、基膜等特化结构,细胞间有多种细胞连接结构。

上皮组织的结构特点是细胞排列紧密,细胞间质少,细胞多有极性,细胞表面常有特化结构。上皮组织又分为被覆上皮、腺上皮、生殖上皮、感觉上皮。被覆上皮分布于体表和管、腔、囊器官或结构的内表面。腺上皮依据分泌物的排向分外分泌腺和内分泌腺两种。

结缔组织的结构特点是细胞种类多,形态多样,细胞间质丰富;细胞间质分基质和纤维,纤维有胶原纤维、弹性纤维和网状纤维三种。结缔组织分为疏松结缔组织、致密结缔组织、网状结缔组织、脂肪组织、骨组织、软骨组织、血液等,不同的结缔组织细胞成分、纤维成分、基质成分不同,因而具有不同的结构与功能。

肌肉组织主要由具有收缩功能的肌细胞(肌纤维)构成。肌纤维胞质内重要特化结构包括与细胞长轴平行排列的肌丝、滑面内质网特化而成的肌质网、细胞膜内陷形成的横小管等。肌纤维的收缩是粗、细肌丝相对滑行完成的,肌质网与横小管则与肌丝相对滑行的起动与终止有关。骨骼肌附着于骨或皮肤,肌纤维有横纹,长圆柱状,多细胞核,肌丝成束排列形成肌原纤维。心肌分布于心脏和大血管近心脏处,肌细胞短柱状,分叉,多单核,肌丝形成不明显的肌原纤维,肌细胞连接处有闰盘结构。平滑肌分布于血管、淋巴管和内脏器官,肌纤维长梭形,单核,肌丝没形成肌原纤维,肌质网不发达。

神经组织主要由神经细胞(神经元)和神经胶质细胞组成。神经元是神经系统的功能单位。神经元由突起和胞体构成。胞体内通常只有1个核,个别神经元可见双核,核较大,核仁明显,胞质内有嗜碱性的尼氏体和嗜银性的神经原纤维。突起分轴突与树突。神经元的长突起被胶质细胞包绕构成神经纤维,神经纤维依其有无髓鞘分有髓神经纤维和无髓神经纤维。周围神经系统的神经纤维集合在一起,被神经外膜包裹形成神经(干)。

(楚德昌　崔希云　艾洪滨)

思考题

1. 名词解释:组织　间皮　内皮　杯状细胞　基膜　细胞连接　骨基质　骨板　骨单位　骨细胞　肌质网　三联体　二联体　肌小节　粗肌丝　细肌丝　闰盘　神经纤维　髓鞘　胶质细胞　施万细胞
2. 被覆上皮有哪些结构和功能特征?
3. 按分泌物的性质将外分泌腺分为几类? 各有何特点?
4. 简述疏松结缔组织中各种细胞的特征和功能。
5. 简述骨松质与骨密质的结构与分布。
6. 比较骨骼肌纤维、心肌纤维和平滑肌纤维形态结构的异同点。
7. 神经元是如何分类的? 分别分布在神经系统的哪些部位?
8. 周围神经与中枢神经有髓神经纤维的结构有何区别?

第 II 单元

支架、运动和保护
Support, Movement and Protection

第 2 章

外皮系统

皮肤覆盖全身表面,是人体面积最大的器官,成年人皮肤总面积为 $1.5\sim2.0\ m^2$,厚度 $1\sim4\ mm$。皮肤由表皮和真皮组成,皮肤、皮下组织和皮肤的附属器——毛发、指(趾)甲、汗腺、皮脂腺等,共同组成人体的**外皮系统**(integumentary system),具有防护、吸收、分泌、感觉等功能,并参与代谢、免疫和调节体温等过程。

第一节　皮肤、皮下组织与附属器

皮肤(skin)由表皮和真皮组成,两部分紧密联系,借皮下组织与深部的组织相连。皮肤内有由表皮衍生的毛发、指(趾)甲、汗腺、皮脂腺等,它们都是由表皮衍生的皮肤附属器(图 2-1)。

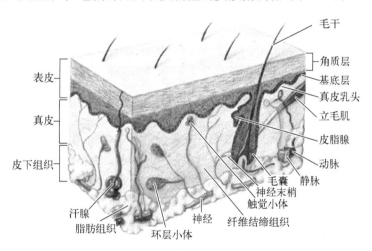

图 2-1　外皮系统模式图(自 Mader,2002)

一、皮肤的构造

(一) 表皮

表皮(epidermis)位于皮肤最外层,由角化的复层扁平上皮构成,人体各部位表皮厚度不一:手掌和足跟部最厚,可达 $0.8\sim1.5\ mm$,其他部位厚 $0.07\sim0.12\ mm$。根据细胞分化程度和形态结构特征,通常可将表皮分为 4 或 5 层,由深至浅分别为:基底层、棘层、颗粒层、透明层(仅见于皮肤较厚处)和角质层(图 2-2A、B)。

1. 基底层

基底层(stratum basale)附着于基膜上,主要由一层矮柱状的**基底细胞**(basal cell)构成。基底细胞不断分裂产生新的细胞并向浅层推移,逐渐分化为其余各层的细胞,并补充衰老脱落的细胞。在皮肤的创伤愈合中,基底细胞具有重要的再生修复作用。基底细胞和其分化产生的各层细胞又称为**角质形成细胞**(keratinocyte)。

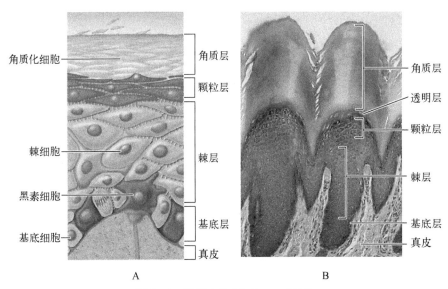

图 2-2　手指皮肤(自 Strete,1995)

A. 表皮分层及细胞类型模式图　B. 手指表皮(高倍镜)

基底层中还散在分布着生成黑色素(melanin)的**黑素细胞**(melanocyte)，胞体伸出长而不规则的突起，深入到角质形成细胞之间(图 2-2A)，并由此将含有黑色素的黑素颗粒释放、转移到角质形成细胞中。黑色素能吸收紫外线，防止表皮深层的幼稚细胞受辐射损伤；紫外线也可促进黑色素的合成，因此经受长时间日光照射，肤色会变深。

不同人种含有的黑素细胞的数量大致相同，肤色深浅主要取决于黑素细胞生成黑色素的能力与黑素颗粒的分布范围。黑种人的黑素颗粒多而大，分布于表皮全层；白种人的黑素颗粒少而小，主要分布于基底层，黄种人介于二者之间。黄种人的肤色还和另一种皮肤细胞中的色素——胡萝卜素有关，至于皮肤显现的红色，则是和真皮血管中的血液有关。

2. 棘层

棘层(stratum spinosum)由 4～10 层多边形细胞组成，核圆形，因胞质有许多棘状突起，故称棘细胞。棘细胞由基底细胞转化而来。

棘层中含有另一种非角质形成细胞——**朗格汉斯细胞**(Langerhans cell)，它们分布于棘层浅部，能捕获皮肤中的抗原物质，将抗原提呈给 T 细胞，引发免疫应答。因此，朗格汉斯细胞是一种抗原提呈细胞，在对抗侵入皮肤的病原生物、监视癌变细胞和排斥移植的异体组织中起重要作用。

3. 颗粒层

颗粒层(stratum granulosum)由 3～5 层较扁的梭形细胞组成。颗粒层细胞由棘细胞转化而形成，胞质内含有许多大小不等的透明胶质颗粒，主要成分为富有组氨酸的蛋白质。

4. 透明层

透明层(stratum lucidum)仅见于皮肤较厚的部位，由 2 或 3 层扁平细胞组成(图 2-3)。此层细胞由颗粒层细胞转化而来，细胞均质透明，细胞界限不清楚，含有折光性较强的透明角质。细胞的超微结构和角质层相似。

5. 角质层

基底细胞不断向表层推移，最终在皮肤表面变得扁平而坚硬，形成了几层甚至几十层的**角质细胞**(horny cell)，组成表皮坚韧的最外层——**角质层**(stratum corneum)。角质层硬化的原因是由于细胞产生大量纤维化的、具有防水特性的角蛋白，这一过程称为**角质化**或**角化**(keratinization)。最表层的角质细胞脱落即形成皮屑。角质层构成皮肤重要的保护层,使皮肤能耐受摩擦,阻挡外来物质的侵害。角蛋白的防水特性能防止机体水分丢失和外界水分侵入机体,从而防止干旱和潮湿环境对人体细胞的伤害。

　　分布在手掌和足底的皮肤较厚(图 2-3),具备 5 层结构。其他大部分皮肤的表皮较薄,棘层、颗粒层和角质层的层数少,且无透明层。上述的基底细胞、棘细胞、颗粒层梭形细胞、透明层扁平细胞和角质细胞实际上是角质形成细胞生长过程的不同阶段。由基底层到角质层的形态、结构变化,反映了角质形成细胞增殖、迁移、逐渐分化为角质细胞,最终脱落的过程,与此伴随的是角蛋白及其他成分合成的量与质的变化。角质形成细胞不断脱落和更新,更新周期为 3～4 周。

　　(二) 真皮

　　真皮(dermis)位于表皮深面,主要由致密结缔组织组成,与表皮牢固相连。真皮内含有大量胶原纤维和弹性纤维。真皮可分为乳头层和网织层,两者间无明显界限,人体各部分真皮的厚薄不等,一般为 1～3 mm。

　　(1) **乳头层**(papillary layer)　　为紧靠表皮的薄层疏松结缔组织,胶原纤维和弹性纤维较细密,含细胞较多。此层组织向表皮深面突出形成许多乳头状隆起(图 2-3),称为**真皮乳头**(dermal papillae),使表皮和真皮的接触面增大,有利于二者的牢固结合,并使乳头内的感觉神经末梢、触觉小体、毛细血管和表皮相接触,为供血和感觉提供有利条件。

　　(2) **网织层**(reticular layer)　　为乳头层下方的致密结缔组织,内含交织成网的粗大胶原纤维束,并有许多弹性纤维,使皮肤具有很大的韧性和弹性。网织层内有较大的血管、淋巴管、神经以及汗腺、毛囊和皮脂腺等附属器。深部常见**环层小体**(图 2-3),又称帕西尼小体(Pacinian corpuscle),能感受压迫和振动的刺激。

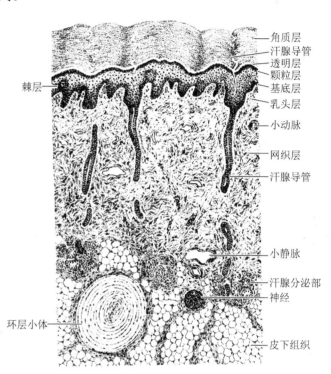

图 2-3　手掌皮肤(低倍镜),示表皮层、真皮层、皮下组织层(自高英茂,2001)

二、皮下组织

　　皮下组织(hypodermis)即浅筋膜,位于真皮深面,由疏松结缔组织和脂肪组织构成(图 2-3),将皮肤与肌肉等深部组织相连,并使皮肤具有一定的活动性。其中脂肪组织是能量的重要储存形式,并具有维持体温和缓冲外来压力的作用。皮下组织的厚度因年龄、性别和身体部位而不同,并对人体体形有很大影响。发育良好的皮下组织使身体显得匀称而丰满。皮下脂肪堆积过厚时会使人显得臃肿,而皮下脂肪过少则使人显得羸弱。

三、皮肤的附属器

　　皮肤的**附属器**(accessory organs)包括毛发、皮脂腺、汗腺和指(趾)甲等。

　　(一) 毛发

　　人体表面,除了手掌、足底、嘴唇,乳头和外生殖器的部分区域,均有**毛发**(hair)分布。毛发的生长和人体激素水平有关。青春期后,由于性激素大量分泌,无论男女都会在腋窝和阴部出现毛发的显著增长。男性还会长出胡须,身体的其他部位也会变得多毛。

　　尽管不同部位毛发的粗细、长短和颜色有很大差别,但基本结构相同。毛发分为毛干、毛根和毛球三部分(图 2-4)。露在皮肤外的为毛干,埋在皮肤内的为毛根。包在毛根外面的为毛囊,其下端和毛根末端形

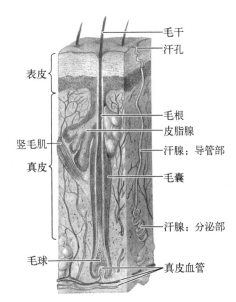

图 2-4　皮肤的附属器：毛发、皮脂腺、汗腺（自 Mader，2002）

成的膨大合为一体,称为**毛球**(hair bulb)。毛球的上皮细胞不断增殖分化,向上移动,形成毛根和毛囊细胞。毛球底部凹陷,内含丰富的毛细血管、神经末梢和结缔组织,称毛乳头,对毛发的生长起诱导和营养作用。

毛根与皮肤表面成一定角度,在钝角侧的真皮内有一束斜行的平滑肌束,称**竖毛肌**(arrector pili muscle)。竖毛肌下端附于毛囊,上端止于皮肤的真皮乳头层。竖毛肌受交感神经支配,遇到寒冷刺激或情绪激动时收缩,使毛根与皮肤的夹角垂直,此时毛发竖立,在皮肤表面形成"鸡皮疙瘩"。

（二）皮脂腺

皮脂腺(sebaceous gland)大多位于毛囊和竖毛肌之间,为泡状腺,腺体的导管很短,开口在毛囊或皮肤表面。腺体的外层细胞形体小,有分裂增殖能力,新生的子细胞中形成脂滴,并向腺泡中心移动。当细胞成熟时即破溃,和脂滴一同经毛囊排出,称皮脂。皮脂腺的分泌活动受雄激素和肾上腺皮质激素控制,青春期分泌最活跃。皮脂有柔润皮肤、保护毛发等功能,如分泌过多,腺体开口阻塞时,则形成粉刺。老年人由于皮脂腺萎缩,因而皮肤和毛发变得干燥,失去光泽。

（三）汗腺

汗腺(sweat gland)根据分泌形式、分泌物性质可分为两种。

（1）**外泌汗腺**　即通常所称的汗腺,遍布全身皮肤内,手掌和足底尤多,由分泌部和导管部构成。分泌部盘曲成团,位于真皮深部或皮下组织内,腺细胞为单层柱状上皮。导管部由两层立方上皮细胞围成,从真皮深部引向表皮蜿蜒上行,开口于皮肤表面的汗孔。腺细胞分泌的汗液中除大量水分外,还有钾、钠、氯、乳酸盐和尿素等。汗腺分泌是机体散热的主要方式,有调节体温、水盐平衡、滋润皮肤和排泄废物等作用。

（2）**顶泌汗腺**　分布于腋窝、乳晕和阴部等处,又称大汗腺。分泌物为较黏稠的乳状液,含蛋白质、脂类和糖类等。分泌物被细菌分解后产生特别的气味,分泌过剩而致气味过浓时,则形成狐臭。大汗腺的分泌受性激素影响,于青春期分泌旺盛。

（四）指（趾）甲

指（趾）甲由多层排列紧密的角质细胞组成,露在体表外的称**甲体**,埋于皮肤内的为**甲根**。甲体下面的复层扁平上皮和真皮为**甲床**,甲体周围的皮肤为**甲襞**（图 2-5）。甲根附着处的上皮细胞具有分裂增殖能力,是甲体的生长区,近甲根处新月状白色不透明区称**半月痕**（又称甲弧影）,一般拇指较显著,其余手指的则大、小、有、无不定。随着甲的磨损,甲根上皮不断增殖向指（趾）端移动,构成甲体。

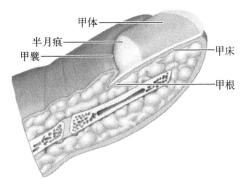

图 2-5　皮肤的附属器：指（趾）甲（自 Mader，2002）

四、皮肤的衰老

当衰老发生时,皮肤细胞的更新速度减慢。相对来说,表皮层厚度变化不明显,但真皮层显著变薄。真皮乳头层的隆起变得不明显,使得表皮和真皮间的联系不再紧密,从而出现了皮肤松弛。另外,真皮层中胶原蛋白含量逐渐减少,胶原纤维变得粗糙且排列稀松;弹性纤维在真皮层的上部丢失明显,在其下部则因过度增厚而缺乏弹性。面部和手部皮下组织中的脂肪含量也随着衰老逐渐减少。皮肤松弛、真皮层纤维退化和皮下脂肪的减少是导致皮肤皱纹出现的主要原因。

此外,汗腺、毛细血管等皮肤的附属器官数量也伴随衰老而减少。由于毛囊数量减少,头皮和手足的毛发变得稀疏。由于皮脂腺数量的减少,导致皮肤容易干燥并出现皲裂。

第二节　外皮系统的生理功能

皮肤并非只是身体的"容器",与其他器官相比,皮肤的生理功能复杂多样,除了具有防护、感觉、吸收、调节体温等生理功能外,还参与物质代谢和免疫反应。外皮系统在神经、免疫系统的调节下,和其他系统共同作用,维持机体内环境稳定,从而能更好地适应外环境的各种变化。

一、防御功能

皮肤位于体表,构成人体的重要防护性屏障,对各种机械性损伤、微生物侵袭以及物理化学性的伤害具有防御作用。

(一)对机械性损伤的防护能力

表皮的角质层,柔韧而致密,能有效地防护机械性损伤。经常摩擦和受压的部位角质层增厚形成胼胝,如掌、跖部,对机械性刺激的耐受性更强。真皮部位的胶原纤维、弹力纤维和网状纤维交织如网,使皮肤具有韧性和弹性,增强了皮肤的抗拉能力。皮下脂肪具有软垫、缓冲作用,能抵抗冲击和挤压。

(二)对微生物的防御作用

皮肤表面干燥,呈弱酸性(pH 5.5～7.0),对微生物生长繁殖不利。角质层致密,角质形成细胞间通过桥粒结构形成互相镶嵌状排列,均能防止微生物的侵入。角质层的代谢脱落能清除寄居在皮肤表面的一些微生物。青春期后,皮脂腺分泌不饱和脂肪酸增多,可抑制真菌的繁殖。如果微生物入侵突破了表皮防线,真皮层的白细胞会迅速集结到感染部位进行防御。

(三)防止体液过度丢失

皮肤的多层结构、角质层的致密性和皮脂在表面形成的脂膜使皮肤具有一定的不透水性。这一特性可防止体液过度蒸发。成人 24 h 内通过皮肤丢失的水分仅 240～480 mL(不显性出汗),而大面积烧伤的患者由于角质层受到破坏,水分经皮肤外渗丢失将增加 10 倍或更多,因此治疗中需要补充适量液体以避免体液大量丢失而出现生命危险。

(四)防紫外线作用

皮肤对光线有反射和吸收的作用。角质层细胞有反射光线和吸收波长为 180～280 nm 的短波紫外线的作用,棘细胞和基底细胞可吸收波长为 320～400 nm 的长波紫外线。黑素细胞对紫外线的吸收作用最强,受紫外线照射后可产生更多的黑素,并传递给角质形成细胞,增强皮肤对紫外线照射的防护能力。但是,如紫外线照射过多,超过皮肤的防御能力,会导致晒伤和皮肤癌。大气臭氧层能滤除太阳光线中的大部分紫外线,近年来由于环境污染造成大气臭氧层变薄,皮肤癌患者的数量有逐渐增加的趋势。

(五)对化学物质的屏障作用

角质层细胞具有完整的脂质膜,胞质富含角蛋白,细胞间有丰富的酸性糖胺聚糖,具有抗弱酸、弱碱的作用。但这种屏障能力是相对的,有些化学物质仍可通过皮肤进入体内,如皮肤长期浸泡浸渍、皮肤缺损引起的糜烂或溃疡、药物外用时间较长和用量较大等均能促使化学物质的吸收,甚至引起中毒。

二、皮肤的吸收功能

皮肤虽有上述的防护功能,但还是可以通透一些物质,因此,皮肤具有一定的吸收外界物质的能力。血液中氧气含量的 1%～2%来自皮肤的扩散,少量二氧化碳和挥发性有机物也是经过皮肤排出的。通过皮肤扩散的氨基酸和类固醇是人类吸引蚊子的重要化学物质。脂溶性物质如维生素 A、维生素 D、维生素 K、性激素及大部分糖皮质激素可经毛囊、皮脂腺吸收。皮肤对油脂类物质吸收也较好,对油脂类吸收的规律一般为羊毛脂＞凡士林＞植物油＞液状石蜡。

皮肤的吸收作用主要通过以下3条途径：① 透过角质层细胞；② 角质层细胞间隙和毛囊；③ 皮脂腺或汗管。如果角质层甚至全表皮丧失，物质几乎完全通过真皮，吸收更完全。

三、合成维生素 D_3

人皮肤表皮各层的角质形成细胞中含有7-脱氢胆固醇，经日光中紫外线照射后可转变为维生素 D_3，这是人体获得维生素 D_3 的最主要来源。维生素 D_3 随血液循环进入肝脏和肾脏，转化为具有活性的1,25二羟维生素 D_3，能促进体内钙、磷的吸收，对于骨骼的正常发育和维护具有重要作用。儿童多做户外运动和通过饮食获取足量的维生素 D_3 有利于预防佝偻病等维生素 D_3 缺乏症。

四、皮肤的感觉功能

皮肤是人体最大的感觉器官，皮肤的感受器包括位于表皮和真皮的游离神经末梢、真皮乳头层的触觉小体、真皮网织层和皮下组织的环层小体等，这些感受器的作用是将不同的刺激转换成具有一定时空的神经动作电位，沿相应的神经纤维传入中枢，产生不同性质的感觉，如触觉、压觉、痛觉、冷温觉等。指尖包含大量的触觉感受器，感觉尤为灵敏。皮肤的感觉作用是人类感知外界环境的重要途径，使人体能与外界进行交流，从事生产劳动。

五、参与体温调节的功能

皮肤对体温的调节作用，一是作为外周感受器，向体温调节中枢提供环境温度的信息；二是作为效应器，是对体温进行物理性调节、保持体温恒定的重要方式。皮肤中的温度感受器可分热敏和冷敏感受器，能感受环境温度的变化，并向下丘脑发送信息，继而使机体产生血管扩张或收缩、寒战或出汗等反应，从而促进热量的散发或吸收。

体表热量的扩散主要通过皮肤表面的热辐射、空气对流、传导和汗液的蒸发。当体温升高时，皮肤血管舒张，更多血液被输送到皮肤表面以冷却散热，同时汗腺分泌活跃，汗液吸收身体热量，并通过蒸发达到散热效果，每蒸发1 g水可带走2 436 J(585 cal)热量。当处于寒冷环境中，皮肤血管收缩，汗腺也保持不活动状态。一旦体温低于正常，肌肉开始不断收缩，形成寒战，以产热升高体温。

六、皮肤的免疫功能

皮肤组织内含有免疫相关细胞，如角质形成细胞、朗格汉斯细胞、淋巴细胞、肥大细胞等，这些细胞和它们分泌的多种细胞因子、免疫球蛋白和补体等组成网络系统。皮肤为免疫活性细胞的分化、成熟提供良好的微环境，并对免疫反应起调节作用，保持Th1细胞与Th2细胞的平衡，使机体对外界异物产生适度的免疫反应，也对内部突变细胞进行免疫监视，防止癌肿发生，以达到免疫的自稳性。因此，皮肤可以被看作是免疫系统的一个组成部分，即**皮肤免疫系统**(skin immune system，SIS)。

七、皮肤的再生功能

在正常情况下，表皮细胞不断死亡和脱落，又不断地由生发层（基底层和棘层）细胞繁殖递补。一般小面积的损伤，仅伤及表皮浅层时，由生发层细胞分裂增殖来修复愈合，不留瘢痕。如损伤伤及真皮深部或皮下组织时，除了表皮修复外，必须由真皮层结缔组织来修复，修复后的真皮内纤维成分增多并皱缩，而表皮较薄，故留下瘢痕。在大面积损伤时，表皮生长较慢，治疗时为了减少体液流失，预防感染，一般可从患者本人正常皮肤处切取薄层皮片，移植到创面。移植的皮肤存活后可使创面愈合。

小　结

　　外皮系统包括皮肤、皮下组织和皮肤的附属器。

　　皮肤由表皮和真皮组成，表皮是皮肤的外层部分，由复层扁平上皮组成，由表及里可分为角质层、透明层、颗粒层、棘层和基底层。表皮中除了不同生长阶段的角质形成细胞以外，还包括黑色素细胞和朗格汉斯细胞等非角质形成细胞。真皮位于表皮下面，由纤维结缔组织组成，可分为乳头层和网织层。皮下组织位于真皮深面，由疏松结缔组织和脂肪组织构成。皮肤的附属器包括毛发、皮脂腺、汗腺和指（趾）甲等。皮肤的生理功能复杂多样，除了具有防御、感觉、吸收、再生、调节体温等生理功能外，还参与物质代谢和免疫反应，与其他系统共同作用，维持机体内环境稳定，并适应外环境的各种变化。

（何　峰）

思考题

1. 名词解释：外皮系统　真皮　角质形成细胞　环层小体　黑素细胞　角化
2. 简述表皮的分层及各层的细胞类型。
3. 简述汗腺和皮脂腺的结构和功能。
4. 皮肤的防御功能包括哪些方面？

第 3 章

运动系统

运动系统由骨、骨连结和骨骼肌三部分构成,约占成人体重的 60%。全身各骨借骨连结构成人体的支架,称**骨骼**(skeleton)(图 3-1),赋予人体基本形态,支持体重,保护人体内部重要器官(脑、肺、心脏等)。大部分骨骼肌跨越关节,附着于关节两端的骨面上,在神经系统支配下进行收缩和舒张,牵动骨骼产生各种姿势和运动。在运动过程中,骨起着杠杆作用,关节为运动的支点,骨骼肌为运动的动力器官。

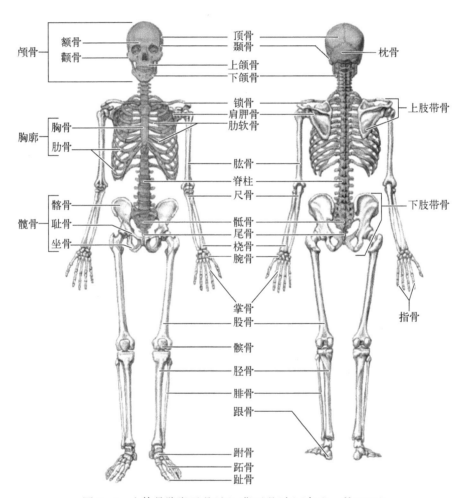

图 3-1 人体骨骼腹面观(左)、背面观(右)(自 Graaff,2001)

第一节 骨 骼

一、骨

成人骨(bone)共有 206 块,约占体重的 20%。有机体内的每一块骨都有一定的形态结构,有丰富的血管、神经分布,故每一块骨都是一个器官。

1. 骨的形态

全身的骨形态多样,大小不同,可分为**长骨**(如股骨)、**短骨**(如腕骨)、**扁骨**(如肩胛骨)、**不规则骨**(如椎骨)四类(图 3-2)。骨的形态和分布与其生理功能是相适应的。

(1)**长骨**　呈长管状,两端膨大部分称为**骨骺**,中间部分是**骨干**。主要分布于四肢,具有支撑身体、起杠杆作用。如股骨、肱骨等。

(2)**短骨**　形似立方体,主要分布于手、足等既能承受压力又能活动、连接牢固、运动较复杂的部位。如手部的腕骨、足部的跗骨等。

(3)**扁骨**　呈板状,主要构成腔壁,对腔内的器官起保护作用,如顶骨、枕骨、胸骨等。

(4)**不规则骨**　形状不规则,如椎骨、蝶骨、颞骨等。有些不规则骨的内部中空,如上颌骨,称含气骨。

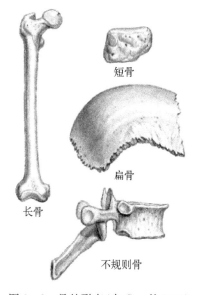

图 3-2　骨的形态(自 Graaff,2001)

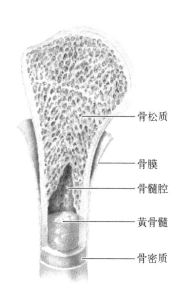

图 3-3　骨的构造(自 Graaff,2001)

2. 骨的构造

骨由**骨膜**(bone periosteum)、**骨质**(bone matrix)、**骨髓**(bone marrow)以及神经、血管等部分构成(图 3-3)。

(1)**骨膜**　紧贴在骨内外表面(关节面除外)上的一层致密结缔组织膜,分为**骨内膜**和**骨外膜**。骨膜内含有丰富的血管、淋巴管和神经,对骨起营养作用。骨外膜内层及骨内膜的成骨细胞在婴幼儿生长发育时期非常活跃,直接参与新骨的形成,使骨长粗。成年以后转入相对静止状态,但保持分裂增殖能力,一旦发生骨折,可再增生,促进骨的愈合。在骨外科手术时应尽量保存骨膜利于患者的康复。

(2)**骨质**　骨的主要成分,分为**骨密质**和**骨松质**两种。第 1 章第二节其结构见骨组织。

(3)**骨髓**　填充于骨髓腔和骨松质的间隙内网状结缔组织,分**红骨髓**和**黄骨髓**。红骨髓分布于全身骨的骨松质内,具有造血功能。扁骨、骺和短骨中的红骨髓终生具有造血功能。胎儿和婴幼儿的骨髓全部为红骨髓。约从 6 岁开始,骨髓腔内的红骨髓逐渐被脂肪组织代替变成乳黄色的黄骨髓,失去造血功能,但在某些病理情况下如大量失血或贫血时,黄骨髓又可转变为红骨髓,恢复造血功能。

3. 骨的化学成分

骨的化学成分包括有机质和无机质。有机质与无机质结合起来,使骨既有弹性又有硬度。骨的化学成分因年龄、营养状况等因素的影响而不同。成年人的骨有机质约占 1/3,无机质约占 2/3;幼儿的骨有机质含量相对较多,无机质含量较少,韧性较大,硬度小,可塑性较强,不易骨折,但容易弯曲或变形,所以婴幼儿应养成坐、立、行的正确姿势,以免发生骨畸形发育如脊柱侧弯等;老年人的骨无机质含量较多,有机质含量较少,骨的脆性较大、弹性小,易骨折。骨质的结构在内、外环境的影响下会有较大变化,如体力劳动、摄入营养状况、体育锻炼等。

4. 骨的发生和发育

　　骨发生于中胚层的间充质,约在胚胎的第8周,间充质呈膜状分布,并逐渐骨化,为**膜化骨**(膜内成骨),如颅顶骨和面颅骨均属此类型;间充质或先形成软骨雏形,再由软骨改建成骨,为**软骨化骨**(软骨内成骨),如躯干骨和四肢骨主要以此方式成骨。

　　骨的生长有增长和增粗两种方式,现以长骨为例说明**软骨化骨**的发育过程(图3-4)。中胚层间充质内首先形成软骨雏形,软骨外周的间充质形成软骨膜,膜下部分细胞分化为成骨细胞。围绕软骨体中部产生骨质,称**骨领**。骨领处原有的软骨膜变成为骨膜。同时有血管侵入软骨体中央,间充质跟随进入,形成红骨髓。进入的间充质细胞分化为破骨细胞和成骨细胞,开始造骨,此处成为原发骨化点,即**初级骨化中心**。中心区被破骨细胞破坏形成骨髓腔。胎儿出生前后,在软骨两端出现继发性骨化点,即**次级骨化中心**,并开始不断造骨。骨膜、原发骨化点、继发性骨化点均不断造骨,分别形成骨干和骨骺,骨干和骨骺之间的骺软骨,称**骺板**。骨外膜下的成骨细胞不断造骨,使骨干不断加粗;骺板在激素的作用下不断增长和骨化,使长骨不断加长。骺板在23～25岁停止增长,完全骨化、消失,遗留线性痕迹,称**骺线**。骨骺表面的软骨则形成关节面软骨,终身不骨化。

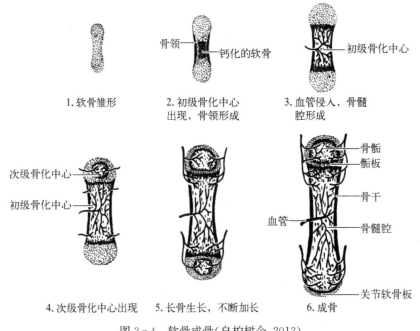

1. 软骨雏形　　　2. 初级骨化中心　　　3. 血管侵入,骨髓
　　　　　　　　　　出现,骨领形成　　　　腔形成

骨领——　　——钙化的软骨　　　　　　——初级骨化中心

次级骨化中心——　　　　　　　　　　　　骨骺
初级骨化中心——　　　　　　　　　　　　骺板
　　　　　　　　　　　　　　　　　　　　骨干
　　　　　　血管——　　　　　　　　　　骨髓腔
　　　　　　　　　　　　　　　　　　　　关节软骨板

4. 次级骨化中心出现　5. 长骨生长,不断加长　6. 成骨

图3-4　软骨成骨(自柏树令,2013)

　　同其他器官一样,骨在人的一生中是不断进行新陈代谢的。骨在生长发育过程中,受年龄和外界环境的影响,其成分、内部结构和形状都可发生一定的变化。例如,经常进行劳动和体育锻炼的人,骨质粗壮结实,结节和粗隆等较为明显;如营养缺乏或疾病时,特别是小儿缺钙可产生佝偻病、"O"形或"X"形腿、鸡胸等症状。对于生长发育期的婴幼儿应注意加强营养,积极组织参加体育锻炼,养成正确的坐、书写姿势,促进骨的生长和发育。

二、骨连结

　　骨与骨之间的连接称**骨连结**。骨与骨连结构成**骨骼**。骨连结可分为**直接连结**和**间接连结**两类。

　　直接连结是由相邻的骨之间借致密结缔组织膜、软骨或骨组织直接相连,如颅骨各骨之间的骨缝(致密结缔组织膜)、椎骨之间的椎间盘(软骨)等。其特点是活动幅度小或不能活动。间接连结又称**关节**(articulation),这是全身骨的主要连接形式。由相邻的骨之间借结缔组织构成的囊相连,相对的骨面之间有腔隙,腔内含有少量滑液。特点是活动幅度较大,如肩关节、髋关节等,而且不同形式的关节可以完成各种各样的动作。

1. 关节的基本构造

关节形式多样,复杂程度不一,但是每个关节都有**关节面、关节囊**和**关节腔**三个基本结构(图3-5)。

(1) **关节面**(articular surface) 关节内相邻骨的接触面,其形状是相互适应的,一般一个为凸面,另一个为凹面。关节面上覆盖一层较薄的关节面软骨,表面光滑又有弹性,可减轻运动时关节面之间的摩擦,缓冲运动时的冲击和震荡。

(2) **关节囊**(articular capsule) 为膜性囊,分为内、外两层。外层为纤维层,由致密结缔组织构成,厚而坚韧,主要起固着作用,外层附着于关节面的周缘及附近的骨面上,并与骨膜相延续。关节囊的纤维层增厚为关节囊周围韧带。内层为滑膜层,并衬贴于纤维膜内面,能分泌滑液。关节腔内的滑液起润滑、减少摩擦作用。

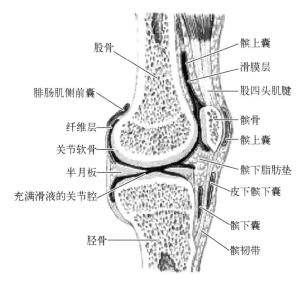

图3-5 关节结构示意图(自 Graaff,2001)

(3) **关节腔**(articular cavity) 由关节囊和关节软骨共同围成的密闭腔隙,含少量的滑液,腔内为负压,有助于关节的稳固。

2. 关节的辅助结构

某些关节除了基本结构以外,还有**韧带、关节盘**和**关节唇**等辅助结构。韧带是位于关节囊周围或关节囊内的致密结缔组织束,可增加关节的稳固性。关节盘是由纤维软骨构成,位于关节面之间,呈椭圆形,其周围附着于关节囊的内面,膝关节内的关节盘呈半月形,称**半月板**。关节盘使关节面接触更加适合,能进一步缓冲外力的冲击,增强了关节的稳固性和灵活性。关节唇是附着于关节窝周缘的软骨环,增大了关节面的作用,加深了关节窝,如肩胛骨的关节唇。

3. 关节的运动

在肌肉的牵引下,关节的运动有屈与伸、内收与外旋、环转等形式。关节的运动范围与关节的形状有关,关节的灵活性和牢固性与关节的构造有关。如肩关节灵活性大,牢固性小;髋关节稳定性大,灵活性小。一般来说灵活性大的关节,牢固性就小,灵活性小的关节,牢固性就大。加强体育锻炼,可以使关节的灵活性和牢固性增强。

关节受到强大的外力作用时,如用力过猛或跌倒时,可能使关节凸与关节凹失去正常位置,称**脱臼**(脱位)。脱臼时,常伴随有韧带损伤和关节囊撕裂,脱臼部位易出现肿胀、疼痛,且失去运动功能,这时应特别注意保护脱臼关节的稳固。脱臼后如治疗不当,容易造成习惯性脱臼。

三、人体骨骼的组成及主要特征

正常成年人全身共有206块骨,以骨连结互相结合成骨骼。按照所在的部位可分为颅骨、躯干骨和四肢骨。其分布如下。

颅骨 29块,分脑颅骨、面颅骨、听小骨。脑颅骨含额骨1、枕骨1、蝶骨1、筛骨1、顶骨2、颞骨2,共8块;面颅骨含上颌骨2、颧骨2、腭骨2、鼻骨2、泪骨2、下鼻甲骨2、下颌骨1、犁骨1、舌骨1,共15块;听小骨含锤骨2、砧骨2、镫骨2,共6块。

躯干骨 51块,分脊柱、胸骨、肋骨。脊柱含颈椎7、胸椎12、腰椎5、骶椎1、尾骨1,共26块骨;胸骨1块;肋骨24块。

四肢骨 共126块,分上肢骨和下肢骨。左右上肢骨各32块,共64块。左右均可分为上肢带骨、上肢游离骨。上肢带骨含肩胛骨1、锁骨1;上肢游离骨含肱骨1、桡骨1、尺骨1、手骨(含腕骨8、掌骨5、指骨 14）。左右下肢骨各 31 块骨，共 62 块骨，左右均可分为下肢带骨、下肢游离骨。下肢带骨含髋骨 1 块（由髂骨、耻骨、坐骨各 1 块愈合而成）；下肢游离骨含股骨 1、髌骨 1、胫骨 1、腓骨 1、足骨（跗骨 7、跖骨 5、趾骨 14）。

（一）颅骨的特征

颅骨（29 块）除每侧的 3 块听小骨构成听骨链外（详见第 6 章），其余各骨借骨连结相连成颅。颅分脑颅和面颅两部分。脑颅位于颅的后上部，由 8 块颅骨构成，它们围成颅腔，容纳和保护脑。颅腔的形态基本上与脑的外部形态相适应。面颅位于颅的前下部，由 15 块颅骨构成，围成眶、骨性鼻腔和口腔，构成面部支架（图 3-6、3-7）。

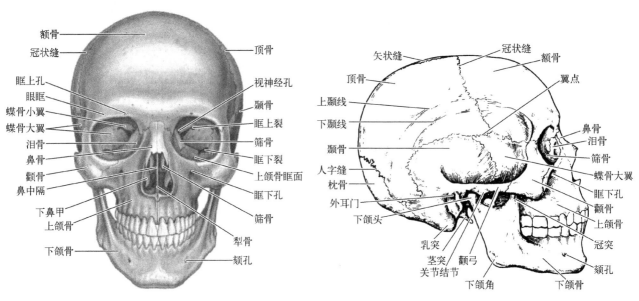

图 3-6　颅的前面观（引自 Graaff，2001）　　　　图 3-7　颅的侧面观（自柏树令，2013）

1. 脑颅（cerebral cranium）

脑颅分颅顶和颅底两部分。颅顶各骨均为扁骨，各骨之间以结缔组织相连，称**骨缝**。可见额骨与顶骨之间的**冠状缝**（coronal suture）；两顶骨之间的**矢状缝**（sagittal suture）；顶骨与枕骨之间的**人字缝**（lambdoid suture）。新生儿颅骨尚未完全骨化，留有结缔组织膜，称**颅囟**（cranial fontanelle）（图 3-8、3-9）。主要有：**前囟**（anterior fontanelle），位于额骨与矢状缝前端之间，呈菱形，出生后 1~2 年闭合；**后囟**（posterior fontanelle），位于人字缝和矢状缝相交处，多呈三角形，出生 2~3 个月闭合。佝偻病患儿颅囟闭合期会延迟。颅囟为胎儿分娩时提供了有力的结构支持，在产道内受挤压变形，便于产妇分娩。

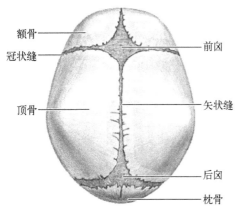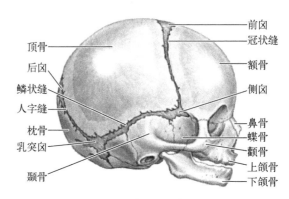

图 3-8　新生儿颅上面观（自 Graaff，2001）　　　　图 3-9　新生儿颅侧面观（自 Graaff，2001）

　　颅底内面凹凸不平,有很多脑神经和血管穿行的孔、管和裂隙。颅底内面由前向后依次可分为**颅前窝**、**颅中窝**和**颅后窝**(图3-10、3-11)。

　　(1) *颅前窝*(anterior cranial fossa)　　主要由额骨和筛骨构成,容纳大脑半球的额叶。中部低陷处的长方形薄骨片是筛骨的**筛板**,板上有许多小孔,为**筛孔**,是嗅神经丝入脑的部位。筛骨向下与骨性鼻腔相通。

　　(2) *颅中窝*(middle cranial fossa)　　主要由**蝶骨**和**颞骨**构成,容纳大脑半球的颞叶。中部隆起,外侧部下陷。中部由**蝶骨体**构成。蝶骨体上面呈鞍形,称**蝶鞍**,中央的凹窝叫**垂体窝**(垂体位于此)。垂体窝的前外侧有一与眶相通的圆形短管,叫**视神经管**。在视神经管的外侧,有一条与眶相通的裂隙,称**眶上裂**,动眼神经、滑车神经、展神经由此入眶。在蝶骨体的外侧,自前内向后外依次有**圆孔**、**卵圆孔**和**棘孔**,圆孔和卵

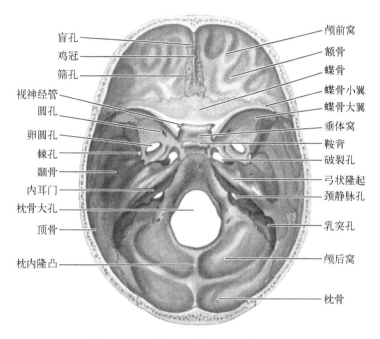

图3-10　颅底内面观(自 Graaff,2001)

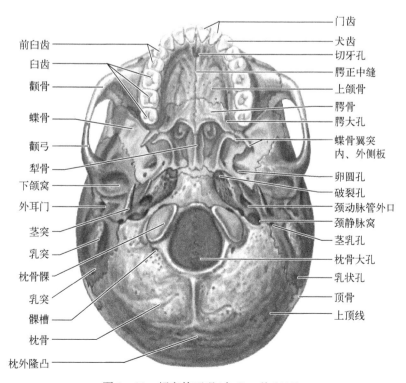

图3-11　颅底外面观(自 Graaff,2001)

圆孔分别是三叉神经的分支出颅的部位。

　　（3）**颅后窝**（posterior cranial fossa）　　主要由枕骨和颞骨构成，容纳小脑、脑桥、延髓。颅中窝的后外侧部与颅后窝之间的长方形隆起是颞骨的岩部，其骨质中含有位听器官。颞骨岩部后面的中央有一个较大的孔，称**内耳门**。由此向后外通入**内耳道**，内耳道内有面神经和位听神经通过。在内耳门下内侧有一大的颈静脉孔（图 3 - 10），是颈内静脉、第 9、10、11 对脑神经出入颅腔的通道。颅后窝中央有一个大孔，为**枕骨大孔**，向下与椎管相接通，是脑和脊髓相连接的部位。枕骨大孔的前外侧缘有一条通向颅外的短管，是舌下神经出颅的部位，称**舌下神经管**。颅底结构极其复杂，有很多脑神经和血管穿行的孔、管和裂隙。

　　人脑颅较哺乳动物颅腔变大，骨质变薄，前额隆起，顶骨高耸，脑颅大于面颅，枕骨大孔位于颅腔下方，脑颅高架于面颅脊柱之上。

2. 面颅（facial cranium）

　　由 15 块骨分别围成的眼眶、鼻腔和口腔构成。由于人脑的高度发达和咀嚼肌的退化，面颅小于脑颅。面颅的眼眶呈四棱锥形，容纳视觉器官，眼眶尖斜向内后，经视神经管通颅中窝，眼眶内侧壁前方有泪囊窝，向下经鼻泪管通鼻腔。骨性鼻腔位于面颅中央，被鼻中隔分为左右两腔。骨性口腔由上颌骨、腭骨及下颌骨围成。人类因长期熟食，其上、下颌骨较哺乳动物显著后收，并出现了下巴。

（二）躯干骨的特征

　　躯干骨包括椎骨、肋骨、胸骨，借骨连结组成脊柱和胸廓。

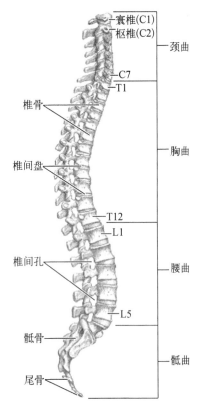

图 3 - 12　脊柱侧面观（自 Graaff，2001）
C. 颈椎　T. 胸椎　L. 腰椎

1. 脊柱

　　脊柱（vertebral column）位于身体背部，由颈椎（7 块）、胸椎（12 块）、腰椎（5 块）、骶骨（1 块）和尾骨（1 块）及其骨连结组成（图 3 - 12）。

　　各部分的椎骨（图 3 - 13）大小、形状各有不同，但每个椎骨都有共同的结构，即包括**椎体**与**椎弓**两部分。椎弓与椎体围成椎孔。在整体上，椎孔连成椎管，容纳脊髓。由椎弓发出 7 个突起，即向后的**棘突**，向两侧的**横突**，向上、向下各有 2 个**关节突**，4 个关节突分别与上、下椎骨形成关节。椎弓与椎体相连处变细，称**椎弓根**。两个相邻椎弓根围成**椎间孔**，脊神经由此通过。骶骨由 5 块骶椎融合而成（图 3 - 14），前面有 4 对**骶前孔**，后面有 4 对**骶后孔**。骶骨内有纵行的**骶管**。它构成椎管的下部，并与骶前、后孔沟通。骶管的下口称**骶管裂孔**。尾骨由 4 块退化的尾椎融合而成，末端游离。

　　脊柱是人体躯干的支架，上承头颅，下端与髋骨相连，相邻椎骨间借软骨、韧带和关节连接。相邻的椎体之间借**椎间盘**及前、后纵韧带等连接。椎间盘由髓核、纤维环构成，髓核位于其中央，柔软富有弹性，纤维环保护髓核并限制其向周围膨出。当纤维环破裂时，髓核容易向后外侧脱出，突入椎管或椎间孔，压迫相邻的脊髓或神经根引起牵涉性痛，此症称椎间盘脱出症。脊柱还可做多种方向的运动，腰部的运动范围最大。

　　人类脊柱从侧面看有 4 个明显的**生理弯曲**（图 3 - 12），即**颈曲、胸曲、腰曲、骶曲**，这是由于人类直立姿势所形成的特征。颈曲、腰曲凸向前，胸曲、骶曲凸向后，这样可增大胸腔和盆腔的容积，并使人体重心后移，有利于保持直立。这些弯曲似弹簧装置，可减少走路或跳跃时对脑的冲击和震荡。

　　婴儿出生时已具有向后凸的胸、骶曲；出生 3 个月左右开始抬头，逐渐形成颈曲；6 个月左右学坐，1 岁左右学习站立、走路，在这些过程中逐渐形成腰曲。儿童和青少年的脊柱发育时间较长，在整个生长发育时期，易受多种因素的影响（如坐、立、行的姿势），因此应该注意预防脊柱畸形，如脊柱侧弯、驼背等。

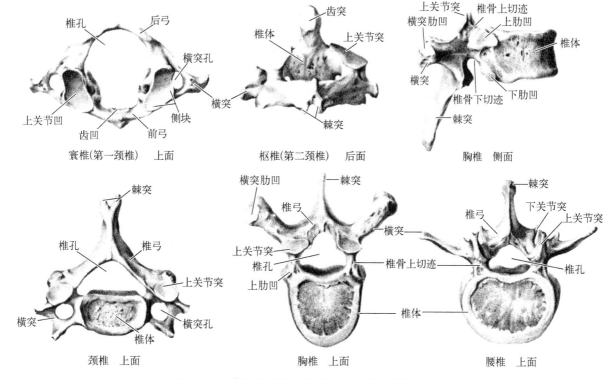

图 3-13　脊柱各部椎骨的形态(自沈阳医学院,1973)

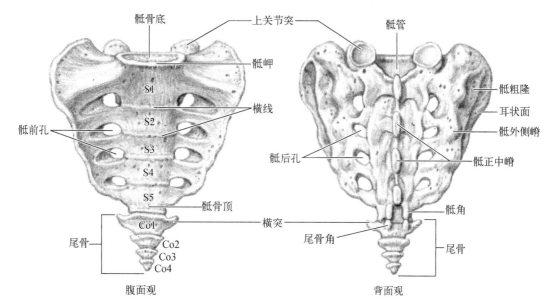

图 3-14　骶骨和尾骨(自 Graaff,2001)

S 为骶椎的缩写,数字表示相应骶椎序号 Co 为尾椎缩写

2. 胸廓

　　胸廓(thorax)由胸椎(12块)、胸骨(1块)、肋(12对)及其骨连结共同构成(图 3-15)。胸骨分**胸骨柄、胸骨体和胸骨剑突**三部分。在胸骨柄与胸骨体的连接处形成一个向前突的角,称**胸骨角**。其两侧与第二肋相连,故将胸骨角作为记数肋的骨性标志。肋是由肋骨与肋软骨构成。肋一端借关节连结与胸椎相连,另一端除第11和第12肋外,通过肋胸关节直接或经肋软骨间接与胸骨相连。由于人类长期直立(胸腔内脏器的重量向下传递),胸廓与其直立姿势是相适应的,其前后直径略短(脏器的重力不再压向胸骨),左右直径略长(位于体侧的上肢肌肉的牵拉),上小、下大形似圆锥的笼子。其功能是容纳并保护心、肺等器官,并参与呼吸。胸廓的形状与年龄、性别、健康状况有关。如果婴幼儿缺钙,则易使胸廓前后径扩大,胸骨突出形成鸡胸,影响心、肺的正常发育和生理功能。

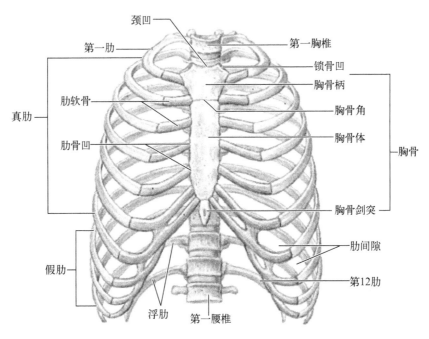

图 3-15　胸廓(自 Graaff,2001)

（三）四肢骨与骨连结的特征

(1) **上肢骨**　由**上肢带骨**(肩胛骨、锁骨)和**上肢游离骨**(肱骨、桡骨、尺骨、手骨)组成(图 3-16)。上肢带骨与躯干骨相连接。人类的上肢相较四足动物,不再支持体重,变成从事的劳动器官,与劳动机能相适应,上肢骨一般较轻、小,关节囊松弛,运动灵活度大。如肩关节由肱骨头和肩胛骨的关节盂构成,关节头大、关节盂浅,关节囊较松,韧带也较弱,灵活性较大,可以做多种方向的运动,如前屈、后伸、内收、外展、旋内、旋外和环转等运动。由于关节囊的前下部缺乏肌肉和韧带,关节头容易由此脱出,造成肩关节脱臼。手部腕骨包括与桡骨相连的近侧列的舟骨、月骨、三角骨、豌豆骨,以及与掌骨相连的远侧列的大多角骨、小多角骨、头状骨、钩骨。腕部各骨均较小,拇指可以对掌,适合于握持工具及灵活运动,进行生产劳动。儿童的腕骨在 10~13 岁才能完成骨化,因此应注意儿童的书写姿势和劳动强度。

(2) **下肢骨**　由**下肢带骨**(髋骨)与**下肢游离骨**(股骨、髌骨、胫骨和腓骨、足骨)组成(图 3-17)。下肢带骨与躯干骨相连接。由于人类长期直立行走,与其机能相适应,下肢骨一般较粗大(以利于传递重力),关节囊紧、关节腔小、骨连接牢固。例如,由股骨头和髋骨的髋臼所组成的髋关节,髋臼很深,周围的韧带和肌肉粗大,关节的稳定性大,但因受髋臼的影响,运动范围不如肩关节大,可做屈伸、展收、旋转、环转等运动。足部跗骨包括后列上方的距骨和下方的跟骨;中列为位于距骨前方的足舟骨;前列包括内侧楔骨、中间楔骨、外侧楔骨和位于跟骨前方的骰骨,均较粗大。足趾短小,适合支持体重和行走。

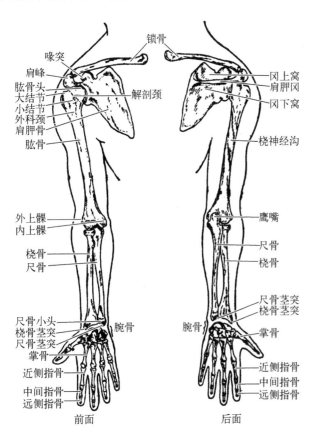

图 3-16　右侧上肢骨(北京师大等,1989)

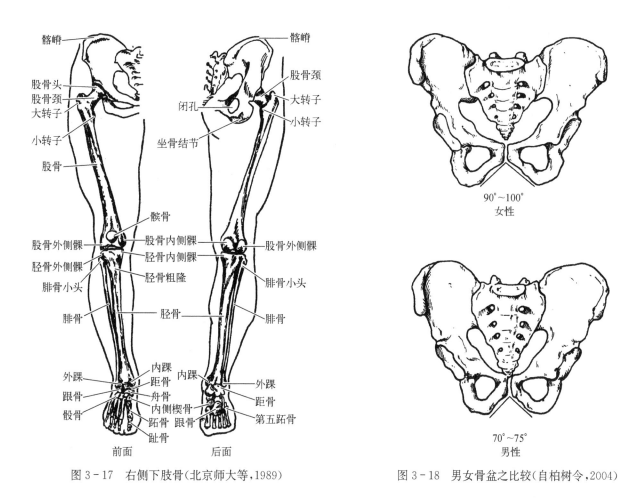

图 3-17 右侧下肢骨(北京师大等,1989)　　图 3-18 男女骨盆之比较(自柏树令,2004)

（3）**骨盆**(pelvis)　　由左、右髋骨、骶骨、尾骨及其骨连结构成。**髋骨**是由髂骨、坐骨和耻骨 3 块骨愈合而成的。这 3 块骨愈合较晚,一般在 20～25 岁才能完全愈合。骨盆内容纳并保护盆腔脏器——直肠和泌尿生殖器官等。男性、女性骨盆在形态上有很大差异,可作为性别区分的骨性标志。男性骨盆狭窄且较长,女性骨盆宽且短(图 3-18),女性骨盆的形态特点与分娩功能相关。

（4）**足弓**　　足骨的跗骨和跖骨借骨连结形成向上突隆的弓形,称**足弓**。足弓可分为前后方向的内、外侧**纵弓**和内外方向的**横弓**(图 3-19)。站立时,仅以足跗骨中的跟骨和第一、第五跖骨头着地,使人体重量分散在与地面接触的 3 个点上,增加了站立的稳定性,有利于长时间的站立。足弓具弹性,能缓冲行走与跳跃时对身体和脑所产生的震荡。如果足弓变低或消失,会形成**扁平足**。扁平足弹性差,当长时间站立或行走时,压迫足底神经和血管,易造成疲劳和足底疼痛。

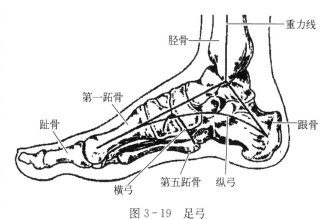

图 3-19 足弓

第二节　骨　骼　肌

骨骼肌附着于骨骼上,全身共有 600 余块(图 3-20),约占成年人体重的 40%。骨骼肌的活动由于受意识支配,故又称**随意肌**。在神经的支配下,收缩舒张,牵拉骨骼产生运动,属于运动系统的动力器官。每块骨骼肌都是一个器官。

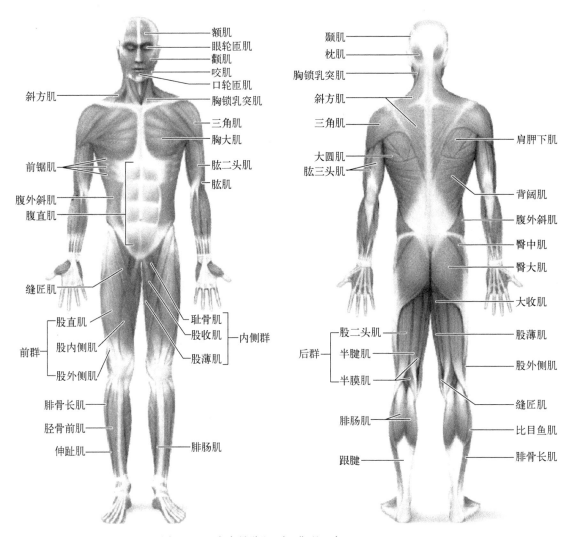

图 3-20 全身骨骼肌(腹、背观)(自 Mader，2004)

一、骨骼肌的形态分类

根据骨骼肌的形态,将骨骼肌大致分为长肌、短肌、阔肌、轮匝肌四种(图 3-21)。长肌呈梭形,中间部

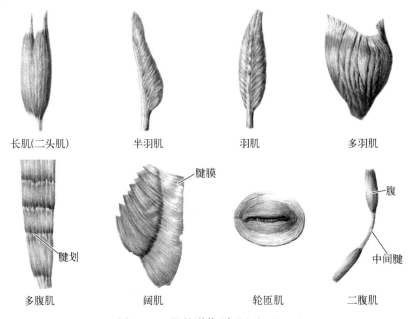

图 3-21 肌的形状(自 Mader，2004)

肥大,两端缩细,长肌的腱多呈索状,借肌腱起止于骨上,多分布于四肢,收缩时可引起大幅度的运动。

短肌形状短小,多分布于躯干的深部,收缩时运动幅度较小。阔肌的肌腹扁平而且宽阔,可作整块收缩,其肌腱也呈扁平状,称**腱膜**,分布于胸部、腹部及背部浅层,收缩时除能引起躯干运动外,另外对内脏器官还起到保护和支持作用。轮匝肌位于孔、裂的周围,收缩时关闭孔、裂。

二、骨骼肌的辅助结构

骨骼肌的辅助结构包括**筋膜**(图3-22)、**滑膜囊和腱鞘**(图3-23),均具有保护肌肉和辅助肌肉工作的作用。

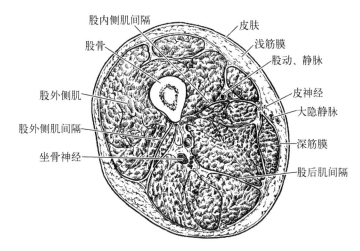

图3-22 大腿中部水平切面(示筋膜)(自柏树令,2013)

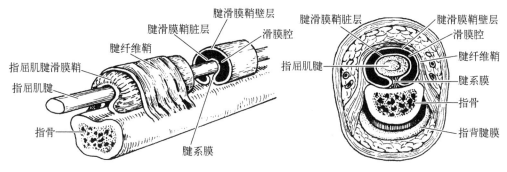

图3-23 腱鞘示意图(自柏树令,2013)

1. 筋膜

筋膜(fascia)附于肌肉的表面,因其位置分为浅筋膜和深筋膜两种。**浅筋膜**(superficial fascia)由疏松结缔组织构成,在真皮之下,包被整个身体,若其内的脂肪细胞储脂增多,含有较多脂肪,称**皮下脂肪**,对其包绕的肌肉、血管、神经有保护作用。特别是位于手掌和足跖部的浅筋膜较发达,能对内、外压力起缓冲作用。**深筋膜**(deep fascia)由致密结缔组织构成。包被体壁、四肢的肌和血管神经等。深筋膜伸入肌群之间,附着在骨膜上,形成**肌间隔**。深筋膜可使人体肌肉免受摩擦,支持、约束肌腱,供肌附着。另外,深筋膜还包绕血管、神经形成血管神经鞘。在病理情况下,深筋膜还有潴留脓液、限制炎症扩散等作用。

2. 滑膜囊

滑膜囊(synovial bursa)为封闭的结缔组织囊,内有滑液,多位于肌或肌腱与骨面相接触处,可减少两者间的摩擦。在关节附近的滑膜囊与关节腔相通。一旦滑膜囊发炎将对肢体局部的运动功能造成影响。

3. 腱鞘

腱鞘(tendinous sheath)是双层鞘管,套在肌腱周围。其外层是**纤维层**,内层为**滑膜层**(又称**腱滑膜鞘**)。

滑膜层有内、外层之分，其内层紧贴肌腱，称脏层；外层紧贴在纤维层的内面和骨面，称壁层。内、外层相互移行，形成腔隙，内含滑液，可使肌腱能在鞘内自有滑动。滑膜层从骨面移行至肌腱的部分称**腱系膜**，供应肌腱的血管由此通过。如活动不当，可致腱鞘损伤、疼痛，影响肌腱滑动，称为腱鞘炎。

三、骨骼肌的起止点、配布、命名规律

1. 骨骼肌的起止点

肌肉一般附着于邻近的两块或两块以上骨的骨面上，跨过一个或多个关节，肌肉收缩时牵动骨，引起关节运动。在运动过程中，相对固定的一点为**起点**，通常指接近身体正中线的肌肉附着点；相对活动的一点为**止点**。在实际活动中，肌肉的起止点不是固定不变的，是可以相互转化的。

2. 肌肉的配布

大部分骨骼肌跨越关节附着于骨的表面，配布于关节运动轴的两侧，形成两群互相对抗的肌肉。如分布于冠状轴两侧的屈肌、伸肌群；分布于矢状轴两侧的内收、外展肌群；横行或斜行跨越垂直轴的旋内（旋前）肌群和旋外（旋后）肌群。在关节周围配布的肌群数量，则按该关节绕几个轴运动而配布相应肌群。如指间关节（单轴关节）周围仅配布屈、伸肌群，腕关节（双轴关节）周围配布了屈、伸肌群和内收、外展肌群，肩关节（三轴关节）周围配布了屈、伸肌群、内收、外展肌群和旋内（旋前）肌群和旋外（旋后）肌群。最主要的特点是为适应于直立行走和劳动。

3. 肌肉的命名

肌的命名有多种原则。有的以作用命名，如伸肌、屈肌、收肌、展肌等；有的以形状命名，如斜方肌、三角肌等；有的以肌肉构造命名，如半腱肌、半膜肌等；有的以肌束方向命名，如斜肌、横肌等；有的以肌肉位置命名，如肋间肌、胫骨前肌等；有的以起止点命名，如胸锁乳突肌、肱桡肌等；也有的以综合以上原则命名，如桡侧腕长伸肌、指浅屈肌等。

四、全身主要骨骼肌的分布

（一）头颈肌

1. 头肌 (muscles of head)

包括面肌和咀嚼肌（图 3-24、3-25）。

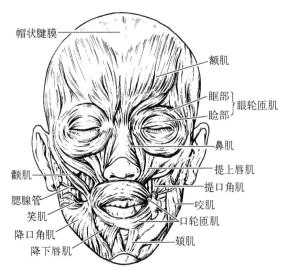

图 3-24　头肌（前面）（自柏树令，2013）

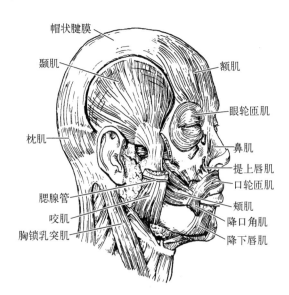

图 3-25　头肌（侧面）（自柏树令，2013）

（1）**面肌**（facial muscles） 属于皮肌，大都配布在口、眼、鼻周围。起自颅骨不同部位，止于面部皮肤，收缩可牵动面部皮肤显示喜怒哀乐的表情，又称表情肌，包括颅顶肌、眼轮匝肌、口轮匝肌等。

（2）**咀嚼肌**（masticatory muscles） 包括颞肌、咬肌、翼内肌和翼外肌。均止于下颌骨，参与咀嚼运动，且能协助讲话。

2. 颈肌（muscles of neck）

分为颈浅肌、颈外侧肌、颈前肌、颈深肌四群。颈浅肌与颈外侧肌包括颈阔肌及胸锁乳突肌。颈深肌群包括内外侧两群。

（1）**颈阔肌**（platysma） 位于颈部浅筋膜中，自胸大肌及三角肌表面的筋膜起，在口角及面部皮肤止。收缩时向下牵引口角。

（2）**胸锁乳突肌**（sternocleidomastoid） 被颈阔肌覆盖，斜列于颈部两侧。起自胸骨柄前面和锁骨内侧段，止于颞骨乳突。单侧收缩可使头部屈向同侧，面转向对侧；两侧收缩，头向后仰。

（二）躯干肌（图 3-20）

1. 背部肌群（muscles of back）

位于躯干的后面，分浅深两群。浅群主要包括斜方肌和背阔肌，深群主要是竖脊肌。

斜方肌（trapezius） 位于项部和背上部皮下。起自上项线、枕外隆凸、项韧带、第 7 颈椎棘突、全部胸椎棘突及其棘上韧带，止于锁骨外侧 1/3、肩峰和肩胛冈。近固定时，上部肌纤维收缩，使肩胛骨上提、上回旋和后缩；中部肌纤维收缩，使肩胛骨后缩；下部肌纤维收缩，使肩胛骨下降、上回旋和后缩。远固定时，一侧肌纤维收缩，使头向同侧屈和对侧旋转；两侧收缩，使脊柱伸。**背阔肌**（latissimus dorsi）位于胸背区下部和腰区浅层。自第 7～12 胸椎棘突起，全部腰椎棘突和髂嵴后面，止于肱骨小结节嵴。伸展、内收、内旋肱骨，攀爬时拉起肢体，并可辅助吸气。

2. 胸部肌群（muscles of thorax）

主要包括胸大肌、肋间内肌、肋间外肌、胸小肌。**胸大肌**（pectoralis major）在胸廓上部。自锁骨内侧半、胸骨前面和第 1～6 肋软骨起，肌纤维向外集中，止于肱骨大结节嵴。收缩时使肱骨旋内、内收。若上肢固定，可上提肋骨，扩大胸廓，辅助吸气。**肋间外肌**（intercostals externi）位于各肋间隙的浅层，起自肋骨下缘，肌纤维斜向前下方，止于下一肋骨的上缘。收缩上提肋骨，扩胸廓，协助吸气。**肋间内肌**（intercostals interni）位于肋间外肌的深面。起自下位肋骨的上缘，止于上位肋骨下缘，肌纤维的方向与肋间外肌相反，收缩时可使肋骨下降，缩小胸廓，协助呼气。

3. 膈肌（diaphragm）

位于胸腔与腹腔之间，向上膨隆呈穹窿状薄层结构，构成胸腔的底、腹腔的顶。膈的周边是肌性部，中央为腱膜，称**中心腱**。膈是重要的呼吸肌，其肌束起自胸廓下口的周缘和腰椎前面，可分为三部：胸骨部起自剑突后面；肋部起自下 6 对肋骨和软肋骨；腰部以左右两个膈脚起自第 2 至 3 节腰椎以及外、内侧弓状韧带。各部肌束均止于中心腱。

4. 腹部肌群（muscles of abdomen）

位于胸廓下缘与骨盆上缘之间，构成腹壁。包括**腹直肌**、**腹外斜肌**、**腹内斜肌**和**腹横肌**。腹肌同时收缩可增腹压，助排便、咳嗽、分娩、呕吐等。腹腔内脏也借助腹肌的正常张力而维持正常位置。腹肌收缩使脊柱前屈、左右回旋、侧屈。用力呼气时，腹肌还可降肋，可挤压腹腔内脏向上，使膈向上，以协助呼气。

（三）四肢肌(图3-20)

1. 上肢肌

分为上肢带肌、臂肌、前臂肌和手肌。

（1）上肢带肌　　配布于肩关节周围，均起自上肢带骨，止于肱骨，运动肩关节。主要上肢带肌是**三角肌**(deltoid)。三角肌呈三角形，从前后外三面包裹肩关节，形成肩部的圆形隆起。起自锁骨外侧段、肩峰和肩胛冈，止于肱骨三角肌粗隆。收缩时使上臂外展。前部肌纤维收缩，可使上臂前屈和旋内，后部肌纤维收缩，使上臂后伸和旋外。

（2）臂肌　　分肱二头肌、肱三头肌、肱肌。**肱二头肌**(biceps brachii)起点两个头，长头起自肩胛骨关节盂上方，短头起自肩胛骨**喙突**，两头合成一个肌腱，向下延续为扁腱，止于桡骨粗隆。收缩时屈肘关节并使前臂旋后，也能协助屈肩关节。**肱肌**(brachialis)位于肱二头肌深面。起自肱骨体前面，止于尺骨粗隆。收缩时屈肘关节。**肱三头肌**(triceps brachii)起点有三个头，长头起自肩胛骨关节盂的下方，外侧头起自肱骨后面桡神经沟外上方；内侧头起自桡神经沟内下方，三头合成一个肌腹，以扁腱止于尺骨**鹰嘴**。收缩时主要伸肘关节。

（3）前臂肌　　位于桡骨和尺骨周围。分为屈肌群和伸肌群。前臂肌肌腹多在前臂上半部，向下形成细长的腱，跨过两个以上的关节。主要作用于屈肘、腕和手关节。

（4）手肌　　位于手的掌面、都是短小的肌肉。主要作用是运动手指。

2. 下肢肌

可分为髋肌、大腿肌、小腿肌、足肌。

（1）髋肌　　又称下肢带肌。配布于髋关节周围，运动髋关节。分为前后两群。前群屈肌，后群伸肌，主要由臀大肌、臀中肌和臀小肌构成。**臀大肌**(gluteus maximus)起自骶骨背面和髂骨外面，止于股骨的臀肌粗隆。收缩时伸髋关节且使股骨旋外。下肢固定时，伸直躯干，防止躯干前倾，维持身体平衡。由于人类长期直立行走的影响，臀大肌肥厚，形成臀部突隆。**臀小肌**(gluteus minimus)和**臀中肌**(gluteus medius)位于臀大肌的深面。起自髂骨翼外面，止于股骨大转子。收缩时外展大腿。

（2）大腿肌　　位于股骨周围。分为前、后、内侧群。前群有缝匠肌和股四头肌；后群为伸肌，有股二头肌、半腱肌和半膜肌；内侧肌群主要是大收肌。**股四头肌**(quadriceps femoris)起点四个头：**股直肌**起自髂前下棘；**股外侧肌**起自股骨嵴外侧；**股内侧肌**起自股骨嵴内侧；**股中间肌**起自股骨前面。四个头向下形成一个肌腱，包绕髌骨的前面和两侧，继而延续为**髌韧带**，止于胫骨粗隆。主要作用是伸小腿，股直肌还可屈大腿。**股二头肌**(biceps femoris)有两个头，长头起自坐骨结节，短头起自股骨嵴，两个头合并止于腓骨头。**半腱肌**(semitendinosus)起自坐骨结节，止于胫骨上端内侧。**半膜肌**(semimembranosus)起自坐骨结节，止于胫骨髁内侧。股二头肌、半腱肌、半膜肌的主要作用是屈小腿伸大腿，在屈膝关节时，股二头肌使小腿旋外；半膜肌和半腱肌使小腿旋内。

（3）小腿肌　　可分为前群、外侧群和后群。主要屈肌有**小腿三头肌**，是由**腓肠肌**和**比目鱼肌**组成的。腓肠肌以内侧头和外侧头分别起自股骨的内、外上髁，比目鱼肌起自腓骨上端的后面和胫骨腘线，三头合并后在小腿的上部形成膨隆的小腿肚，向下续为人体最粗大的跟腱止于跟骨结节。小腿三头肌是踝关节的有力屈肌，在维持人体站立姿势和行走、跳跃中发挥重要作用。

（4）足肌　　可分为足背肌和足底肌。足背肌较薄弱，主要起伸趾作用。足底肌的配布情况与手掌肌相似，也可分为内侧群、外侧群和中间群三组肌群，但没有对掌肌。主要作用是运动足趾和维持足弓。

小　结

　　运动系统由骨、骨连结、骨骼肌构成。成年人共有 206 块骨,分为长骨、短骨、扁骨、不规则骨四种类型。骨由骨质、骨膜、骨髓等构成。骨的发生有膜内成骨和软骨内成骨两种方式。

　　骨与骨之间的连结称骨连结。分为直接骨连结和间接骨连结,间接骨连结又称关节。关节可分为关节面、关节囊、关节腔三部分。

　　骨和骨连结构成骨骼。全身骨可分为颅骨、躯干骨、四肢骨。颅骨连结成颅,分为脑颅和面颅两部分。躯干骨是由肋骨、胸骨、椎骨构成的。椎骨可分为颈椎、胸椎、腰椎、骶椎和尾椎,它们相互通连,构成脊柱。胸椎、胸骨、肋骨通过骨连结围成胸廓。四肢骨包括上肢骨和下肢骨,上肢骨和下肢骨均可分为上(下)肢带骨和上(下)肢游离骨。由髋骨、骶骨、尾骨及其骨连结组成骨盆。足骨的跗骨和跖骨借骨连结形成向上突隆的弓形足弓。人体骨的形态结构为其生理功能提供了物质基础,如脊柱的四个生理弯曲缓冲了人体直立行走、跑步运动时对脑的冲击和震荡;足弓向上突隆的结构特点决定了其具有缓冲压力,减轻震荡的作用,更加适应直立行走的特点。另外,上肢骨轻巧,下肢骨粗大,均与自身的功能特点相适应。

　　骨骼肌是运动系统的动力部分,由肌腱、肌腹两部分构成。形态上有长肌、短肌、阔肌、轮匝肌。骨骼肌的辅助结构包括筋膜、滑液囊和腱鞘,均具有保护肌肉和辅助肌肉工作的作用。全身骨骼肌分为头颈肌、躯干肌、四肢肌。头肌包括面肌、咀嚼肌;躯干肌包括背肌、胸肌、膈肌、腹肌;四肢肌分上肢肌和下肢肌。上肢肌包括上肢带肌、臂肌、前臂肌、手肌;下肢肌包括髋肌、大腿肌、小腿肌、足肌。人体的任何运动,都是许多肌肉组成的肌群共同舒缩的结果。配布于关节两侧的肌肉就运动来讲是拮抗的,但是对完成动作来讲又是协调一致的。

(姚树欣　崔希云　艾洪滨)

思考题

1. 名词解释:骨膜　骨髓　次级骨化中心　关节　半月板　冠状缝　前囟　眶上裂　脊柱　足弓　肌内膜　轮匝肌　深筋膜　肱二头肌　股四头肌　腓肠肌　肋间外肌　胸廓　骨盆　髂线　面颅　脑颅
2. 与人类直立行走、劳动相适应的全身骨的结构特征有哪些?
3. 关节有哪些结构特征与其具有牢固、灵活的功能特征相适应?
4. 骨骼肌的辅助结构有哪些特点?
5. 骨骼肌的起止点、命名、配布有何规律?
6. 骨有几种连结方式?

第 4 章

神经和肌肉生理

神经和肌肉生理主要研究神经纤维及其所支配的骨骼肌细胞的生理机能。在一定意义上说,神经和肌肉的一般生理基本上可以阐明机体活组织和细胞的某些主要生理特征。因此神经肌肉的一般生理规律和理论具有比较普遍的意义。譬如关于刺激与兴奋的理论,对于各种可兴奋细胞来说基本上是相通的;神经冲动的产生与传导是整个神经系统传递信息活动的基础;神经肌肉的电学研究是全部电生理学的重要组成部分;神经肌肉接头的兴奋传递过程是化学性突触传递信息的典型代表;骨骼肌的收缩理论,适用于心肌、平滑肌。

第一节　神经和肌肉的兴奋性

一、刺激的定义及分类

1. 刺激

人体生活在不断变化的环境中,经常要受到各种因素的影响。凡是能为机体所感知并引起机体发生反应的环境变化,统称为**刺激**(stimulus)。刺激的本质是一种信息,代表着某种环境因素的改变。

2. 刺激的分类

在神经肌肉标本上,给予一定强度的电流刺激神经干可使肌肉产生收缩。这是电刺激首先引起神经干兴奋,兴奋传至肌肉才引起肌肉收缩的。作用于神经干上的刺激,对于神经干来说是直接刺激(direct stimulus),而对于肌肉来说是间接的,称**间接刺激**(indirect stimulus)。

按照刺激性质的不同可以将刺激划分为以下四种:① 物理性刺激,譬如电、机械、温度、声、光等。② 化学性刺激,指的是酸、碱、盐、神经递质、激素等各种各样的化学物质。③ 生物性刺激,如细菌、病毒等微生物。④ 社会心理性刺激,如语言刺激、社会的变革等。在生理学实验室内,最经常使用的刺激是电刺激。这是因为电刺激对于大多数细胞和组织来说都是适宜刺激,有许多优点:如使用极为方便、电刺激的输出参数极为精确而且容易控制、一般不损伤组织、可反复使用等。

并不是任何组织细胞对任何能量形式的刺激都能接受。一种组织细胞一般只对某一种能量形式的刺激易于接受、比较敏感,这种能量形式的刺激就属于这种组织细胞的**适宜刺激**(adequate stimulus),譬如光刺激是视细胞的适宜刺激,其余能量形式的刺激就属于它的非适宜刺激。

二、兴奋与兴奋性

1. 反应

由刺激而引起的机体细胞、器官或整体活动状态的改变称为**反应**(response)。反应是有机体对有效刺激的必然应答表现。不同细胞或组织对刺激的反应表现是不一样的:神经细胞对刺激的反应表现为产生动作电位;肌肉细胞对刺激的反应表现为先产生动作电位,再表现为收缩活动;腺细胞对刺激的反应也是先产生动作电位,再表现为分泌活动。任何生物组织都能对适宜的有效刺激做出反应。一切活组织和机体都对有效刺激具有发生反应的特性,称为**应激性**(irritability)。

不同组织对刺激的反应速度差异很大。神经冲动和肌肉收缩是极为快速的反应,称为快反应,常常以毫秒作为它们的计量单位。生长和发育、骨髓造血等反应是极为缓慢的生理过程,称为慢反应,常常在短期内看不出明显的效果。

尽管不同组织对刺激的反应表现不相同,但是从本质上看,反应具有两种最基本的表现形式,即兴奋和抑制。

2. 兴奋和抑制

活组织对刺激的任何反应都是以新陈代谢为基础的。习惯上我们把活组织受刺激之前的活动状态,称为**静息生理状态**(resting physiological state)。神经和肌肉等组织,受到有效刺激后在细胞膜上可以产生一种快速的、可传导的电位波动,称为**冲动**(impulse)。生理学上把活组织因受到刺激而产生电冲动的反应称为**兴奋**(excitation)。换言之,兴奋是指受到刺激之后,组织的生理活动在原来相对静止的基础上转变为显著活动状态,或者说活动由弱变强。相反,如果受到刺激后组织的生理活动由原来的显著活动状态转为相对静止状态、或者说活动由强变弱,则称为**抑制**(inhibition)。抑制不是组织不再活动,是兴奋程度的减弱。兴奋与抑制是人体功能状态的两种基本表现形式,二者互为前提、对立统一,可随条件的改变而互相转化。人体的任何正常生理功能状态,都是兴奋与抑制两种基本过程相互作用的结果。譬如,人体正常的心率就是由使心兴奋的交感神经和使心抑制的心迷走神经相互作用的表现;如果减弱心迷走神经对心脏的抑制作用,心率便会加快。

3. 兴奋性

生物组织和细胞对刺激能够发生反应、产生冲动的能力称为**兴奋性**(excitability)。兴奋性是细胞的一种内在能力或特性,是生命活动的基本特征之一。兴奋是细胞具有兴奋性的表现,兴奋性则是细胞能够对刺激产生兴奋的前提。神经、肌肉和腺体这三种组织的兴奋性比较高、受到刺激后能产生显著的电活动,因此被称为**可兴奋组织**(excitable tissue)。

兴奋性与应激性这两个概念在使用上一般不作严格的区分,但是内在含义上还是有一定差异的。兴奋性的概念相对于应激性来说狭窄一些。应激性普遍用于生物学中,是指细胞对刺激以加强或减弱物质代谢来反应的特性,应激性所指的反应是泛指,包含兴奋和抑制;而兴奋性则主要用于生理学中,是细胞对刺激产生电脉冲兴奋的特性,兴奋性所指的反应只确指兴奋。兴奋性是应激性的一种表现。神经纤维被麻醉以后仍然进行着物质代谢活动,表明其应激性仍存在,但此时神经纤维不能对刺激产生电冲动,表明其兴奋性完全丧失。

三、刺激引起细胞兴奋的条件

没有刺激就不会有组织和细胞的反应和兴奋。能否引起组织和细胞发生反应,取决于组织细胞本身的机能状态和刺激的特征。

(一)组织细胞的机能状态

组织细胞具有兴奋性是它们能够产生兴奋的内在因素。

组织细胞兴奋性的维持和兴奋的引起都是以新陈代谢为基础的,组织细胞新陈代谢的状况决定了它们的机能状态,同样也决定了它们的兴奋性。即使是同一组织细胞,由于经常受到外界环境各种变化因子的刺激,它们的机能状态也是经常可变的,因此其兴奋性也必然要随之发生改变。

(二)刺激的特征

任何刺激都具有强度和时间两方面的特征,通过刺激参数以量化的数字来表达,包括刺激波形(强度随时间变化的特征)、刺激波幅(强度)、刺激波宽(一次刺激的持续时间)和刺激频率(单位时间内的刺激次数)

等方面。刺激是引起组织细胞产生兴奋的外界条件。要使组织细胞产生兴奋,必须要具备一定的刺激量。以电刺激为例,其作用的有效性是由刺激强度、刺激持续时间和强度变化率这三要素决定的。

1. 刺激强度

如果使用矩形波刺激蟾蜍的腓肠肌,控制适当波宽不变,由小到大逐渐增加刺激强度。结果强度弱时则不能引起肌肉收缩(反应),只有刺激强度增大到某一临界数值时才引起肌肉收缩。这个刚能引起组织(如肌肉)产生反应(如收缩)的最小刺激强度称为该组织的**阈强度**(threshold intensity),简称**阈值**(threshold)。不同的组织细胞其兴奋阈值是不相同的,同一组织细胞在不同的机能状态下也会发生较大的变化。强度正好等于阈值的刺激称为**阈刺激**(threshold stimulus)。强度大于阈值的刺激当然也能引起组织产生兴奋,称为**阈上刺激**(suprathreshold stimulus)。低于阈强度的刺激则不能引起组织兴奋,称为**阈下刺激**(subthreshold stimulus)。

2. 刺激持续时间

足够的刺激持续时间也是引起组织兴奋的必要条件。刺激持续时间不同,引起组织兴奋的阈强度也不同。在一定范围内,刺激持续时间缩短,则阈强度增大;如果刺激持续时间过短,无论多大的强度刺激也不能引起组织兴奋。临床上的高频热电疗尽管刺激强度高达 10 A,由于刺激频率在 10^6 次/s 以上,每个刺激的持续时间极短,通过人体时不能引起组织兴奋,而只有产热的效应。

3. 强度变化率

强度变化率是指刺激强度随时间而改变的速率。使用矩形波刺激组织,电位由零骤然达到最大的强度(强度变化率为无穷大),持续作用一定时间后又立即下降到零。如果作用于可兴奋组织的刺激强度不是骤然而是缓慢升高,即使是达到用矩形波测出的阈强度也不能引起组织的兴奋。这表明除了刺激强度和持续时间以外,强度变化率对于引起组织兴奋也是一个不可缺少的条件。同样强度的刺激,如果强度变化率很大,就容易引起组织兴奋;如果强度变化率很小(强度缓慢上升),则可能不引起组织兴奋。没有强度变化率,就不能对组织形成刺激效应。

四、判断兴奋性高低的指标——刺激阈值

既然兴奋性是组织细胞本身对刺激产生兴奋反应的一种内在特性和能力,因此兴奋性的有无和高低,唯一的判断方法就是要通过刺激来检测。

固定刺激持续时间,改变刺激强度,求得引起组织发生兴奋反应的刺激阈值,这是生理学实验中最常使用而且比较容易测定的兴奋性指标。刺激阈值低说明组织的兴奋性高,刺激阈值高说明组织的兴奋性低。组织的兴奋性高低与刺激阈值大小呈反变关系,即兴奋性∝1/阈值。

五、兴奋性的变化

组织的兴奋性是经常变化的。可兴奋组织在接受一次刺激之后的短暂时间内,其兴奋性会发生改变,从而影响到第二次刺激的效应。测定组织受刺激之后的兴奋性改变,一般利用双脉冲刺激使用**条件-测试**(conditioning testing)法来进行。第一个刺激首先作用于组织,作为条件刺激;条件刺激可以是阈上刺激、也可以是阈下刺激。紧随其后的第二个刺激作为测试刺激,用来测试阈值的变化,由此判断其兴奋性的变化。

1. 阈下总和

如果条件刺激和测试刺激都是阈下刺激,条件刺激的强度虽不足以引起组织兴奋,但实际上它对组织的兴奋性已经发生了一定的影响。因为紧随其后的测试刺激到来之后,先后两个刺激的效应总和以后就有可能产生一次兴奋。先后两个阈下刺激能够使得刺激效应累加的现象称为**阈下总和**(subliminal summation)。

2. 组织兴奋后兴奋性的变化

可兴奋组织在兴奋发生后的最初一段时间内,无论给予任何强度的刺激均不会引起再次兴奋。这段时间称**绝对不应期**(absolute refractory period)。绝对不应期之后的一段时间内,组织的兴奋性逐渐回复升但仍低于正常水平,若使其产生第二次兴奋,必须给予比条件刺激更强的刺激,这一时期称**相对不应期**(relative refractory period)。再稍后的一段时间内,即使给予一个本来不引起兴奋的阈下刺激也能引起组织的兴奋,表明组织的兴奋性超过了正常水平,这一时期称**超常期**(supranormal period)。最后,组织的兴奋性又下降到正常水平以下,称为**低常期**(subnormal period)。低常期之后组织的兴奋性便完全恢复正常。

一般来说,神经纤维每兴奋一次,其兴奋性都依次经历绝对不应期、相对不应期、超常期和低常期的变化。哺乳动物粗大神经纤维的绝对不应期约为 0.3 ms,相对不应期约为 3.0 ms,超常期约为 12.0 ms,低常期约为 70.0 ms,全过程约为 85.3 ms。猫的隐神经受到一次有效刺激后,绝对不应期约为 0.4 ms,相对不应期约为 3 ms,超常期约为 12 ms,低常期约为 70 ms。但心肌细胞无低常期。可见,不同细胞的兴奋性变化所经历的时间是不完全相同的,总体说经历的时间都很短暂,其全过程一般都在 100 ms 之内。

组织发生一次兴奋后兴奋性规律性的变化是普遍存在的。这些变化具有十分重要的生理学意义,特别是绝对不应期的存在,使得可兴奋细胞产生和传导兴奋是脉冲式的;绝对不应期的长短,决定了组织两次兴奋之间的最短时间间隔。不管给予该组织多么高频率的刺激,该组织都将依其绝对不应期的长短在单位时间内最多产生一定次数的兴奋。譬如,蛙的坐骨神经在 10℃时其绝对不应期约为 2 ms,因此,从理论上说每秒钟产生并传导冲动的最高频率不会超过 500 次。但实际神经纤维传导冲动的频率一般要比理论数值低得多。心室肌细胞的绝对不应期约 200 ms,所以理论上其动作电位的最高频率不超过每秒 5 次。

改变细胞外液的某些离子浓度,也会影响细胞的兴奋性。譬如高钙可降低细胞的兴奋性,反之可增高细胞的兴奋性。这就是血钙浓度降低常引起骨骼肌自发痉挛和低钙惊厥的原因。

第二节　神经和肌肉的生物电现象

一切活细胞无论处在静息状态还是活动状态,始终都存在着电现象,这种电现象称为**生物电**(bioelectricity)。生物电是一种普遍存在而又十分重要的生命现象,它不是细胞机能活动的副产品和附属物,是细胞实现一些最重要机能的关键或决定性因素,是活细胞的基本特征之一。

一、生物电现象的研究

人类对生物体有关电现象的注意可以追溯到很久以前。大约在 2 000 年以前就知道尼罗河中生活的一种叫做电鳗的鱼,可以对水中的动物或人施加放电震击,造成麻痹。对生物电的深入研究,是在人类对于一般电现象的规律和本质认识之后,随着电学知识的积累以及电测量仪器的精密化逐渐发展的。18 世纪末叶,意大利科学家 Galvani(1737~1798)在研究蛙的神经肌肉标本时偶然发现了这样的现象:他用铜制的钩子钩住新剥制的蛙体下肢,又将铜钩子挂到铁栏杆上。一个偶然的机会他发现,每当蛙的下肢与铁栏杆发生接触时,下肢肌肉就发生一次收缩。由此 Galvani 认为他发现了"动物电流"。他解释说蛙的神经与肌肉组织就像莱顿瓶一样,内外两侧带有不同的电荷,可以放电。金属导线只起着接通电路的作用。物理学家 Volta(1745~1827)则认为,电不是来自动物组织,而是由于不同金属和溶液相接触时产生了电位差,后者刺激肌肉收缩。为了说服 Volta,1794 年,Galvani 把神经纤维与一条蛙肌肉的横断面和完好部位同时直接接触,也能引起神经所支配的肌肉产生收缩。这个巧妙的实验设计可争辩的证实了生物电的存在。

19 世纪,科学家们利用粗糙的电流计测试发现,肌肉和神经在其完好部位与损伤部位之间存在着电位差,损伤部位呈电位负。德国生理学家 Julius Bernstein(1871)证明损伤电位的负性变化具有负电波的性质,可以一定的速度沿神经传播。

生理学家 Heramn von Helmholtz(1821~1894)利用很巧妙的方法首先测定了神经冲动的传导速度。他在蛙的神经肌肉标本的神经两端分别给予单电震刺激,在同一个快速转动的记纹鼓上记录下两次肌肉收缩的曲线。根据两次收缩的潜伏期以及两次电震刺激神经的距离,计算出了神经冲动传导的速度大约在 30 m/s。

1924 年,Erlanger 和 Gasser 使用阴极射线示波器来观测生物电现象,实现了电生理研究在方法学上的一次重大突破。1939 年,J. Z. Young 发现了枪乌贼的巨大轴突,其后,A. E. . Hodgkin 和 A. F. Huxley 发明了微电极,并在枪乌贼巨大轴突上首先测定了神经轴突的跨膜电位。

20 世纪 40 年代和 50 年代微电极技术和电压钳技术的发展,以及 20 世纪 70 年代开始的膜片钳技术,使人们实现了将微电极插入细胞内或者在仅仅数平方微米的细胞膜片上进行记录，从而在细胞水平、甚至单个离子通道水平上对生物电的研究更加深入。20世纪末电子计算机技术的大普及，使得生物电信号的分析和处理进入了一个全新的发展阶段。

二、静息电位

（一）静息电位的概念

静息电位（resting potential，RP）是指细胞处于静息（未受到刺激）时存在于细胞膜内、外两侧的电位差。它是一切生物电产生或变化的基础。

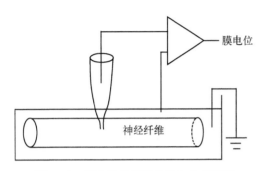

图4-1 测定神经纤维的膜电位示意图
（自姚泰，2003）

将硬质毛细玻璃管加热，拉制成尖端小于 0.5 μm 的玻璃微电极，管内充以 KCl 溶液，将其插入细胞膜内可从微电极的尖端记录到细胞内的膜电位。图 4-1 是测定神经纤维跨膜电位的示意图。图中置于细胞外的电极是接地的，因此这样记录到的电位是以细胞外为零电位的膜内电位。当微电极接触到神经膜外、尚未插入神经纤维之前，两电极之间没有电位差，表明在静息时细胞膜外两点之间是等电位的。一旦将微电极插入到神经纤维内部，从玻璃微电极一侧就立即可记录到一种稳定的负电位，这就是神经纤维的静息电位。

不同细胞的静息电位大小是不一样的，范围一般在 −10～−100 mV。如骨骼肌细胞、普通的心室肌细胞的静息电位约为 −90 mV，神经细胞约为 −70 mV，平滑肌细胞约为 −55 mV，而红细胞约为 −10 mV。应该指出的是，静息电位的负值是指膜内电位低于膜外电位的数值，膜内负值减小表明膜内外电位差减小，膜内的负值增大则表明膜内外电位差增大。

通常，人们把在静息电位存在时细胞膜电位外正内负的状态称为**极化**（polarization）。绝大多数细胞的静息电位是稳定的、分布均匀的负电位。但是中枢内的某些神经细胞、具有自律性的心肌细胞和平滑肌细胞也会出现自发性的电位波动。如果静息电位增大，表明膜内外电位差增大，称为**超极化**（hyperpolarization）。如果静息电位减小，倾向于消除膜内外电位差，称为**去极化**（depolarization）。

（二）静息电位产生的机制

为什么细胞在静息时存在着外正内负的电位差呢？目前对这一现象普遍用离子流学说来解释。这个学说有两个最基本要点：① 由于细胞膜上存在离子泵的作用，静息状态下细胞内外各种离子分布不均匀；② 由于细胞膜是一个有选择性的半透膜，在不同的状态下它对各种离子的通透性不相同。

表4-1 细胞内液和细胞外液中主要离子的浓度和电位　　　　　　　　　　　　　　（姚泰，2003）

组　织	离　子	细胞外液/(mmol/L)	胞质/(mmol/L)	平衡电位/mV	静息电位/mV
枪乌贼大神经					−60
	Na^+	440	50	+55	
	K^+	20	400	−75	
	Cl^-	560	52	−60	
	有机负离子		385		
哺乳动物骨骼肌					−90
	Na^+	145	12	+67	
	K^+	4	155	−98	
	Cl^-	120	4	−90	
	有机负离子		155		

表 4-1 是细胞外液和细胞内液中几种主要离子的浓度分布状况。从中可以看到,由于细胞膜上钠-钾泵的作用,哺乳动物骨骼肌细胞外液中 Na⁺ 浓度要比细胞内液高 12 倍多,Cl⁻ 浓度高出细胞内液 30 多倍;而细胞内液中 K⁺ 的浓度要比细胞外液高出 38 倍多,细胞内液的负离子主要是大分子的蛋白质离子（A⁻）。因此不难理解,如果细胞膜对这些离子都自由通透的话,K⁺ 和 A⁻ 将顺着自己的浓度差产生外向电流,而 Na⁺ 和 Cl⁻ 将顺着自己的浓度差产生内向电流。但是细胞在静息状态下,细胞膜 A⁻ 对几乎不通透,对 Na⁺ 的通透性也极小;Cl⁻ 内流将受到膜内负离子的排斥,实际通透量也不大。静息的细胞膜只有对 K⁺ 比较自由通透,其通透性大约为 Na⁺ 的 50～100 倍。可以想象,在静息时细胞膜发生的离子流动主要是 K⁺ 的外流,推动 K⁺ 外流的基本动力是膜内外 K⁺ 的浓度差。

K⁺ 的外流使得细胞内的正电荷向细胞外转移,由此使细胞内液的正电荷数量减少（呈负电位）、细胞外液的正电荷增多（呈正电位）,最终形成了细胞膜外侧高电位和细胞内侧低电位的电位差。K⁺ 的外流要受到两种力量的制约使得它不可能无限制地进行下去。随着 K⁺ 的外流,细胞内外 K⁺ 的化学浓度差会越来越减小;与此同时,细胞外形成的正电位排斥 K⁺ 外流的力则越来越大。当阻止 K⁺ 外流的电场力与促使 K⁺ 向外扩散的化学浓度力达到平衡时,K⁺ 的净移动就会等于零,此时的膜电位便会稳定下来,达到 K⁺ **电-化平衡**（electro-chemical equilibrium）状态。使 K⁺ 离子处于电-化平衡状态时的膜电位差称为 **K⁺ 平衡电位**（**K⁺** equilibrium potential,E_K）。E_K 主要是由膜两侧 K⁺ 浓度差决定的,因此可以利用物理化学的 Nernst 方程式来计算,即

$$E_K = \frac{RT}{ZF}\ln\frac{[K^+]_o}{[K^+]_i}$$

式中,R 为气体常数;T 为绝对温度;Z 为离子的化合价;F 为法拉第常数;$[K^+]_o$ 和 $[K^+]_i$ 分别为膜外和膜内 K⁺ 的浓度。如果将环境温度设定为 29.2℃,再将自然对数转换为常用对数,E_K 的单位用毫伏（mV）表示,则得到

$$E_K = 58\lg\frac{[K^+]_o}{[K^+]_i}(mV)$$

哺乳动物各种可兴奋细胞膜内外 K⁺ 的浓度比值约在 20～50,据此可计算出 K⁺ 平衡电位约为 −78～−100 mV。静息电位的实测值与计算值都很接近,但一般稍微小一些,这是因为细胞在静息时,除了 K⁺ 以外还有少量的其他离子也参与了跨膜流动。

静息电位的大小主要受细胞内外 K⁺ 浓度的影响。在正常情况下,细胞内液的 K⁺ 浓度变化比较小,因此造成细胞内外 K⁺ 浓度差的主要变动因素是细胞外液。实验证明,如果增高细胞外液的 K⁺ 浓度,则使细胞内外的 K⁺ 浓度差减小,K⁺ 向细胞外扩散动力减弱,K⁺ 外流减少,最终导致静息电位减小。反之,如果降低细胞外液的 K⁺ 浓度,则 K⁺ 外流增多,可使静息电位增大。由此可见,静息电位主要是 K⁺ 外流达到的平衡电位,换言之,膜内 K⁺ 向膜外扩散是形成静息电位的主要离子基础。

此外,膜对 K⁺ 和 Na⁺ 的相对通透性可影响静息电位的大小。如果膜对 K⁺ 的通透性相对增大,静息电位也就增大;反之,膜对 Na⁺ 的通透性相对增大,则静息电位减小。钠泵功能的正常运转是维持正常静息电位的关键因素。细胞代谢障碍是减小静息电位的重要因素。当细胞缺血、缺氧或者 H⁺ 增多（酸中毒）时,可导致细胞代谢障碍、能量供应不足,钠泵活动受到抑制甚至停止,K⁺ 不能顺利泵回细胞内,使细胞内外 K⁺ 的浓度差减小。细胞死亡以后,静息电位则消失为零。

三、动作电位

（一）细胞的动作电位

1. 动作电位的概念

当细胞受到一个有效刺激之后,其膜电位会在静息电位的基础上发生一次可以沿着细胞膜快速传导的

一过性的电位波动，这种发生在细胞膜上的电波称为**动作电位**（action potential，AP）。它与静息电位的主要区别是：① 动作电位是电位连续快速变化的过程，静息电位则是膜内外之间一个稳定的电位差；② 动作电位一经产生便会沿着细胞膜向四周快速传播，静息电位则不能传播；③ 动作电位是细胞受刺激后处于兴奋状态的标志，静息电位则标志着细胞未受刺激处于静息状态。

2. 动作电位的变化过程

将微电极插入神经纤维的内部，另一极置于神经纤维的外表面，当对神经纤维给予适当的刺激后便可记录到神经纤维的动作电位。在神经轴突上记录到的动作电位波形，是由锋电位和后电位两部分构成的。细胞受到刺激后，在静息电位的基础上首先爆发一次膜电位快速上升继而快速下降的变化，全过程一般历时为 1～2 ms。快速上升和快速下降所形成的尖锋状的电位变化波形，被形象地称为**锋电位**（spike potential）。锋电位过后，细胞的膜电位还有一个低幅、缓慢的波动过程，称为**后电位**（after-potential）。后电位包括两个成分，前面一个成分是膜电位的负值仍小于静息电位的部分，称为**负后电位**（negative after-potential），后一个成分是负值大于静息电位的部分，称为**正后电位**（positive after-potential）。只有在后电位结束之后细胞内电位才完全恢复到静息电位水平。

图 4-2 是神经纤维动作电位的模式图，据此我们可以看到一个动作电位的全部变化过程。锋电位的上

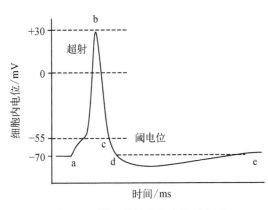

图 4-2　神经纤维动作电位示意图
ab 为锋电位上升支　bc 为锋电位下降支
cd 为负后电位　de 为正后电位

升支可分为两段，历时只约为 0.5 ms。当细胞受到刺激产生动作电位兴奋时，膜内电位快速升高，由静息电位的 −70 mV 升高到 0 mV，极化状态迅速减弱乃至完全消失，即由原来的膜外电位正、膜内电位负变为膜内外电位差消失，这个过程是锋电位上升支的第一段，是个去极化过程。进而膜内电位继续升高，由 0 mV 上升到 +30 mV，这一段称**超射**（overshoot）。此时膜内电位为正、而膜外电位负，极化状态反转，因此称**反极化**（reversal of polarization），是锋电位的第二段。可见锋电位的上升支是细胞带电状态由极化经过去极化到反极化的变化过程，也就是膜内电位由负到零再到正的变化过程。整个上升支的幅度由去极化加反极化，即由静息电位加超射电位构成，大约为 100 mV。通常为了叙述起来简便，常把整个上升支统称为去极化时相。

锋电位的上升支到达顶点（+30 mV）后，立即快速下降，膜内电位由正又回到负，直到接近静息电位水平，由此构成锋电位的下降支。膜内电位向着静息电位方向恢复的过程，称**复极化**（repolarization）。因此下降支又称复极化时相。

锋电位过后，膜内电位下降速度大为缓慢，逐渐回落到静息电位水平，这段复极化过程称**负后电位**，也称**后去极化后电位**。但是膜内电位并没有停止在静息电位水平，而是继续缓慢下降、然后再缓慢回升到静息电位水平，这段膜内电位大于静息电位呈超极化状态的部分称**正后电位**，也称**后超极化电位**。在哺乳动物的粗大神经纤维负后电位的幅度只相当于锋电位的 5%～6%，持续约 15 ms；正后电位的幅度仅为锋电位的 0.2% 左右，持续时间约 70 ms 以上。

大体上说，锋电位持续的时间相当于绝对不应期，负后电位持续的时间相当于相对不应期和超常期，而正后电位持续的时间相对于低常期。

3. 动作电位的特点

不管使用阈刺激还是阈上刺激，细胞的动作电位一经产生，就达到它的最大值（全），其幅度绝不因刺激强度的变化而变化；阈下刺激时，动作电位是不产生的（无）。可见动作电位的产生是"**全或无**"（all or none）式的。由于细胞的兴奋性存在着不应期，无论刺激频率多大，先后动作电位的波形永远不可能重合在一起，总有一定间隔而形成脉冲样图形。动作电位一旦在细胞的某个部位产生，就会立即沿着细胞膜快速传播。

（二）动作电位的产生机制

关于动作电位的产生机制目前同样也是用离子流学说来解释的。可兴奋细胞之所以能产生动作电位，根本原因是它们的细胞膜上都具有电压门控钠通道（如神经或骨骼肌细胞）或钙通道（如心肌的慢反应细胞），细胞受刺激后首先发生的共同反应就是基于这些离子通道激活而产生的动作电位。

前文已经提及，在静息时细胞外 Na^+ 的浓度要高出细胞内 12 倍之多（表 4-1），无论从化学浓度差还是电位差角度都存在着 Na^+ 向细胞内扩散的趋势。Na^+ 能否进入细胞是由细胞膜上钠通道的状态来控制的。Hodgkin 等在 1949 年用氯化胆碱逐步取代枪乌贼巨大轴突周围的氯化钠的人工海水后，发现动作电位的去极化速度、幅度等都显著下降了，并与 Na^+ 下降的程度成比例（图 4-3）。用同位素 $^{24}Na^+$ 的定量研究证明，动作电位的去极化时相是膜对 Na^+ 通透性增大由 Na^+ 内流引起的。

原来，刺激的作用是打开细胞膜上一定数量的钠通道，Na^+ 顺着浓度差流入细胞内，使细胞内电位上升、静息电位减小。当膜电位去极化到一定数值（阈电位）时，就会激活细胞膜上的电压门控钠通道大量开放。此时由于大量的钠通道开放、钠电导（G_{Na}）增大，在 Na^+ 浓度差和电场力（膜内负电位）的综合作用下，使细胞外的 Na^+

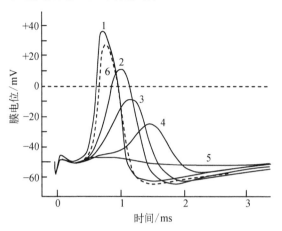

图 4-3 动作电位幅度与钠离子浓度的关系
曲线 1 为正常（海水）中的动作电位
曲线 2～5 为用氯化胆碱逐渐取代氯化钠的
人工海水中动作电位的逐步变化
曲线 6 为又回到海水中的动作电位

快速、大量内流，导致细胞内正电荷迅速增加、电位急剧上升，形成锋电位陡峭的上升支，即去极化时相。当膜内的正电位增大到足以制止 Na^+ 内流，即达到了 Na^+ 平衡电位时，锋电位的上升支上升到最高点。此时，大量的钠通道迅速关闭失活，Na^+ 停止内流；而钾通道则被激活而开放，钾电导（G_K）增大、K^+ 快速外流，使细胞内电位迅速下降，重新恢复到负电位状态，形成锋电位的下降支，即复极化时相。由此可见，锋电位的上升支主要是由于 Na^+ 大量、快速内流并达到 Na^+ 平衡电位；而下降支主要是 K^+ 快速外流的结果。

锋电位之后，细胞的膜电位虽然基本上恢复，但是离子的分布状态与兴奋前大不一样了。此时细胞内的高 Na^+ 状态和细胞外的高 K^+ 状态激活了细胞膜上的钠-钾泵，钠-钾泵消耗 ATP 并将去极化进入细胞的 Na^+ 泵出、将复极化流出细胞的 K^+ 泵入，迅速恢复并维持兴奋前细胞膜内外 Na^+、K^+ 的不均匀分布状态，为下一次兴奋做准备。钠-钾泵的活动对细胞内电位的影响很小，可能是形成后电位的原因之一。

（三）动作电位的传导

动作电位可以沿着细胞膜以脉冲的方式不衰减地传导至整个细胞，这是动作电位的一个很重要的特征。

1. 动作电位在无髓神经纤维上的局部电流传导

图 4-4 是动作电位在无髓神经纤维上传导的示意图。在神经纤维某一点受到刺激产生动作电位时，由于有超射（反极化）电位的存在，在兴奋部位膜外电位为负，而邻近未兴奋部位的电位仍然为正，产生由邻近未兴奋部位向兴奋部位的电流流动（图 4-4A）。在膜内电位正好相反，兴奋部位电位为正，而邻近未兴奋部位电位为负，产生由兴奋部位向邻近未兴奋部位的电流流动（图 4-4B）。这种局部流动的电流称为**局部电流**（local current）。局部电流流动的结果使邻近未兴奋部位的膜电位下降，即去极化；这种去极化的电位只需要下降 10～20 mV（只相当于动作电位幅度的 1/6～1/7）便可达到阈电位水平，触发邻近未兴奋部位膜上的电压门控钠通道开放而爆发动作电位，使它转变成为新的兴奋点。这样兴奋膜与相邻未兴奋膜之间产生的局部电流，就把动作电位不断地向前推移，直到动作电位传遍整个纤维为止。这犹如一条导火索中间的某一点被点燃，其放出的热能又使其邻近部位受热燃烧，如此这般直至燃烧到导火索的尽头。

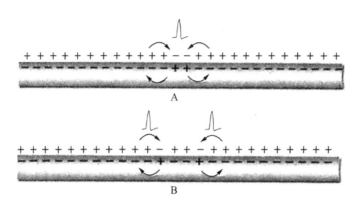

图 4-4 动作电位在无髓纤维上的局部电流传导

2. 动作电位在有髓神经纤维上的跳跃式传导

有髓神经纤维上存在着由神经胶质细胞反复包裹的髓鞘，长约 1～2 mm，髓鞘是绝缘的，只有在两段髓鞘之间长约 1～2 μm 的郎飞结是存在密集钠通道的轴突裸露区，兴奋只能发生在郎飞结。因此，有髓神经纤维的局部电流只能发生在郎飞结之间，即正在发生兴奋的郎飞结与静息的郎飞结之间（图 4-5）。可见有髓神经纤维上的动作电位是在郎飞结上呈**跳跃式传导**（saltatory conduction）的，这种传导方式在 20 世纪 40 年代已经被实验得到证实。

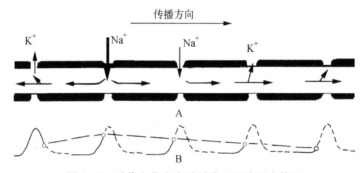

图 4-5 动作电位在有髓纤维上的跳跃式传导

A. 动作电位只在郎飞结上产生，电流在结间纵向传播 →表示钠离子通过激活的钠通道进入轴突
B. ○表示在每一相应的郎飞结细胞内电位

应该指出的是，跳跃式传导的速度之所以快速，不能简单地理解为动作电位是逐个结向前推进的。锋电位是有一定波长（等于锋电位的时程×传导速度）的。假定某有髓神经纤维的传导速度为 100 m/s，其锋电位的时程为 0.5 ms，则其波长应该为 50 mm；即使是郎飞结的结间距长达 2 mm，锋电位的前缘与后缘之间就有 25 个郎飞结同时处于不同的去极化状态中，可见兴奋在神经纤维上不是以兴奋"点"，而是以其波长的兴奋"区"整个向前推进的。

有髓神经纤维和跳跃式传导是生物进化的产物。在无脊椎动物，提高动作电位传导速度的方式是增加纤维的直径；在高等哺乳动物则是以纤维髓鞘化来提高传导速度的。经测定，枪乌贼的直径 600 μm 的无髓纤维，其传导速度也只有 25 m/s，只与直径 4 μm 的有髓纤维传导速度相当。髓鞘不仅提高了传导速度，而且还极大地减少了传导动作电位的能量消耗。因为动作电位只发生在郎飞结，减少了传导过程中跨膜的离子流动数量，当然也就减少了纤维在恢复正常兴奋性时主动转运离子时的能量消耗。

3. 动作电位的传导速度

传导速度（conduction velocity，CV）是指单位时间内动作电位沿神经纤维传导的距离（m/s）。一般测定离体神经纤维动作电位的传导速度，是在纤维的中枢端施加刺激，测定在远离中枢端的不同部位（距离差 m）记录动作电位到来的时间差（s），由此计算出动作电位的传导速度来。在人体，神经纤维上动作电位的传导速度在＜1～120 m/s。影响传导速度的主要因素如下。

（1）神经纤维的直径　　神经纤维的直径越粗,其传导速度就越快。无髓神经纤维的传导速度(V)与直径(d)的平方根成正比($V \propto \sqrt{d}$);有髓神经纤维的传导速度(V)与直径(d)成正比($V \propto d$)。

（2）髓鞘　　有髓纤维的直径是指髓鞘与轴索的总直径。在有髓纤维的发育过程中,随着纤维的延长和直径的增大,郎飞结间距也增加、髓鞘也增厚。纤维的直径、结间距和髓鞘厚度是决定有髓纤维传导速度的三个主要参数。直径大、结间长、髓鞘厚的纤维传导速度快。但是对于直径一定的纤维来说,髓鞘厚度增加必然要伴随轴突直径减小,故髓鞘厚度过厚或者过薄都不能获得最快的传导速度,以髓鞘厚度与轴索外径的比值在 0.6～0.7 时传导速度最快。

（3）温度　　体温高、代谢高则传导速度快。在纤维直径相同的情况下温血动物要比冷血动物的传导速度快。如两栖类蛙的 A 类纤维传导速度不到 40 m/s,而猫 A 类纤维传导速度则为 100 m/s。当温度降至 0℃时可发生传导阻滞。冷血动物神经的传导速度也随温度降低而减慢,但是较不敏感。

（4）年龄　　婴儿神经纤维的传导速度较慢,5 岁左右可达到正常成年人水平。成年人每增长 10 岁,传导速度大约可减慢 1 m/s。感觉神经要比运动神经下降的速度更加明显。

4. 神经纤维上动作电位传导的一般特征

不管是在有髓纤维还是无髓纤维、感觉神经与运动神经,动作电位的传导均具有如下特征。

（1）生理完整性　　神经纤维上传导动作电位不仅要求纤维在结构上连续完整,同时也要求生理机能上的完整。纤维受损伤、麻醉药物、温度、炎症等有损害生理机能完整性的因素,均可使动作电位的传导减缓甚至发生阻滞。

（2）双向性传导　　不管是在体还是离体的神经,只要是在纤维中间某一点受刺激产生动作电位,均可向纤维的两端传导。譬如运动神经纤维受到刺激,即可产生顺向冲动(沿纤维正常方向传导的冲动)到达效应器,又可产生逆向冲动(沿纤维相反方向传导的冲动)传向胞体。

（3）绝缘性传导　　一条神经干内包括上万条神经纤维,各自可以同时传导动作电位、有快有慢,有的传入、有的传出,但是基本上互不干扰,这叫绝缘性传导。动作电位沿单根纤维传导不发生信号"串线"的隔绝特征有利于信息传导的准确。但是绝缘性传导并不是说对邻近纤维不产生任何影响,由于存在电紧张的作用,对毗邻纤维的兴奋性还是产生一些影响的。

（4）"全或无"传导　　在生理情况下对于同一条单纤维来说,如果纤维的直径和膜的极化状态都均匀,则不同强度的阈上刺激所引起的锋电位大小和传导速度都保持相对稳定,也不因传导距离增加而发生衰减,这称为全或无传导。

（5）相对不疲劳性　　有人在实验条件下对神经干施加 50～100 次/s 的电刺激,持续 10 h 后,动作电位仍然无衰减地发生,因此认为神经纤维传导动作电位具有相对不疲劳性。

（四）动作电位的产生条件

1. 阈电位

一般对于可兴奋细胞来说,刺激打开膜上的离子通道是产生动作电位的前提条件。但是,不同的刺激打开的离子通道类型不一样。如果刺激打开的是细胞膜上的钠通道,Na^+ 内流使静息电位减小(去极化),当减小到某一临界数值时,就会触发细胞膜上的电压门控钠通道开放、Na^+ 通透性(P_{Na}^+)增大,引起大量的 Na^+ 内流;Na^+ 内流又会使得细胞进一步去极化进而触发更多的电压门控钠通道开放,于是细胞便以正反馈的方式引起动作电位的迅速爆发。这个能触发产生动作电位的膜电位的临界值,称为**阈电位**(threshold potential,TP)。能够使膜电位去极化达到阈电位,是产生动作电位的必要条件。可见,所谓阈电位,实际上就是能够触发细胞膜上的电压门控钠通道以正反馈方式全面开放的临界膜电位水平,也可以说是在阈刺激强度下细胞去极化所达到的膜电位水平。刺激的作用是使膜电位从静息电位去极化到阈电位水平,只是起一个触发作用,而动作电位的爆发则是膜电位达到阈电位后其本身进一步去极化的结果,与施加给细胞刺激的强度没有关系。这也是动作电位表现有"全或无"特征的原因所在。

阈电位的数值大约比静息电位的绝对值小 10～20 mV。一般说来，细胞兴奋性的高低与膜电位和阈电位之间的差值呈反变关系，即差值越大其兴奋性越低；差值越小其兴奋性越高。换言之，当阈电位水平保持不变时，细胞呈去极化状态时兴奋性增高，呈超极化状态时兴奋性降低。因此，向细胞内通正电荷或者在细胞外通负电荷的效果是一样的，均可减小细胞的膜内外电位差，增高细胞的兴奋性乃至产生兴奋。如果刺激打开细胞膜的离子通道后，离子跨膜流动引起的膜电位是与去极化相反的变化（譬如负离子内流或者正离子外流），则膜外正电荷增加，静息电位加大呈超极化状态，此时细胞的兴奋性则低于正常水平呈抑制状态。

2. 电紧张电位和局部兴奋

如图 4-6 所示，用直流电从细胞外侧施加刺激，通电时，电流从阳极下方穿越细胞膜进入胞内形成**内向电流**，而从阴极下方穿越细胞膜离开细胞返回电源形成**外向电流**，由于细胞膜有较大的电阻（约 $10^3\ \Omega$），内向电流在细胞膜两侧产生了一个外正内负的电位差，使得膜内外的电位差加大，即膜内的负值变大（如由原来的 -70 mV 变为 -75 mV），这个变化的膜电位称为**阳极电紧张电位**。同理，阴极下方的外向电流使膜内外电位差缩小（如由原来的 -70 mV 变为 -65 mV），这个变化的膜电位称为**阴极电紧张电位**。之所以把这种电位称为**电紧张电位**（electrotonic potential），是因为它的产生纯粹是由于细胞膜的电阻特性导致的，没有涉及离子通道的激活。也就是说是一种纯物理电现象，不是生物电现象。电紧张电位的特点是随着刺激强度的增大其幅度也增大，由于没有 Na^+ 或 K^+ 等离子的参与，很快衰减。

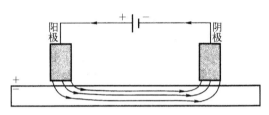

图 4-6　直流电作用于神经细胞或肌细胞时电流流动情况（自王玢和左明雪，2001）

通电时，阳极处是内向电流，使膜超极化，兴奋性降低；阴极处是外向电流，使膜去极化，兴奋性升高

阴极下方膜的外向电流既然使膜内外电位差缩小（即去极化），因此阴极电紧张电位又称去极化电紧张电位。如果刺激电流的强度大到使得这个阴极电紧张电位能够打开少量 Na^+ 通道时，少量的 Na^+ 内流，膜电位就会在原来阴极电紧张电位的基础上继续去极化，幅度变大，向阈电位靠近，如果达到阈电位的话，就会引起细胞产生动作电位（兴奋）。因此，生理学上把 Na^+ 内流导致的去极化电位和阴极电紧张电位叠加在一起共同形成的这个膜电位称为**局部兴奋**（local excitation），以区别于电紧张电位。局部兴奋再继续增大达到阈电位时就会使阴极下方的膜产生动作电位（图 4-7）。

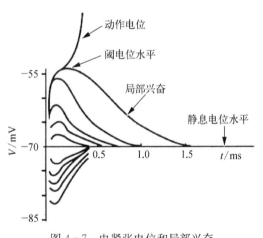

图 4-7　电紧张电位和局部兴奋（自王玢和左明雪，2001）

由于阳极下方膜内的电位呈超极化，因此，阳极电紧张电位又称超极化阳极电紧张电位，离阈电位的距离加大，不可能打开离子通道，因此阳极下方的膜不会产生动作电位。所以，通常我们说直流电刺激细胞时，通电时兴奋发生在阴极下方的膜。或者说，阴极下方膜的兴奋性升高，阳极下方膜的兴奋性降低。由于细胞膜还具有电容作用，断电时，相当于电容放电，两极下方膜兴奋性的变化相反，即断电的瞬间，兴奋发生在阳极而不再是阴极。这就是**电刺激的极性法则**（law of polarity）。直流电刺激的另一个特点是，通电刺激强度大于断电刺激，在持续通电期间，因为没有强度变化率，不产生刺激效应。

生理学实验中经常用电刺激神经或肌肉，刺激器输出的方波实质上就是直流电刺激。

局部兴奋具有如下特点：① 不表现为"全或无"特征，其反应的幅度随刺激的强度增大而增大。② 不能传导，只发生在受刺激的局部，且电位的幅度呈衰减性扩布，扩布的范围最多几毫米。③ 可以总和或叠加。相距较近的局部兴奋在彼此电紧张扩布的范围内可以发生总和或叠加，这种形式的叠加称为**空间总和**（spatial summation）；相继发生的局部兴奋后一次可以在前一次反应尚未消失的基础上发生，这种形式的叠加称为**时间总和**（temporal summation）。因此，动作电位可以由一次阈刺激或者阈上刺激引起，也可以由连续或来自不同空间的多个阈下刺激通过总和而引起。

（五）神经干复合动作电位

以上所讨论的动作电位是在单根纤维上细胞内记录的研究结果。在实验中经常以蛙或蟾蜍离体的坐骨神经干为实验材料，分析神经干受刺激兴奋后所记录的波形。通常采用的是细胞外记录法。两个引导电极都置于完好安静状态的神经干表面时电位指针将不显示波动,表明神经干各点表面是等电位的。在神经干的一端施加刺激使它产生一次兴奋,则可记录到兴奋经过两个引导电极时瞬间的相对电位变化过程,由此记录到的动作电位,是一束神经纤维上许多纤维电活动的总和,因此称为神经干**复合动作电位**(compound action potential)。

1. 神经干复合动作电位的幅度不符合"全或无"

如果以不同强的刺激逐渐增大作用于神经干,可观察到动作电位从无到有、从小到大、最后到最大幅度的全过程。这一现象与在单根纤维上动作电位的全或无现象并不矛盾。神经干复合动作电位的幅度是所有兴奋起来的神经纤维的电活动的总和。由于神经干中不同纤维的兴奋阈值不相同,阈刺激只能激活阈值最低的一类纤维兴奋,随着刺激强度的增加,激活起来的纤维数量逐渐增多,复合动作电位的幅度也就越大。使神经干中所有纤维都兴奋的最小刺激强度,称为**最大刺激**(maximal stimulus),此时复合动作电位的幅度也达到最大。强度大于最大刺激的刺激,叫做**超最大刺激**(supramaximal stimulus),此时动作电位的幅度也不会再增大。

一般说来,纤维直径越是粗大的,其兴奋阈值越低、动作电位的幅度越大、传导速度越快;反之,纤维越纤细、其兴奋阈值就越高、动作电位的幅度也就越小、传导速度也越慢。

2. 神经干中不同的纤维传导速度不一样

使用最大刺激作用于神经干时,如果引导电极距离刺激电极很近,复合动作电位则表现为一个简单的负电位。如果将引导电极逐渐远离刺激电极,动作电位的波形将变得复杂化,可分解为若干成分。这是由于不同纤维传导速度快慢不同造成的,随着传导距离的增加,传导速度不同的纤维到达引导电极的时间差就更加显著。

3. 根据电生理特性的神经纤维分类

主要是根据纤维的传导速度和后电位的特点分类。Erlanger 和 Gasser 发现当引导电极远离刺激电极13 cm后,复合动作电位分散成了三个波形,依照出现的顺序它们依次被命名为A、B、C波,认为这是三类传导速度不同的纤维形成的,分别被命名为A、B、C三类纤维。进一步A波又可分散为数个小波,由此A类纤维又分别被命名为α、β、γ、δ四个亚类。A类和B类纤维属于有髓纤维,而C类纤维属于无髓纤维(表4-2)。一般传出纤维根据电生理学特性分类,而传入纤维则常常根据纤维的直径分为Ⅰ、Ⅱ、Ⅲ、Ⅳ四个类型。

表 4-2 哺乳类动物周围神经纤维的分类 (自姚泰,2003)

纤维分类	功能	纤维直径/μm	传导速度/(m/s)	相当于传入纤维的类型
A(有髓鞘)				
α	本体感觉、躯体运动	13~22	70~120	I_a、I_b
β	触-压觉	8~13	30~70	Ⅱ
γ	支配梭内肌(引起收缩)	4~8	15~30	
δ	痛觉、温度觉、触-压觉	1~4	12~30	Ⅲ
B(有髓鞘)	自主神经节前纤维	1~3	3~15	
C(无髓鞘)				
后根	痛觉、温度觉、触-压觉	0.4~1.2	0.6~2.0	Ⅳ
交感	交感节后纤维	0.3~1.3	0.7~2.3	

注:I_a类纤维直径稍粗,为12~22 μm;I_b类纤维直径略细,约12 μm

4. 双相动作电位和单相动作电位

(1)双相动作电位 如图4-8所示,在神经干上放置一对引导电极(A和B)。给神经纤维左端一个

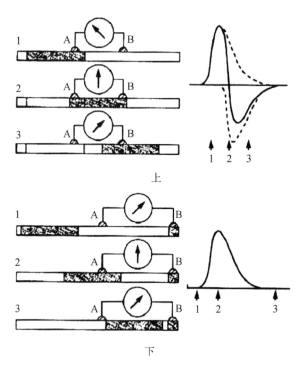

图4-8　双相动作电位(上)和单相动作电位(下)

上图左侧：点区表示动作电位从左向右进行；1. 电极 A 较 B 负；2. A 与 B 电位相等；3. B 较 A 负

上图右侧：实线为实际记录的双相动作电位，下面标有数字的箭头表示与左侧三个阶段相对应的瞬时电位差。点线表示在每个电极下单独的电位变化；实际记录的双相动作电位(实线)是它们的代数和

下图左侧：B 电极下的点区表明神经干受损伤区域，1. 记录出稳定的损伤电位；2. 负电变化(动作电位)进行到 A，A 与 B 的电位相等；3. 负电变化已经通过 A，B 较 A 为负

下图右侧：记录的单相动作电位，标明数字的箭头表示左侧三个阶段的瞬时电位差

适当的外加刺激后，兴奋传到引导电极 A 和 B 下方则会使电位计指针在短时间内连续发生两次方向相反的偏转，记录出一个**双相动作电位**(diphasic action potential)图形。双相动作电位所反映的是兴奋在先后通过 A 和 B 两个引导电极时，电极下方的相对电位变化，所以其图形完全不同于细胞内的记录。在神经干上产生的兴奋传到哪里，哪里的组织表面要变得比未兴奋部位为负。当兴奋首先传到电极 A 下方时，电极 A 下方电位较 B 电极为负，电位计指针发生第一次偏转形成双相动作电位的上相。当兴奋再传到电极 B 下方时，电极 B 下方电位较 A 电极为负，电位计指针发生反方向的第二次偏转形成双相动作电位的下相。如果兴奋的传导速度过快、锋电位的波长较长或者引导电极 A 和 B 的间距较近时，极有可能在兴奋传到引导电极 B 下方时，引导电极 A 处的兴奋性尚未完全恢复，此时必然使得双相动作电位的下相要与上相发生部分融合，使上相波形的幅度和下降支以及下相波形受到影响。

（2）单相动作电位　　如果预先将 A 和 B 两个引导电极之间的组织使用不同的方法阻断其兴奋传导能力，或者将 B 下方的组织损伤，这样传来的兴奋就只能传导到引导电极 A 而不能再到达电极 B，电位计的指针就只发生一次偏转，只能记录到双相动作电位的上相(图4-8 下)，这就是**单相动作电位**(monophasic action potential)。记录单相动作电位时，由于引导电极 B 下方的组织不再兴奋，也就不复存在下相电位对上相电位波形的影响，使得上相电位的波形与双相时可能稍微有所不同。

第三节　肌肉的兴奋与收缩

在体情况下，骨骼肌的收缩活动是在中枢神经系统的控制下完成的。每一个骨骼肌细胞都受到来自运动神经元的轴突分支的支配，只有当运动神经元兴奋，动作电位传给肌肉才能引起肌肉先兴奋、后收缩。

本节的主要内容包括：① 神经纤维的兴奋是如何传给骨骼肌细胞并使它兴奋的；② 骨骼肌细胞的收缩机制；③ 肌细胞的兴奋是如何引发收缩的；④ 收缩的形式和影响因素。

一、神经肌肉接头的兴奋传递

神经纤维和骨骼肌纤维是两种完全不同的组织。在电子显微镜下观察，运动神经纤维末梢与肌纤维之间并没有直接的细胞质联系，然而神经冲动可以引起肌肉兴奋收缩。这种功能上的联系是通过**神经肌肉接头**(neuromuscular junction)来进行的。神经肌肉接头是一种突触。兴奋在细胞之间的传播过程称为**传递**(transmission)。

1. 神经肌肉接头的结构

中枢神经系统内部，直接支配骨骼肌活动的是位于中枢神经系统内部的 α 运动神经元，其轴突末梢有很多的分支，末端失去髓鞘并呈膨大形状，分别嵌入于不同的骨骼肌纤维表面的凹陷中。一个 α 运动神经元的轴突及其所支配的全部肌纤维，构成一个功能单位，称为**运动单位**(motor unit)。只要是这个 α 运动神经元兴奋,它所支配的全部肌纤维都要兴奋并收缩,因此在体骨骼肌不是以单根肌纤维为单位来收缩的。运动单位的大小不一,总体说来,大块的肌肉运动单位较大,有利于产生较大的收缩力量,譬如,一个四肢肌(如三角肌)的 α 运动神经元可支配肌纤维数目多达 2 000 根;小块的肌肉运动单位比较小,有利于进行精细的活动,如一个眼外肌的 α 运动神经元只支配 6~12 根肌纤维。同一块肌肉内部,不同运动单位之间的肌纤维在空间上成交叉重叠分布,有利于少数运动单位活动时在肌肉中产生均匀的张力。

在电子显微镜下观察,神经肌肉接头(又称运动终板)的结构(图 4-9、4-10)可以分为三部分:接头前膜、接头后膜和它们之间的接头间隙。接头前膜就是神经轴突末梢的细胞膜,称为**突触前膜**(presynaptic membrane,或称终板前膜)。轴突末梢内含有大量直径约为 50 nm 的囊泡状结构,称为**突触小泡**(synaptic vesicle)。每个突触小泡内大约含有 10 000 个**乙酰胆碱**(acetylcholine,ACh)分子,ACh 都是在轴突的胞浆内合成并由囊泡摄取贮存于其内的。在神经肌肉接头处,ACh 是传递兴奋的特殊化学物质;我们将由神经末梢释放、在突触间隙起传递信息作用的特殊化学物质,称**神经递质**(neurotransmitter)。接头后膜是与接

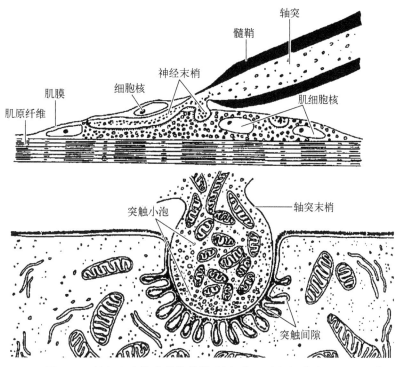

图 4-9　神经肌肉接头的结构模式图(自王玢和左明雪,2001)
下图为上图局部的放大

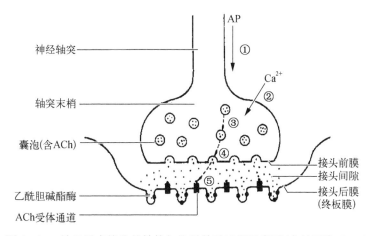

图 4-10　神经肌肉接头的结构与化学传递过程示意图(自钟国隆,2000)
① AP 到达神经轴突末梢　② 细胞外 Ca^{2+} 进入轴突末梢
③ 小泡向接头前膜方向移动　④ 小泡与接头前膜融合并破裂,释放 ACh
⑤ ACh 进入接头间隙与接头后膜上的 ACh 受体通道结合后膜将产生终板电位

头前膜相对应的肌细胞膜，称**突触后膜**（postsynaptic membrane），也称为**终板膜**（end-plate membrane）。终板膜不同于一般肌细胞膜的是，厚度明显较厚且进一步凹陷形成许多接头皱襞，显著增大了与前膜的作用面积。终板膜上面没有电压门控钠通道，因此不会产生动作电位；但是终板膜的皱襞开口处存在许多乙酰胆碱受体，即 N_2 型 ACh 受体阳离子通道；此外，在终板膜上还存在着**乙酰胆碱酯酶**（acetylcholinesterase，AChE），可以将 ACh 分解为胆碱和乙酸。接头间隙也称为**突触间隙**（synaptic cleft），大约宽 50 nm，充满细胞外液，但在终板膜皱襞的外表面分布着一层致密的间隙基质。

2. 神经肌肉接头的兴奋传递过程

神经肌肉接头的兴奋传递过程与神经突触的传递过程基本相同。总的说来是一个由电信号转变成化学信号，再转变成电信号的电-化-电的过程。

（1）神经肌肉接头的兴奋传递过程   我们结合图 4-10 来说明。当动作电位传到运动轴突纤维末梢时，轴突末梢去极化，这就导致了接头前膜上的电压门控钙通道瞬时开放，使 Ca^{2+} 由细胞外液内流入轴突末梢。轴突末梢 Ca^{2+} 的浓度升高，便激活了钙依赖蛋白激酶（Ca^{2+}-钙调素依赖蛋白激酶Ⅱ），促使突触小泡向着接头前膜方向移动、与前膜发生接触、融合，进而破裂，以出胞方式使贮存在突触小泡内的 ACh 分子释放到接头间隙。据估算，每传来一次动作电位大约可使 200～300 个突触小泡内的 ACh 释放，约有 10^7 个 ACh 分子进入接头间隙。由此可见，轴突末梢不仅具有兴奋（电信号）功能，而且还具有分泌（释放化学信号）功能。细胞将电兴奋过程转变为化学分泌过程，即将电信号转变为化学信号的中介联系过程，称为**兴奋-分泌偶联**（excitation-secretion coupling）。很早以前人们就知道，在神经肌肉标本的浸浴液中必须含有一定量的 Ca^{2+} 才能维持正常的兴奋传递。后来还发现，在一定范围内 ACh 的释放量随着 Ca^{2+} 浓度的升高而增加。总之，充分的实验证据表明 Ca^{2+} 内流在 ACh 的释放过程中起着至关重要的作用，是运动轴突末梢兴奋-分泌的偶联因子。Mg^{2+} 与 Ca^{2+} 具有拮抗作用，可抑制轴突末梢对 ACh 的分泌。

释放到接头间隙内的 ACh 分子，通过扩散很快到达终板膜上，并与上面的 N_2 型 ACh 受体阳离子通道结合，使通道开放、导致 Na^+ 和 K^+ 的跨膜流动。根据前文已知，细胞在静息状态下对 Na^+ 内向驱动力远远大于对 K^+ 的外向驱动力，因而跨膜的 Na^+ 内流必然远大于跨膜的 K^+ 外流，因此会使终板膜上产生一种去极化的电位变化，称**终板电位**（endplate potential，EPP）。以终板电位的产生为标志，表明本次兴奋在神经肌肉接头处传递的完成。

接头前膜释放到接头间隙的 ACh 并没有进入肌细胞，它只起到传递信息的作用；一次神经冲动所释放的 ACh，大约在 2 ms 内就被终板膜上的 AChE 完全分解而失效，所以终板电位的持续时间是很短暂的。这使得一次神经冲动只能引起一次肌细胞兴奋，表现为 1∶1 的关系。否则 ACh 若在接头间隙内积聚起来，将会使骨骼肌细胞持续兴奋和收缩而发生痉挛。

（2）终板电位的特点   从本质上看，终板电位属于局部兴奋，其特点是：① 电位性质是去极化的，当去极化达到与终板膜相连的一般肌细胞膜的阈电位时，便引起肌细胞兴奋。② 电位的大小是分级式的，与接头前膜释放的 ACh 量成正比。③ 没有不应期。④ 具有总和效应。

（3）微小终板电位与递质的量子释放   图 4-11A 是记录终板电位和微小终板电位的实验布置示意图。微记录电极位于运动终板附近，当对神经施加刺激后，在微电极下方可以记录到终板电位和动作电位（图 4-11B）。但是，在并无外来的神经刺激时也可记录到约每秒 1 次的微小的电位"噪声"，是一种自发的去极化电活动，若微电极远离终板 2 mm 之外就记录不到了。用微电泳法注射 ACh 到终板区可引起短暂的去极化；用抑制 AChE 活性的药物处理后，同样注射 ACh 则产生去极化电位显著增大，电位的变化与注射 ACh 的量是平行的。这种在终板膜上产生的微小自发电位称为**微小终板电位**（miniature endplate potential，mEPP，图 4-11C）。

早在电镜下发现突触小泡之前两年，Katz 等人的工作就提示：ACh 可能是一个包一个包地释放出来，即所谓的**量子性释放**（quantal release）。电镜发现突触小泡，对 ACh 的量子性释放提供了有力的依据。应用统计学方法证明，1 个 ACh 分子作用于受体，只能引起 0.3 μV 的去极化，远比 0.5 mV 的 mEPP 小。如此算来，产生 1 个 mEPP 大约需要同时轰击终板膜的 ACh 分子数量在 10^3～10^4 个，大体上相当于 1 个突触小泡内含有的 10 000 个 ACh 分子的量。当接头前膜产生动作电位和 Ca^{2+} 内流时，大量的突触小泡几乎同

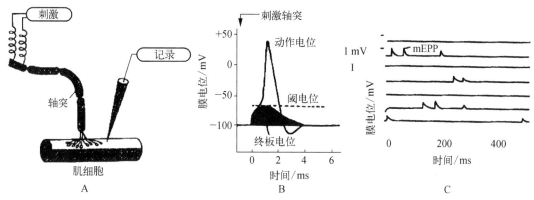

图 4-11　终板电位和微小终板电位的记录(自姚泰,2003)

A. 实验布置　B. 终板区邻近部位记录到的终板电位和动作电位　C. 不施加刺激时自发出现的微小终板电位

步释放,所引起的 mEPP 此时发生重叠,形成数十毫伏的 EPP。据统计产生一个正常的 EPP,大约需要释放 250 个突触小泡。

那么在不刺激神经轴突时,终板膜上为什么会自发出现微小终板电位呢? 合理的解释是:由于神经元的轴突经常不断地合成 ACh 并储存于突触小泡中,接头前膜内的突触小泡可能数量"过剩",因此在一定条件下即使没有神经冲动到达也可能有个别的突触小泡与接头前膜随机接触并发生破裂,将其中的 ACh 逸漏出来作用于终板膜。

3. 神经肌肉接头处传递兴奋的特点

神经肌肉接头的兴奋传递过程,因为是一个"电-化-电"的跨细胞传递过程,即轴突末梢动作电位引起化学递质 ACh 的释放,进而触发骨骼肌细胞产生动作电位,很显然这种传递方式完全不同于兴奋在神经纤维上的传导。化学传递的本质决定了其如下的传递特点。

(1) **单向传递**　兴奋只能由接头前膜向接头后膜一个方向传递,而不能反传。这是因为化学递质 ACh 只存在于神经轴突末梢内。

(2) **突触延搁**　兴奋在突触传递速度缓慢、花费时间较长,这种现象称**突触延搁**(synaptic delay)。据实验测定,终板电位的出现时间约比神经冲动到达接头前膜晚 $0.5 \sim 1.0$ ms,即在这段时间内兴奋只向前推进了大约 50 nm 一个接头间隙的距离,比起兴奋在神经纤维上的传导速度要缓慢得多。

(3) **易受环境变化的影响**　许多的药物或病理变化都可以作用于神经肌肉接头兴奋传递的不同环节,影响兴奋的正常传递。譬如,使用 Ca^{2+} 能促进递质 ACh 的释放。**筒箭毒**(tubocurarine)、**α-银环蛇毒**(α-bungarotoxin)等药物可特异性地阻断终板膜上的 ACh 受体通道,因而使神经肌肉接头的传递功能丧失、肌肉松弛。重症肌无力患者的发病是由于自身免疫性抗体破坏了终板膜上的 ACh 受体通道而引起的。临床上使用的 AChE 抑制剂,如新斯的明可造成 ACh 在接头间隙积蓄,在一定程度上可以缓解肌无力病人的症状。有机磷农药中毒是由于有机磷酯类能与 AChE 结合而使其丧失活性,造成接头间隙内 ACh 过多积蓄、导致骨骼肌持续性收缩;而药物解磷定能复活 AChE 的活性,是治疗有机磷农药中毒的特效解毒剂。

二、骨骼肌细胞的收缩机制——滑行学说

1954 年 Huxley 提出了**滑行学说**(sliding theory)解释肌肉的收缩机制。该学说认为,骨骼肌细胞收缩时肌原纤维缩短并不是肌丝本身的卷曲和缩短,而是通过细肌丝在肌小节内滑行的结果。滑行学说最有力的证据是,当肌细胞收缩变短时,可见到肌小节长度缩短、Z 线互相靠近、明带和 H 区变短甚至消失,暗带的长度始终保持不变,但是暗带中粗、细肌丝重叠部分却增加(图 4-12)。因此,这种现象只能用细肌丝在粗肌丝之间向 M 线方向滑行才能得到合理的解释。细肌丝为什么能在粗肌丝之间滑行呢? 这与组成肌丝的蛋白分子特性有密切关系。

1. 肌丝蛋白分子的结构和特性

如图 4-12 所示,粗肌丝是由**肌凝蛋白**(肌球蛋白,myosin)分子构成。肌凝蛋白分子由 6 条肽链构成,

包括一对重链和两对轻链，总体呈杆状；杆状部分由两条重链的尾部相互缠绕而成，两对轻链位于杆的一端形成两个球形的头，对应成 180°。在粗肌丝内肌凝蛋白分子的杆都朝向 M 线平行排列，形成粗肌丝的主干；它的头部则规则地分布在粗肌丝表面形成**横桥**(cross-bridge)，肌肉安静时，横桥与主干的方向相垂直，由粗肌丝表面突出约 6 nm。每条粗肌丝上伸出的横桥约为 300 个。横桥在粗肌丝表面的分布有着严格的规律，即在粗肌丝的同一周径上只有 2 个相隔 180°的横桥突出；在与此周径相隔 14.3 nm 的主干上又有一对横桥突出，但与前一对有 60°的夹角。这样在粗肌丝的主干上有纵行的 6 排横桥，在同一排上，2 个横桥之间的距离则是 42.9 nm(图 4 - 13)。6 排横桥正好与包围它的 6 条细肌丝相互作用。横桥具有两个重要作用：① 能与细肌丝上的结合位点可逆性结合，拉动细肌丝向 M 线方向移行，然后与结合位点分离，再与新的结合位点结合。② 具有 ATP 酶的作用，可分解 ATP 放出能量，供拉动细肌丝滑行时使用。

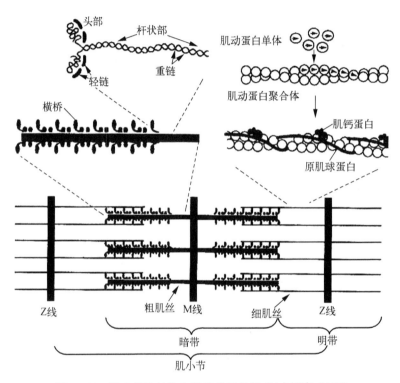

图 4 - 12　肌小节的结构和肌丝分子的组成(自姚泰，2003)

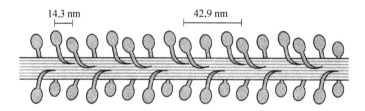

图 4 - 13　粗肌丝上横桥与横桥之间的位置关系示意图(自 D. Randall et al,1997)

　　细肌丝由 3 种蛋白构成，即**肌动蛋白**(肌纤蛋白，actin)、**原肌凝蛋白**(tropomyosin)和**肌钙蛋白**(troponin)，它们在细肌丝中的比例为 7∶1∶1。肌动蛋白分子呈球形聚合成两条链并互相缠绕成螺旋状，构成细肌丝的主干。原肌凝蛋白分子呈长杆状，也是由两条肽链形成的双螺旋分子，相当于 7 个肌动蛋白单体的长度。在细肌丝中，原肌凝蛋白分子首尾相连，走行在肌动蛋白双螺旋的浅沟旁，其作用是在肌细胞静息时阻止肌动蛋白与横桥头部的结合，调节肌肉的收缩活动。一旦原肌凝蛋白的这种阻止作用被解除，横桥头部即能与肌动蛋白结合产生扭动。在每一个原肌凝蛋白分子上还结合有肌钙蛋白，肌钙蛋白是由 3 个亚单位组成的球形分子，对 Ca^{2+} 有很大的亲和力。当肌浆内 Ca^{2+} 增多时，每分子的肌钙蛋白可结合 4 个 Ca^{2+}，并通过其构象的改变启动肌肉收缩。因此，原肌凝蛋白和肌钙蛋白虽不直接参加肌细胞的收缩，但它们对收缩过程起着重要的调控作用，故合称**调节蛋白**。

2. 骨骼肌收缩的过程

骨骼肌收缩的基本过程,是粗肌丝的横桥利用分解 ATP 的化学能量转变为拉动细肌丝向着 M 线方向移行的机械能的过程,其全部过程见图 4-14。

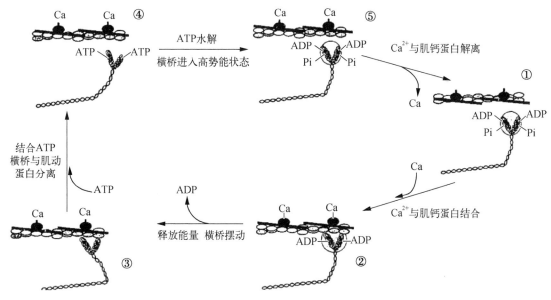

图 4-14　横桥周期(自姚泰,2003)

1) 在肌肉处于舒张状态时,横桥结合的 ATP 被分解,但是分解产物 ADP 和无机磷酸仍留在头部,此时横桥处于高势能状态,其方位与细肌丝垂直,并对细肌丝中的肌动蛋白具有高度亲和力,但是不能与肌动蛋白结合,原因是肌丝上的肌钙蛋白与原肌凝蛋白的复合物掩盖着肌动蛋白上的结合位点。

2) 当骨骼肌的肌浆中 Ca^{2+} 浓度升高以后(一般要从肌肉静息时的 10^{-7} mol/L 升高到 10^{-5} mol/L,增加 100 倍以上),肌钙蛋白与 Ca^{2+} 结合并发生构象变化,导致肌钙蛋白与肌动蛋白的结合减弱,使原肌凝蛋白向肌动蛋白双螺旋沟槽的深部移动,从而暴露出肌动蛋白的结合位点,使横桥与肌动蛋白结合。

3) 横桥头部与肌动蛋白的结合造成横桥头部构象的改变,使其头部向桥臂方向摆动 45°,拉动细肌丝向 M 线方向滑动,从而将贮存在横桥头部的来自 ATP 的分解化学能量,转变为克服负荷的张力和(或)肌丝滑动引起的肌小节缩短机械能。在横桥头部发生变构和摆动的同时,ADP 和无机磷酸便与之分离。

4) 在 ADP 解离的位点,横桥头部再结合一个 ATP 分子,结合 ATP 后,横桥头部对肌动蛋白的亲和力明显降低,因此使它与肌动蛋白解离。

5) 解离后的横桥头部迅速将与其结合的 ATP 分解为 ADP 和无机磷酸,并恢复垂直于细肌丝的高势能状态。如果此时胞质中的 Ca^{2+} 浓度较高,横桥头部便又可与下一个新的肌动蛋白结合位点结合,重复上述的收缩过程。

当肌浆中的 Ca^{2+} 浓度降低到静息水平后,肌钙蛋白与原肌凝蛋白的复合物则恢复原来的构象,竖起的横桥头部则不能与肌动蛋白上新的结合位点结合,于是肌肉进入舒张状态。我们把上述横桥与肌动蛋白结合、摆动、复位和再结合的过程,称为**横桥周期**(cross-bridge cycling)。很显然,横桥周期的长短决定着肌肉的缩短速度。肌浆中 Ca^{2+} 浓度升高是引起肌肉收缩的触发因素。

3. 骨骼肌的兴奋-收缩偶联

前面我们讨论了骨骼肌细胞是如何兴奋和收缩的。那么骨骼肌的电兴奋活动又是如何转变为机械收缩活动的呢?把肌细胞膜的电兴奋与肌细胞内部的机械收缩活动连接起来的这个中介过程,称为**兴奋-收缩偶联**(excitation-contraction coupling)。在兴奋-收缩偶联过程中起关键作用的偶联物质就是 Ca^{2+}。用甘油选择性地阻断兴奋在横管的传导以后,肌肉照样能有电兴奋活动、但不能产生收缩,这叫做兴奋-收缩脱偶联。

当肌膜上的动作电位传到横管时,便由横管迅速传入细胞的深部直至三联体附近,横管膜上的电兴奋活动,就激活了位于横管膜上的 L 型钙通道。L 型钙通道通过变构作用(在骨骼肌)和或者内流的 Ca^{2+}(在心肌)再激活纵管膜上的钙释放通道,进而使终池内的 Ca^{2+} 顺着浓度差易化扩散释放进入肌浆中,并迅速到达肌丝区域。肌浆中的 Ca^{2+} 浓度升高便促使 Ca^{2+} 与肌钙蛋白结合,最后引发粗细肌丝之间的滑行。

在上述过程中,肌浆中增加的 Ca^{2+} 绝大部分由纵管释放。在骨骼肌一次单收缩中肌浆中增加的 Ca^{2+} 几乎 100% 来自纵管。但是在心肌,由纵管释放的占 80%～90%,另有 10%～20% 经横管膜或肌膜上的 L 型钙通道内流;心肌细胞兴奋-收缩偶联过程高度依赖于细胞外液,经由肌膜 L 型钙通道内流的 Ca^{2+} 再激活纵管膜上的钙释放通道开放释放 Ca^{2+} 的这一过程,称为**钙触发钙释放**(calcium-induced Ca^{2+} release, CICR)。L 型钙通道在引起骨骼肌纵管释放 Ca^{2+} 的过程中只是作为一个对电位变化敏感的信号转导分子,而不是作为离子通道来发挥作用的。因此在无 Ca^{2+} 溶液中骨骼肌的收缩不受影响,而心肌则不能收缩。

肌浆中的 Ca^{2+} 浓度升高在引起粗细肌丝滑行的同时,也激活了位于纵管膜上的 Ca^{2+} 泵,它分解 ATP 释放能量将肌浆中的 Ca^{2+} 逆着浓度差主动转运返回纵管内(但在心肌还有 10%～20% 的 Ca^{2+} 经过 Na^+-Ca^{2+} 交换机制和肌膜上的钙泵排出胞外)。伴随着肌浆中 Ca^{2+} 浓度的降低,结合在肌钙蛋白上的 Ca^{2+} 很快与肌钙蛋白分离,肌肉便舒张。因此,肌肉的舒张也是一个主动的耗能过程。

由此可见,骨骼肌在静息时总是处于一种待收缩状态,肌浆中 Ca^{2+} 浓度的升高是肌肉电兴奋转换为机械收缩的中介转换过程。

三、骨骼肌收缩的形式和影响因素

在体骨骼肌都是在神经系统控制下产生收缩的,其意义在于完成一定的躯体运动。在实验室内大多是对蛙或蟾蜍的坐骨神经施加电刺激,将其支配的腓肠肌一端固定,另一端连上一定的负荷,研究肌肉的收缩。由于负荷的不同,肌肉在收缩时有不同的表现形式,必然要产生两种基本的变化,一种是肌肉长度的缩短,一种是肌肉张力的增加。

(一) 等长收缩和等张收缩

1. 等长收缩

当一定的负荷作用于肌肉时,因为负荷阻止了肌纤维的缩短,肌肉收缩刚开始的一段时间内,首先表现为收缩张力的不断增加;如果负荷过大,超过了肌肉本身的最大收缩力,最终肌肉的长度也不会缩短,这种收缩形式称为**等长收缩**(isometric contraction)。所以,肌肉等长收缩时只产生张力的增加而无长度的缩短,即粗肌丝横桥扭动产生的力虽然作用于细肌丝,而未能引起细肌丝的滑行。由于肌肉没有使负荷发生位移,所以对外没有做功。人体下肢骨骼肌等长收缩的作用是保持一定的肌张力,维持人体的姿势。

2. 等张收缩

在负荷适宜时,肌肉收缩张力只有超过了负荷以后,才以一定的速度缩短并拉动负荷产生位移,一旦肌肉开始缩短,收缩张力就不再增加,直至整个收缩过程结束。这种只有肌肉长度的缩短而无张力变化的收缩形式,称为**等张收缩**(isotonic contraction)。肌肉在进行等张收缩时,粗肌丝横桥扭动产生的力作用于细肌丝使其产生了滑行,所以肌肉长度缩短,使作用于肌肉上的物体发生位移。在一般情况下人体上肢的主要运动形式是等张收缩。

等长收缩和等张收缩是肌肉收缩的两种基本形式。但是,在体骨骼肌的收缩绝大多数情况下是混合式的,也就是说既有张力的增加也有长度的缩短,不会只局限于一种形式,只不过在整个收缩过程的某一瞬间总是以某一种收缩形式为主。一般说来,肌肉收缩总是开始于张力的增加,长度的缩短发生在肌肉收缩力量等于或超过负荷之后。

(二) 骨骼肌收缩的总和

骨骼肌的收缩具有空间总和与时间总和现象。对蛙的坐骨神经腓肠肌标本施加单个刺激,从阈刺激强度到引起最大收缩的最大刺激之间,肌肉收缩的幅度或力量随刺激强度增大而增大,表现为阶梯效应。这是随刺激强度增加使来自不同空间的运动单位被兴奋起来的数目增多的缘故,属于空间总和。若使用连续刺激,可使肌肉先后产生的单个收缩的曲线波形发生不同程度的重叠甚至形成更大的收缩,这为时间总和。

1. 单收缩

肌肉受到一个刺激发生的收缩,称**单收缩**(single twitch)。在生理学实验中,常对蛙或蟾蜍坐骨神经腓肠肌标本使用等张杠杆记录肌肉收缩的长度变化,或者使用等长杠杆记录肌肉的张力变化。两者记录的单收缩曲线大致相同(图4-15)。实验记录的单收缩曲线依次可分为三个时期。① **潜伏期**(latent period),是指从施加单刺激开始到肌肉开始收缩这一段无明显外部变化的时期,包括刺激引起兴奋、兴奋传导和传递以及肌肉的兴奋-收缩偶联等生理过程耗费的时间。② **缩短期**(shortening period),是指从收缩开始到收缩曲线达到顶峰这段时间,是肌肉长度缩短或张力增高的时期。③ **舒张期**(relaxation period),是指从收缩顶峰开始到曲线回落到基线这段时期,是长度或张力恢复原初的时期。在室温条件下,蛙坐骨神经腓肠肌的单收缩曲线潜伏期约10 ms,缩短期约50 ms,舒张期约60 ms,整个单收缩持续时间约110 ms。

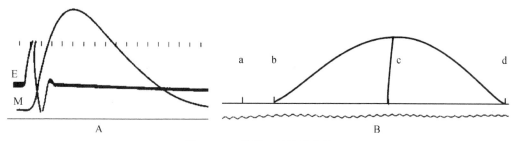

图4-15　骨骼肌单收缩曲线

A. 猫胫前肌单收缩曲线:M为肌肉收缩时的张力变化曲线,E为肌肉的双相动作电位,时标0.01 s　B. 蛙腓肠肌单收缩曲线:a-b潜伏期,b-c缩短期,c-d舒张期,时标300次/s

2. 强直收缩

在体骨骼肌收缩是以整块肌肉为单位活动的,运动神经传来的神经冲动也总是连续的。因此在正常完整的人体内,骨骼肌的收缩不可能是单收缩。当一系列的连续刺激作用于肌肉,如果每次刺激都落在前一刺激产生的收缩曲线的舒张期内,便可使骨骼肌的收缩曲线发生部分重叠融合,即第一次收缩之后舒张还不完全,就在舒张中途又开始第二次收缩。这种情况记录的收缩曲线波峰可辨、呈锯齿状,称**不完全强直收缩**(incomplete tetanus)。如果刺激频率增高,使后一个刺激都分别落在前一刺激产生的收缩曲线的缩短期内,肌肉就会在前一次缩短的过程中继续缩短,形成波形没有舒张、完全融合、持续稳定的收缩状态,记录出的曲线顶端呈一平线,这种收缩叫**完全强直收缩**(complete tetanus),通常简称**强直收缩**。由于肌肉的兴奋存在不应期的问题,故即使是产生强直收缩后,肌细胞的动作电位波形永远不会融合(图4-16)。经测定,完全强直收缩产生的肌张力和幅度要比单收缩大3～4倍,因而产生更大的收缩效果。产生完全强直收缩所需要的最低刺激频率,叫做肌肉的**临界融合频率**(critical fusion frequency),临界融合频率的高低与肌肉单收缩的缩短期呈反比。

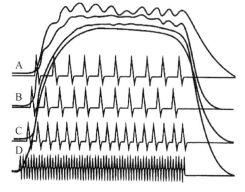

图4-16　随着刺激频率增高肌肉逐渐呈强直收缩状态

A、B、C、D的刺激频率分别为20次/s、22.5次/s、33.5次/s、113次/s时的肌肉收缩状态。注意动作电位始终是互相分离的

(三)影响肌肉收缩的主要因素

肌肉收缩因拉动负荷移动而对外做功。影响肌肉收缩的主要因素有外部作用于骨骼肌的力,即前负荷与后负荷,还有骨骼肌的内在功能状态——肌肉收缩能力三方面。

1. 前负荷

肌肉收缩需要克服的阻力称负荷。**前负荷**(preload)是指肌肉在收缩之前已经存在于肌肉上的负荷。譬如双脚离地在单杠上做引体向上，体重就是上肢屈肌的前负荷。前负荷决定了肌肉在收缩前的长度，即肌肉的**初长度**(initial length)，因此前负荷与初长度都可用来描述肌肉在收缩前所处的状态。

研究发现，如果其他条件不变，增加前负荷可以增加肌肉的初长度；在一定范围内，前负荷与肌肉的收缩张力成正比。但是超过一定范围肌肉的收缩张力反而减小。使肌肉产生最大收缩张力的肌肉初长度，称**最适初长度**(optimal initial length)，此时的前负荷称**最适前负荷**(optimal preload)。对于此现象的合理解释是(图4-17)，前负荷可以改变肌小节的长度，肌小节的长度决定着粗肌丝与细肌丝的重叠状况，即横桥与肌动蛋白上结合位点的结合数量。当初长度过短时，可造成两侧的细肌丝穿过 M 线相互重叠并发生卷曲，影响了部分横桥与细肌丝的接触，收缩张力减小。当初长度过长时，粗细肌丝不完全重叠，部分横桥接触不到与细肌丝，此时产生的收缩张力也必然减小。在最适初长度时，粗肌丝的横桥与细肌丝结合位点的结合数量最多，所以此时产生的主动张力最大、做功效率最高，此时肌小节的长度在 2.0 μm～2.2 μm。

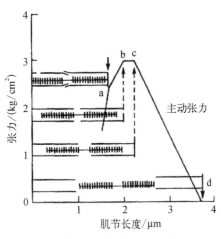

图 4-17　肌小节的长度-张力关系曲线
(自姚泰,2003)

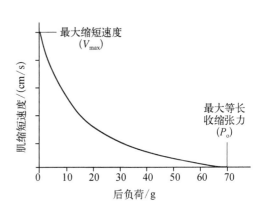

图 4-18　后负荷与肌缩短速度的关系曲线
(自刘玲爱,2006)

2. 后负荷

肌肉在开始收缩以后才遇到的负荷称**后负荷**(after load)。后负荷是肌肉收缩的阻力或做功对象。如用手将地面上的物体提起来，此时物体的重量就成为肢体肌肉收缩的后负荷。肌肉在存在后负荷的情况下收缩，总是张力增加在前、长度缩短在后。如图4-18所示，当后负荷为 0 时，肌肉的缩短速度最快(V_{max})。如果其他条件不变，随着后负荷的增大，肌肉缩短前产生的最大张力增加，达到最大张力所需要的时间也延长；因而肌肉开始收缩的速度和缩短的最大长度均要减小。当后负荷增加到使肌肉不能缩短时，肌肉可产生最大等长收缩张力(P_0)，但缩短速度为 0。肌肉的缩短速度取决于横桥周期的长短，而收缩张力则取决于每一瞬间与肌动蛋白结合横桥的数目。后负荷在 0 与 P_0 之间与肌肉的缩短速度成反比。所以只有适度的后负荷才能使肌肉获得做功的最佳效率。

3. 肌肉收缩能力

肌肉**收缩能力**(contractility)是指肌肉本身与前负荷和后负荷无关的、决定收缩效能的内在特性，即肌肉内部的功能状态。肌肉收缩能力增强后，其收缩时产生的张力、缩短的程度、缩短的速度等都会提高；肌肉收缩能力降低后则向着反方向变化。肌肉的这种内在收缩特性主要取决于兴奋-收缩偶联过程中肌浆中的 Ca^{2+} 水平和肌凝蛋白的 ATP 酶活性，凡是能影响它们的因素均可改变肌肉的收缩能力。譬如，酸中毒、缺氧等可使肌肉的收缩能力降低；肾上腺素、Ca^{2+} 等均使肌肉的收缩能力增强。

小 结

　　神经、肌肉和腺体组织属于可兴奋组织,具有较高的兴奋性,它们可因受到有效刺激而产生兴奋。刺激的三要素是刺激强度、刺激持续时间和强度变化率。组织的兴奋性只有通过刺激来检查,衡量兴奋性的指标通常使用刺激阈值。神经兴奋后,其兴奋性的变化依次是绝对不应期、相对不应期、超常期和低常期。

　　细胞在静息状态下总是存在外正内负的电位差,称**静息电位**,主要是 K^+ 向细胞外扩散的电-化学平衡电位。受到有效刺激后,神经肌肉细胞可在静息电位的基础上发生一次可沿着细胞膜快速传导的一过性的**动作电位**。动作电位的去极相是 Na^+ 内流形成的,其幅值接近于 Na^+ 的平衡电位,动作电位的复极相是 K^+ 外流形成的。**阈电位**是指细胞去极化达到的引起大量 Na^+ 通道开放的临界膜电位。动作电位是细胞兴奋的标志,其产生具有“全或无”特性。兴奋在神经纤维上的传导原理用**局部电流学说**解释。细胞外记录的神经干复合动作电位,主要有双相和单相两种形式。

　　兴奋在神经肌肉接头处是以电-化-电的方式,通过轴突末梢释放神经递质 ACh 来传递的,其特点是单向传递、有突触延搁和易受环境因素影响。骨骼肌肌原纤维的**肌小节**是肌肉收缩和舒张的基本单位。骨骼肌**兴奋-收缩偶联**的关键物质是 Ca^{2+}。骨骼肌收缩的基本过程,是粗肌丝的横桥利用分解 ATP 的化学能量转变为拉动细肌丝向着 M 线方向移行的过程。骨骼肌收缩的基本表现是增加张力和缩短纤维长度,收缩的形式有**等长收缩**和**等张收缩**。影响肌肉收缩的主要因素有**前负荷**、**后负荷**及肌肉收缩能力。

(崔庚寅　艾洪滨)

思考题

1. 名词解释:兴奋性　绝对不应期　阈强度　超极化　动作电位　阈电位　电紧张电位　局部兴奋　运动终板　终板电位　肌钙蛋白　兴奋-收缩偶联　横桥周期　等张收缩　强直收缩
2. 神经纤维的静息电位和动作电位是怎样形成的?
3. 神经纤维兴奋后兴奋性的变化与动作电位之间有何相关关系? 兴奋性变化的机理是什么?
4. 神经纤维是怎样传导兴奋的?
5. 为什么神经干的动作电位不符合“全或无”规律? 为什么神经干的双相动作电位上、下相不对称?
6. 兴奋在神经肌肉接头是如何传递的?
7. 粗肌丝上的横桥排列有何特点? 肌丝滑行的横桥周期是怎样的?
8. 给蟾蜍坐骨神经腓肠肌标本的神经以 40 次/s 的电刺激,腓肠肌的收缩发生融合形成了完全强直收缩,而坐骨神经的动作电位却各自独立,不发生融合,为什么?
9. 影响骨骼肌收缩的因素都有哪些?

第Ⅲ单元

整合与协调
Integration and Coordination

第 5 章

神经系统

第一节 概 述

一、神经系统的分部

神经系统区分为中枢神经系统和周围神经系统两部分(图 5－1)。中枢神经系统包括脑和脊髓,分别位于颅腔和椎管内;人和哺乳动物的脑又分为延髓、脑桥、中脑、间脑、大脑和小脑 6 部分。鸟类及以下的脊椎动物无脑桥。周围神经系统,其一端同脑和脊髓相连,另一端通过各种末梢装置与身体其他各组织器官相联系。周围神经系统中,同脑相连的神经叫**脑神经**(cranial nerve),在人、哺乳类、鸟类和爬行类为 12 对,两栖类和鱼类为 10 对;而与脊髓相连的叫**脊神经**(spinal nerve),人有 31 对,脊神经的数目因动物种类而异。周围神经又可根据其外周分布的部位不同区分为躯体神经和内脏神经。分布于体表、骨骼肌、骨、关节等部位的称**躯体神经**(somatic nerve);分布于内脏器官、心血管和腺体的称**内脏神经**(visceral nerve)。躯体神经和内脏神经中的纤维,按其功能又可分为感觉纤维和运动纤维两类。**感觉纤维**(或称传入纤维)把各种感受器产生的冲动传向中枢;**运动纤维**(或称传出纤维)则把中枢的冲动传向周围各效应器。因此,周围神经中的神经纤维按功能相应地被分为 4 类:躯体感觉、内脏感觉、躯体运动和内脏运动神经纤维。其中,内脏运动神经被称为**植物性神经**。植物性神经又根据其发出部位和功能的不同,区分为**交感神经**(sympathetic nerve)和**副交感神经**(parasympathetic nerve)两种。

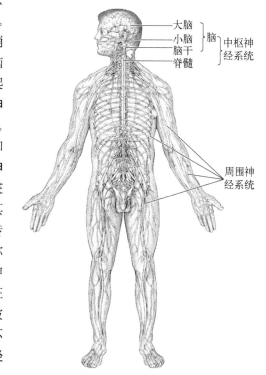

图 5－1 人的神经系统概况
(自 Bear et al,2002)

二、神经系统的机能

神经系统通过分布在全身各处的各种感受器获得体内、外环境变化的信息,这些信息通过各种传入通路进入脊髓、脑干,最终到达大脑皮质,形成各种感觉,这是神经系统的感觉机能。脑和脊髓则对这些信息进行分析、综合,然后通过传出神经迅速而精确地调节各器官系统的活动,使它们互相联系、互相配合,以适应不断变化着的内、外环境,从而进行正常的生命活动,这就是神经系统的运动机能,实际上是指对骨骼肌、平滑肌、心肌、腺体活动的调节机能。神经系统执行其调节机能的主要方式是**反射**活动。在反射活动进行的同时,中枢神经系统特别是大脑还将对生命活动有用的信息储存起来(记忆),使其成为进行思维、概括、判断、推理、语言、文字等活动的基础,此即所谓脑的高级机能。因此,在机能上,神经系统在人体生命活动中起着主导作用。

三、学习神经系统的某些常用术语

（1）灰质（gray matter）　　在脑和脊髓中，神经元的胞体和树突集中的部位，由于血管丰富，在新鲜标本上颜色灰暗，故称**灰质**。

（2）白质（white matter）　　在脑和脊髓中，神经纤维集中的部位，由于神经纤维表面的髓鞘含有类脂质，颜色发亮，故称**白质**。

（3）皮质（cortex）　　在大脑和小脑，大量神经元胞体和树突所形成的灰质集中于表层，故称为**皮质**。例如，大脑皮质、小脑皮质。

（4）神经核（nucleus）　　在脑和脊髓中，除皮质外的其他部位，结构相似、功能相同的神经元胞体及其树突集中成灰质团块，称**神经核**。例如，尾状核、动眼神经核、孤束核等。

（5）神经节（ganglion）　　在周围神经系统中，结构相似、功能相同的神经元胞体集中的部位称**神经节**。例如，脊神经节、交感神经节、副交感神经节。但无脊椎动物体内神经元胞体集中的部位统称为神经节。

第二节　中枢神经系统

一、脊髓

（一）脊髓的位置与外形

脊髓（spinal cord）　　位于椎管内，成年男性平均长 42～45 cm，重约 30 g。呈前后略扁的圆柱形，外包被膜，与脊柱的弯曲相一致。脊髓上端在枕骨大孔处与延髓相连，下端变细呈圆锥状，叫**脊髓圆锥**（conus medullaris）。

成人脊髓终于第一腰椎下缘（新生儿达第三腰椎平面），因此脊髓短于椎管。自脊髓圆锥向下伸出一根细丝，叫**终丝**（filum terminale），是软脊膜形成的，属结缔组织。止于尾骨的背面，有稳定脊髓的作用（图 5 - 2）。

脊髓的长度为什么短于椎管？在胚胎 3 个月以前，脊柱与脊髓等长，所有脊神经根呈直角自脊髓发出，经相应的椎间孔穿出。从胚胎第 4 个月开始，椎管的生长速度比脊髓的快，脊髓的上端因与脑连接而被固定。因此，脊髓的上部与脊柱的局部关系变化不大，而下部与脊柱的相应关系逐渐不一致。在新生儿时脊髓下端平齐第 3 腰椎，到成人则只达第 1 腰椎下缘。因此，脊髓腰、骶、尾部的神经根在未出相应的椎间孔之前，有一长段在椎管内下降，它们围绕终丝形成**马尾**（cauda equina）。也就是说，在成人一般第 1 腰椎以下的椎管内已无脊髓，故临床上常经第 3、4 或第 4、5 腰椎间隙进行腰椎穿刺抽取脑脊液或注射药物，以避免伤及脊髓。

脊髓的全长粗细不等，有两个膨大部，上方的叫**颈膨大**（cervical enlargement），自颈髓第 4 节到胸髓第 1 节；下方的叫**腰骶膨大**（lumbosacral enlargement），自腰髓第 2 节至骶髓第 3 节。比较解剖学发现，膨大的程度与四肢的功能发达程度成正比，如长臂猿前肢发达，颈膨大就很明显；袋

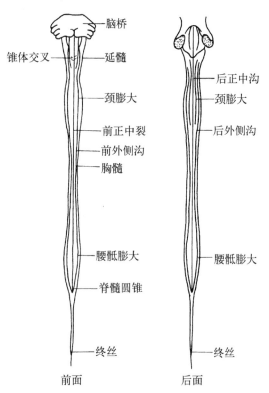

脑桥
锥体交叉——延髓
后正中沟
颈膨大——颈膨大
前正中裂——后外侧沟
前外侧沟
胸髓
腰骶膨大——腰骶膨大
脊髓圆锥
终丝——终丝
前面　　后面

图 5 - 2　脊髓外形示意图（自朱长庚，2002）

鼠后肢发达，腰骶膨大特别明显。无四肢的动物，如蛇则无这两个膨大。人类的上肢机能特别发达，因而人类的颈膨大比腰骶膨大明显。这说明膨大的形成与四肢的出现有关，是由于此处支配四肢活动的神经元数量增多所致。

脊髓的表面有 6 条平行的纵沟，前面正中的沟较深且宽，叫**前正中裂**（anterior median fissure）；后面正中的沟较浅且窄，叫**后正中沟**（posterior median sulcus）。脊髓借这两条沟分成大致对称的左右两半。在前

正中裂的外侧,还有一对浅沟为**前外侧沟**;在后正中沟的外侧,还有一对浅沟为**后外侧沟**。自前外侧沟有脊神经前根纤维发出,自后外侧沟有脊神经后根纤维进入脊髓。每节段的前、后根纤维在椎间孔处汇合,构成脊神经。在汇合之前,后根上有一膨大,叫**脊神经节**(spinal ganglion),是由假单极神经元(感觉神经元)的胞体集中形成的。

(二) 脊髓的节段

因脊髓发出 31 对脊神经,因此将其分为 31 个节段,脊神经根可作为脊髓节段的表面标志,即每一对脊神经的神经根所连的那一段脊髓就是一个**节段**(图 5 - 3),计有颈髓 8 个节段、胸髓 12 个、腰髓 5 个、骶髓 5 个、尾髓 1 个。

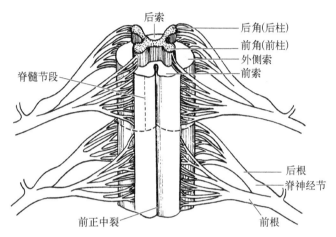

图 5 - 3　脊髓的节段与脊神经根(自朱长庚,2002)

由于成人脊髓的长度与椎管的长度不一致,所以脊髓的各个节段与同序数椎骨的高度并不完全相对应。上部颈节段$(C_1 \sim C_4)$大致与同序数椎骨相对应。下部颈节段$(C_5 \sim C_8)$和上部胸节段$(T_1 \sim T_4)$大约与同序数椎骨的上一个椎骨的椎体相对应,例如,颈髓第 5 节段大致平对第 4 颈椎椎体;中部胸节段$(T_5 \sim T_8)$大致与同序数椎骨的上 2 个椎骨的椎体相对应,例如,胸髓第 6 节段大约平对第 4 胸椎椎体;下部胸节段$(T_9 \sim T_{12})$大约与同序数椎骨的上 3 个椎骨的椎体相对应,例如,胸髓第 9 节段平对第 6 胸椎椎体。全部腰节段平对第 10、11 胸椎椎体。全部骶尾节段平对第 12 胸椎和第 1 腰椎椎体(图 5 - 4)。

了解脊髓各节段与椎骨位置的对应关系,在临床定位诊断上有重要意义。例如,因脊柱疾患累及脊髓以致发生截瘫的患者,截瘫平面在第 6 胸节段,根据上述推算,可知脊柱的病灶所在位置并不是在第 6 胸椎,而是在第 4 胸椎。

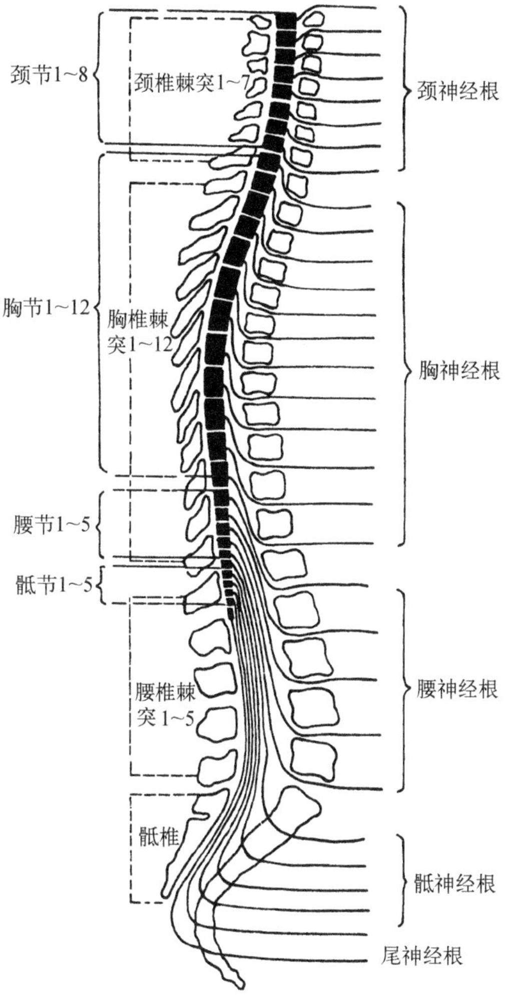

图 5 - 4　脊髓节段与椎骨的关系(自朱长庚,2002)

(三) 脊髓的内部构造

脊髓的各节段中,内部构造的特点虽不尽相同,但总的特征是一致的。在脊髓的横切面上,中央有一约为 H 形的颜色灰暗区域,称**脊髓灰质**。H 形灰质的中央有一管,称**中央管**,它纵贯脊髓全长,向上通第 4 脑室,下端为盲端,中央管内含脑脊液。灰质周围为颜色发白的区域,称白质。

1. 灰质

每侧灰质前端扩大的部分,叫**前角**(anterior horn),在颈膨大和腰骶膨大处特别发达;后端狭长的部分叫**后角**(posterior horn);前、后角之间的移行部分,叫中间带。从第 8 颈髓节段到第 3 腰髓节段,中间带向外突出,形成**侧角**(lateral horn)。前角、后角及侧角,在脊髓内上下连贯成柱状,分别叫**前柱**、**后柱**及**侧柱**。在中央管前、后连通左右两部分的灰质分别称为**灰质前连合和灰质后连合**。

（1）前角　前角内含有运动神经元和其他小型神经元。运动神经元包括大型的 α 神经元和小型的 γ 神经元。运动神经元的轴突经前外侧沟离开脊髓，组成**前根**，构成脊神经中的躯体运动纤维，它们直达骨骼肌，支配骨骼肌的运动。α 神经元是大型的多极神经元，它们的轴突约占前根躯体运动纤维的 2/3，分布到骨骼肌的**梭外肌**纤维上，主要传送随意运动的冲动。γ 神经元是小型的多极神经元，散在于 α 神经元之间，它们的轴突约占前根躯体运动纤维的 1/3，分布到骨骼肌的**梭内肌**纤维上，对维持肌张力起重要作用（详见本章第六节）。还有一种小型神经元，叫闰绍（Renshaw）细胞，是一种抑制性中间神经元。

前角运动神经元可大致分为内、外两群（图 5-5）。内侧群也叫**内侧核**，较小，几乎在脊髓的全长都能见到，支配躯干部的肌运动。外侧群也叫**外侧核**，较大，在胸部脊髓见不到，在颈、腰骶膨大处最为发达，主要支配四肢的肌运动。

脊髓前角运动神经元群是躯干和四肢骨骼肌反射的初级中枢，是各种脊髓反射（不包括内脏反射）反射弧的最后一个环节，又称"最后公路"。所以，当前角运动神经元受损伤时，躯干和四肢的骨骼肌反射消失。当患脊髓灰质炎（小儿麻痹症）时，前角运动神经元发生病变，其所支配的肌肉失去了来自运动神经元的神经冲动引起瘫痪，肌张力低下，不能进行随意运动，医学上称为**软瘫**。临床和动物实验都证明，当前角运动神经元因外伤或疾病而遭到破坏后，它们所支配的肌肉不久就出现萎缩，这说明运动神经元不仅支配骨骼肌的运动，同时对骨骼肌也有营养作用。

（2）侧角　侧角的神经元为中、小型，见于颈部脊髓第 8 节段（或胸部脊髓第 1 节段）到腰部脊髓第 3 节段，是**交感神经**的**节前神经元**（图 5-5）。它们的轴突经前根、自交通支进入椎旁神经节或椎前神经节。在骶部脊髓第 2～4 节段中，虽无侧角，但在前角基部相当于侧角位置存在着副交感神经元的胞体，它们发出的纤维经盆神经分布到膀胱、直肠等盆腔器官。

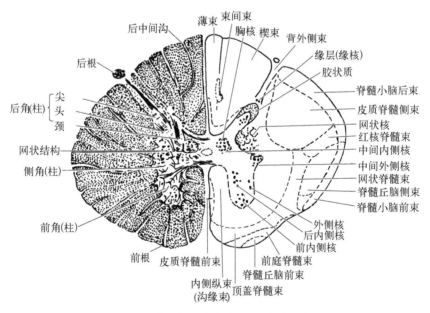

图 5-5　成人脊髓第 3 胸节横切面（自朱长庚，2002）

（3）后角　后角神经元分群较多。在后角尖部有贯穿脊髓全长的胶状质，由小型细胞组成，它们接受后根中的细纤维，发出短的纤维，行于胶状质背外方的背外侧束中，最后仍进入同一节段或上下节段的胶状质，主要完成节段间联系。在胶状质的腹侧，大、中型细胞较多，组成**后角固有核**，此核与痛觉、温度觉、粗触觉信息的传导有关，是**脊髓丘脑束**的起始核。在后角内侧部，存在由大型细胞形成的**胸核**（又称 Clarke 背核），此核仅见于第 8 颈节段到第 2 腰节段（图 5-5）。

20 世纪 50 年代 Rexed 证实脊髓全长灰质的细胞构筑相似，其构筑呈板层排列，称 Rexed 板层（图 5-6）。从灰质后角尖开始向前角方向分为 10 个板层（Ⅰ～Ⅹ层）。其中Ⅰ～Ⅵ层位于后角，从功能上看Ⅰ～Ⅳ层是主要接受皮肤感觉信息的区域，Ⅴ和Ⅵ层主要接受后根中本体感觉的传入纤维，以及接受大脑皮质运动区、感觉区和皮质下结构的大量下行纤维。因此,这两层与运动机能的调节有密切关系。Ⅶ层为位于前、后角之间的**中间带**,该层中有交感神经节前神经元的胞体和大量的中间神经元。Ⅷ层位于前角基部,此层以中、小型细胞为主体,偶见大型(50～60 μm)细胞。有些下行传导路的纤维投射于此层。Ⅸ层包括前角运动细胞群。Ⅹ层在中央管周围,其背侧神经元与内脏感觉有关。

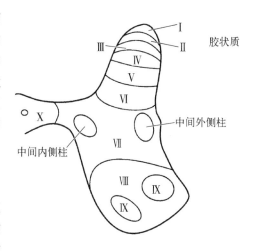

图 5-6　脊髓灰质内 Rexed 板层
(自茹立强等,2004)

2. 白质

白质主要由纵行的有髓纤维所组成,因含髓磷脂较多,所以呈白色。每侧白质借脊髓表面的纵沟分为三个索。前正中裂与前外侧沟之间为**前索**;前、后外侧沟之间为**外侧索**;后正中沟与后外侧沟之间为**后索**。在灰质前连合的地方,有连接两侧白质的横行纤维,叫**白质前连合**。

白质中的纵行纤维组成脊髓各节段之间、脊髓与脑之间的上下通路。常常是起始、终止、走行和机能相同的纤维集聚在一起形成**传导束**,包括上行传导束、下行传导束和固有束(图 5-5)。

(1) 固有束　　紧贴灰质的边缘,在白质的三个索内均有,即前固有束、外侧固有束和后固有束(图 5-7)。固有束主要由后角细胞的轴突构成,它们的行程往往在本侧或对侧灰质边缘集聚,上升、下降一定距离后,又返回灰质内而终止。固有束具有联系脊髓不同节段的作用,脊髓借固有束可完成节段内或节段间反射。

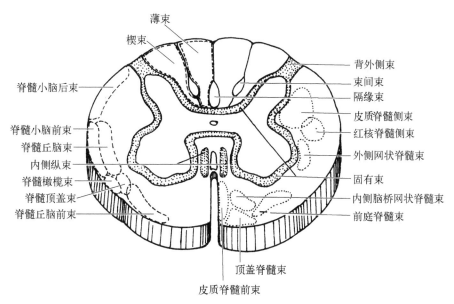

图 5-7　脊髓白质传导束位置(自朱长庚,2002)

(2) 上行传导束　　躯干和四肢的感受器产生的冲动,通过脊髓后根传入脊髓。经脊髓内的上行纤维束,直接或经过中继,向上传导到脑的不同部位。主要介绍下列几个束。

1) **薄束**(fasciculus gracilis)和**楔束**(fasciculus cuneatus)　位于后索,是后根中的部分粗纤维在后索的直接延续。组成薄束的神经纤维是脊髓第 5 胸节及以下的脊神经节细胞的中枢突;组成楔束的神经纤维是脊髓第 4 胸节及以上的脊神经节细胞的中枢突。这些神经节细胞的周围突分别分布到肌肉、肌腱、关节的**本体感觉感受器**以及皮肤的**精细触觉感受器**。薄束的起点较低,在第 5 胸节以下占据全部后索(图 5-5),在第 4 胸节以上只占后索的内侧半,其外侧为楔束(图 5-5、5-7)。薄束、楔束在后索中上行,分别止于延髓背侧的**薄束核和楔束核**,其机能是传导机体的**意识性本体感觉**(又称深部感觉)和皮肤的精细触觉信息。当脊髓后索病变时,意识性本体感觉和精细触觉的信息不能向上传入大脑皮质,在患者闭目时,不能确定自己肢体所处的位置,站立时身体摇晃倾斜,也不能通过触摸辨别物体的性质、纹理粗细等。

2) **脊髓丘脑侧束**(lateral spinothalamic tract) 位于外侧索的前部(图 5-5),其纤维起于对侧后角固有核(位于板层Ⅲ和板层Ⅳ),经白质前连合交叉,然后上行止于**丘脑腹后外侧核**。该束传导皮肤的温度觉和痛觉信息。

3) **脊髓丘脑前束**(anterior spinothalamic tract) 位于前索,在脊髓丘脑侧束的前内侧(图 5-5、5-7),其纤维起于对侧后角固有核,经白质前连合交叉,然后上行止于丘脑腹后外侧核。该束传导皮肤的**粗触觉**和**压觉**信息。

脊髓丘脑侧束和脊髓丘脑前束可合称为**脊髓丘脑束**,进入脑干后称为**脊丘系**。

4) **脊髓小脑后束**(posterior spinocerebellar tract) 位于脊髓外侧索边缘后部(图 5-5、5-7),其纤维主要起于同侧胸核,上行经小脑下脚止于小脑蚓部。该束纤维传导来自肌肉、肌腱、关节的本体感觉信息,与骨骼肌的精确运动和姿势的协调有关。此束在 2、3 腰节段以上才能见到。

5) **脊髓小脑前束**(anterior spinocerebellar tract) 位于脊髓外侧索的边缘,脊髓小脑后束的前方(图 5-5、5-7),其纤维起于后角细胞和中间内侧核,上行经小脑上脚进入旧小脑皮质,此束只见于第 3 腰节段以上,其机能同脊髓小脑后束。

脊髓小脑后束和脊髓小脑前束可合称为**脊髓小脑束**。

(3) 下行传导束 脊髓内的下行纤维来自脑的不同部位,主要包括皮质脊髓束、红核脊髓束、网状脊髓束等。

1) **皮质脊髓束**(corticospinal tract) 皮质脊髓束是人类脊髓中最大的下行传导束。此束起于大脑皮质与运动有关的区域(主要是中央前回及其邻近皮质),经内囊、脑干下行到**延髓锥体**下部,75%～90% 的纤维交叉到对侧,在脊髓外侧索中下行,称**皮质脊髓侧束**(lateral corticospinal tract)(图 5-5、5-7)。此束沿途发出侧支,分别止于各节段的灰质前角(可达骶节),主要控制支配四肢肌的运动神经元。未交叉的纤维,入同侧前索,称**皮质脊髓前束**(anterior corticospinal tract)(图 5-5、5-7),该束仅达上胸节段,绝大部分经白质前联合逐节交叉至对侧,终止于前角运动神经元,支配躯干和四肢的骨骼肌。皮质脊髓前束中有一部分纤维始终不交叉而止于同侧脊髓前角运动神经元,主要支配躯干肌(详见本章第六节)。

2) **红核脊髓束**(rubrospinal tract) 此束起于中脑红核,纤维发出后立即交叉至对侧,下行入脊髓外侧索,在脊髓各节段发出分支,进入后角,经中继后再到前角细胞。

3) **网状脊髓束**(reticulospinal tract) 此束起于脑干网状结构,纤维起始后有一部分不交叉,入同侧脊髓前索;另一部分交叉的纤维入对侧脊髓前索,下行止于前角细胞。

二、脑

脑位于颅腔内,其形态和功能均较脊髓复杂得多。成人脑重平均为 1 400 g。新生儿脑重约 455 g,至 1 岁末,几乎增加 1 倍。以后脑重的增长速度显著降低,至 20～25 岁达最高。下面按脑干、间脑、大脑、小脑的顺序叙述脑的形态结构。

(一)脑干

脑干(brain stem)从下往上,由延髓、脑桥和中脑三部分组成。延髓和脑桥卧在枕骨基底部斜坡上,其背面为小脑。延髓向下在**枕骨大孔**位置与脊髓相连。中脑是脑干中较为缩窄的部分,向上延伸为间脑。脑干自上而下发出第 3～12 对脑神经。大脑皮质、小脑、脊髓之间的联系都要通过脑干进行。

1. 脑干的外形

(1) 脑干腹侧面

延髓(medulla oblongata)的下界平齐**枕骨大孔**,与脊髓相连,上缘以一横沟(称**桥延沟**)与脑桥分界,分背侧面和腹侧面。腹侧面正中线的纵裂叫**前正中裂**,裂的外侧有**前外侧沟**,它们都是脊髓同名沟裂的延续。在延髓上半部前正中裂的两侧各有一纵行隆起,叫**锥体**(pyramid)。它是由大脑皮质发出的锥体束(主要为皮质脊髓束)纤维构成,仅出现在人和哺乳动物。锥体下端大多数纤维左右交叉,名为**锥体交叉**(decussation of pyramid),交叉后的纤维沿着脊髓侧索下行。在锥体外侧的卵圆形隆起称**橄榄**(olive),其深面藏有下橄榄核。锥体和橄榄中间隔以前外侧沟,是舌下神经出脑的部位。在橄榄外侧的沟(橄榄后沟)中,从上向下依次排列着舌咽神经、迷走神经和副神经出脑的根丝,这三条神经根丝之间的界限不明显。

脑桥(pons)　腹侧面为宽阔的隆起叫**脑桥基底部**,是由大量的横行纤维和部分纵行纤维组成。表面正中线上有纵行的浅沟(基底沟),容纳**基底动脉**。基底部向两侧逐渐缩窄的部分叫**小脑中脚**(又称脑桥臂,brachium pontis),由进入小脑的神经纤维组成。约在基底部与小脑中脚交界处发出粗大的**三叉神经根**。

桥延沟为脑桥和延髓在腹侧面的分界线,沟内自内向外排列有**外展神经、面神经**和**前庭蜗神经**。

中脑(mesencephalon)　腹侧面上界为视束,下界为脑桥上缘。两侧是粗大的主要由纵行纤维构成的隆起,叫**大脑脚**(cerebral peduncle),两脚之间的凹窝叫**脚间窝**(interpeduncular fossa),脚间窝的外缘发出一对**动眼神经**(图5-8)。

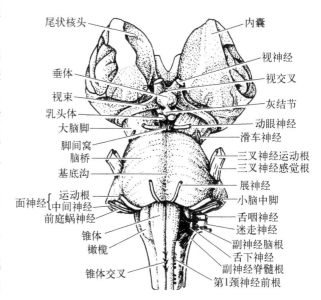

图5-8　脑干腹侧面观

(2) 脑干背侧面

延髓背面以闩为界,分为上、下两部分(图5-9)。下部形似脊髓,也有后正中沟、后外侧沟等构造;上部构成第4脑室底的下半部分。脊髓后索中的薄束和楔束向上延续到延髓背侧下部后,形成两个膨大,分别为内侧的**薄束结节**(gracile tubercle)和外侧的**楔束结节**(cuneate tubercle),其内部分别有**薄束核**和**楔束核**。楔束结节外上方的隆起为**小脑下脚**(又称绳状体,restiform body),为一束粗大的纤维束,主要来自脊髓和延髓,并自下方向上进入小脑。

脑桥背面下部扩大构成第4脑室底的上半部分,前端狭细为脑桥与中脑的移行部。背面左右可见有**小脑上脚**(又称结合臂,brachium conjunctivum),两结合臂中间挟着**上髓帆**。上髓帆是一片薄的白质板,构成第4脑室顶的前部。

第4脑室　脊髓中央管向上伸入延髓、脑桥和小脑之间扩大为第4脑室。它形似帐篷,顶端呈尖状朝向小脑,室底呈菱形,故名**菱形窝**(rhomboid fossa,图5-9)。此窝是由延髓和脑桥的背面共同构成的。窝的下外边界是**薄束结节、楔束结节**和**小脑下脚**。上外边界为**小脑上脚**。两个侧角延展到小脑下脚背侧,为

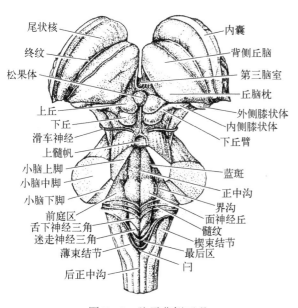

图5-9　脑干背侧面观

第4脑室外侧隐窝。在窝底上可见有数条白色**髓纹**(striae medullares),自正中沟横行向外侧隐窝,主要延伸入小脑,一般作为延髓和脑桥在背面的分界线。正中沟从窝的下角到上角纵贯窝的全长,其两侧有与之平行的界沟。正中沟与界沟之间有内侧隆起。靠近髓纹上方的内侧隆起特别膨隆,称**面神经丘**(facial colliculus),深面有**展神经核**。界沟外侧有一稍微隆起的三角区叫前庭区,其深面有**前庭神经核**。在新鲜标本上,界沟上端可见一呈蓝灰色的小区域,称**蓝斑**(locus ceruleus),内含蓝斑核,细胞富含黑色素。髓纹内侧端下方,紧靠正中沟两侧,可见两个小的三角形区域,内上方者为舌下神经三角,内含**舌下神经核**,外下方者为迷走神经三角,内含**迷走神经背核**。菱形窝下角处,两侧外下界之间的圆弧形结构称闩(obex),是表示脑干切面水平的常用标志,在大鼠、家兔等动物的脑立体定位研究中经常用到。

中脑的背面由上下两对小丘组成,名为**四叠体**。上方的一对叫**上丘**(superior colliculus),是视觉反射

（如光探究反射）的中枢。下方的一对叫**下丘**（inferior colliculus），是听觉反射（如声探究反射）的中枢。在上、下丘的外侧各向前外方伸出一条隆起，分别称上丘臂和下丘臂。上丘臂连接后丘脑的**外侧膝状体**（lateral geniculate body），下丘臂连接后丘脑的**内侧膝状体**（medial geniculate body）。下丘的下方与上髓帆之间，有第 4 对脑神经（滑车神经）根出脑。

2. 脑干的内部构造

脑干的内部构造和脊髓一样也是由灰质和白质两部分构成，但比脊髓复杂得多。

（1）脑干的灰质 脑干的灰质不再像脊髓那样是一个连续的、纵贯脊髓全长的细胞柱，而是机能相同的神经细胞集合成团状或柱状的神经核，断续地存在于白质之中，其位置多位于脑干的背侧面。脑干中的神经核主要分为 3 种：一种是直接与第 3～12 对脑神经相连的，称脑神经核；第二种是非脑神经核，指与脑神经无直接联系的核团，但它们是脊髓、小脑和大脑之间传递信息的**中继核**，如薄束核、楔束核、红核等；第三种是网状结构中的核团。下面重点介绍前两类核团。

1）脑神经核按其功能性质分为四类 **躯体运动核**，发出纤维支配头颈部骨骼肌运动，相当于脊髓灰质前角；**内脏运动核**（副交感核），发出纤维支配心肌、平滑肌和腺体的活动，相当于脊髓灰质侧角；**躯体感觉核**，接受来自头面部皮肤、黏膜、位听器等躯体感受器来的冲动，相当于脊髓灰质后角；**内脏感觉核**，接受头颈部、胸腹部脏器（降结肠、盆腔内脏器除外）以及味蕾等感受器来的内脏感觉冲动，相当于脊髓灰质后角。

躯体运动核包括**动眼、滑车、展、舌下、副神经核、三叉神经运动核、面神经核和疑核**等（图 5-10）。现已证实，疑核发出的部分纤维还分布于心脏、胃肠道等内脏器官，疑核的兴奋显著减慢心率。即，疑核也是一个内脏运动核。前 5 对核紧靠中线两侧排列，后 3 对核位置较深，在前 5 对核的腹外侧。动眼、滑车神经核在中脑。三叉神经运动核、展神经核、面神经核在脑桥，舌下神经核和副神经核在延髓。

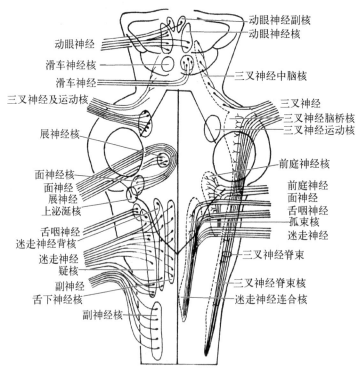

图 5-10 脑神经核在脑干背面的投影（自龚茜玲，2000）

内脏运动核（副交感核）主要有动眼神经副核（又称**缩瞳核**）、脑桥泌涎核（**上泌涎核**）、延髓泌涎核（**下泌涎核**）和**迷走神经背核**。这些核团在躯体运动核的外侧，后 3 对核大致沿界沟内侧排列，缩瞳核在中脑，上泌涎核和下泌涎核分别位于髓纹上、下方，迷走神经背核在延髓。

躯体感觉核包括**三叉神经感觉核、前庭神经核**和**蜗神经核**。三叉神经感觉核位于**孤束核**的腹外侧，纵贯脑干全长，根据其位置又分为三叉神经中脑核、三叉神经脑桥核和三叉神经脊束核 3 部分，后者下端与脊髓后角Ⅰ～Ⅳ层细胞相连续。它们接受来自头面部皮肤和口腔、鼻黏膜的触觉、痛觉、温度觉纤维。前庭神经核与蜗神经核位置较浅，占据菱形窝外侧角，分别接受来自内耳的平衡觉和听觉纤维。

内脏感觉核只有1对，叫**孤束核**（nucleus of solitary tract），位于迷走神经背核的腹外侧，大部分在延髓，小部分延伸到脑桥下端。孤束核是重要的内脏感觉核团，其上端接受味觉纤维，其余部分接受一般内脏感觉纤维。孤束核整合来自内脏器官的感觉信息，并将整合后的信息传到脑干及高位中枢的内脏运动核团，协调这些核团的神经活动。

2）非脑神经核

薄束核和**楔束核** 位于延髓靠近背侧部，分别在薄束结节和楔束结节的深面。它们是传导深部感觉的中继核团。脊髓后索的薄束和楔束终止于这两个核。由这两个核发出的纤维交叉到对侧后组成内侧丘系上行到丘脑。

蓝斑核 位于菱形窝界沟的上端，由去甲肾上腺素能神经元组成。蓝斑核发出的纤维几乎遍布中枢神经系统各部，目前已知的功能与睡眠和觉醒有关。

红核 中脑的一对椭圆形神经核团，稍带红色，位置靠近中脑背侧部，自上丘水平一直延至间脑尾端。红核发出的纤维，一部分交叉后下行至脊髓灰质前角，称**红核脊髓束**，调节脊髓灰质前角运动神经元的活动。一部分纤维终于桥延网状结构。这些束均属于锥体外系的组成部分。

黑质（substantia nigra） 仅见于人和哺乳动物，在人特别发达，见于中脑全长，并延入间脑的尾侧部，黑质将中脑的大脑脚分为背侧的**被盖**和腹侧的**脚底**两部分。黑质与新纹状体之间有往返的纤维联系。黑质中的大部分神经元含有黑色素颗粒。黑质神经元可合成多巴胺，输送到新纹状体以调节新纹状体的功能活动，若新纹状体内的多巴胺含量减少到一定程度（约50％以上）时，即出现**帕金森病**的症状。

（2）脑干的白质 脑干的白质主要位于脑干的腹侧部和中部，主要由上行和下行的神经传导束所组成，是大脑、小脑和脊髓相互联系的重要通路。上行传导束主要有脊髓丘脑束、内侧丘系、外侧丘系、脊髓小脑束等，下行传导束主要有皮质脑干束、皮质脊髓束、红核脊髓束、网状脊髓束等。

（3）脑干网状结构 在脑干内除了上述脑神经核和其他边界明确的核团（如薄束核、楔束核等）及传导束以外，在脑干中央区域，神经纤维纵横交叉，其间散布着大量大小不等的神经核，这一区域称为**网状结构**（reticular formation）。

脑干网状结构的外侧1/3区域多数是中、小型神经元，轴突较短，一般认为此区是网状结构的接受区，主要接受全身浅感觉及内脏感觉的传入信息。内侧2/3区域具有较多的大型神经元，一般认为此区是网状结构的效应区，它主要接受由网状结构外侧区和其他部位的传入纤维，此区细胞发出的纤维沿脑干纵走，有升有降，其上行纤维经多次换元可到达丘脑的中线核群；其下行纤维组成网状脊髓束，直接或经过换元后再下行终于脊髓前角与侧角细胞，调节这些运动神经元的活动。

3. 脑干各部代表性横切面观察

脑干内的神经核、传导束和网状结构在不同部位的相互位置关系不同，需在显微镜下观察各段横切面，以深入了解其内部构造。

（1）平延髓锥体交叉横切面 该切面的外形及内部结构的配布均类似于脊髓。切面中央为大而明显的**中央管**，其周围是中央灰质。在切面腹侧部，可观察到皮质脊髓束中的大部分纤维在中央管前越过中线形成锥体交叉，这些纤维交叉至对侧的侧索中下行；仅有小部分纤维不交叉，形成皮质脊髓前束在同侧侧索中下行。在前角区出现**副神经核**。在切面背侧部，可观察到来自脊髓后索的薄束和楔束中开始出现**薄束核**、**楔束核**。楔束外侧有三叉神经脊束及三叉神经脊束核。脊髓丘脑束、脊髓小脑前、后束和红核脊髓束仍位于外侧索（图5-11）。

（2）平脑桥中部横切面 该切面经过三叉神经根入脑处。可见第四脑室缩小，靠近第四脑室侧壁的纤维束是**小脑上脚**。在被盖部外侧，三叉神经脑桥核和三叉神经运动核分别位于三叉神经纤维的内、外侧。在该平面，其余纤维束的位置无多大变化（图5-12）。

（3）平中脑上丘横切面 在该切面上背侧为上丘灰、白质相间排列的分层结构。中脑导水管周围灰质腹面可见**动眼神经核**和**动眼神经副核**，此两核发出动眼神经纤维行向腹侧，经脚间窝出脑。中脑被盖中有椭圆的**红核**，发出纤维在被盖腹侧部交叉至对侧形成**被盖腹侧交叉**，然后下行组成**红核脊髓束**。黑质呈半月形，位于被盖和大脑脚底之间。内侧丘系、脊髓丘脑束自前内侧向外侧依次位于红核的背外侧（图5-13）。

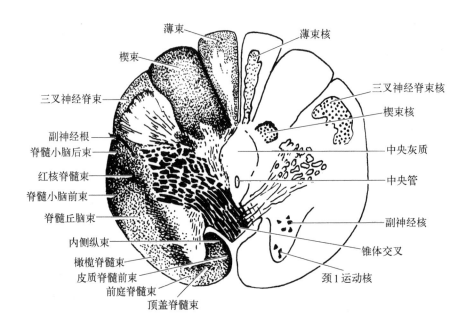

图 5-11　平延髓锥体交叉横切面（自柏树令，2006）

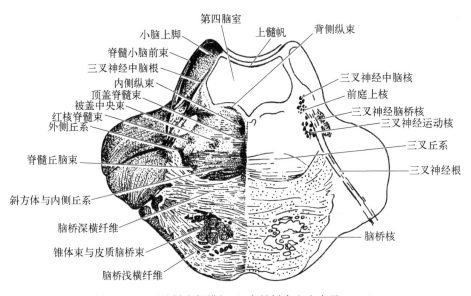

图 5-12　平脑桥中部横切面（自柏树令和应大君，2013）

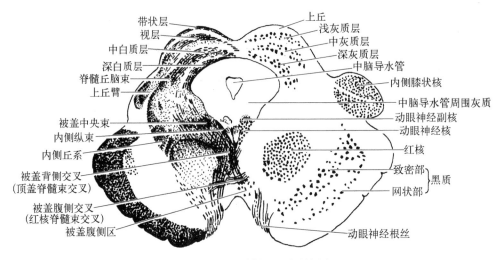

图 5-13　平中脑上丘横切面（自柏树令，2006）

（二）间脑

间脑（diencephalon）位于中脑和大脑半球之间。由于大脑半球的高度发展,间脑除腹面的一部分露于表面外,其他部分皆被两侧大脑半球所覆盖,间脑的外侧壁又与大脑半球的实质相愈合。因此,间脑和两半球之间的界线不如其他脑部之间的界线明显。

两侧间脑之间的狭窄腔隙为**第 3 脑室**,下接中脑导水管,上通两侧大脑半球的侧脑室。每侧间脑从形态上分为丘脑、下丘脑、上丘脑、后丘脑、底丘脑 5 个部分。下面主要介绍有重要生理机能的丘脑和下丘脑。

1. 丘脑

（1）丘脑的外形

丘脑（thalamus）　占间脑的最大部分,位于间脑的背侧面(因此又称背侧丘脑),是一对卵圆形灰质块。每侧丘脑长约 4 cm(首尾向),其前端窄而突,称**丘脑前结节**;后端膨大成**丘脑枕**。丘脑背外侧面的外侧缘与尾状核之间隔有**终纹**（terminal stria）(图 5 - 9)。丘脑的上面与内侧面游离,衬贴着一层室管膜上皮,其上面露于侧脑室之底,内侧面(第 3 脑室面)的中央部有一灰质的**丘脑间黏合**（interthalamic adhesion）,又称**中间块**(约 20% 的人缺如)将两侧丘脑连接起来。丘脑间黏合的下方有一不明显的钝沟,称为**丘脑下沟**,此沟为丘脑和下丘脑的分界线。丘脑的后端称为**后丘脑**,后丘脑有两个小隆丘,一个叫**内侧膝状体**,为听觉传导路的中继站。另一个叫**外侧膝状体**,为视觉传导路的中继站。内外侧膝状体分别借**下丘臂**和**上丘臂**与中脑的下丘和上丘相连(图 5 - 9、5 - 14)。

人的丘脑间黏合前后径约占丘脑前后径的 16% ～ 25%,即人的两侧丘脑之间约 75% ～ 84% 的空间是第 3 脑室(第 3 脑室的概念见后)。常用来进行神经科学研究的大鼠,其"丘脑间黏合"前后径约为 3.36 mm,约占丘脑前后径的 90% 以上。即大鼠的两侧丘脑之间绝大部分是"丘脑间黏合",而第 3 脑室空间很小,这一点与人的丘脑有很大区别。因此,用大鼠做丘脑方面的研究,分析获得的结果时应该考虑到这个问题。

（2）丘脑的内部构造　　在丘脑内部有一自外上斜向内下的 Y 字形白质纤维板,称**内髓板**（internal medullary lamina）。它粗略地将丘脑分为三个核群:**前核群**（anterior nuclear group）、**内侧核群**（medial nuclear group）和**外侧核群**（lateral nuclear group）(图 5 - 14)。

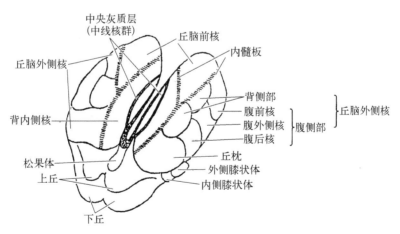

图 5 - 14　丘脑核群模式图(自左明雪,2003)

丘脑前核的机能与内脏活动有关。内侧核的内侧部分与网状结构有密切关系。外侧核则是全身浅、深感觉传导路的换元站,并对感觉信息作初步的分析与综合。因此,丘脑在感觉的形成中起很重要的作用(详见本章第五节)。

2. 下丘脑

下丘脑（hypothalamus）,位于丘脑下沟的下方,组成第 3 脑室侧壁的下半和底壁。其吻端以**前连合**及**终板**为界,后端续于中脑。其构成第 3 脑室底的部分暴露于两侧大脑半球前部底面的中央,从脑底面自前向后可看到视交叉、漏斗、灰结节和乳头体等结构。**视交叉**（optic chiasma）为两侧视神经入颅后在此处形成的交叉,交叉之后又分别形成两侧的视束行向间脑后部,两侧的视束即相当于暴露于脑表面的下丘脑的外界;**漏斗**(infundibulum)通过**垂体柄**与**脑垂体**相连;漏斗后方的小隆起称**灰结节**(tuber cinereum);在灰结节的后方有一对圆形隆起,称**乳头体**(mammillary body);在漏斗的上端、漏斗隐窝周围的隆起部称**正中隆起**(median eminence)。

从第三脑室腔内观察时,下丘脑底部的脑室壁在视交叉部形成**视隐窝**,在漏斗部形成**漏斗隐窝**。

人类的下丘脑很小,只含有 4 cm³ 的神经组织,质量约 4 g,占整个脑组织的 0.3%。常用来进行科学研究的大鼠,若体重 200 g,其下丘脑仅重 22~28 mg,嘴尾径约为 5.5 mm。

为便于对下丘脑内的核团加以定位,一般将每侧下丘脑在左右方向上由第三脑室侧壁向外分为 3 个区:室周区、内侧区和外侧区(图 5 - 15)。**室周区**是紧靠第三脑室壁的部分;**内侧区**和**外侧区**的划分以**穹窿柱**为标志,穹窿柱以外为下丘脑的外侧区。

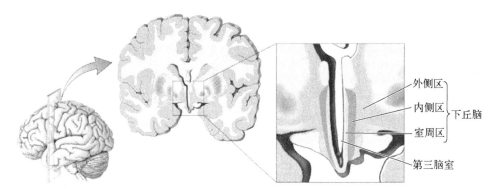

图 5 - 15　每侧下丘脑左右方向分区(自 Bear et al,2002)

在脑的正中矢状切面上,下丘脑自前向后又分为 4 个区:视前区、视上区、结节区和乳头体区。**视前区**(图 5 - 16 中的视前核即为视前区的内部核团)是位于视交叉前缘与前连合之间的部分;**视上区**位于视交叉上方,其内部重要的核团有**视上核**、**室旁核**等。这 2 个部位内有许多对温度敏感的神经元,是体温调节中枢。**结节区**位于漏斗上方,其内部重要的核团有**腹内侧核**和**背内侧核**;**乳头体区**包括乳头体及其背侧灰质,其内部有**乳头体核**和**下丘脑后核**(图 5 - 16、5 - 18、5 - 19)。

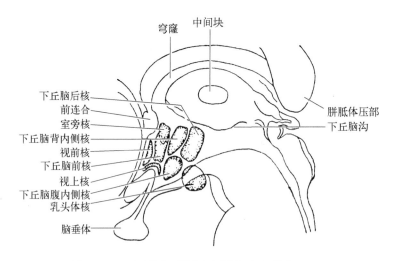

图 5 - 16　下丘脑主要核团示意图(自左明雪,2003)

上述核团在左右方向上主要位于室周区和内侧区。

视上核、室旁核发出纤维组成**下丘脑垂体束**到达垂体后叶,此二核的神经元合成**抗利尿激素**和**催产素**,沿轴浆运输到垂体后叶,在那里储存并释放(详见内分泌章)。腹内侧核是"饱食中枢",在下丘脑外侧区还有"摄食中枢",共同调节摄食行为。下丘脑是调节内脏机能的皮质下较高级中枢,调节交感神经和副交感神经的活动以维持机体适宜的内环境。下丘脑内控制这两种神经活动的中枢不十分确切。多数研究表明下丘脑前部(主要指视上区)的兴奋导致副交感神经系统的活动加强,下丘脑后部(主要指乳头体区)的兴奋导致交感神经系统的活动加强。

（三）大脑

大脑（cerebrum）有左右两个半球，每个半球表面被覆一层灰质，叫**大脑皮质**，灰质以内是髓质。髓质中埋藏一些灰质核团，叫**基底神经核**。左右半球内部的腔隙是**侧脑室**。大脑最早的分化和嗅觉有关。两栖类及以下的脊椎动物，只有和嗅觉密切相关的嗅叶，属旧皮质。到爬行类新皮质开始萌芽。真正的新皮质见于哺乳动物。动物进化的等级越高，新皮质越发达。到了人类，新皮质约占全部皮质的 96％，大脑半球的表面绝大部分被新皮质所占据。旧皮质只占据大脑皮质腹内侧部。

人类的大脑半球由于高度发展，笼罩了间脑、中脑和小脑的上面，左右半球间有**半球间裂**（也叫大脑纵裂），间裂的底是连接两半球的宽厚的纤维板，称**胼胝体**（corpus callosum）。半球和小脑之间有**大脑小脑裂**。

1. 大脑的外形

大脑半球表面呈现许多深浅不同的沟，沟与沟之间有隆起的回。胚胎早期，大脑半球的表面是平滑的。此后由于皮质各部发展不平衡，自胚胎第 5 个月开始，发育慢的部分陷在深部，发育快的部分露在表面，因而产生了沟、回，沟回的产生扩大了大脑半球的表面积。

每个半球分为背外侧面、内侧面和底面三个部分。背外侧面凸出，内侧面较平坦，两面以上缘为界。底面凹凸不平，它和背外侧面之间以下缘为界。

每侧半球又以 3 条沟为标记，分成 5 个叶。3 条沟分别是：① **中央沟**（central sulcus），起自半球上缘中点稍后方，向前下斜行于半球背外侧面，几达外侧沟。② **外侧沟**（lateral sulcus，），是一条深沟，起自半球底面，转到背外侧面，由前下方行向后上方。③ **顶枕沟**（parietooccipital sulcus），位于半球内侧面的后部，从前下方走向后上方，并略转至背外侧面。5 个叶分别是：中央沟之前大脑外侧沟以上的部分为**额叶**（frontal lobe）；中央沟之后顶枕沟之前的部分为**顶叶**（parietal lobe）；顶枕沟之后较小的部分是**枕叶**（occipital lobe）；大脑外侧沟以下的部分为**颞叶**（temporal lobe）。顶、枕、颞三叶之间的分界线是假设的，在大脑下缘，自枕叶后极向前约 4 cm 处，有一**枕前切迹**，由此切迹至顶枕沟的连线为枕叶前界，自此线的中点至外侧沟后端为顶颞二叶的分界（图 5 - 17）。外侧沟的深部隐藏着**岛叶**（insula），岛叶的四周以环状沟与额叶、顶叶、颞叶分界。

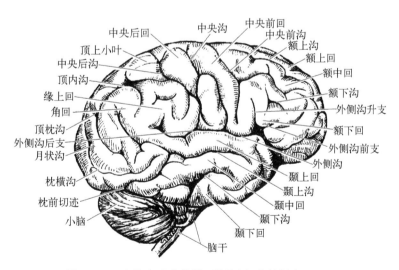

图 5 - 17　大脑半球背外侧面的沟回（自柏树令，2013）

（1）背外侧面重要的沟、回

1）额叶　额叶上有与中央沟平行的中央前沟。中央沟与中央前沟之间的回为**中央前回**（precentral gyrus）。自中央前沟水平向前有两个沟，一个为**额上沟**，一个为**额下沟**。额上沟以上的回为**额上回**（superior frontal gyrus），沿半球上缘并转至内侧面。额上沟与额下沟之间的回为**额中回**，额下沟与大脑外侧沟之间的回为**额下回**。

2）顶叶　顶叶上有与中央沟平行的中央后沟。中央后沟的后部有一条前后方向走行的**顶内沟**。在中央沟和中央后沟之间的回为**中央后回**,它和中央前回的上端一起转过半球上缘延伸至半球内侧面。顶内沟以上的部分为**顶上小叶**,以下的部分为**顶下小叶**。顶下小叶上有围绕大脑外侧沟末端的**缘上回**和围绕颞上沟后端的**角回**。

3）颞叶　颞叶上有两条与大脑外侧沟大体上平行的沟,即**颞上沟**和**颞下沟**。颞上沟从近颞极处开始,略斜向上后与大脑外侧沟后支平行,弯向上止于顶叶。颞上沟以上的回为**颞上回**。颞下沟位于颞上沟下方并与之平行,常断裂为 2 或 3 个短沟。颞下沟以上的回为**颞中回**,颞下沟以下的回为**颞下回**。

4）枕叶　最小,背外侧面的沟、回多不规则。

5）岛叶　位于大脑外侧沟的深部,被部分额叶、顶叶所掩盖,岛叶略呈三角形,周围有环状的沟环绕,上面有几个沟把它分成几个长短不等的回。

（2）内侧面重要的沟、回　　额、顶、枕、颞四叶都有一部分扩展至半球内侧面（图 5 - 18）,内侧面重要的沟、回有:**胼胝体沟**,环形于胼胝体的背面一直绕过胼胝体的后方向前走行。**扣带沟**,在胼胝体沟上方并与它平行。扣带沟约在中点处向上发出**旁中间沟**,再向后又向上发出**扣带沟边缘支**,边缘支的末端可达半球上缘,并在中央沟上端的后方。**距状沟**,在内侧面后部,向前连**顶枕沟**,向后达枕极附近。

在扣带沟以上的部分,以中央沟上端的延续线为界,前方属额叶,后方属顶叶。扣带沟的边缘支和旁中间沟之间的部分为**中央旁小叶**,它实际上是中央前、后回上端翻过半球上缘移行于内侧面的部分。顶枕沟与距状沟之间的部分为**楔叶**,属于枕叶的一部分。

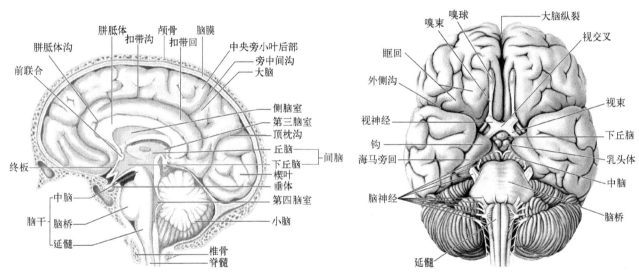

图 5 - 18　脑的内侧面观(修改自 Mader,2002)　　　　图 5 - 19　脑的底面观(修改自 Bear et al,2002)

胼胝体和扣带沟之间为**扣带回**(cingulate gyrus),它环抱胼胝体。自胼胝体尾端折转向前,一直延续到脑底面的**海马旁回**(parahippocampal gyrus)。海马旁回向前续于一钩形的回,称**钩**(uncus)(图 5 - 19)。海马旁回和钩从两侧夹持着中脑。扣带回、海马旁回和钩三者连成一环,围绕在脑干的边缘,称**边缘叶**(limbic lobe)。边缘叶可以认为是大脑皮质向周围推展的始端。边缘叶主要与嗅觉、内脏活动、情绪活动有关。

（3）底面的沟、回　　额、颞、枕三叶的一部分构成脑的底面(图 5 - 19)。额叶底面有短小不规则的沟,总称为**眶沟**,它们分割出若干小回,总称**眶回**。另外,还有一对与半球间裂平行的白质带,称**嗅束**,其前端膨大为**嗅球**,嗅神经纤维终于此部位。嗅束向后扩大为**嗅三角**,入脑后,连于海马旁回前部和钩等嗅觉中枢。

2. 大脑的内部构造

大脑的内部构造与脊髓和脑干相比有很大区别。虽然都是由灰质和白质所组成,但灰质绝大部分转移到大脑的表面,只有小部分留在白质内部,而内部绝大部分是白质,这一特点是与人脑的神经元数量庞大相适应的。可以设想,如果灰质仍然像脊髓和脑干那样,位于白质以内,那么神经元的数量绝不可能达到 100 多亿。

(1) 灰质

1) **大脑皮质**　人类的大脑皮质是整个神经系统中最重要的部分,经历了几百万年漫长的进化过程,发生了由量到质的飞跃,成为进行思维和语言活动的物质基础,使人类脱离了动物界,不仅能够认识世界,而且能够主动地改造世界,使自然界为人类服务。人类大脑皮质的表面积约为 2 200 cm²,1/3 分布在表面,2/3 分布于沟的底和壁上,厚度为 1.5～4.5 mm,平均约为 2.5 mm。大脑皮质是由各种神经元及神经胶质细胞构成的,神经元数量极多,有人估计有 140 亿,占整个神经系统神经元总数的 70% 左右,可见大脑皮质的构造之复杂。

构成大脑皮质的神经元,按其细胞体的形态,主要有两大类:一类是**锥体细胞**,因细胞体呈锥体形而得名。锥顶朝向表面,在顶端伸有树突,锥底部有长的轴突,伸入白质深部,是投射神经元。此类细胞数量最多。小型锥体细胞大小为 10～12 μm,中型的约为 50 μm,大型的可达 100 μm(如中央前回的锥体细胞)。第二类是小型**星形细胞**(也叫颗粒细胞),呈多角形或三角形,是一类局部神经元。

大脑皮质中的神经细胞都是以分层方式排列。形态上基本相似的神经细胞聚集成一定的层次。绝大部分皮质由表层到深层分为 6 层结构。

第 I 层,分子层,含少量小型的神经细胞,主要由平行于脑表面的神经纤维密集而成。

第 II 层,外颗粒层,含有数量较多的小型锥体细胞和少量的星状细胞。

第 III 层,外锥体细胞层,有大量的锥体细胞,由浅到深,细胞形体逐渐加大,也有星形细胞。

第 IV 层,内颗粒层,含有密集排列的星形细胞与少量锥体细胞。

第 V 层,内锥体细胞层,含有大锥体细胞。在中央前回和中央旁小叶的大锥体细胞高可达 120 μm,宽可达 80 μm,又称贝茨(**Betz**)细胞。它们顶部的树突可伸到第 I 层,底部发出的轴突构成**锥体束**的一部分,下降到脑干和脊髓。

第 VI 层,多形细胞层,所含的细胞形态不一,其中梭形细胞最多,其轴突一部分与第 V 层锥体细胞的轴突组成下行纤维,下行到脑干和脊髓,一部分到半球同侧和对侧构成皮质区的连合纤维(图 5-20)。

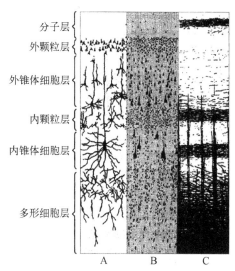

分子层
外颗粒层
外锥体细胞层
内颗粒层
内锥体细胞层
多形细胞层

图 5-20　大脑皮质的细胞构筑
A. 镀银染色示神经元形态　B. 尼氏染色示神经元胞体
C. 髓鞘染色示神经纤维分布

大脑皮质分成 6 层是皮质构造的基本形式,但部位不同,各层的厚薄、各种细胞成分分布的情况以及纤维的疏密也不相同,各有其特点。根据这些关系,学者们曾把大脑皮质分成许多区,现在广为人们所采用的是 Brodmann(1909)分区。Brodmann 根据皮质各部位细胞构筑(细胞的形态、密度和排列方式)的不同,把大脑皮质分成 52 个区(图 5-21),如他把中央后回自前向后分为 3 区、1 区、2 区;中央前回为 4 区;颞横回分

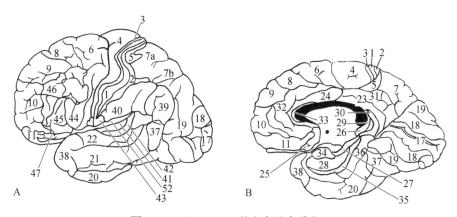

图 5-21　Brodmann 的人大脑皮质分区
A: 背外侧面　B: 内侧面

为 41 区、42 区等。各区的细胞构筑不同,功能也不同。大脑皮质的各个区,分别与身体一定的感觉或运动有关。

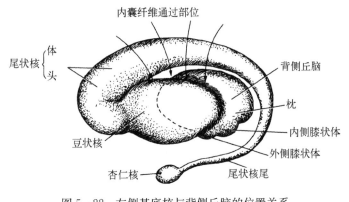

图 5-22   左侧基底核与背侧丘脑的位置关系
(自顾晓松,2004)

大脑皮质的神经元还构成许多与表面垂直的贯穿 6 层的**垂直柱**。一个垂直柱内的神经元互相连接。在大脑皮质感觉区每一个垂直柱与某一定的感觉有关:例如,某一垂直柱与某一关节的感觉相关;在大脑皮质运动区某一垂直柱的细胞,与脊髓某一定部位的运动神经元群相关等(详见本章第五节神经系统的感觉机能)。

2) **基底神经核**(basal nuclei)   为大脑半球髓质内靠近基底部的灰质核团,包括尾状核、豆状核、杏仁核等(图 5-22)。

尾状核(caudate nucleus)   呈弯羊角形,全长伴随着侧脑室,前端膨大,称为尾状核头,其背面突向侧脑室角。中部稍细,沿着丘脑的背侧缘延伸。到丘脑后端,尾状核变得更细,由此曲折向腹侧延续为尾状核尾,其终端连接**杏仁核**。

豆状核(lentiform nucleus)   完全包藏在内囊外侧的白质里,核的前下方与尾状核头相连,其余部分借内囊与尾状核和丘脑隔开。豆状核在切面上呈三角形,核内被两个白质的板层结构分隔成三部分,外侧部最大,叫**壳核**(putamen),其余两部分合称**苍白球**(globus pallidus)。

在种系发生上,尾状核和壳核是较新的结构,合称**新纹状体**,苍白球是较古老的部分,称**旧纹状体**,二者合称**纹状体**(corpus striatum)。

(2) 白质

大脑皮质的深面为白质,由大量神经纤维组成,包括联系大脑回与回之间、叶与叶之间、两半球之间的神经纤维以及联系大脑皮质与脑干、脊髓之间的神经纤维。主要的白质结构如下。

1) **胼胝体**(corpus callosum)   位于半球间裂底,是由联系左右半球新皮质的纤维构成。在正中矢状切面上,胼胝体是一很厚的首端呈钩形(称**胼胝体嘴**)的板状结构,约含有 2 亿根纤维(图 5-18)。在经胼胝体上方做的水平切面上,可见它的纤维向两半球内部前、后、左、右辐射,联系额、顶、枕叶。胼胝体的下面即为侧脑室的顶,胼胝体后端一部分纤维弯曲向下进入颞叶,联系两侧颞叶。胼胝体的功能是将一侧半球的信息传送到另一侧。

胼胝体是人和哺乳动物特有的结构,鸟类及以下的脊椎动物无胼胝体。

2) **内囊**(internal capsule)   内囊是指位于丘脑、尾状核与豆状核之间的白质结构,主要由大脑皮质与皮质下各中枢之间的上下行纤维所组成,其外侧为豆状核,内侧为尾状核和丘脑(图 5-23)。在两侧半球水平

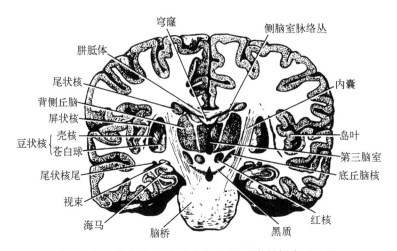

图 5-23   脑额状切面,示内囊的位置(自柏树令,2006)

切面上，内囊呈尖端向内的屈膝形（"＞＜"形），其前部较短，叫**额部**，位于尾状核与豆状核之间，内含额叶至脑桥的下行纤维束（额桥束）以及丘脑至额叶皮质的纤维。中间弯曲的部分叫**膝部**，大脑皮质至脑干的纤维（皮质脑干束）由此通过。后部较长，叫**枕部**，位于丘脑与豆状核之间，枕部的前份有皮质脊髓束，支配上肢运动的纤维靠近膝部，向下依次是支配躯干和下肢的纤维；中份有丘脑皮质束，后份有视放射和听放射（图5-24）。

因此，如果内囊有病变（如内囊出血），可同时损伤几种传导束，出现多种症状。范围较小的病变，可引起偏瘫和偏感觉障碍；范围较大的病变，则除了偏瘫和偏感觉障碍外，还可有偏盲。

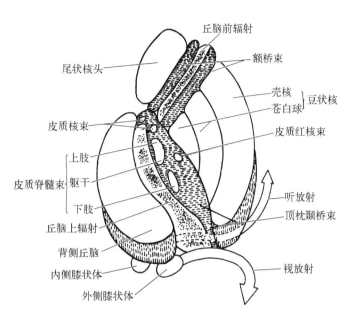

图 5-24 右侧内囊水平切面，示主要纤维束的分布（自朱长庚，2002）

（四）小脑

1. 小脑的位置与外形

小脑（cerebellum）位于颅后窝延髓和脑桥的背面，大脑枕叶的下方。其上面平坦，被大脑半球所遮盖，其下面中间部凹陷，容纳延髓。中间缩窄的部分叫**蚓部**，卷曲如环。两侧膨隆，叫**小脑半球**。小脑表面有许多较大的平行的浅沟，两沟之间是一个**叶片**。表面被覆的一层灰质，称**小脑皮质**。小脑半球下面前内侧部有一突出部分，称**小脑扁桃体**，它的位置靠近枕骨大孔，当颅内肿瘤体积增大或外伤导致颅内压升高时，小脑扁桃体可嵌入枕骨大孔，产生**小脑扁桃体疝**，可压迫延髓，危及生命（图5-25、5-26）。

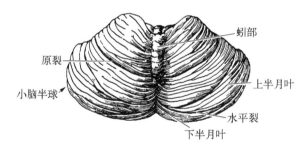

图 5-25 小脑上面观（自朱长庚，2009）

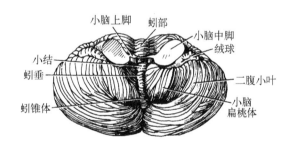

图 5-26 小脑下面观（自朱长庚，2009）

2. 小脑的分叶

根据小脑的发生、机能和纤维联系，通常把小脑分为3叶。

（1）**绒球小结叶**（flocculonodular lobe）　在小脑下面，包括半球上的**绒球**（flocculus）和蚓部上的**小结**（nodule）。绒球和小结间以**绒球脚**相连。绒球小结叶是小脑最古老的部分，称**原始小脑**，它接受前庭神经核来的纤维（又称**前庭小脑**），最初是水栖动物调节躯体运动的整合中枢。在人类和高等哺乳动物仍然保留下来，主要参与调节身体的平衡机能。

（2）**前叶**　在小脑上面，**原裂**（首裂，小脑上面第一个较深的裂）以前的部分，在种系发生上属于**旧小脑**。此叶主要接受**脊髓小脑束**传来的深感觉冲动（又称**脊髓小脑**），与肌张力的调节密切相关。

（3）**后叶**　原裂以后的部分，最大，此叶中除了中央的蚓部属于旧小脑外，其余都是新发生的结构，称为**新小脑**。它是随大脑皮质的发展而发展起来的，大脑皮质通过**脑桥核**的中继与此叶发生联系（又称**皮质小脑**）。新小脑主要参与调节由大脑皮质发起的精巧的随意运动，是锥体外系的一个重要组成部分。这3个叶的机能详见本章第六节。

3. 小脑脚

小脑借三对脚与延髓、脑桥和中脑相连。**小脑下脚**，由来自脊髓、延髓进入小脑的纤维组成。**小脑中脚**，最粗大，由来自对侧**脑桥核**进入小脑的纤维组成，是随大脑半球的发展而扩大起来的。**小脑上脚**，主要由小脑核发出的离开小脑的纤维所组成，在中脑下丘平面形成结合臂交叉后，止于对侧红核和丘脑外侧核（图5-9）。

4. 小脑的内部构造

如同大脑半球一样，灰质大部分集中在表面，形成**小脑皮质**，内部为白质，称**小脑髓质**，在髓质内埋藏有灰质核团，总称为**小脑核**（又称中央核）。

（1）小脑皮质的构造   小脑皮质的神经元主要有**篮细胞**、**梨状细胞**及**颗粒细胞**三种。其组织学结构由外向内可分为3层：分子层、梨状细胞层（或称蒲肯野氏细胞层）与颗粒层（图5-27）。

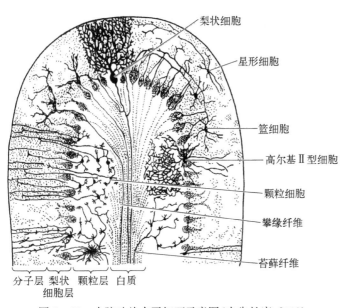

图5-27   小脑叶片水平切面示意图（自朱长庚，2009）

分子层中有篮细胞，胞体较大，树突分支较多，轴突较长与小脑表面平行走向。由轴突发出侧支呈篮状包绕梨状细胞的胞体上。

梨状细胞层中，梨状细胞排成一列，胞体大，呈梨形，树突有一主干伸向分子层，并反复分成无数小支，呈树枝状。从梨状细胞的基部发出一长的轴突进入小脑髓质，止于**小脑核**。

颗粒层中，主要是颗粒细胞，胞体较小，密集排列，其轴突上行进入分子层与梨状细胞的树突形成突触联系。

经过小脑脚进入小脑皮质的纤维有两种。一种叫**攀缘纤维**（climbing fiber），它从小脑髓质经过颗粒层沿梨状细胞树突反复分支，最后进入分子层。一根攀缘纤维可联系2或3个梨状细胞，攀缘纤维主要来自延髓的**下橄榄核**，传导的神经冲动可促进梨状细胞兴奋。另一种叫**苔藓纤维**（mossy fiber），这类传入纤维终止于颗粒细胞层与颗粒细胞的树突形成突触联系，颗粒细胞的轴突传入分子层与梨状细胞发生联系，对梨状细胞也起兴奋作用。脊髓小脑束、脑桥核、网状结构和前庭神经核来的纤维属于此类。

小脑皮质的传出纤维是梨状细胞的轴突，它终止于小脑核。

（2）小脑核   **小脑核**位于髓质内，由内侧向外侧依次为顶核、球状核、栓状核、齿状核，共4对（图5-28）。**顶核**，位于第4脑室顶的上方，小脑蚓的白质内，属于原始小脑，发出纤维经小脑下脚止于延髓前庭神经核和网状结构。球状核和栓状核属于旧小脑，发出的纤维参与组成小脑上脚。**齿状核**，位于小脑半球的髓质内，最大，呈皱褶袋状，属于新小脑，只见于哺乳动物，人类最发达。发出的纤维组成小脑上脚的主要成分走向中脑。小脑核主要接受相应小脑皮质梨状神经元的轴突，也接受苔藓纤维和攀缘纤维的侧支。

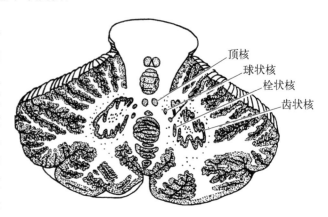

图5-28   小脑中的核团（小脑-脑桥切面）（自朱长庚，2009）

（艾洪滨   祝建平）

三、脑脊髓被膜、脑室、脑脊液

（一）脑和脊髓的被膜

脑和脊髓的表面均包有 3 层被膜，由外向内依次为硬膜、蛛网膜、软膜，它们有保护、支持脑和脊髓的作用。这 3 层膜在脑和脊髓间经枕骨大孔互相连续，包在脊髓外的 3 层膜分别称为硬脊膜、蛛网膜和软脊膜，包在脑外的 3 层膜分别称为硬脑膜、蛛网膜和软脑膜（图 5-29、5-30）。

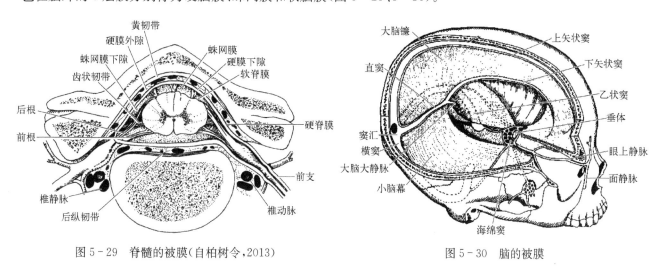

图 5-29　脊髓的被膜（自柏树令，2013）　　　　图 5-30　脑的被膜

1. 硬膜

硬膜（dura mater）是一层坚韧的致密结缔组织膜，主要由纵行的胶原纤维构成。其包被脊髓的部分称**硬脊膜**，包被于脑的部分称**硬脑膜**。

（1）硬脊膜　包被脊髓和脊神经根的硬膜。硬脊膜与椎管内面的骨膜之间有一狭腔，叫**硬膜外腔**，是临床上进行硬膜外麻醉的部位。硬膜向上附着于枕骨大孔边缘，并与硬脑膜相延续，但硬膜外腔不与颅部相通。硬脊膜在两侧椎间孔处与脊神经外膜相延续。硬脊膜下端平第 2 骶椎水平以下迅速变细包裹**脊髓终丝**，最后附着于尾骨。

（2）硬脑膜　包被脑的硬膜，坚韧有光泽，与硬脊膜不同，它由两层合成，兼具脑膜及颅骨内膜的作用，脑膜的血管和神经行走于两层间。硬脑膜在脑神经出脑处移行于神经的被膜，在枕骨大孔的周缘与硬脊膜相延续。

硬脑膜的内层往往向脑的各部间隙呈膜片状延伸，依其部位不同而有不同的名称，伸入半球间裂的称**大脑镰**（cerebral falx），其下缘游离，直到胼胝体上方。横位于大脑半球枕叶基底面与小脑之间的称**小脑幕**（tentorium of cerebellum）。

硬脑膜在某些部位两层分开，内面衬内皮细胞，构成**硬脑膜窦**，脑的静脉直接注入窦内。由于窦壁不含平滑肌，无收缩性，因此在硬脑膜窦损伤时出血较多，容易形成颅内血肿。重要的硬脑膜窦有**上矢状窦**、**横窦**等。上矢状窦，在大脑镰上缘；横窦，是最粗的硬脑膜静脉窦，位于小脑幕后外缘内，沿枕骨横沟向外前走行。用兔做大脑皮质机能定位实验时，去颅骨过程中最容易出现损伤上矢状窦和横窦，造成大出血。

2. 蛛网膜

蛛网膜（arachnoid mater）位于硬膜与软膜之间，由纤细的胶原纤维构成，呈疏松网状，因而薄而透明。蛛网膜与硬膜之间彼此由结缔组织小梁互相连接。蛛网膜与软膜之间由**蛛网膜下腔**（又称蛛网膜下隙）隔开，彼此之间亦借许多结缔组织小梁互相连接。脑和脊髓的蛛网膜并不深入到沟裂之内（除半球间裂外），而是跨越脑和脊髓的沟裂。脑的蛛网膜在上矢状窦两侧形成许多绒毛状突起，并突入上矢状窦内，叫**蛛网膜颗粒**（arachnoid granulation）。

蛛网膜下腔内充满透明的脑脊液,并有较大的血管走行。在某些地方,腔隙较大称为池,位于小脑与延髓之间的称为**小脑延髓池**(cerebellomedullary cistern),临床上可在该处作穿刺,抽取脑脊液。

在脊髓末端(成人平第1腰椎下缘或第2腰椎上缘)与第2骶椎水平之间的蛛网膜下腔称终池。终池内无脊髓,只有马尾浸泡在脑脊液中,故临床上最常在第3、4或第4、5腰椎之间进行腰椎穿刺,以抽取脑脊液或注入药物,而不会伤及脊髓。

3. 软膜

软膜(pia mater)很薄,富含血管,紧贴在脑和脊髓的表面,并深入脑和脊髓的沟、裂之中,与脑和脊髓的实质不易分离。紧贴在脑表面的为**软脑膜**,贴在脊髓表面的为**软脊膜**。脑膜炎主要发生在软脑膜和蛛网膜部分。软脑膜受炎性渗出物的刺激及颅内压增高的影响,可以出现剧烈头疼、项强直及喷射性呕吐等症状。

（二）脑室和脑脊液

脑室(ventricle)是脑内的腔隙,共有4个,包括两个侧脑室、第3和第4脑室。侧脑室成对,位于左右大脑半球内。它是个狭窄不规则的腔,可分四部分,前角深入额叶,后角深入枕叶,下角深入颞叶,中央部(又叫体部)在顶叶内。2个侧脑室分别借各自的室间孔与第3脑室相通。中央部和下角部都有丰富的**脉络丛**,是产生脑脊液的结构。

第3脑室,为两侧丘脑、下丘脑之间狭窄的腔隙,约0.5 cm宽。其顶部有第3脑室脉络丛,后部借中脑导水管(长1.5～2 cm,直径1～2 mm)通入第4脑室。

第4脑室,位于延髓、脑桥背面与小脑之间,呈尖形的帐篷状,其顶部有少量的**脉络丛**。第4脑室下端借**正中孔**和两侧的**外侧孔**与蛛网膜下腔相通,并向下延续于脊髓中央管。

脑脊液为无色透明液体,由各个脑室的脉络丛产生,其中大部分来自侧脑室和第3脑室,总量达100～160 mL,pH约7.4,充满脑室系统和蛛网膜下腔内。所以,脑和脊髓实际上漂浮在蛛网膜下腔的脑脊液中,可以缓冲外力对脑和脊髓的震荡作用。脑脊液还具有维持颅内压的相对恒定、营养附近脑组织、运送脑细胞部分代谢产物的作用。

脑脊液不断地由**脉络丛**产生,沿一定循环途径,又不断被重吸收回流到血液中,如此循环不已,保持动态平衡,对于维持脑和脊髓的正常生理机能起着非常重要的作用。

脑脊液循环途径(图5-31):左右两个侧脑室脉络丛产生的脑脊液,经左右**室间孔**流入第3脑室,与第3脑室脉络丛产生的脑脊液一起,经**中脑导水管**流入第4脑室,然后与第4脑室脉络丛产生的脑脊液一起,经**正中孔**(1个)和2个**侧孔**进入蛛网膜下腔,再沿蛛网膜下腔流向大脑背面,最后经蛛网膜颗粒渗透到硬脑膜**上矢状窦**内,进入血液循环。如果脑室系统由于某种原因发生阻塞,脑脊液的循环即发生障碍,可产生脑积水或颅内压升高。

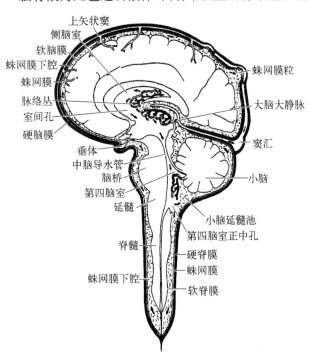

图5-31　脑脊液循环途径模式图

上矢状窦
侧脑室
软脑膜
蛛网膜下腔
蛛网膜
脉络丛
室间孔
硬脑膜
垂体
中脑导水管
脑桥
第四脑室
延髓
脊髓
蛛网膜下腔

蛛网膜粒
大脑大静脉
窦汇
小脑
小脑延髓池
第四脑室正中孔
硬脊膜
蛛网膜
软脊膜

（三）脑屏障

中枢神经系统内神经元的正常活动,需要保持稳定的**微环境**,这个环境的轻微变化,都会影响神经元的活动。脑内有相应的结构对物质在毛细血管或脑脊液与脑组织间转运进行一定的限制或选择,该结构即**脑屏障**(brain barrier)。脑屏障(图5-32)由3部分组成:血-脑屏障(a)、血-脑脊液屏障(b)、脑脊液-脑屏障(c)。

在中枢神经系统内,毛细血管中的血液与神经元之间有一层具选择性通透作用的结构,这一结构称**血**

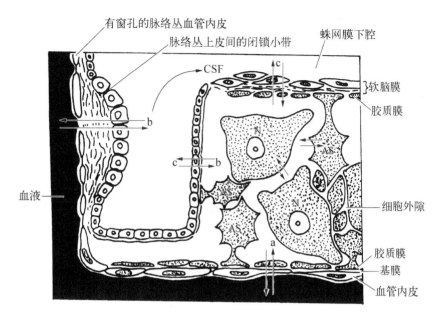

图 5-32　脑屏障的结构和位置关系(自柏树令,2006)

a. 血-脑屏障　b. 血-脑脊液屏障　c. 脑脊液-脑屏障　AS. 星形胶质细胞　N. 神经元　CSF. 脑脊液

脑屏障。血脑屏障的结构基础是由毛细血管的内皮及内皮细胞之间的紧密连接、毛细血管的基膜、神经胶质细胞(星形胶质细胞)突起在毛细血管周围形成的胶质膜 3 层构成。

现已确证中枢神经系统内毛细血管血液和神经元之间的物质交换有别于体内其他部位的血液和组织细胞间的物质交换。即一些物质可以从毛细血管进入其他组织器官,但同样的物质却不能经脑的毛细血管进入脑组织。这充分说明血脑屏障对物质的通过进行更严格的选择和控制,对保证和维持脑内微环境的稳定及神经元的正常功能都是十分重要的。

(阮　琴　艾洪滨)

第三节　周围神经系统

一、脊神经

脊神经(spinal nerve)发自脊髓,共 31 对。其中**颈神经**(cervical nerve)8 对,**胸神经**(thoracic nerve)12 对,**腰神经**(lumbar nerve)5 对,**骶神经**(sacral nerve)5 对,**尾神经**(coccygeal nerve)1 对。

每条脊神经都由**前根**(anterior root)和**后根**(posterior root)在椎间孔的稍内侧处汇合形成,穿经**椎间孔**出椎管。脊神经后根由感觉神经纤维构成,平均约有 100 万条。在椎间孔的内侧后根上有一椭圆形的膨大,称**脊神经节**,内含感觉神经元的胞体(假单极神经元,后根纤维是它们的中枢突)。前根则由运动神经纤维构成,约有 20 万条。

每条脊神经都含有躯体感觉纤维和躯体运动纤维。躯体感觉纤维是脊神经节内假单极神经元的外周突;躯体运动纤维来自脊髓灰质前角的运动神经元。此外脊神经内还含有内脏感觉纤维和内脏运动纤维(详见本章第六、七节)。因此,每条脊神经都是混合性神经(图 5-33)。

每条脊神经都各自经相应的椎间孔出椎管。第 1 颈神经自第 1 颈椎的上方出椎管,第 2～7 颈神经分别从同序数颈椎上方的椎间孔穿出,第 8 颈神经自第 7 颈椎下方的椎间孔出椎管;胸神经和腰神经均各自经同序数椎骨下方的椎间孔出椎管;第 1～4 骶神经由同序数的骶前、后孔穿出,第 5 骶神经和尾神经则经骶管裂孔出骶管。由此可知,椎间孔周围的病变可累及脊神经,引起相应部位的感觉和运动功能障碍。

脊神经的走行和分布有一定的规律,大致如下。

1) 脊神经出椎间孔后,立即分为前支、后支、脊膜支和交通支,所以通常说脊神经 31 对,这个数字仅仅是指刚出椎间孔时的数字。前支粗长,为混合性,主要分布于躯干的前外侧壁和四肢的皮肤和骨骼肌;后支细小,为混合性,主要分布于躯干背

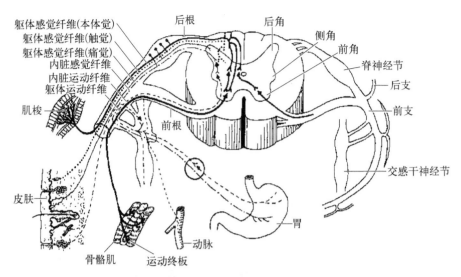

图 5-33　脊神经的纤维成分及其分布示意图(自邢贵庆,1999)

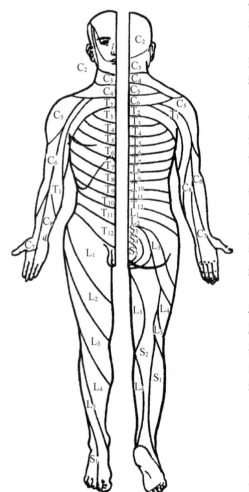

图 5-34　皮肤神经分布的节段性
(自龚茜玲,2000)

C. 颈神经　T. 胸神经　L. 腰神经　S. 骶神经

侧的深层肌和皮肤。脊膜支细小,经椎间孔返回椎管,分布于脊髓的被膜和脊柱的韧带。交通支为连于脊神经前支与交感干之间的细支。

脊神经前支,除第 2～11 胸神经的前支外,其他脊神经的前支都分别交织成丛,由丛发出分支分布于各自的分布区。脊神经的神经丛左、右对称,有颈丛、臂丛、腰丛和骶丛。

2) 大的神经干多与分布至相应区域的血管干并行,它们常与伴行的血管包裹在一个共同的筋膜鞘内,组成血管神经束,因此与动静脉的走行和分布规律(如有主干及分支,行走于关节之屈侧,由门进入脏器等)基本相似。但也有些神经(如坐骨神经、正中神经等)无伴行的血管。

3) 较大神经干的分支多分为关节支、肌支和皮支三类。关节支多在关节附近发出,主要由感觉纤维组成,一条大神经往往行经数个关节,同样一个关节又往往接受数条神经的关节支。肌支多在肌肉的近端(起点附近)分出并穿入肌肉,它们主要含躯体运动纤维和躯体感觉纤维。皮支自神经干发出后,穿过深筋膜到达皮肤,它们主要含躯体感觉纤维和内脏运动纤维(支配皮肤血管平滑肌、竖毛肌和汗腺、皮脂腺等的交感神经)。

4) 脊神经皮支的分布有一定的节段性,尤其在躯干部明显,即一个节段的脊神经的后根(感觉根)支配着身体一定节段的皮肤感觉。例如,第 4 胸神经分布于乳头平面的皮肤;第 10 胸神经分布于脐平面的皮肤(图 5-34)。临床上根据出现感觉障碍的皮肤节段,可判断损伤的脊神经或脊髓的位置。另外,上、下两节段脊神经支配的范围又互相重叠,所以一条脊神经的损伤,并不至于使它所分布的皮肤感觉完全丧失。

(一) 颈丛

由第 1～4 颈神经的前支交织而成,位于胸锁乳突肌的深面。**颈丛**(cervical plexus)(图 5-35、5-36)可分为皮支和肌支两部分。皮支,经胸锁乳突肌后缘中点处自深层穿出,呈放射状分布于颈前外侧部、肩部、头后外侧部及耳郭等处的皮肤。肌支,主要支配颈深部肌、舌骨下肌群及膈等。重要的肌支为膈神经。

膈神经(phrenic nerve,C3～C5)是混合性神经,由第 3～5 颈神经组成,自颈丛发出后,下行经胸廓上口入胸腔,越过肺根的前方,沿心包的外侧面下降入膈(图 5-36)。其运动纤维支配膈的运动,感觉纤维分布于胸膜、心包及膈下面中央部的腹膜。一般认为右膈神经的感觉纤维分布于肝、胆囊和胆总管等。膈神经受刺激时可发生呃逆;肝、胆疾病可引起右肩部疼痛。

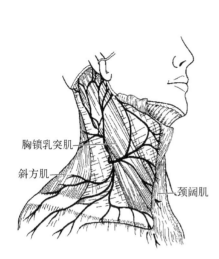

图5-35 颈丛分布示意图(自邢贵庆,1999)

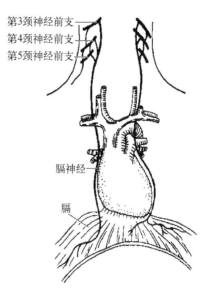

图5-36 膈神经(自邢贵庆,1999)

(二)臂丛

1. 组成和位置

臂丛(brachial plexus)由第5～8颈神经前支和第1胸神经前支的大部分组成。臂丛经锁骨下动脉、锁骨的后方进入腋窝,围绕腋动脉排列(图5-37)。

2. 分布范围

主要分布于颈、背的浅层肌(斜方肌除外)、上肢肌和皮肤。

3. 主要分支

臂丛的主要分支如下(图5-38、5-39)。

(1)**肌皮神经**(musculocutaneous nerve,C_5～C_7) 肌支支配臂前群肌(如肱二头肌),皮支分布于前臂掌面外侧半的皮肤。肱二头肌腱反射的传入和传出神经均为肌皮神经。

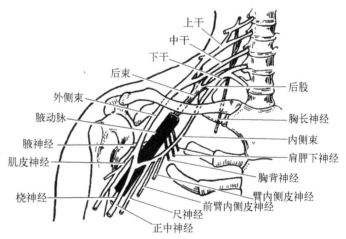

图5-37 臂丛组成示意图

(2)**正中神经**(median nerve,C_6～T_1) 伴肱动脉下降至肘窝,向下行于前臂前群浅、深两层肌之间,经腕入手掌。正中神经发出的肌支支配大部分前臂的屈肌和旋前肌、手掌的外侧肌群及中间肌群的小部分;皮支分布于手掌外侧部和桡侧三个半指掌面的皮肤。

(3)**尺神经**(ulnar nerve,C_8～T_1) 初伴肱动脉下降,继而向后绕过肱骨内上髁的后面,转到前臂的掌侧,伴尺动脉经前臂、腕入手掌。尺神经的肌支支配前臂尺侧的屈肌、手肌内侧群、使拇指内收的肌,以及中间群的大部分;皮支在手掌分布于尺侧一个半指及其对应的手掌皮肤,在手背分布于尺侧两个半指及其对应的手背皮肤。

(4)**桡神经**(radial nerve,C_5～T_1) 桡神经是上肢最大的神经,沿肱骨后面的桡神经沟行向下外,经前臂背侧浅、深两层肌之间下降至手背。桡神经的肌支支配上臂和前臂的后群肌;皮支布于臂和前臂背面、桡侧两个半指背面及其相对应的手背皮肤。肱三头肌腱反射的传入和传出神经均为桡神经。

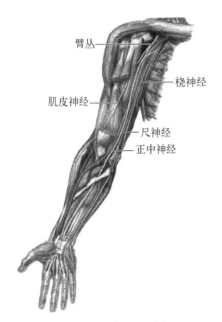

图 5-38　上肢的主要神经

(http：//www. sgumc. com. cn/jpkc. asp)

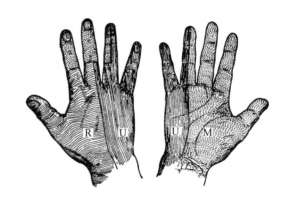

图 5-39　手皮肤的神经分布(自北京师大等,1989)

U. 尺神经　R. 桡神经　M. 正中神经

(三)胸神经

胸神经的前支,除第 1 和第 12 对的部分纤维分别参加臂丛和腰丛外,其余均不成丛。上 11 对胸神经的前支各自行于同序数的肋间隙内,称肋间神经(intercostal nerve)。第 12 胸神经的前支,行于第 12 肋的下方,称肋下神经。肋间神经在肋间血管下方,肋间内、外肌之间,沿肋沟向前下走行,沿途发出分支分布于肋间肌、胸前外侧壁的皮肤及肋胸膜(图 5-40)。下 5 对肋间神经的远侧部和肋下神经,在腹内斜肌和腹横肌之间,行向前下,最终入腹直肌鞘,并沿途发出分支分布于腹前外侧壁诸肌及其相应的皮肤和壁腹膜。

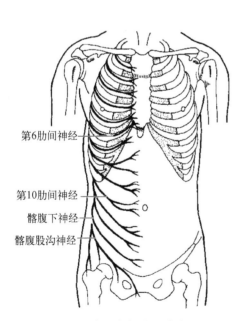

图 5-40　胸神经前支(自邢贵庆,1999)

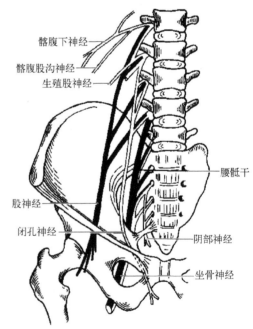

图 5-41　腰、骶丛的组成(自邢贵庆,1999)

(四)腰丛

1. 组成及位置

由第 12 胸神经前支的小部分纤维、第 1~3 腰神经的前支和第 4 腰神经前支的部分纤维构成。**腰丛**

(lumbar plexus)位于腰大肌的深面。

2. 分布范围

腰丛的分支除支配髂腰肌和腰方肌外,主要分布于腹前外侧壁的下部、股的前部和内侧部的肌和皮肤(图5-41)。

3. 主要分支

股神经(femoral nerve,$L_2 \sim L_4$)是腰丛最大的分支,它经腹股沟韧带的深面,于股动脉的外侧达股部,分为肌支和皮支。肌支支配股肌前群,皮支除分布于股前部的皮肤外,还有一长支,伴大隐静脉下行至足底内侧缘,布于小腿内侧面及足底内侧缘的皮肤。膝跳反射的传入纤维和神经纤维均在股神经中。

（五）骶丛

1. 组成和位置

由第4腰神经前支的部分纤维和第5腰神经前支组成的腰骶干,全部骶神经和尾神经由前支构成。**骶丛**(sacral plexus)在盆腔内,梨状肌的前面(图5-41)。

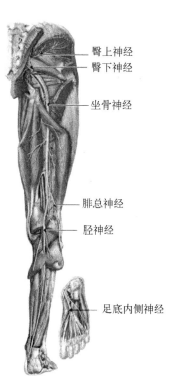

2. 分布范围

骶丛的分支主要分布于盆壁、会阴、臀部、股后部、小腿和足。

3. 主要分支

骶丛的主要分支是**坐骨神经**(sciatic nerve,$L_4 \sim S_3$)。坐骨神经是全身最粗大的神经,直径可达1 cm左右。经梨状肌的下方(孔)出盆腔,在臀大肌的深面,经坐骨结节和股骨大转子尖端连线的中点下行,穿经股肌后群,至腘窝的上角,分为胫神经和腓总神经两个终支。坐骨神经在股后区发出分支至髋关节和股肌后群(图5-42)。

（1）**腓总神经**(common peroneal nerve,$L_4 \sim S_2$)　沿腘窝的上外侧缘下降,至腓骨头的外下方分为腓浅神经和腓深神经。腓浅神经,穿过小腿外侧肌群至足背。其分支分布于小腿肌外侧群、小腿外侧和足背及足趾(第1、第2趾的相对缘除外)背面的皮肤。腓深神经,穿经小腿肌前群至足背。其分支分布于小腿肌前群、小腿前面和第1、第2趾相对缘的皮肤。

（2）**胫神经**(tibial nerve,$L_4 \sim S_3$)　沿腘窝的中线下降,继绕小腿肌后群浅、深两层之间下行,绕过内踝的后方入足底。胫神经的肌支支配小腿肌后群和足底肌,皮支分布于小腿后面和足底的皮肤。临床上常用的跟腱反射(又称踝反射)的传入和传出神经均为胫神经。生理学实验经常用蟾蜍或青蛙的坐骨神经-腓肠肌标本观察腓肠肌的收缩,腓肠肌受胫神经支配。

图5-42　坐骨神经及其分支
(http://www.sgumc.com.cn/jpkc.asp)

臀上神经
臀下神经
坐骨神经
腓总神经
胫神经
足底内侧神经

二、脑神经

脑神经(cranial nerve)共12对(图5-43)。按照各脑神经所含的纤维成分,可分为运动神经、感觉神经和混合性神经。

（1）**嗅神经**(olfactory nerve)　为感觉神经。鼻黏膜嗅区内嗅细胞(是双极神经元)的中枢突聚集成20多条嗅丝,合称嗅神经;其周围突末端膨大并发出几根嗅纤毛插入嗅黏膜表面的黏液中,感受空气中的气味物质。嗅丝穿过**筛孔**入颅前窝,终于大脑底面的嗅球。嗅神经是唯一一对与大脑相连的脑神经。

（2）**视神经**(optic nerve)　为感觉神经,由视网膜节细胞的轴突于视网膜后部集中形成**视神经盘**,穿眼球壁的脉络膜和巩膜后形成视神经。离开眼球,向后穿经**视神经管**入颅中窝,与对侧视神经形成视交叉,

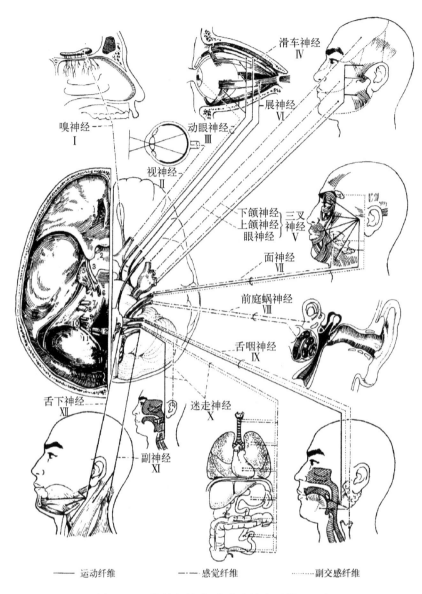

滑车神经
IV

展神经
VI

嗅神经
I

动眼神经
III

视神经
II

下颌神经
上颌神经　三叉
眼神经　神经 V

面神经
VII

前庭蜗神经
VIII

舌咽神经
IX

舌下神经
XII

迷走神经
X

副神经
XI

—— 运动纤维　　—·— 感觉纤维　　······· 副交感纤维

图 5-43　脑神经概观(自高士濂和于频,2014)

再经视束连于间脑,部分纤维止于外侧膝状体,部分纤维止于中脑的上丘核。视神经是瞳孔对光反射、眼调节反射的传入神经,是唯一一对与间脑相连的脑神经。

(3) **动眼神经**(oculomotor nerve)　　为运动神经,由中脑脚间窝出脑,**穿眶上裂入眶**,分布于眼球。含有 2 种纤维:① 躯体运动纤维,由中脑的**动眼神经核**发出,支配除外直肌和上斜肌以外的所有眼外肌;② 内脏运动纤维(副交感神经纤维),由**动眼神经副核**(又称**缩瞳核**。位于动眼神经核附近)发出节前纤维,止于眼球附近的**睫状神经节**(副交感神经节)换元,节后纤维支配瞳孔括约肌和睫状肌,是瞳孔对光反射、眼的调节反射的传出神经。

(4) **滑车神经**(trochlear nerve)　　为躯体运动神经,发自中脑的滑车神经核,由下丘下方出脑(是唯一一对由脑干背侧面发出的脑神经),向前绕过大脑脚,穿经海绵窦,经**眶上裂入眶**,支配眼球上斜肌。

(5) **三叉神经**(trigeminal nerve)　　是脑神经中最粗大的一对,在脑桥基底部与小脑中脚交界处出脑,至颞骨岩部尖端的前面,扩展为**三叉神经节**(又称半月神经节,包于硬脑膜两层间的裂隙内,是最大的脑神经节),自节的前面分出眼神经、上颌神经和下颌神经 3 个分支,分别经**眶上裂、圆孔、卵圆孔**出颅。眼神经和上颌神经为躯体感觉神经,下颌神经为混合性神经。躯体感觉纤维的胞体位于三叉神经节,其中枢突汇集成三叉神经本干入脑桥,终于脑干中的三叉神经感觉核,其周围突则组成 3 个分支中的大部纤维,分别分布到面部皮肤、眼球、口腔、鼻腔和鼻窦的黏膜、牙齿和脑膜,接受痛、温、触觉感受器的信息。下颌神经中的躯体运动纤维起自**三叉神经运动核**,随三叉神经本干穿过三叉神经节后,支配咀嚼肌的运动(图5-44)。牙疼时其痛觉信息经三叉神经传入脑内。

三叉神经损伤,表现为咀嚼肌瘫痪、萎缩,头面部皮肤、口和鼻腔黏膜、牙及牙龈黏膜感觉丧失,角膜反射消失。

(6)**展神经**(abducent nerve)　　只含有躯体运动纤维。发自脑桥的**展神经核**,经桥延沟中线的两侧出脑,向前穿过海绵窦、眶上裂入眶,支配眼的外直肌。一侧展神经损伤,可引起同侧眼内斜视。

(7)**面神经**(facial nerve)　　含有躯体运动、内脏运动(副交感神经)及内脏感觉3种纤维。躯体运动纤维数量多,形成**运动根**;内脏运动和内脏感觉纤维数量少,形成**中间神经**;此二根在桥延沟展神经的外侧出

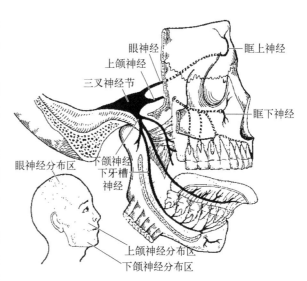

图5-44　三叉神经(自邢贵庆,1999)

脑,经位于颞骨岩部后面的**内耳门**进入内耳道达内耳道底,穿入面神经管,在内耳道和面神经管内合为一干。其中,运动根的纤维组成面神经主干,从**茎乳孔**出颅后进入腮腺深面,并向前进入腮腺内,分数支经腮腺前缘穿出。运动根的纤维发自脑桥下部的**面神经核**,主要支配面部额肌、眼轮匝肌、颧肌、口轮匝肌等表情肌的运动(图5-45)。中间神经内的内脏运动纤维(副交感纤维)发自脑桥下部的**上泌涎核**,其节前纤维分别止于**翼腭神经节**、**下颌下神经节**(均为副交感神经节)换元,节后纤维分布于泪腺、下颌下腺、舌下腺,控制这些腺体的分泌活动。中间神经内的内脏感觉纤维外周突末梢分布于舌前2/3的味蕾,中枢突入孤束核,其胞体位于**膝神经节**(位于面神经管内)。中间神经,其出颅的位置、达效应器或感受器的路径非常复杂,此不赘述。

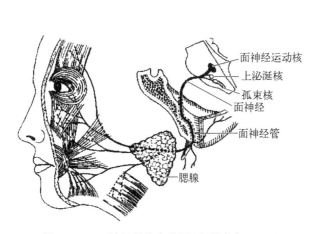

图5-45　面神经的分布范围(自邢贵庆,1999)

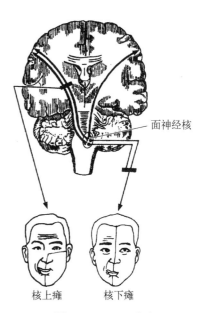

图5-46　面肌瘫痪

由于面神经核上部发出的纤维支配同侧眼裂以上的表情肌,而面神经核上部接受双侧皮质-脑干束的支配;面神经核下部发出的纤维支配同侧眼裂以下的表情肌,而面神经核下部仅接受对侧皮质-脑干束的支配。所以一侧面神经损伤(如面神经炎,常见原因是面部受冷风侵袭或着凉后导致局部营养神经的血管痉挛性缺血所致)引起同侧面肌瘫痪(又称面神经麻痹),表现为损伤侧额纹消失,眼睑不能闭合,口角偏向对侧,不能做吹口哨的动作。这种情况临床上称**核下瘫**;如果一侧皮质-脑干束损伤,则导致对侧眼裂以下的面肌瘫痪,临床上称为**核上瘫**(图5-46)。

角膜反射的传入神经纤维在三叉神经中,但传出神经纤维在面神经中。

（8）**前庭蜗神经**（vestibulocochlear nerve）　　又称位听神经，只含躯体感觉纤维，为双极神经元，胞体分别集中在内耳道底的**前庭神经节**和耳蜗蜗轴内的**螺旋神经节**，其周围支分别分布于壶腹嵴、椭圆囊斑、球囊斑和螺旋器。中枢支分别组成**前庭神经**和**蜗神经**，在内耳道内与面神经同行，出内耳门，在桥延沟外侧部，居面神经外侧入脑，传导有关平衡觉和听觉冲动（详见第 6 章第二节）。

（9）**舌咽神经**（glossopharyngeal nerve）　　为混合神经，连于延髓，经**颈静脉孔**出颅腔。它含有 4 种纤维：① **内脏运动纤维**，起自下泌涎核，支配腮腺的分泌活动。② **内脏感觉纤维**，外周突分布于舌后 1/3 的味蕾、咽黏膜、颈动脉窦等处的感受器，中枢突入延髓孤束核，其胞体位于舌咽神经**下神经节**（又称**岩神经节**。图 5-47、5-85）。③ **躯体运动纤维**，起自疑核，支配茎突咽肌。④ **躯体感觉纤维**，外周突分布于耳后皮肤，中枢突入脑干的**三叉神经脊束核**，其胞体位于颈静脉孔处的舌咽神经**上神经节**。前 2 种纤维数量多，后 2 种少。食物唾液分泌反射的传入纤维位于面神经和舌咽神经中，传出纤维也位于这两条神经中。

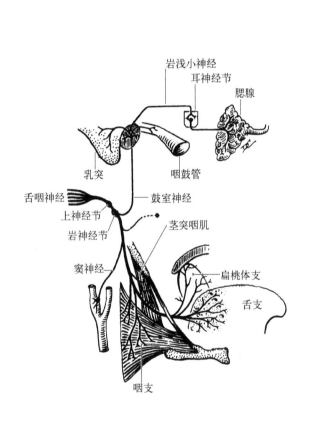

图 5-47　舌咽神经的主要分支
（自北京师大等，1989）

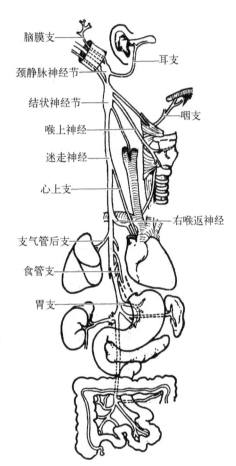

图 5-48　迷走神经的分支及其分布
（自北京师大等，1989）

（10）**迷走神经**（vagus nerve）　　为混合神经，是脑神经中行程最长、分布最广的神经。含有 4 种纤维：① **内脏运动纤维**，起于延髓的迷走背核和疑核，主要分布于颈、胸、腹部内脏器官，控制平滑肌、心肌和腺体的活动。② **内脏感觉纤维**，其胞体位于颈静脉孔下方的迷走神经**下神经节**（又称**结状神经节**，图 5-48、5-85），其中枢突入孤束核，周围突分布于颈、胸和腹部的许多脏器。③ **躯体运动纤维**，起源于疑核，支配咽喉肌。④ **躯体感觉纤维**，其胞体位于颈静脉孔的迷走神经**上神经节**（又称**颈静脉神经节**），中枢突止于**三叉神经脊束核**，周围突分布于颅后窝的硬脑膜、耳郭和外耳道的皮肤。前 2 种纤维数量多，后 2 种纤维数量少。

迷走神经自舌咽神经的下方出脑，穿过**颈静脉孔**至颈部，伴颈部大血管下行入胸腔。在胸腔内，左、右迷走神经的分支在食管周围分别形成食管前丛和食管后丛。食管前丛向下延为迷走神经前干，后丛向下延为后干。前、后两干穿过膈的食管裂孔入腹腔，主要分布于胃、小肠、肝、脾、胰等脏器(图 5-48)。胃液分泌的迷走-迷走长反射的传入和传出神经纤维均在迷走神经中。

(11) **副神经**(accessory nerve)　为躯体运动神经，由脑根和脊髓根两部分组成，分别由疑核和副神经核发出，由延髓橄榄后沟出脑，自颈静脉孔出颅，支配胸锁乳突肌和斜方肌(图 5-43)。

(12) **舌下神经**(hypoglossal nerve)　为躯体运动神经，由舌下神经核发出，在延髓锥体与橄榄体之间的前外侧沟出脑，经舌下神经管出颅，支配舌肌的随意运动。一侧舌下神经损伤，引起同侧舌肌瘫痪，伸舌时舌尖偏向病灶侧，为核下瘫。由于舌下神经核只受对侧皮质-脑干束支配，因此，当一侧皮质-脑干束损伤时，则引起对侧舌肌瘫痪，伸舌时舌尖偏向病灶的对侧，为核上瘫(图 5-49)。

12 对脑神经相关的脑神经核、与脑相连的部位、分布范围、功能及损伤后的主要表现见表 5-1。

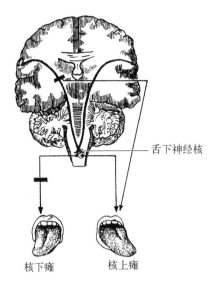

舌下神经核

核下瘫　　核上瘫

图 5-49　舌肌瘫痪

舌下神经核受对侧皮质-脑干束支配

表 5-1　脑神经的分布、功能及功能障碍

名　称	核的名称及性质	核的位置	连接的脑部	分 布 及 功 能	损伤后主要表现
嗅神经	嗅球	大脑	大脑	鼻腔嗅黏膜，嗅觉	嗅觉障碍
视神经	外侧膝状体	间脑	间脑	视网膜，视觉	视觉障碍
动眼神经	动眼神经核 动眼神经副核	中脑上丘	中脑	眼的上、下、内直肌和下斜肌，调节眼球运动、提上睑肌；瞳孔括约肌使瞳孔缩小及睫状肌调节晶状体凸度	眼外下斜视，上睑下垂，对光反射消失
滑车神经	滑车神经核	中脑下丘	中脑	眼的上斜肌，使眼球转向下外方	眼不能转向外下方，轻微内斜视
三叉神经	三叉神经感觉核 三叉神经运动核	脑桥中部	脑桥	脸部皮肤、上颌黏膜、牙龈、角膜等的浅感觉，舌前 2/3 一般感觉；咀嚼肌运动	头面部皮肤、鼻腔黏膜感觉障碍，角膜反射消失，咀嚼肌瘫痪，张口时下颌偏向患侧
展神经	展神经核	脑桥中下部	脑桥	眼的外直肌；使眼球外转	眼内斜视
面神经	面神经核 上泌涎核 孤束核	脑桥中下部	脑桥	面部表情肌运动；泪腺、颌下腺、舌下腺的分泌；舌前 2/3 黏膜的味觉	面肌瘫痪，额纹消失，眼睑不能闭合，口角歪向健侧，分泌障碍，角膜干燥，舌前 2/3 味觉障碍
前庭蜗神经	前庭神经核 蜗神经核	脑桥、延髓	延髓、脑桥	椭圆囊、球囊斑及 3 个半规管壶腹嵴的平衡功能；内耳蜗管柯蒂氏器的听觉	眩晕、眼球震颤、听力障碍
舌咽神经	疑核 下泌涎核 孤束核 三叉神经脊束核	延髓	延髓	咽肌运动；咽部感觉、舌后 1/3 的味觉和一般感觉、颈动脉窦的压力感受器和颈动脉体的化学感受器的感觉	咽反射消失、分泌障碍、咽感觉障碍、舌后 1/3 味觉障碍、一般感觉障碍
迷走神经	疑核 迷走背核 孤束核 三叉神经脊束核	延髓	延髓	咽喉肌运动和咽喉部感觉；心脏活动；支气管平滑肌；横结肠以上的消化管平滑肌的运动和消化腺体的分泌	发音困难、声音嘶哑、吞咽困难、内脏运动障碍、腺体分泌障碍、心率加快、内脏感觉障碍、耳郭及外耳道皮肤感觉障碍
副神经	疑核 副神经核	延髓	延髓	胸锁乳突肌使头转向对侧，斜方肌提肩	面不能转向健侧，不能提患侧肩胛骨
舌下神经	舌下神经核	延髓	延髓	舌肌的运动	舌肌瘫痪、伸舌时舌尖偏向患侧

(阮　琴　艾洪滨)

第四节　神经系统活动的一般规律

一、神经元的活动规律

1. 神经元的功能分区

神经元的树突和胞体是接受信息输入的部位,树突以其众多的分支占有较大的空间区域,因而可与其他神经元的轴突末梢形成许多突触。以脊髓前角运动神经元为例,一个神经元上有数千个突触,有80%~90%是与树突形成的;胞体还是对突触前信息进行**整合**(integration)的部位;轴丘和始段是产生动作电位的部位,因为这个部位的膜上电压门控离子通道密度大,兴奋的阈值低;轴突是传导动作电位的部位;轴突末梢是与下一个神经元或效应器细胞构成突触并释放神经递质的部位。

2. 神经元的轴浆运输

轴突内轴浆的流动具有物质运输的作用,称**轴浆运输**(axoplasmic transport),有顺向运输和逆向运输两种方式。所谓顺向运输是指轴浆自胞体向轴突末梢方向的运输,主要运输线粒体、突触囊泡、合成神经递质的酶、分泌颗粒等;逆向运输是指轴浆自末梢向胞体方向的运输,可运输一些被轴突末梢摄取的物质,如神经营养因子、狂犬病病毒、破伤风毒素等。这些物质被逆向运输到胞体,对神经元的活动产生影响。**辣根过氧化物酶**(horseradish peroxidase,HRP)也可被轴突末梢摄取,逆向运输至胞体,因而在神经科学研究中可用作神经通路示踪剂。

3. 神经元的营养性作用

运动神经元能使所支配的效应器细胞在功能上发生变化,例如,引起肌细胞收缩、腺细胞分泌等,这一作用称为神经元的**功能性作用**。除此之外,支配效应器官的运动神经末梢还经常释放一些营养性因子,持续地调整效应器细胞的内在代谢活动,影响其结构和功能的变化,这一作用称为神经元的**营养性作用**(trophic action)。例如,脊髓灰质炎患者的脊髓灰质前角运动神经元受到病毒的破坏,不能合成营养性因子,因此它所支配的肌肉将发生萎缩。

4. 神经元的联系方式

中枢神经系统内存在着数量庞大的神经元,它们之间是如何联系的? 有理由相信肯定是一种很复杂的网络结构。主要有以下几种方式(图5-50)。

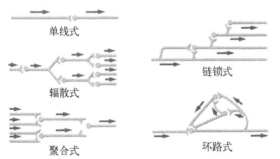

图5-50　中枢神经元的联系方式

（1）单线式　**单线式联系**是指一个突触前神经元的轴突末梢仅与一个突触后神经元发生突触联系。例如,视网膜中央凹的一个视锥细胞通常只与一个双极细胞形成突触联系,而双极细胞也只与一个神经节细胞形成突触联系,这种联系方式可使视锥系统具有较高的分辨能力。单线联系很少见。

（2）辐散式　一个神经元的轴突可以通过其末梢分支与许多神经元建立突触联系,此种联系称为**辐散式联系**(divergent connection)。一般来说,传入神经元进入中枢后与其他神经元发生的突触联系以辐散式为主。例如,脊髓的初级传入神经元中枢支进入中枢后,除了分支与本节脊髓的中间神经元及传出神经元发生突触联系外,还有上升和下降的分支与有关节段脊髓的中间神经元发生突触联系。这种联系可使与之相联的许多神经元同时兴奋或抑制。这种联系方式在感觉传入通路中较多见。

（3）聚合式　一个神经元的胞体与树突可以接受许多神经元的轴突末梢建立突触联系,称**聚合式联**

系(convergent connection)。由于许多神经元的末梢聚集到一个神经元的胞体或树突上,有的是兴奋性突触,有的是抑制性突触,从而使兴奋和抑制活动在神经元上实现其整合功能,这种联系方式在传出通路中较多见,形成传出神经元最后公路原则的结构基础,例如,脊髓灰质前角运动神经元上的联系。

（4）链锁式　　在中间神经元之间,由于辐散式与聚合式联系同时存在而形成**链锁式联系**(chain connection)。神经冲动通过链锁式联系,不仅在空间上扩大了影响范围,也可使与之相联系的许多神经元按时间顺序发生兴奋,使神经系统的调节更为精确。

（5）环路式　　**环路式联系**(recurrent connection)是指一个神经元通过其轴突侧支与中间神经元形成联系,中间神经元的轴突返回来直接或间接地再与这个神经元的胞体或树突形成联系。由中间神经元返回的信息称反馈信息。环路式联系在神经活动中的作用,视中间神经元的性质而定。若中间神经元是兴奋性的,则反馈信息将加强或延长原来神经元的活动,这种调节方式称**正反馈**(positive feedback)。若环路结构中的中间神经元是抑制性神经元,则反馈信息将减弱或终止原来神经元的活动,这种调节方式称**负反馈**(negative feedback)。

二、突触的活动规律

（一）突触的分类

突触(synapse)是指一个神经元的轴突末梢与另一个神经元之间发生接触并进行信息传递的结构。通过突触联系,神经元可以对其他神经元产生兴奋或抑制效应。突触数目多得惊人,例如,按人脑中约含100亿(10^{10})个神经元、每个神经元平均有约1 000个突触计算,其突触总数可达10万亿(10^{13})。突触数目如此庞大,可见突触功能之重要和复杂。

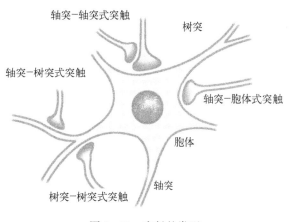

图5-51　突触的类型

（1）依据突触形成的部位分类　　在突触信息传递过程中,传出信息的神经元被称为**突触前神经元**,接受信息的神经元被称为**突触后神经元**。通常用突触前神经元与突触后神经元形成突触连接的部位表示突触类型。比较常见的是一个神经元的轴突末梢与另一个神经元的树突膜、胞体膜、轴突膜形成突触,分别称轴突-树突式突触、轴突-胞体式突触、轴突-轴突式突触(图5-51)。脑、脊髓、周围神经节中前两种突触最多。

（2）依据突触前神经元对突触后神经元的影响分类　　如果突触前神经元的活动引起突触后神经元兴奋,这种突触称**兴奋性突触**(excitatory synapse);如果突触前神经元的活动引起突触后神经元抑制,这种突触称**抑制性突触**(inhibitory synapse)。

（3）依据突触传递信息的方式分类　　以化学物质传递信息的突触称**化学性突触**(chemical synapse),携带信息的化学物质称**神经递质**(neurotransmitter),突触后膜上接受神经递质的结构称**受体**(receptor);以电信号传递信息的突触称**电突触**。脑和脊髓中的突触绝大部分都是化学性突触。

（二）突触的结构

1. 化学性突触

电镜下可见,化学性突触可分为**突触前成分**、**突触间隙**和**突触后成分**三部分(图5-52、5-53)。

（1）突触前成分　　一个神经元的轴突末梢分成许多小支,每个小支的末端膨大呈小球状,称为**突触小体**(synaptic knob)。突触小体与突触后神经元相对的那部分细胞膜称**突触前膜**(presynaptic membrane),这是特化的细胞膜,膜上有 Ca^{2+} 通道,并附有特殊蛋白质,比正常细胞膜厚,该部分称**活性带**(active zone)。突触小体内有大量的小泡,内含化学递质,称**突触囊泡**(synaptic vesicle)。

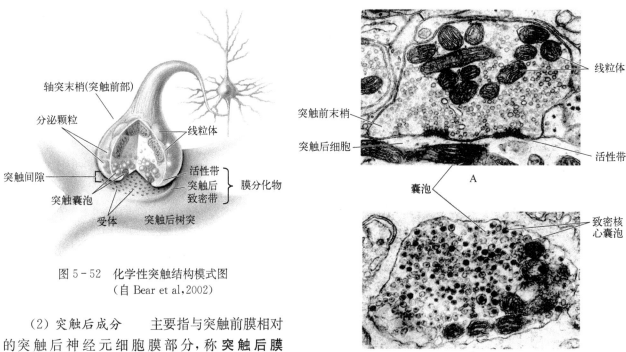

图 5-52　化学性突触结构模式图
（自 Bear et al, 2002）

图 5-53　化学性突触的电镜图（自 Bear et al, 2002）
A. 中枢神经系统的快兴奋性突触
B. 周围神经系统的突触，有大量致密核心囊泡

（2）突触后成分　　主要指与突触前膜相对的突触后神经元细胞膜部分，称**突触后膜**（postsynaptic membrane）。突触后膜也是特化的细胞膜，上有接受化学递质的化学门控通道和分解化学递质的酶。

（3）**突触间隙**（synaptic space）　　指突触前、后膜之间狭窄的细胞间隙，宽 15～30 nm。

2. 电突触

这种突触是两个神经元之间的缝隙连接。因缝隙连接处电阻很低，一个神经元的膜电位波动便可通过这种突触直接传递给另一个神经元。

（三）突触部位信息的传递

当神经冲动到达轴突末梢时，末梢膜上的 Ca^{2+} 通道开放，使膜外浓度高于膜内的 Ca^{2+} 流入膜内，部分突触囊泡移向突触前膜。由于 Ca^{2+} 的内流，使突触囊泡的膜与突触前膜贴附、融合，然后破裂，向突触间隙释放化学递质。释放出的递质弥散到突触后膜，递质分子立即与突触后膜上的受体结合，从而改变突触后膜对离子的通透性，使突触后神经元发生膜电位的变化，但是这种电位变化在兴奋性突触和抑制性突触是不相同的。

1. 兴奋性信息的传递过程及原理

当突触前末梢有少量的兴奋性递质（如谷氨酸）释放时，该递质与突触后膜上的受体结合，打开后膜上少量的 Na^+ 通道，Na^+ 内流量增加，使突触后神经元产生局部的去极化电位（例如，由静息时的 -75 mV 变成 -65 mV），由于这种去极化电位是向阈电位水平靠近，使膜的兴奋性升高，因而称为**兴奋性突触后电位**（excitatory postsynaptic potential, EPSP）。研究发现 EPSP 幅度的大小与突触前末梢释放的神经递质量成正比，即释放的递质多，打开的 Na^+ 通道多，Na^+ 内流量多，产生的 EPSP 幅度就大，反之则小。如果突触前末梢同时有很多囊泡释放递质，突触后神经元产生的 EPSP 就会叠加迅速达到阈电位水平，可立即引起轴丘或始段部位产生动作电位（兴奋），这就完成了兴奋性信息在突触部位的传递（图 5-54）。

突触后神经元轴丘或始段部位的动作电位一旦产生便向它的轴突末梢做迅速的、非衰减式的传导。

2. 抑制性信息的传递过程及原理

在脑和脊髓中抑制性信息的突触传递有两种形式，一是突触后抑制，二是突触前抑制。

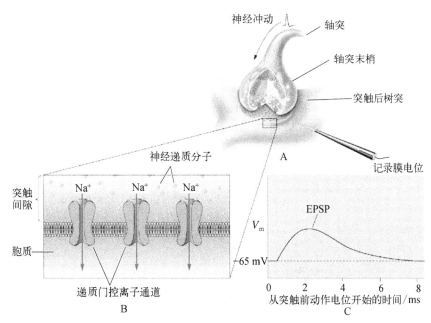

图 5-54　兴奋性突触后电位的产生原理示意图(自 Bear et al,2002)

A. 冲动到达突出前末梢触发神经递质释放　B. 释放的递质分子结合到突触后膜上的递质门控离子通道。如果 Na⁺ 通过开放的通道进入突触后细胞,那么突触后膜就会去极化　C. 利用微电极在细胞内记录到的膜电位(V_m)改变,即兴奋性突触后电位

（1）突触后抑制　　脑和脊髓中有大量的抑制性中间神经元,这些神经元兴奋时其末梢释放抑制性递质(如 γ-氨基丁酸、甘氨酸等),该递质与突触后膜上的相应受体结合后,主要打开后膜上的 Cl⁻ 通道,Cl⁻ 内流,引起了突触后神经元膜电位的超极化(膜电位由静息时的 −70 mV 向 −80 mV 方向发展)。神经元一旦发生了这种超极化的电位变化,膜电位离阈电位的距离加大,轴丘部位膜上的 Na⁺ 通道打不开,不会再产生动作电位,表现为抑制。这就完成了抑制性信息在突触部位的传递。由于这种超极化的电位变化的作用是引起神经元抑制,所以将这种电位变化称为**抑制性突触后电位**(inhibitory postsynaptic potential,IPSP)(图 5-55)。

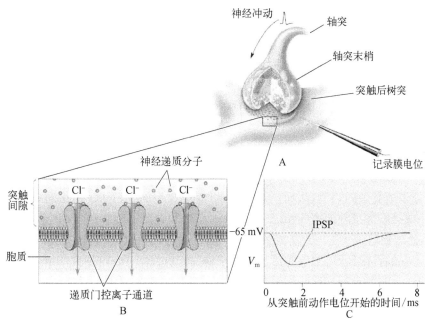

图 5-55　抑制性突触后电位的产生原理示意图(自 Bear et al,2002)

A. 冲动到达突触前末梢触发神经递质释放　B. 释放的递质分子结合到突触后膜上的递质门控离子通道。如果 Cl⁻ 通过开放的通道进入突触后细胞,那么突触后膜就会超极化　C. 利用微电极在细胞中记录到的膜电位(V_m)改变,即抑制性突触后电位

（2）突触前抑制　　突触前抑制是指通过某种机制使突触前末梢释放兴奋性递质减少,从而使突触后神经元产生的 EPSP 幅度减小,不能打开 Na^+ 通道,神经元的轴丘部位不能产生动作电位,表现为抑制。这种抑制的本质是由于突触前末梢释放递质减少导致的,因而称**突触前抑制**。其产生机制一般做如下解释。

如图 5-56 所示,轴突 A 末梢与神经元 C 的胞体膜形成**轴突-胞体式**突触,而轴突 B 末梢与轴突 A 末梢

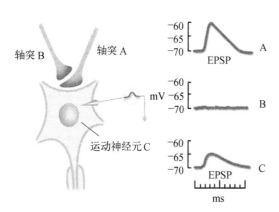

图 5-56　突触前抑制产生原理示意图

形成**轴突-轴突式**突触。在神经元 C 的胞体内插入微电极记录膜电位。研究发现:① 当单独刺激轴突 A 而不刺激轴突 B 时,在神经元 C 记录到一个约 10 mV 的 EPSP(图中右侧 A 所示),表明轴突 A 与神经元 C 之间的突触是兴奋性突触。② 当单独刺激轴突 B 而不刺激轴突 A 时,神经元 C 的膜电位仍然保持原来的静息电位(约 −70 mV)不变(图中右侧 B 所示),表明轴突 B 与神经元 C 之间没有直接联系,单独轴突 B 的活动不直接影响神经元 C 的活动。③ 如果先刺激轴突 A,接着再刺激轴突 B,结果神经元 C 产生的 EPSP 幅度减小,约 5 mV(图中右侧 C 所示)。在 EPSP 减小的情况下,神经元 C 轴丘部位的 Na^+ 通道不被打开,不能产生动作电位,因而也表现为抑制。

那么,为什么先刺激轴突 B 后再刺激轴突 A,神经元 C 的 EPSP 减小呢?一般做这样的解释:刺激轴突 B,B 末梢释放递质使轴突 A 产生约 10 mV 的去极化电位(例如,轴突 A 末梢的静息电位由原来的 −70 mV 变为 −60 mV),在这种情况下轴突 A 产生的动作电位幅度降低(例如,由正常情况下的 110 mV 变为 100 mV),时程缩短,结果使进入末梢 A 的 Ca^{2+} 减少,由此而使递质的释放量减少,因而使神经元 C 的 EPSP 减小。轴突 B 释放什么递质使轴突 A 产生去极化的电位变化?有研究认为是 GABA(γ-氨基丁酸),但 GABA 是抑制性递质,在其他部位引起突触后神经元超极化,为什么在这里引起轴突 A 末梢去极化?这一问题有待继续研究。

突触前抑制在中枢内广泛存在,尤其在感觉传入通路中,高位中枢的下行纤维末梢可与躯体感觉(或内脏感觉)第一级感觉神经元中枢支在脊髓或脑干中的末梢形成轴突-轴突式突触,可进行突触前抑制,使那些对生命活动无意义或意义不大的感觉信息抑制,不让其进入大脑皮质,对调节感觉传入活动有重要意义。

（四）突触传递的特征

兴奋在化学性突触部位的传递由于需要经过神经递质的释放、扩散、与突触后膜上的受体结合、递质灭活等许多复杂的生化反应过程,因而与兴奋在神经纤维上传导的特征有许多不同之处,主要表现在以下几方面。

（1）**单向传播**　　兴奋只能从突触前神经末梢传向突触后神经元,而不像神经纤维、电突触那样可以进行双向传播。化学性突触传递的单向传播具有重要意义,它限定了神经兴奋传导所携带的信息只能沿着指定的路线运行。

（2）**突触延搁**　　由上述可知,信息在突触部位传递须经过递质的释放、扩散、与后膜上的受体结合、通道开放、离子内流等多个复杂的环节,因而消耗一定的时间(0.3～0.5 ms),比在同样距离的神经纤维上传导要慢得多。这种现象称为**突触延搁**(synaptic delay),在脑和脊髓中的突触延搁也称**中枢延搁**。

（3）**突触传递的总和作用**　　一个神经元的树突膜、胞体膜上有很多突触,突触前传来的信息有兴奋性的,也有抑制性的,突触后神经元可对这些信息进行**总和**(summation)或曰**整合**(integration)。

如果突触前的一个轴突末梢兴奋一次释放的递质只能引起突触后神经元产生一个幅度小的 EPSP,那么如果有多个突触前轴突末梢同时兴奋,可引起一个更大幅度的 EPSP,此为 EPSP 的**空间总和**(spatial summation),如图 5-57B 所示。如果一个轴突末梢连续多次兴奋,后一次兴奋引起的 EPSP 可在前一次 EPSP 的基础上增大幅度,此为 EPSP 的**时间总和**(temporal summation)(图 5-57C)。突触后神经元亦可将 EPSP 和 IPSP 进行总和。

突触传递的总和作用有着非常重要的意义,一个神经元接受了若干输入信息,经过对这些信息的分析、

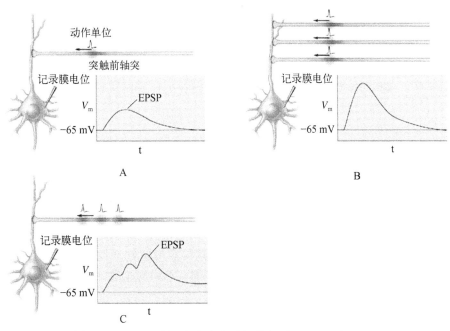

图 5-57　EPSP 的空间总和和时间总和(自 Bear et al,2002)

A. 1 个突触前动作电位在突触后神经元产生 1 个小的 EPSP　B. EPSP 的空间总和:当同时有 2 个或者更多的突触前输入,它们各自的 EPSP 相互叠加　C. EPSP 的时间总和:当同一条突触前纤维连续、快速地发放几个动作电位时,各自的 EPSP 相互叠加

总和后做出决定,是发放冲动还是不发放冲动,若发放冲动发放多大频率的冲动,等等。

　　(4) 突触传递的相对易疲劳性　　用蟾蜍的坐骨神经腓肠肌标本做实验很容易观察到这样一种现象:用连续电刺激(如刺激频率 50 Hz、波宽 0.3 ms、强度 5V)刺激坐骨神经,并记录腓肠肌的收缩曲线。开始一段时间腓肠肌收缩的幅度很高,但过一定时间后腓肠肌的收缩幅度很快下降,表明腓肠肌发生了疲劳。这时用同样参数的刺激直接刺激腓肠肌,结果腓肠肌的收缩幅度仍然很高。同样,如果用同样的刺激参数刺激坐骨神经并记录神经的动作电位,此时的神经仍能产生与刺激频率相同的动作电位。如果将坐骨神经腓肠肌标本放在任氏液中浸泡一段时间,然后再给予神经同样参数的刺激,结果发现腓肠肌的收缩幅度与开始时并无多少差别。这些结果表明上述的疲劳现象是发生在神经肌肉接点(突触)这个部位,也就是发生了**突触疲劳**。这是因为持续高频率的动作电位使神经末梢内 ACh(乙酰胆碱 acetylcholine)释放速度超过了合成速度,导致神经递质减少,使信息通过突触的效率下降而导致的。因此,突触相对于神经纤维是容易发生疲劳的部位。

　　(5) 对内环境变化的敏感性　　由于突触部位信息的传递涉及递质的释放、与突触后膜上特异性受体的结合、开关膜上的离子通道、被酶分解等非常复杂的生物化学反应,又由于突触间隙与细胞外液相通,因此容易受到内环境理化因素变化的影响。如缺氧、CO_2 过多、麻醉剂、细菌毒素、某些药物(如有机磷农药)、某些植物毒素(如筒箭毒)、某些动物毒素(如蛇毒)等,均可通过细胞外液影响突触传递。许多中枢性药物的作用部位在突触而不是在神经纤维上。

　　(五) 递质与受体

　　神经递质和受体是化学性突触传递最重要的物质基础,对这些问题的研究是神经科学重要的课题。

　　1. 神经递质

　　神经递质(neurotransmitter)是指由神经元合成、突触前末梢释放、能特异性地作用于突触后膜上的受体并产生突触后电位的信息传递物质。人和哺乳动物的神经递质种类很多,目前认为达 100 多种。经典的神经递质主要有乙酰胆碱、去甲肾上腺素(norepinephrine,NE)、多巴胺(dopamine,DA)、谷氨酸(glutamate,Glu)、γ-氨基丁酸(γ-aminobutyric acid,GABA)等。除了这些经典神经递质之外,目前认为许多神经肽如 P 物质(substance P)、β-内啡肽(β- endorphin)、血管活性肠肽(VIP)以及 NO、CO 等气体分子都起神经递质的作用。

一般认为,上述经典的小分子递质是在神经末梢内合成并储存的,其合成的酶系也就存在于神经末梢。由于轴突末梢内没有尼氏体,肽类神经递质在神经元的胞体中合成,合成后包装入囊泡,通过顺行轴浆运输转运到轴突末梢储存。当有动作电位传到末梢时,末梢内储存的递质便释放入突触间隙。

2. 受体

受体(receptor)是指位于突触后膜或效应器细胞膜上的某些特殊蛋白质结构,神经递质必须通过与受体相结合才能发挥作用。关于受体的命名,一般遵循下列原则,与 ACh 相结合的受体被称为**胆碱能受体**,与 NE 相结合的受体被称为**肾上腺素能受体**,依此类推。如果受体先被某种药物结合,则递质就很难再与受体结合,于是递质就不能发挥作用。这种能与受体结合从而占据受体或改变受体的构型,使递质不能发挥作用的药物称受体**阻断剂**(blocker)或**拮抗剂**(antagonist)。反之,能发挥与递质相似的生理效应的药物,称受体**激动剂**(agonist)。关于受体阻断剂和受体激动剂的研究有重大意义,可防治某些神经系统的疾病。

对受体的深入研究发现,几乎每一种神经递质的受体都有不同的亚型,详见有关专著。

三、反射活动的规律

反射(reflex)是指机体在中枢神经系统参与下,通过反射弧对内外环境的刺激作出的反应。反射弧由感受器、传入神经、神经中枢、传出神经、效应器 5 部分组成。反射活动有如下规律。

1. 反射活动因果关系的规律性

反射是动物体对一定刺激的规律性反应,即有什么样的刺激必有与之相应的反应。例如眨眼反射,异物刺激角膜一定引起眨眼,而不会引起睁眼;肘关节的屈肌反射,伤害性刺激作用于手部的皮肤,一定引起手迅速缩回,而不会将手伸出。这些都是反射活动具有规律性的例子。

2. 交互抑制

交互抑制为反射活动协调进行的主要方式之一。一个中枢的兴奋过程可导致功能上与之相拮抗的另一个中枢的抑制,反之亦然,此种中枢间的相互作用称**交互抑制**(reciprocal inhibition)。例如,当某一肢体关节的屈肌收缩时,同侧肢体关节的伸肌则松弛,肢体才能顺利地屈曲。即该关节的屈肌中枢兴奋时,其伸肌中枢抑制。这个例子中抑制的机制(神经通路)是通过神经元的传入侧支性抑制实现的。如图 5-58 所示,当用叩诊锤叩击上肢肱二头肌肌腱时,肱二头肌中的肌梭感受器兴奋,其传入冲动(传入神经纤维位于肌皮神经中)一方面使肘关节的屈肌(肱二头肌)运动神

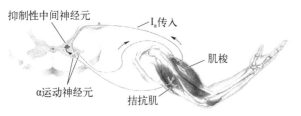

图 5-58　传入侧支性抑制示意图(自 Bear et al,2002)

经元兴奋(传出神经纤维也位于肌皮神经中),另一方面通过传入纤维的侧支去兴奋一个抑制性中间神经元,这个抑制性中间神经元的轴突末梢再与肘关节伸肌(肱三头肌)运动神经元形成抑制性突触,其末梢释放抑制性递质,使伸肌运动神经元(支配肱三头肌的传出神经纤维位于桡神经中)产生 IPSP(抑制性突触后电位)从而表现为抑制。

这种抑制的形式并不只存在于脊髓,脑内也有,如吸气中枢与呼气中枢之间、心加速中枢与心抑制中枢之间都表现交互抑制。交互抑制的意义在于使反射活动有效而协调地顺利完成。神经系统的某些疾病,如肌强直、肌震颤等,往往是由于交互抑制的障碍造成的。

3. 扩散

扩散为反射活动协调的另一重要方式。例如,当一个人脚部受到图钉刺激时,可引起踝关节甚至膝关节、髋关节有关的肌肉收缩,如受伤再严重,还可引起对侧下肢甚至两上肢的活动(图 5-59)。这是由于一

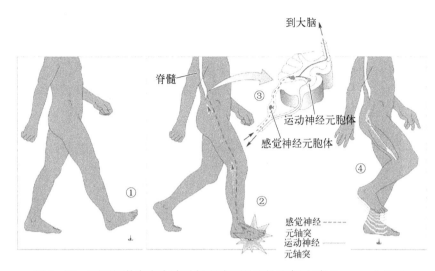

图 5 - 59　图钉刺激脚掌皮肤引起下肢屈肌反射示意图（自 Bear et al，2002）

图中，① 脚踩上了一个图钉　② 皮肤感受器将受到的刺激转换为传入神经上的电信号并将其传入脊髓中枢　③ 信息在脊髓内扩布给中间神经元，一部分神经元将信息送往大脑，产生疼痛感觉；另一部分中间神经元与运动神经元形成突触联系，运动神经元传出电信号到膝关节的屈肌　④ 膝关节屈肌收缩，从而抬起脚　该例子传入神经纤维在坐骨神经中，传出神经纤维分别在股神经和坐骨神经中

个中枢的兴奋通过突触联系扩布到了其他中枢，这种现象称兴奋的**扩散**（irradiation）。扩散的结构基础是神经元的辐散式排列。在一般情况下，扩散现象仅限于功能上相互协同的中枢之间，以保证功能上的相互加强和有效的配合。兴奋性信息可以扩散，抑制性信息也可以扩散，睡眠就是大脑皮质抑制性信息扩散的结果。

4. 反馈

反馈为中枢常见的一种反射协调方式。中枢内某些中间神经元形成环路式的突触联系是**反馈**（feedback）作用的结构基础，一个经典的例子就是脊髓灰质前角**闰绍细胞**（一种抑制性神经元，其末梢释放甘氨酸）与运动神经元之间的联系（图 5 - 60）。前角运动神经元的轴突侧支与闰绍细胞形成突触联系，闰绍细胞的活动经轴突回返抑制原先发放冲动的神经元和其他神经元。这种抑制是一种负反馈调节，它使神经元的活动及时终止或减弱，也促使同一中枢内许多神经元之间活动步调一致。这种形式的抑制在海马、丘脑、大脑皮质与小脑之间也广泛存在。

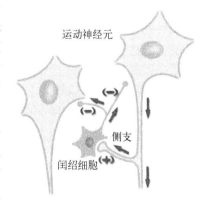

图 5 - 60　闰绍细胞的回返性抑制示意图

另一种反馈联系是，当一个刺激发动一个反射后，效应器的活动必然又刺激本身或本系统内的感受器，这些感受器将效应器的活动状况转变成传入信息（反馈信息）传入中枢，这些继发性的反馈信息对维护与纠正反射活动有重要作用。例如，膝跳反射，股四头肌的收缩活动又刺激了股四头肌内的肌梭、腱器官等，肌梭、腱器官将股四头肌的缩短程度、张力变化的信息反馈给支配股四头肌的运动神经元，以调节运动神经元的活动，使反射活动精确、协调、自动化。

5. 后放

中枢兴奋都由刺激引起，但当刺激的作用停止后，中枢兴奋并不立即消失，反射常会延续一段时间，即为中枢兴奋的**后放**（after discharge，又称后放电）。在一定限度范围内，刺激越强，或刺激作用时间越久，则后放就延续越久。后放发生的机制之一在于反射中枢内神经元环路式结构中有兴奋性中间神经元；效应器本身的感受器的活动也是产生后放的机制之一。

第五节　神经系统的感觉功能

感受器将内外环境变化的信息,经传入通路传到中枢不同水平,到达大脑皮质不同区域,并在这里分析处理信息,形成感觉。因此,一种感觉的形成有赖于3部分结构的活动:感受器、感觉传入通路、大脑皮质感觉区。人和动物主要的感觉有视觉、听觉、嗅觉、味觉、触觉、痛觉、温度觉、本体觉等。

一、感受器

(一)感受器的概念

感受器(receptor)是指接受某种刺激并把刺激的能量转变成神经冲动的特殊结构,如视网膜中的感光细胞、内耳耳蜗中的听毛细胞,等等;还有一些感受器,如皮肤、某些内脏器官中的痛觉感受器,并不具备特殊结构,而只是游离的感觉神经末梢。

人和动物的感受器可概括为两大类:一类接受的刺激来自外部空间,如视、听、嗅、味和皮肤感觉的感受器,叫**外感受器**(exteroceptor);一类接受的刺激来自体内,如感受身体位置、关节角度、肌张力大小的感受器以及感受内环境各种成分变化的感受器,叫**内感受器**(interoceptor)。英国生理学家谢灵顿(C. S. Sherrington)则根据刺激的来源和感受器的位置将感受器分为四类:① 外感受器—皮肤感受器,提供靠近身体的外部环境变化的信息。② **距离感受器**(teleceptor)—视觉、听觉、嗅觉感受器,提供距离身体较远的外部环境变化的信息。③ **本体感受器**(proprioceptor)—肌肉、肌腱、关节、前庭、半规管中的感受器,提供关于身体在空间的位置和运动状态的信息。④ 内感受器—内脏感受器,提供关于内脏器官功能状态的信息(如胃的膨胀、心脏缺氧、血浆浓缩等)。

还可以根据接受刺激的理化性质将感受器分为光、声、机械、温度、化学、渗透压等感受器,上述几种分类法有时混合使用。

(二)感受器的一般生理特征

1. 适宜刺激

每种感受器都各有一种最容易被它感受而引起兴奋的刺激,即对某种刺激的敏感性最高,这种刺激叫该感受器的**适宜刺激**(adequate stimulus)。感受器对其他种类的刺激则不敏感或根本不发生反应。例如,视觉感受器对光的刺激非常敏感,光就是视觉感受器的适宜刺激;听觉感受器对声波的刺激非常敏感,声波就是听觉感受器的适应刺激。光不引起听觉感受器的兴奋,同样的道理,声音不引起视觉感受器的兴奋。过去有些宣传说某些人有特异功能,耳朵能够认字、腋窝能够认字等,是不科学的,是违背迄今为止生理学研究所获得的原理的。

但皮肤痛觉感受器似乎无适宜刺激,几乎任何形式的刺激只要刺激的能量(强度)达到一定程度,都会引起痛觉。例如,针刺、刀割、火烫、冷冻、硫酸刺激,等等。

2. 换能作用

感受器在适宜刺激下发生兴奋,将刺激的能量转化为传入神经上的神经冲动,称感受器的**换能作用**,这是感受器最本质的生理功能。不同的感受器换能的原理不同,但一般都是先产生一个局部的去极化型的**感受器电位**(receptor potential),当这个感受器电位增大到与该感受器细胞相连的传入神经纤维的阈电位时,便爆发动作电位,然后传向中枢(图 5-61)。感受器电位同前面讲过的终板电位和突触后电位一样,不具有"全或无"特性,其幅度随刺激强度的增加而增大,不能做远距离传播而只能做**电紧张性扩布**,可在局部实现时间性总和和空间性总和。到目前为止研究的结果,只有脊椎动物的视觉感受器——感光细胞(视杆细胞、视锥细胞)接受光刺激后产生超极化型的感受器电位(详见第 6 章第一节)。

图 5-61 表示的是猫皮下组织中**环层小体**的感受器电位与锋电位。实验是这样进行的:对猫的环层小

体施加轻微的压力,在传入纤维上可以记录到局部去极化电位,即感受器电位。压力增加时,感受器电位也相应增大。当感受器电位增大到约 10 mV 时,在传入神经纤维上引起锋电位。进一步增加压力,可以引起传入纤维上冲动的重复发放。用显微解剖术除去小体上的结缔组织外层,露出无髓鞘的神经末梢,对之施加压力仍可产生感受器电位和锋电位。用压力或麻醉剂阻滞神经末梢上第一个郎飞结,对感受器电位无影响,但不再产生锋电位。在实验前几天切断神经,使神经变性,则感受器电位和锋电位都会消失。这个实验和其他的实验表明,感受器电位产生在无髓鞘的神经末梢上,达到一定的程度引起第一个郎飞结去极化,产生锋电位。

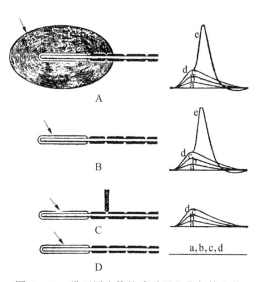

图 5-61　猫环层小体的感受器电位与锋电位

A. 表示施加在环层小体上的压力逐渐增加时在神经纤维上记录到去极化型的感受器电位逐渐增大(a~d),当压力达到一定程度时引起锋电位(e)　B. 表示除去小体外层后仍得到相同的结果　C. 表示施加在第一个郎飞结上的压力阻碍了锋电位的产生,但对感受器电位无影响　D. 表示在实验前几天切断神经引起神经纤维变性则全部反应消失

3. 编码作用

让我们先分析这样一种现象,皮肤的痛觉感受器受到针刺和火烫这两种刺激时,即使不用眼睛看,主观上也能区分出这是两种不同性质的刺激。一般用感受器的**编码作用**(coding)解释这一现象的产生原理。所谓编码作用是指感受器在把刺激的能量转换为神经的动作电位时,不仅发生了能量的转换,而且把刺激所包含的环境变化的信息也转移到了动作电位的序列之中,起到了信息的转移作用,这就是感受器的编码功能。按照这个理论,痛觉感受器接受针刺和火烫时发生的感受器电位的幅度、持续的时程、衰减的速度等参数可能是不同的,因而感觉神经纤维上传导的动作电位的频率以及各个动作电位之间的间隔时间可能是不同的,大脑皮质接受了这些序列不同的动作电位之后,能够区分出这两种不同性质的刺激。这个原理就像发电报的原理一样,不同序列的电信号代表不同的字义。但是关于感受器将刺激所包含的环境变化信息内容编码在传入神经的动作电位序列中的详细机制,目前还不十分清楚。

4. 适应现象

当用一恒定强度的刺激持续地作用于感受器时,感觉神经纤维上动作电位的频率会逐渐降低甚至不出现,这一现象称为感受器的**适应**(adaptation)。"入芝兰之室久而不闻其香",是对嗅觉感受器适应现象的形象描述。不同的感受器发生适应的速度有很大的差别,可分为**快适应感受器**和**慢适应感受器**两类。嗅觉感受器、触觉感受器是比较有代表性的快适应感受器。这类感受器适于传递快速变化的信息,这对生命活动是十分重要的,它有利于感受器和中枢再接受新的刺激。慢适应感受器以肌梭、颈动脉窦压力感受器、痛觉感受器为代表,只要有刺激,不管刺激持续多长时间,这些感受器总是发放冲动。感受器的这种慢适应过程对动物的生命活动同样具有重要意义,它有利于机体对某些功能状态进行长时间持续的监测,并根据其变化随时调整机体的活动。例如,血流对血管壁总是施加一定的压力(血压),颈动脉窦压力感受器的作用就是敏感地感受血压的变化,并把变化的信息即时传送到脑干的心血管中枢("报警"),以便于对血压进行精确调节。如果颈动脉窦压力感受器对血压的刺激很快发生适应的话,就会失去"报警"意义。

感受器发生适应的机理比较复杂,有许多环节还不清楚。一般认为可发生在感觉信息转换的不同阶段,例如,离子通道的功能状态、感受器细胞与传入神经纤维之间的突触传递等环节均可影响感受器的适应。

二、感觉传入通路

各种感受器产生的感觉信息最终经两条途径传入大脑皮质,一条是特异性感觉传入通路,一条是非特异性感觉传入通路。

（一）特异性感觉传入通路

特异性感觉传入通路是指感觉信息经脊髓和脑干中的特定传导束到达大脑皮质的特定区域，从而产生特定感觉的一条通路。视觉、听觉、嗅觉、味觉、躯体感觉（皮肤痛觉、触觉、温度觉、本体感觉）等均属于主观意识上能够说出的特定感觉，相应地这些感觉通路都属于特异性感觉传入通路。前4种感觉通路在第6章特殊感觉器官中描述，本章主要以躯体感觉通路为例加以阐明。

躯体感觉通路又分浅感觉和深感觉两条传入通路。

1. 浅感觉传入通路

浅感觉传入通路是指传导皮肤、黏膜的痛觉、温度觉和粗略触觉冲动的神经通路，由3级神经元组成。

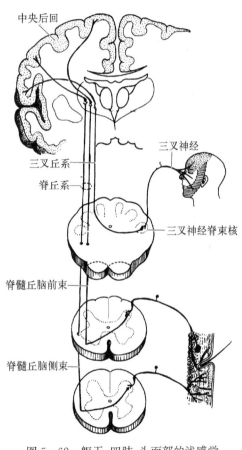

图5-62　躯干、四肢、头面部的浅感觉
传入通路（自严振国，1995）

（1）躯干和四肢的浅感觉传入通路　第一级神经元（假单极神经元）的胞体位于**脊神经节**内，其周围突随脊神经分布到躯干和四肢皮肤的痛觉、温度觉和触觉感受器，中枢突经后根入同侧脊髓的**后外束**（又称Lissauer束），在束内上升1或2个节段后止于后角**固有核**（位于脊髓灰质板层Ⅲ和板层Ⅳ）。第二级神经元的胞体位于固有核，其轴突一部分交叉到对侧**外侧索**，传导痛觉和温度觉冲动，组成**脊髓丘脑侧束**上行经脑干终止于**丘脑腹后外侧核**（图5-14中的腹后核，属于丘脑外侧核中的一个亚核）；另一部分交叉到对侧**前索**，组成**脊髓丘脑前束**，传导粗略触觉，上行止于丘脑腹后外侧核，这两束总称为脊髓丘脑束。第三级神经元的胞体位于丘脑腹后外侧核，其轴突参与组成**丘脑皮质束**，经内囊枕部，终止于中央后回的中、上部和中央旁小叶后部（Brodmann分区为3、1、2区）。

（2）头面部的浅感觉传入通路　第一级神经元（也是假单极神经元）的胞体位于三叉神经**半月神经节**内，其周围突分布到头面部皮肤以及口腔、鼻腔的大部分黏膜，中枢突组成**三叉神经感觉根**（详见前面三叉神经）进入脑桥，分成短的升支和长的降支，止于**三叉神经脊束核**（三叉神经感觉核的下部）。第二级神经元的胞体位于三叉神经感觉核，它们的轴突交叉至对侧组成**三叉丘系**，上行止于**丘脑腹后内侧核**。第三级神经元的胞体位于丘脑腹后内侧核，其轴突参与组成丘脑皮质束，经内囊枕部，最后投射至中央后回的下部（图5-62）。

2. 深感觉传入通路

深感觉又称**本体感觉**，是与浅（皮肤）感觉相对而言的，是指来自肌肉、肌腱、关节的位置觉和振动觉。什么是位置觉和振动觉？人们闭上眼睛也会知道自己处于什么姿势；别人轻轻地屈伸你的手指或上肢时，你能准确无误地说出屈伸的方向、程度，这种感觉叫**位置觉**。将振动着的音叉置于骨的突出部位或者使身体接触振动着的物体都有振动感觉，叫**振动觉**。深感觉传入通路就是传导这些感觉冲动的神经通路，也是由3级神经元组成。皮肤除了有粗略触觉之外，还有**精细触觉**（辨别两点距离，感受物体性状及纹理粗细等），传导精细触觉冲动的纤维也与深感觉传入纤维同行。

（1）躯干和四肢的深感觉传入通路（图5-63）　第一级神经元的胞体位于脊神经节，周围突分布于肌肉、肌腱、骨膜、关节等处的深部感受器（如游离神经末梢、肌梭、腱器官等）和皮肤中的精细触觉感受器（如触觉小体）；中枢突经后根入同侧**脊髓后索**，来自躯干下部和下肢的纤维在后索的内侧部排列成**薄束**（fasciculus gracilis），来自躯干上部和上肢的纤维在后索的外侧部排列成**楔束**（fasciculus cuneatus）。因此脊髓第 5 胸节段以下后索内只有薄束而无楔束,第 5 胸节段以上才开始出现楔束。薄束和楔束在后索中上行至延髓,分别止于**薄束核**和**楔束核**。第二级神经元的胞体位于薄束核和楔束核,其轴突交叉至对侧组成**内侧丘系**(因纤维束在延髓中线两侧、外侧丘系的内侧,故称内侧丘系),上行至丘脑腹后外侧核。第三级神经元的胞体位于丘脑腹后外侧核,其轴突参与组成丘脑皮质束,经内囊枕部,止于大脑皮质中央后回的中、上部,中央旁小叶后部和中央前回。中央前回既是运动区,也是深感觉冲动的投射区。

(2)头面部的深感觉传入通路　　目前尚不十分清楚。一般认为头面部的深感觉冲动也是由三叉神经中的感觉纤维传导的,但这部分纤维的胞体不是在半月神经节,而是位于三叉神经中脑核(此核是一细长的核,从脑桥中部一直延至中脑上端,图 5-10)。其根据是,此核的细胞形态非常类似脑、脊神经节的细胞,是假单极神经元。到目前为止,初级感觉神经元的胞体位于中枢内的现象,只在三叉神经中脑核发现,这是一种非常奇怪的现象。但由三叉神经中脑核至大脑皮质的路径尚不明确。

由上述可见,躯干和四肢浅感觉传入通路和深感觉传入通路的第二级神经元发出的轴突都交叉到对侧,然后再上行到丘脑腹后外侧核。但交叉的部位不同,浅感觉传入通路在脊髓水平交叉,而深感觉传入通路在延髓水平交叉。因此,在脊髓半横切的情况下,浅感觉障碍发生在横切侧的对侧,而深感觉障碍则发生在横切侧的同侧。

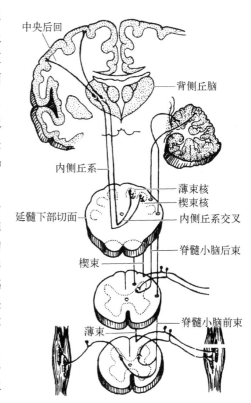

图 5-63　躯干和四肢的深感觉传入通路
(自严振国,1995)

上述特异性感觉传入通路的主要功能,是引起特定的感觉并激发大脑皮质产生传出冲动。

(二)非特异性感觉传入通路

所谓非特异性感觉传入通路,是指上述特异性感觉传入通路的第二级神经元的轴突,经过脊髓和脑干上行时,发出许多侧支,分别与脑干网状结构中的神经元形成突触联系,在网状结构内经多次交换神经元后上行,到达丘脑的中央中核等结构,由丘脑的这些核团再发出纤维呈弥散性地投射到大脑皮质的区域(图

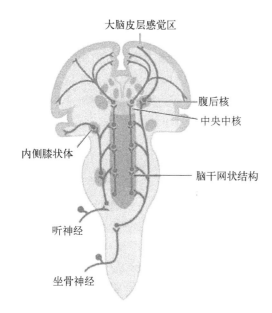

图 5-64　非特异性感觉传入通路示意图

5-64)。感觉信息经这条通路到达大脑皮质的过程中,由于多次交换神经元,失去了感觉冲动原有的特异性,又加之投射到大脑皮质的广泛区域,所以并不形成特定的感觉(主观上说不出的感觉),但可维持大脑皮质的神经元处于兴奋状态。

由以上分析可知,非特异性感觉传入通路和特异性感觉传入通路共用着第 1、2 级神经元,只是从脑干网状结构开始了分化。在非特异性感觉传入通路中,有的学者把脑干网状结构→大脑皮质的这一段称为"**脑干网状结构上行激动系统**(ascending reticular activating system)";而把丘脑→大脑皮质的这一段称为"**丘脑非特异性投射系统**(thalamic nonspecific projection system)"。

由于非特异性感觉传入通路是多突触接替的上行系统,前已述及突触部位对一些药物是比较敏感的,因而它易于受药物的影响而发生传递阻滞。一般认为,动物实验中经常用的全身麻醉剂(如戊巴比妥钠、氨基甲酸乙酯)的作用原理就是由于阻断了脑干网状结构上行激动系统的信息传递作用,

从而使大脑皮质处于抑制状态。人们睡觉时周围的环境安静,减少了听觉感受器的传入冲动,也就减少了脑干网状结构上行激动系统的上传信息,大脑皮质容易抑制。

（三）丘脑的感觉分析机能

在大脑皮质不发达的动物,丘脑是感觉的最高级中枢。在大脑皮质发达的动物,丘脑则为感觉上行传导的重要中继站,对感觉信息只进行粗糙的分析与综合。丘脑内神经核团很多,从核的功能来看,大致可以分为三类。第一类是接受感觉纤维投射的特异性投射核团,如腹后外侧核等(图5-14),它发出的纤维进一步投射到大脑皮质感觉区。这些核团是机体大部分特定的感觉冲动(浅、深感觉)传向大脑皮质交换神经元的部位,称为感觉接替核。第二类是非特异性投射核团,主要是靠近中线的内髓板以内的核团,一般认为,它们没有直接投射到大脑皮质的纤维,但是可以间接地通过丘脑网状核等的多突触接替换元后,弥散性地投射到大脑皮质的广泛区域,起着维持大脑皮质兴奋状态的重要作用。第三类是接受边缘系统、丘脑感觉接替核和其他皮质下中枢来的纤维(但不直接接受感觉的投射纤维),经过换元后,发出纤维投射到大脑皮质的特定区域。这些核团起着一种在丘脑和大脑皮质水平联络各种感觉中枢、协调它们的活动的作用,故又称为联络核,如丘脑前核等。

丘脑既向大脑皮质发出投射纤维,同时它也接受从大脑皮质下行的纤维,即它与大脑皮质具有双向性联系,构成皮质-丘脑间的环路。通过这种联系,大脑皮质可以在丘脑水平控制和调节上行信息。

三、大脑皮质的感觉分析机能

大脑皮质在感觉机能中占有极为重要的地位。外周感受器的冲动都经过特异性和非特异性传导途径传到皮质相应区域,由皮质神经元对传入的感觉信息作最后的分析综合,使之进入意识的领域,转化为主观的感觉。这一过程极为复杂,但基本上是在皮质特异构筑的基础上,神经元之间兴奋和抑制相互作用的结果。

从生理学的观点来看,大脑皮质也可以按其不同机能分区。利用刺激外周感受器在大脑皮质引导诱发电位以及直接刺激皮质不同部位,观察动物和人的躯体反应,或使用局部皮质切除等方法,可以将皮质从机能上分为:① **感觉区**,包括视区、听区、躯体感觉区等。② **联络区**,如额叶、顶叶、颞叶的大部分。这些区域接受来自非特异性投射系统的纤维、丘脑联络核团以及不同皮质区的纤维较多。③ **运动区**。神经组织学研究发现,这三类皮质的分层相对厚度也不同。感觉区的第Ⅳ层较厚,因为有大量发自丘脑特异感觉投射纤维终结在这里。运动区的第Ⅴ层较厚,是因为起源于这里的支配和控制运动的纤维较多。神经组织学皮质分区和生理学的分区虽然差异较大,但毕竟有许多相同之处。例如,中央后回的第3、1、2区为第一躯体感觉区;43区附近为第二躯体感觉区;枕叶17区为视觉区;在颞上回的41、42区为听觉区等(图5-21)。

人体的体表感觉区位于中央后回的3、1、2区,这里是丘脑特异性投射核团(外侧核)发来纤维的主要投射区,称为**第一体感区**。全身体表感觉冲动主要投射到这里。这种投射与躯体各部分相对应(图5-65),在一侧中央后回的空间布局上有如下特点:① 躯体感觉冲动向皮质投射是交叉的,即一侧体表感觉冲动向对侧中央后回投射,但头面部的投射是双侧的。② 上肢代表区在中央后回的中间部,下肢代表区在其上方,而头面部在

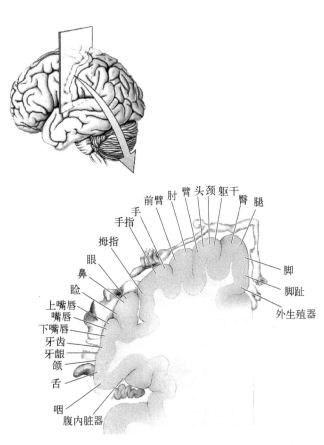

图5-65　中央后回第一体表感觉区的投射特点
（自 Bear et al,2002）

底部,所以总的安排是头足倒置的,但头面部代表区内部的安排是正立的。③ 躯体各部位投射区面积的大小与躯体各部位实际面积的大小不成比例,而和相应体表部位感受器的数量以及传导这些感受器冲动的纤维数量有关。人的手、口在皮质都占有与实际比例不相称的广大面积。这反映功能活动积极、动作精细的身体部位输入皮质的信息量大,占据的皮质代表面积也大。在人脑,第二感觉区(43 区)位于中央前回与岛叶之间,其全部面积远比第一感觉区为小。全身体表感觉在第二感觉区的投射也有一定的安排,但这种安排属于正立而不是倒置(图 5-66)。从种系发生来看,可能第二感觉区比较原始,仅对感觉做粗糙的分析。在人脑,刺激第二感觉区可以引致体表一定部位产生主观上麻木感,这种感觉具有双侧性。在人类切除第二感觉区后,并不产生显著的感觉障碍。有人认为,第二感觉区与痛觉有比较密切的关系。

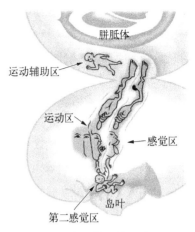

图 5-66　岛叶第二体表感觉区的投射特点

躯体深部感觉信息投射到中央前回的运动区。切除动物运动区皮质,由本体感觉刺激作为条件刺激建立的条件反射活动受到阻碍。刺激人脑中央前回会使受试者出现企图发动肢体运动的感觉。损伤感觉区会引起运动区相应区域出现大量的神经纤维和神经元的溃变。

人类所有的皮质感觉投射区,包括运动区在内,还不到整个大脑皮质面积的 20%,而 80% 以上为皮质联络区。这些联络区通过联络纤维与感觉投射区相连。联络区的皮质可能和数种感觉区相连。不同性质的感觉信息在联络区可以被综合,形成复杂的意识。位于视觉投射区与躯体感觉区之间的顶叶联络区可能是产生空间运动主观感觉和自身形象的地方。在幼儿时期,联络皮质比较并分析躯体感觉、本体感觉、视觉信息,对于学习过程很重要。

感觉柱(sensory column)　感觉皮质细胞的纵向柱状排列构成大脑皮质的最基本功能单位,称感觉柱。直径为 200~500 μm,垂直走向脑表面,贯穿整个 6 层(图 5-67)。同一柱状结构内的神经元都具有同一种功能,如都对同一感受野的同一类型感觉刺激起反应。在同一刺激后,这些神经元发生放电的潜伏期很接近,仅相差 2~4 ms;说明先激活的神经元与后激活的神经元之间仅有几个神经元接替。一个柱状结构是一个传入-传出的信息整合处理单位,传入冲动先进入第 4 层,并由第 4 层和第 2 层细胞在柱内垂直扩布,最后由第 3 层和第 5、6 层细胞发出传出冲动离开大脑皮质。感觉柱内的神经元网络使传入冲动在柱内放大、调制和整合,向皮质下结构发放信息。皮质柱的活动呈竞争状态,一个皮质柱达到足够的兴奋时就会对邻近的皮质柱产生抑制性影响,同时也可接受几十个皮质柱的传入影响。大脑皮质无时无刻不处在兴奋和抑制的相互制约、相互协调的平衡中。这种形态和功能特点,在视皮质、听皮质和运动皮质中也同样存在。

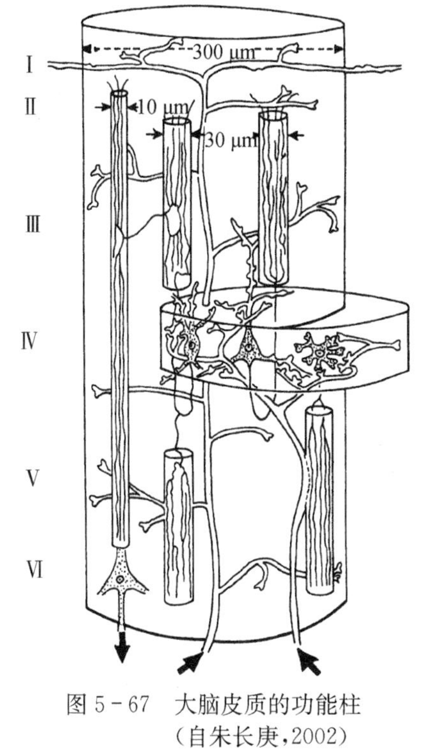

大脑皮质的柱状结构不是固定不变的,而是一个不断变化组合的机能单位。大脑皮质可以不断破解旧的和形成新的机能柱来应答内外环境的刺激。

图 5-67　大脑皮质的功能柱
(自朱长庚,2002)

此单位为一直径为 300 μm 占皮质全厚的高圆柱体。下方中间的粗箭头代表皮质-皮质传入纤维(联络纤维或胼胝体);右侧的粗箭头代表丘脑-皮质传入纤维,扁圆柱体为其终止空间;左侧粗箭头代表锥体细胞的传出纤维

第六节　神经系统对躯体运动的调节

运动是人和动物维持生命最基本的活动之一。在进化过程中,运动功能不断得到发展和完善。人类能完成极其复杂和精巧的运动,如跳水运动员的空翻转体、钢琴演奏家的十指协调弹奏、书画家的精致运笔等,这些运动都需要神经系统对肢体和躯干肌群精巧的调控来实现,一旦骨骼肌失去神经系统的调控,就会出现相应的运动障碍。

　　根据运动的复杂程度和受意识控制程度的不同,可将运动分为反射运动、随意运动和节律性运动3类。**反射运动**是最简单、最基本的运动形式,一般由特定的刺激引起,并有固定的反射弧,如后面要讲到的膝跳反射、屈肌反射等。反射运动的特点一般不受意识控制,其运动强度与刺激大小有关,参与反射的神经元数目较少,所需时间较短。**随意运动**比较复杂,一般是为达到某种目的而进行的运动。与反射运动不同,随意运动可以由感觉刺激引起,也可以由主观意愿而发动,其运动的方向、轨迹、速度均可受意识控制,并可在运动执行中随意改变;参与运动的神经结构多,必有大脑皮质的参与,完成运动所需的时间较长。**节律性**运动是介于随意运动与反射运动之间的一种运动形式,其特点是可随意地开始和停止,但运动一旦开始便不需要有意识的参与而能自动地重复进行,在进行过程中能被感觉信息调制,如呼吸肌的运动,在平坦的路上走路时左右上肢的摆动等。

　　人体的任何运动,都受神经系统的调控。下面按照中枢神经系统从初级部位到高级部位的顺序,依次分析脊髓和脑是怎样调控躯体运动(骨骼肌运动)机能的。

一、脊髓对躯体运动的调节

(一) 脊髓动物与脊休克现象

　　为了研究脊髓的反射活动,人们往往将实验动物(最常用的是蟾蜍或青蛙)进行如下处理:用金属探针在蟾蜍的枕骨大孔位置插入椎管,离断脊髓与脑的联系,然后再将探针经枕骨大孔插入脑并捣毁之,或直接用剪刀在枕骨大孔位置将头剪掉。这种处理方法保留了完整的脊髓,此时的动物称为**脊髓动物**,可以用来观察脊髓反射活动的规律。进行这种手术后,发现一个现象,离断脊髓与脑的联系后一段时间内,脊髓暂时丧失反射活动能力,进入无反应状态,这种现象称**脊髓休克**(spinal shock),简称脊休克。在人类由于外伤导致脊髓横断,也会出现脊休克现象。人类脊休克的主要表现是:在离断面以下的躯体感觉和运动功能丧失,骨骼肌肌紧张消失,外周血管扩张,血压下降,发汗反射不出现,膀胱内尿充盈,直肠内粪便积聚,表明躯体反射活动与内脏反射活动均减退以至消失。

　　脊休克持续一段时间后,脊髓的反射功能可逐渐恢复。恢复的时间与动物的种类有关,动物越高等,脊休克持续的时间越长。如蟾蜍和青蛙的脊休克只有几分钟,猫、狗约几小时,猴约3周,人类则需数周以至数月。在恢复过程中,一般是比较原始、简单的反射先恢复,如膝跳反射、屈肌反射,此后恢复搔扒反射、对侧伸肌反射等,并可具有一定的排便、排尿反射。但在人类,横断面以下的脊髓所支配的骨骼肌的随意运动和感觉机能将永远丧失。

　　对脊休克现象产生的原因一般做这样的解释:正常生理情况下脊髓的活动受着高位中枢(脑)的控制,而这种控制以易化作用(兴奋作用)占优势。可以设想,脑的某个或某几个部位的神经元经常发放下行冲动作用于脊髓的神经元,维持着脊髓神经元的兴奋性。一旦发生脊髓横断,消除了这些下行冲动的作用,脊髓神经元的兴奋性便立即下降,随之处于抑制状态,所以断面以下脊髓所控制的反射活动消失,即脊休克。此后,在这段时间,脊髓神经元的兴奋性逐渐恢复,因此,断面以下脊髓所控制的反射活动又逐渐恢复。

(二) 脊髓运动神经元和运动单位

　　在脊髓灰质前角中,存在有大量的运动神经元。一类是 α 运动神经元,一类是 γ 运动神经元。神经元胞体较大(直径大于 $25\ \mu m$,大的可达 $150\ \mu m$),其轴突(称 α 纤维)在离开脊髓到达所支配的肌肉时,分成许多分支,每一分支的末梢在一条骨骼肌纤维上形成**运动终板**。这样一来,一个 α 运动神经元可支配许多条肌纤维,当这一神经元发生兴奋时,可引起它所支配的所有肌纤维收缩。一个 α 运动神经元及其所支配的全部肌纤维构成一个**运动单位**(motor unit)。骨骼肌的正常活动是以运动单位为基础进行的。运动单位的大小取决于神经元轴突分支数目的多少。γ 运动神经元胞体较小(直径 $15\sim25\ \mu m$),其轴突(称 γ 纤维)与 α 纤维一起分布到同一块骨骼肌上,但它是分布到梭内肌纤维两端有横纹的部位,在此形成运动终板,γ 运动神经元的轴突末梢也是释放 ACh,它的作用是调控梭内肌的收缩程度,从而调节肌梭对牵拉刺激的敏感性。

（三）骨骼肌的牵张反射

1. 牵张反射的概念

牵张反射是指与神经中枢保持正常联系的肌肉受到外力牵拉时，引起受牵拉的肌肉迅速缩短或产生张力。这是一种反射活动，叫**牵张反射**（stretch reflex）。根据外力牵拉肌肉的速度以及肌肉发生收缩时的主要形式，将牵张反射分为两种类型。

（1）**腱反射** 快速敲击肌腱所引起的牵张反射。表现为被牵拉的肌肉出现迅速而明显的缩短，可导致关节的大幅度活动，故又称**位相性**（phasic）**牵张反射**。膝跳反射就是一个有代表性的位相性牵张反射。一个人坐在椅子上，让一只腿搭在另一只腿上，用叩诊锤叩击上面这条腿髌骨下方的股四头肌肌腱，等于给股四头肌一次迅速的牵拉刺激，股四头肌发生一次迅速的缩短，导致小腿上抬，这就是**膝跳反射**（图5-68）。同理，叩击跟腱以牵拉腓肠肌，则腓肠肌发生一次迅速的缩短，称**跟腱反射**。叩击上肢肱二头肌肌腱，肱二头肌迅速缩短，肘关节迅速弯曲一次，称**肱二头肌腱反射**。据研究，这类反射的反射时间很短，约0.6 ms，只够一个突触接替的时间，为**单突触反射**（monosynaptic reflex）。临床上常常为了了解神经系统的功能状态检查某些腱反射，以判断某些神经系统的疾病。因为腱反射减弱或消退，提示反射弧的某环节损害或中断；而腱反射亢进则提示某高位中枢有病变，因为牵张反射受高位中枢的调控。

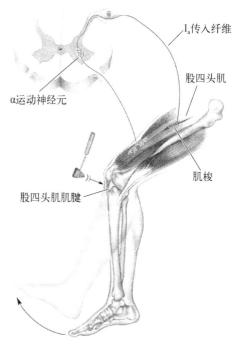

图5-68 膝跳反射示意图
（自Bear et al,2002）

腱反射主要发生在四肢关节的伸肌或屈肌，因此反射的中枢都在脊髓。头面部和躯干部的肌肉很少发生这类反射。

（2）**肌紧张** 可能除了跳跃着陆或在高跷上跳跃以外，肌肉一般不会受到像上面所说的"腱反射"那样突然的短促牵张。自然的牵张通常由身体的重力作用施加于肌肉，使其处于一种持续的轻度收缩状态，这种状态称**肌紧张**（muscle tonus）。肌紧张实际上是由于地心引力缓慢而持续地轻度牵拉肌肉引起的牵张反射，它的主要作用是产生张力，并不引起关节的大幅度动作，故又称**紧张性**（tonic）**牵张反射**。肌紧张是维持各种姿势、产生各种运动的基础。例如，人体取直立姿势时，由于重力的作用，头部将向前倾，膝关节将屈曲，但由于颈部以及下肢的伸肌群的肌紧张加强，就能抬头、直腿，从而保持直立的姿势。肌紧张的收缩力量并不大，只是抵抗肌肉被牵拉，表现为同一肌肉的不同运动单位进行交替性的收缩，而不是同步收缩，因此不表现为明显的动作，并且能持久地进行而不易发生疲劳。经研究这种紧张性牵张反射是多突触反射。

肌紧张是在生理状态尤其是清醒状态时持续发生着的一个反射活动，这一点不同于腱反射。

2. 牵张反射的反射弧

感受器是**肌梭**（muscle spindle），传入神经是直径较粗的Ⅰ类和Ⅱ类传入纤维，神经中枢是脊髓灰质，传出神经是α纤维，效应器是梭外肌纤维。

肌梭是位于骨骼肌纤维（**梭外肌纤维**，extrafusal fiber）之间，与梭外肌纤维平行排列，呈长形，中间膨大而两端缩小成梭状，因而被称为肌梭。肌梭的两端附着在梭外肌纤维上，或一端附着于肌腱另一端附着于梭外肌纤维上。肌梭长4～10 mm，宽约100 μm，外层是一层结缔组织的包囊。每个肌梭内含6～12条肌纤维，称**梭内肌纤维**（intrafusal fiber）。梭内肌纤维两端有横纹可收缩并受γ运动神经元支配。梭内肌纤维有两种：① **核袋肌纤维**，它的中段膨大，细胞核集中于此，不具横纹无收缩能力，是感受装置，它与两端的收缩成分成串联关系。核袋区主要分布有直径较粗的Ⅰₐ类传入纤维末梢，呈螺旋状包绕中段的膨大部位。② **核链肌纤维**，它无明显的核袋区，其细胞核也是主要分布在中心区，呈链状排列（图5-69）。核链肌纤维上主要分布有直径稍细一些的Ⅱ类传入纤维末梢,呈花枝状分布。根据电生理的研究,I_a类末梢对快速牵拉敏感,是腱反射的感受器;Ⅱ类末梢对缓慢牵拉敏感,是肌紧张的感受器。

　　I_a类和Ⅱ类传入神经进入脊髓中枢后,都与α运动神经元形成兴奋性突触联系。

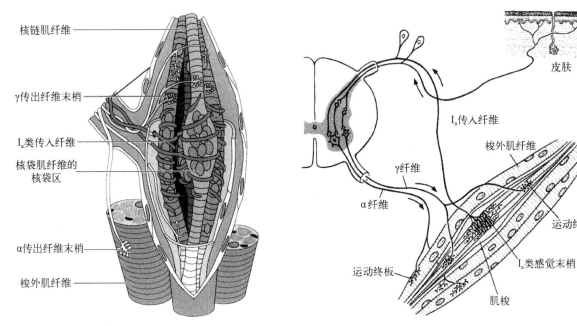

图5-69　肌梭的结构(仿上海第二医科大学组织学与胚胎学教学课件)　　　图5-70　γ环路示意图(自Eckert,1978)

　　梭外肌纤维受α运动神经元支配,梭内肌纤维受γ运动神经元支配。γ传出纤维的冲动使梭内肌纤维两端收缩,同样也牵拉了感受装置(I_a类和Ⅱ类末梢),增加传入冲动的发放,从而又兴奋α运动神经元,使梭外肌纤维继续收缩。在正常情况下,一般都是α运动神经元与γ运动神经元同时被激活以进行躯体运动,这是在中枢神经系统高级部位的调节下实现的。这种通过γ传出纤维决定肌肉收缩长度的反射活动称为**γ环路活动**,这一环路可简化为"γ运动神经元→梭内肌纤维→I_a类或/和Ⅱ类传入→α运动神经元→梭外肌纤维"(图5-70)。脑干对肌紧张的调节,可能主要是通过兴奋γ环路活动而实现的。

　　正常情况下,由于大脑下行的兴奋性或抑制性影响既作用于α运动神经元,也作用于γ运动神经元。γ神经元较小,比α神经元易于兴奋。若由大脑发出的冲动是较弱的,则首先使γ神经元兴奋,通过γ环路活动,使肌肉维持收缩状态。若由大脑发出的下行运动信息是较强的,则既兴奋γ神经元,也兴奋α神经元,由于α传出纤维传导速度较快,故首先出现梭外肌收缩,然后这一运动才被γ环路所加强。通过这些机制实现随意运动的协调。

　　因此,牵张反射的过程及其神经机制可以这样总结:外力牵拉肌肉→肌梭感受器兴奋→冲动主要经I_a类或/和Ⅱ类传入神经传入脊髓灰质→兴奋α运动神经元→冲动经α传出纤维→梭外肌纤维迅速缩短;同时,γ运动神经元的传出冲动使梭内肌两端收缩,I_a类传入神经又兴奋,又有α传出冲动,这样可调节梭外肌的活动程度。

(四) 反牵张反射

　　在肌腱中,有另一种感受器称**高尔基腱器官**(Golgi tendon organ),简称**腱器官**(图5-71)。它位于肌肉和肌腱的接头处,受略细一些的I_b类感觉纤维的支配,它与肌纤维呈串联关系。腱器官的功能与肌梭不同:肌梭感受器的活动编码了肌肉长度的信息,而腱器官的活动则编码了肌肉张力的信息,它起到类似于张力检测器的作用,即监测着肌肉的张力或收缩力。肌梭传入冲动是对同一肌肉的α神经元起兴奋作用,引起牵张反射,而腱器官的传入冲动对同一肌肉α神经元起抑制作用。当肌肉受到牵拉时首先兴奋肌梭,引起牵张反射,使肌肉收缩以对抗牵拉;当肌肉主动收缩的力进一步增大到一定程度时(达到腱器官的兴奋阈值时),便使腱器官兴奋,冲动经I_b类传入纤维进入中枢,通过抑制性中间神经元的作用,抑制α神经元的活动,使受牵拉的肌肉舒张,是牵张反射被抑制的结果,故称**反牵张反射**(inverse stretch reflex)。可见肌梭感受器的兴奋性高,而腱器官的兴奋性低。这一反射的重要意义是防止被牵拉的肌肉过度收缩或被过度牵拉受到损伤(图 5-72)。

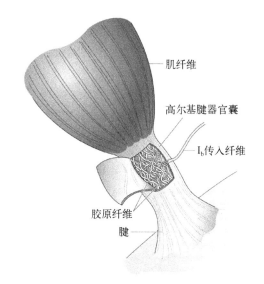

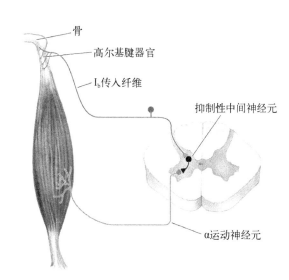

图 5-71　高尔基腱器官(自 Bear et al,2002)　　图 5-72　反牵张反射反射弧(自 Bear et al,2002)

反牵张反射一般只在剧烈运动导致某块骨骼肌的收缩力过大或被过度牵拉时才发生。

由此可见,肌梭反映的是梭外肌纤维长度的变化,腱器官反映的是梭外肌纤维张力的变化。

(五)屈肌反射和对侧伸肌反射

任何伤害性刺激作用于肢体皮肤时,该肢体将立即出现屈曲的反应。这是一种反射活动,感受器是皮肤痛觉感受器,反射中枢分布于各相应的脊髓节段内,其反应是受刺激侧关节屈肌收缩并通过脊髓中的交互抑制作用使关节伸肌舒张,此类反射称**屈肌反射**(flexor reflex)。如图 5-73 中受试者左脚受到了刺激(如踩上了一个钉子),左脚抬起(主要是膝关节的屈肌收缩),其神经通路是:左脚皮肤感受器的传入神经将冲动传入脊髓灰质,其中枢支末梢经一个兴奋性中间神经元接替去兴奋膝关节屈肌的运动神经元;同时通过侧支与一个抑制性中间神经元联系去抑制膝关节伸肌的运动神经元。这样左膝关节才能弯曲,腿才能抬起。很明显,屈肌反射使肢体躲避开伤害性的刺激,具有保护性意义。

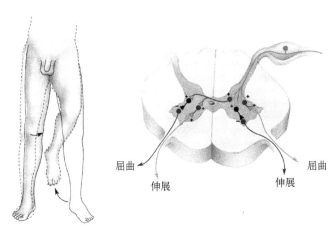

图 5-73　一侧屈肌反射和对侧伸肌反射反射弧
(自 Bear et al,2002)
十示兴奋性突触　一示抑制性突触

仍以图 5-73 中事件为例,在左腿抬起离开地面的同时,身体的重心将倾向左侧,为了站稳身体,在左下肢发生膝关节屈肌反射的同时,还引起对侧肢体(右下肢)的膝关节伸肌收缩加强、屈肌舒张,使对侧肢体伸直的反射活动称**对侧伸肌反射**(crossed extensor reflex)。其意义在于支持身体、维持身体的重心平衡。对侧伸肌反射也具有交互抑制的关系,即伸肌收缩时,与该伸肌拮抗的屈肌则发生舒张,其神经通路见图 5-73 中右侧脊髓灰质前角神经元的联系方式。这种关系是脊髓反射的一个特征。

二、脑干对躯体运动的调节

首先让我们看一个实验现象,将家兔麻醉后,在其中脑上丘与下丘之间、红核后方切断脑干,则动物立

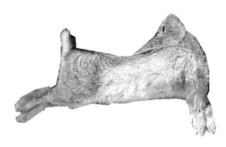

图 5-74　家兔去大脑僵直（何峰供图）

即出现四肢伸直，头、尾昂起，脊柱挺硬的现象，称**去大脑僵直**（decerebrate rigidity）（图 5-74）。若用局部麻醉药注入某一肌肉中或切断相应的脊髓背根以消除肌梭传入冲动的作用，则这一肌肉的僵直现象消失。故去大脑僵直是一种过强的牵张反射。

去大脑僵直的产生原理，根据对脑干网状结构的电生理研究结果，一般做这样的解释：脑干网状结构内存在着两个调节骨骼肌肌紧张的区域，一个是**抑制区**（inhibitory area），位于脑干尾端的网状结构腹内侧部分，刺激这个区域抑制肌紧张，并可抑制由刺激大脑皮质运动区所引起的运动反应。另一个是**易化区**（facilitatory area），范围较广，位于脑干头端和中部的中央区域，刺激该区域对肌紧张具有易化作用，并可增强由刺激大脑皮质运动区所引起的运动反应（图 5-75）。

除脑干外，大脑皮质运动区、新纹状体、小脑前叶蚓部等区域也有抑制肌紧张的作用；而前庭神经核、小脑前叶两侧部和后叶中间部等部位则有易化肌紧张的作用。这些区域的功能可能都是通过脑干网状结构内的抑制区和易化区来实现的。在正常生理情况下，抑制区和易化区的活动强度保持平衡，使全身骨骼肌的肌紧张程度处于生理状态的水平。

在中脑上、下丘之间切断脑干，由于切断了大脑皮质和纹状体等部位与脑干网状结构的功能联系，造成了易化区活动明显占优势的结果。因而，向脊髓灰质前角运动神经元发放冲动的频率显著增多，继而运动神经元向骨骼肌发放冲动的频率也显著增多，从而导致肌紧张过度增强。但为什么出现关节的伸肌肌紧张亢进而不是屈肌肌紧张亢进呢？可以认为对于四足动物，脑干网状结

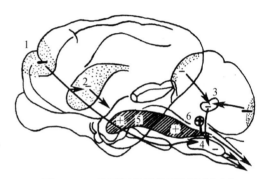

图 5-75　脑干网状结构下行抑制区和下行易化区示意图

下行抑制作用（一）路径：4 为网状结构抑制区，发放下行冲动抑制脊髓牵张反射，这一区域接受大脑皮质（1）、尾状核（2）和小脑（3）传来的冲动　下行易化作用（＋）路径：5 为网状结构易化区，发放下行冲动加强脊髓牵张反射；6 为延髓前庭核，有加强脊髓牵张反射的作用

构易化区的作用主要施加在四肢关节伸肌运动神经元上，因为动物要克服地心引力，支撑身体离开地面，主要靠关节伸肌的收缩，伸肌是抗重力肌。因此，通常伸肌运动神经元的活动占优势。但由于人类直立行走，上肢的抗重力肌主要是肘关节的屈肌，因此，在某些临床疾病中，如由于肿瘤压迫使皮质与皮质下失去联系可出现明显的下肢伸直和上肢半屈曲状态。上肢的半屈曲状态也被认为是抗重力肌肌紧张亢进的结果。

网状结构对肌紧张及肌运动的易化和抑制作用，主要是通过网状脊髓束下行的。网状结构下行系统的作用方式可能有两种：一种是易化或抑制 α 运动神经元，直接调节肌肉的收缩；另一种是易化或抑制 γ 运动神经元，通过 γ 环路而间接地调节肌肉活动，后一种机制可能是主要的。

做去大脑僵直实验时如果横切的部位在红核之前，则动物不出现去大脑僵直现象，必须在红核之后（必须把红核切走）才会出现。为什么？在此有必要强调中脑红核的作用。红核的尾端平上丘水平，其作用主要兴奋关节的屈肌运动神经元，抑制关节的伸肌运动神经元。

三、大脑对躯体运动的调节

（一）大脑皮质运动区

根据动物实验和临床观察，得知大脑皮质与运动有关的主要区域有两个：① 中央前回（4 区），称**第一运动区**，又称初级运动区。4 区主要与远端肌肉如手指、脚趾等的精巧动作有关，是这些动作相关肌肉的代表区。② 4 区之前的 6 区（图 5-76）。根据加拿大神经外科医生 Wilder Penfield 的研究，6 区的外侧部称**运动前区**（premotor area，PMA），6 区的内侧部称**辅助运动区**（supplementary motor area，SMA）。这两个区执行类似的功能，但控制不同的肌群。SMA 的轴突直接支配远端肌肉的运动单位，PMA 主要与网状脊髓束神经元联系，从而支配近端肌肉的运动单位。

中央前回运动区具有下列功能特点：① 一侧大脑皮质运动区主要控制对侧的肢体运动。但头面部肌肉的运动则受双侧运动区的支配。② 具有精细的机能定位，即一定的皮质区支配躯体一定部位的肌肉，这种支配在空间方位关系上，呈现一种头足倒置的分布，但头面部代表区内部的安排是正立的。③ 身体的不同部位在皮质的代表区，其大小与肌肉的大小不成比例，而与肌肉运动的精细、复杂程度有关，如大拇指所占的皮质面积差不多是大腿所占皮质面积的 10 倍（图 5 - 77）。④ 以适当强度的电流刺激运动代表区的某一点，只会引起个别肌肉收缩，而不是肌肉群的协同收缩。

大脑皮质运动区的神经元构筑，也有和体感区相类似的纵向柱状排列的结构，称**运动柱**。一个运动柱可控制同一关节的几块肌肉的活动，而一块肌肉可接受几个运动柱的控制。

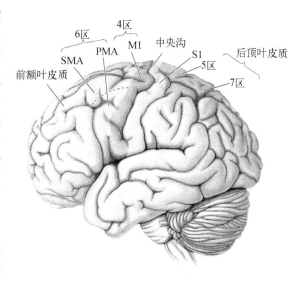

图 5 - 76　运动皮质 4 区和 6 区（自 Bear et al, 2002）

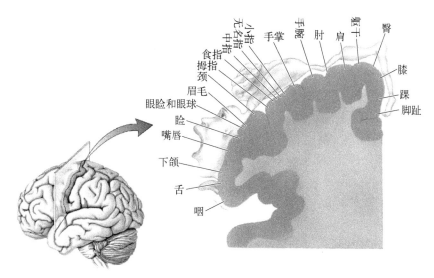

图 5 - 77　人中央前回躯体运动区功能定位特点（自 Bear et al, 2002）

大脑皮质的运动区对躯体运动的调节，是通过锥体系和锥体外系下传而完成的。

（二）锥体系及其功能

锥体系是支配骨骼肌随意运动的主要传导路，一般认为从大脑皮质运动区至骨骼肌之间，包括上、下两级运动神经元。上运动神经元是指大脑皮质中央前回、6 区、中央旁小叶等部位第三、五层的大锥体细胞（贝茨细胞）和中小型细胞，其纤维经内囊下行，一部分终止于脑干躯体运动核，控制这些核团的活动，这部分纤维叫**皮质脑干束**（又称皮质核束），大部分纤维下行经延髓锥体终止于脊髓灰质前角，控制前角运动神经元的活动，这部分纤维叫**皮质脊髓束**。皮质脑干束和皮质脊髓束合称**锥体束**。下运动神经元是指脑干内的躯体运动核和脊髓灰质前角运动神经元，它们发出的纤维分别组成脑神经和脊神经中的躯体运动纤维，止于骨骼肌（图 5 - 78、5 - 79）。

皮质脑干束经内囊膝部下行至脑干，陆续分出纤维止于脑干躯体运动核。皮质脑干束对躯体运动核支配的特点是：动眼神经核、滑车神经核、展神经核、三叉神经运动核、面神经核上部（支配同侧眼裂以上的表情肌）、疑核和副神经核都受双侧皮质脑干束的支配；而面神经核下部（支配同侧眼裂以下的表情肌）和舌下神经核只接受对侧皮质脑干束的支配。因此如果仅一侧上运动神经元损伤，则引起对侧眼裂以下表情肌和舌肌的瘫痪，而受面神经核上部支配的眼裂以上表情肌和其他脑神经核支配的肌肉不出现瘫痪（图 5 - 46、5 - 49）。

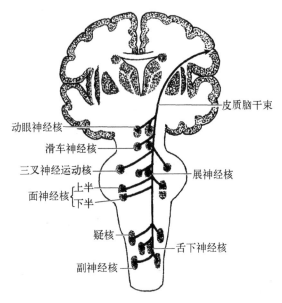

图 5-78   皮质脑干束(自柏树令,2004)

皮质脊髓束经内囊枕部的前 2/3,下行经大脑脚、脑桥基底部、延髓锥体,在锥体下端,大部分纤维(约 80%)交叉,形成**锥体交叉**,交叉后的纤维至对侧脊髓外侧索,组成**皮质脊髓侧束**,在下行过程中,陆续止于脊髓各节段同侧的前角运动神经元。没有交叉的纤维则在脊髓前索内组成**皮质脊髓前束**,在下行过程中,逐节经白质前连合交叉到对侧,止于对侧前角运动神经元(图 5-79)。皮质脊髓前束一般只达颈部脊髓和上胸部脊髓。

锥体系的功能主要是执行随意运动的"指令"。什么是**随意运动**(voluntary movement)?已如上述,随意运动是意

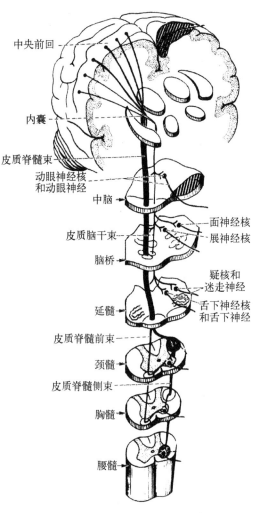

图 5-79   皮质脊髓束(自沈阳医学院,1973)

识上为了达到某种目的而指向一定目标的运动。任何随意运动至少包括意念、目标、规划、驱动和执行 5 个复杂的神经过程,感觉传入可诱发并指导之。例如,以拿笔写字的动作为例。首先,脑内出现想写字的意念(运动的目的)。然后,是寻找位于某一空间位置的一支笔(运动的目标)。要拿笔写字必须规划身体的哪些部位进行运动、运动方向、速度、距离和转换,进而编制上肢各关节(尤其是指关节)的主动肌、对抗肌、协同肌以及决定身体其他姿势的各肌肉的活动程序。运动程序从联络皮质、运动皮质、基底神经核、小脑和脑干汇集到锥体运动神经元而开始驱动,各肌肉按一定时间先后驱动而拿笔写字。随意运动的计划和运动指令的精确性是由运动皮质来完成的,该皮质的传出通路为锥体束。这种随意运动的发起是一个很复杂的过程,其机制还不完全清楚。用记录大脑皮质电位变化的方法证明,受试者在随意运动发生前数百毫秒,在皮质的顶叶、额叶均有极微小的电位波动,这种电位波动经过电子计算机技术处理,可以被记录下来。这种电位称为"准备电位"。这说明,在皮质发出运动性指令之前,多处皮质就已在活动,为运动作"准备"。所以现在认为,运动皮质的功能主要是执行"运动"的指令(通过锥体束下传),而运动指令的设计、制定程序等,可能是其他皮质的功能。

锥体束必须唤起脊髓前角运动神经元的兴奋,才能发生运动或改变肌紧张的程度。目前所知,锥体束仅有一小部分(有人估计仅 10%~20%)与脊髓灰质前角运动神经元是单突触联系,大部分需通过脊髓内的中间神经元接替。电生理研究指出,单突触联系在前肢运动神经元比后肢运动神经元多,而且在肢体远端肌肉的运动神经元又比近端肌肉的运动神经元多。说明运动越精细的肌肉,大脑皮质对其运动神经元的支配具有越多的单突触直接联系。

锥体束下传冲动既可引起 α 运动神经元的兴奋,又能同时引起 γ 运动神经元的兴奋,α 运动神经元在于发动肌肉运动,γ 运动神经元在于调整肌梭的敏感性以配合运动,两者协同控制肌肉的收缩(结合图 5-70

加深理解）。

　　注意"锥体系"和"锥体束"两个概念的区别。

　　锥体束作为发动随意运动的通路,是在进化过程中逐渐发展起来的。非哺乳类脊椎动物没有皮质脊髓束和皮质脑干束,但它们的运动仍然非常灵巧;它们的高级运动中枢对运动的控制是否也是交叉支配? 这些问题都需要研究。猫和犬在该系统被破坏后仍能站立、行走、奔跑和进食;只有人和灵长类动物在该系统损伤后才会出现明显的运动缺陷。在灵长类动物实验中,仔细横切其延髓锥体,高度选择性地破坏皮质脊髓侧束,动物立即出现并持久地丧失用两手指夹起细小物品的能力,但仍保留腕以上部位的运动能力。动物仍能用手做一些动作,并能站立和行走。这些缺陷与失去神经系统对四肢远端肌肉精细的、技巧性的运动控制是一致的。另外,损伤皮质脊髓前束后,由于近端肌肉失去神经控制,躯体平衡的维持、行走和攀登均发生困难。

（三）锥体外系及其功能

1. 锥体外系的组成

　　锥体外系是指锥体系以外协调骨骼肌运动的下行传导路,起源于大脑皮质的广泛区域(额叶、顶叶、颞叶、枕叶等),其纤维分别终止于基底神经核、红核、黑质、脑干网状结构、脑桥核等核团。这些核团发出的纤维有的至小脑,经过多极换元后再返回大脑皮质或到红核、前庭神经核等(如皮质-脑桥-小脑系);有的则下行至脊髓灰质前角运动神经元,如红核脊髓束、网状脊髓束、前庭脊髓束等(图 5-80)。

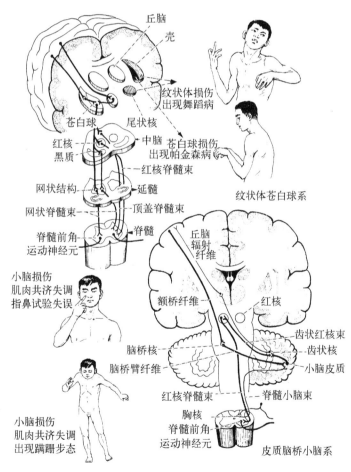

图 5-80　锥体外系示意图(自高士濂和于频,1989)

　　由此可见,锥体外系是一个很复杂的多级神经元链锁,其最后一级神经元也是脑干躯体运动核和脊髓灰质前角的运动神经元。一般把锥体外系分为新纹状体-苍白球系和皮质-脑桥-小脑系两大部分,下面简述之。

　　（1）新纹状体-苍白球系　　由大脑皮质发出的纤维止于新纹状体(尾状核和壳核),新纹状体发出的纤维到苍白球,苍白球发出的纤维一部分止于丘脑,由丘脑发出的纤维再返回大脑皮质,构成了与大脑皮质的环路联系。苍白球发出的纤维还到红核、脑干网状结构等部位。

（2）皮质-脑桥-小脑系 由大脑皮质额叶、枕叶、颞叶发出的纤维下行经内囊、大脑脚入脑桥止于同侧脑桥核，由脑桥核发出的纤维越过中线，经对侧脑桥臂进入小脑，止于小脑后叶新皮质。小脑旧皮质部分接受脊髓小脑束的纤维，古皮质还接受前庭神经或前庭核发出的纤维。小脑皮质发出纤维止于**齿状核**，齿状核的纤维一部分经**脑桥结合臂**交叉到对侧**红核**交换神经元，一部分不交换神经元，穿过红核至丘脑（图5-80）。红核发出的纤维组成**红核脊髓束**交叉后下行至脊髓灰质前角，调节前角运动神经元的活动。由丘脑发出的纤维至大脑皮质发出锥体系和锥体外系纤维的神经元，反馈调节这些神经元的活动。

（3）锥体系与锥体外系的比较

1）锥体系的皮质起源范围较小，主要起源于4区、6区、中央旁小叶等。而锥体外系的皮质起源范围广泛，几乎起源于整个大脑皮质。

2）锥体系中的皮质脊髓束下行过程中经过延髓锥体，而锥体外系下行过程中不经过延髓锥体。

3）传统观念认为锥体系的纤维可直接到达下运动神经元（现在认为有些纤维需经过中间神经元接替），而锥体外系在下行过程中经过基底神经核、红核、网状结构、小脑等部位多级神经元的接替，并构成对大脑皮质呈现反馈作用的环路结构，如上述新纹状体-苍白球系和皮质-脑桥-小脑系中均存在环路结构：大脑皮质→新纹状体→苍白球→丘脑→大脑皮质；大脑皮质→脑桥→小脑→丘脑→大脑皮质（图5-80）。

2. 锥体外系的功能

一般认为主要是调节肌紧张和协调肌群的活动，维持和调整姿势，进行习惯性和节律性动作等。例如，某些防御性反射运动，走路时双臂摆动，手势和面部表情等动作（详见后）。已如上述，锥体外系主要分为新纹状体-苍白球系和皮质-脑桥-小脑系两部分。下面主要说明这两系中的基底神经核和小脑在躯体运动中的作用。

（1）基底神经核 基底神经核有着广泛的传入和传出神经联系（图5-80）。基底神经核总的功能是直接（通过红核、网状结构）或间接地（通过回路影响大脑皮质）调节运动，至于各个亚核具体各有什么功能，目前还不太清楚。为了进一步了解基底神经核的功能，有必要介绍一下临床上基底神经核损伤后的表现。主要表现有两类：一类表现为运动过少而肌紧张亢进的综合征，如帕金森病（Parkinson disease），在50岁以上人群中的发病率约为1%；另一类表现为运动过多而肌紧张不全的综合征，如舞蹈病。

帕金森病患者主要症状是：全身肌紧张过高、肌肉强直、随意运动减少、运动缓慢、面部表情呆板（假面具脸），常伴有静止性震颤，多见于上肢，尤其是手部，其次是下肢和头部。震颤节律（4～6）次/s，静止时出现，情绪激动时增强，入睡后停止。对帕金森病机理的研究是神经科学重大课题之一，经过科学家的努力，取得了很多进展。目前认为，该病病变部位主要在中脑黑质的多巴胺能神经元。正常情况下，这些神经元的轴突末梢终止在新纹状体（壳核、尾状核），与新纹状体中的抑制性神经元形成兴奋性突触联系，神经递质是多巴胺。这些抑制性神经元发出的轴突再到苍白球，对苍白球起抑制作用。病变时黑质多巴胺能神经元合成或释放多巴胺减少，解除了新纹状体对苍白球的抑制作用，使苍白球活动过强而导致了帕金森病（图5-81）。

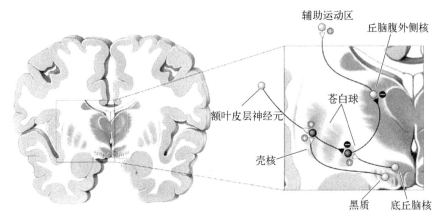

图5-81 中脑黑质与新纹状体、苍白球之间的联系示意图（自 Bear et al, 2002）

标"＋"的突触为兴奋性突触 标"－"的为抑制性突触

舞蹈病(又称亨廷顿病,Huntington disease)主要表现为不自主的上肢和头部的舞蹈样动作,并伴有肌张力降低等。目前认为,该病是由新纹状体中的γ-氨基丁酸能和胆碱能神经元的退行性病变引起的。这是一种遗传性疾病,多发于青壮年人,是由4号染色体短臂上一个变异基因引起的,这种基因编码的是一种叫作huntingtin的大分子脑蛋白。正常时,这种蛋白质分子的一端有不超过37个谷氨酸的链,但突变分子的这条谷氨酸链的数目扩增到150个。异常长的huntingtin聚集,堆积成球状,从而触发了神经元的死亡。正常huntingtin的功能不清楚,估计它可能与程序性细胞死亡的触发因素相抗衡。因此,舞蹈病可能是由于神经元失去了正常的退变过程而引起。发病后患者的壳核首先出现退行性病变,随着疾病的发展,患者的尾核和壳核还会继续退变,直到这两个核团中的神经元几乎完全消失。

(2)小脑　小脑是锥体外系的重要组成部分。根据小脑的传入、传出联系可以把小脑分为3部分:前庭小脑、脊髓小脑和皮质小脑。总的功能是平衡身体、维持肌张力、参与随意运动程序的设计、在随意运动的执行过程中使其协调。

1)前庭小脑的功能　前庭小脑(vestibulocerebellum)主要由绒球小结叶组成(图5-26),绒球小结叶进化上出现最早,又称古小脑。前庭小脑主要接受前庭神经核和前庭器官的一部分传入纤维(前庭器官的这部分传入纤维是所有小脑传入纤维中唯一不经中转而直接到达小脑的外周传入纤维)。这些传入纤维向小脑传递了头部位置变化和头部相对于地心引力方向的信息。前庭小脑发出的纤维再到前庭神经核,经前庭脊髓束影响脊髓中支配躯体中轴肌肉的运动神经元的活动,对维持身体的平衡发挥重要作用。

2)脊髓小脑的功能　脊髓小脑(spinocerebellum)由蚓部和半球中间部组成(图5-25、5-26),又称旧小脑。脊髓小脑主要接受来自脊髓和三叉神经的传入信息,也接受视觉和听觉传入信息。

脊髓小脑功能受损后,由于不能有效利用来自大脑皮质和外周感觉的反馈信息来协调运动,因而运动变得笨拙而不准确,表现为随意运动的力量、方向、程度发生紊乱。例如,当小脑受损者将食指指向一个预定的目标时,他(她)会一次又一次地将手超出目标或达不到目标,而后又过度地补偿,以致在越接近目标时手抖动得越厉害,出现所谓**意向性震颤**(intention tremor)现象。这种震颤区别于上述帕金森病患者的静止性震颤;行走时跨步过大而躯干落后,以致容易倾倒,或走路摇晃呈酩酊蹒跚状,沿直线行走则更不平稳;不能快速进行拮抗肌轮替动作(如上臂不断交替进行内旋和外旋),而且动作越迅速则协调障碍越明显,但在静止时则无运动异常的表现。以上这些动作协调障碍统称为**小脑共济失调**(cerebellar ataxia)。小脑共济失调时对指试验或指鼻试验阳性。所谓对指试验,正常人即使闭上眼睛,也能准确无误地将两个食指尖呈直线相碰触。所谓指鼻试验,正常人,用自己的任一手指从空间的任何一个位点即闭上眼睛也能准确无误地呈直线指向自己的鼻子尖。但小脑共济失调患者,令其进行这两个试验,让患者闭眼后,患者的两个手指不能准确相碰触,而呈现复杂的曲线进行,动作越快则协调障碍越明显;用一手指自空间的任何一个位点指自己的鼻子尖也很困难(图5-82)。

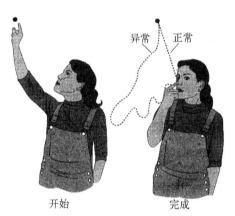

异常　正常

开始　完成

图5-82　指鼻试验(自Bear et al,2002)

3)皮质小脑的功能　皮质小脑(cerebrocerebellum)指小脑半球外侧部,在进化上出现较晚,又称新小脑。该部位不接受外周感觉信息的输入,而主要接受大脑皮质感觉区、运动区、运动前区和联络区的输入信息,并与它们形成回路。并在随意运动的过程中使其协调。

协调作用是依靠大脑皮质运动区→脑桥核→皮质小脑→齿状核→丘脑腹外侧核→大脑皮质运动区环路联系,以及大脑皮质运动区→肌肉、关节运动→脊髓小脑→大脑皮质环路联系而实现的。当大脑皮质运动区发出下行冲动时,一方面通过锥体系到达到脊髓运动神经元,发起随意运动,另一方面通过锥体外系的纤维或锥体束的侧支至脑桥核,由脑桥核发出冲动到皮质小脑,这反映了大脑皮质运动区所发出的“运动指令”的情况。由于肌肉活动而刺激了肌梭等本体感受器,这些本体感受冲动也将由脊髓小脑束等传到脊髓小脑皮质。这两方面的冲动在皮质小脑进行整合之后,通过齿状核等发出纤维,再经丘脑反馈影响到大脑皮质运动区。皮质小脑就是这样经常不断地调节大脑皮质的活动。所以它对随意活动的调节有重要的作用,使动作准确、平稳、无震颤。

综上所述,小脑和基底神经核都参与由大脑皮质产生的运动过程的程序编码。精巧运动是在学习过程中逐渐形成、完善的,在开始学习阶段,大脑皮质锥体系所发起的运动是不协调的,这是因为小脑还没有发挥其协调功能。在学习过程中,大脑皮质与小脑之间不断进行着环路联系活动,同时小脑不断地接受感觉传入冲动的信息,逐步纠正运动过程中所发生的偏差,使运动逐步协调起来。当精巧运动完善后,小脑中就储存了运动过程的程序编码。这时,大脑皮质发起精巧运动就通过环路联系,从小脑中提取储存的程序,再通过锥体系发起运动。这样发起的运动可以非常协调而精巧,而且动作快速几乎不需要思考。例如,在微机键盘上学习打字、学习骑自行车的过程就是这样一个过程。

（四）锥体系与锥体外系的关系

锥体系与锥体外系是人体运动系统机能中两个密切协作的系统。在人体活动中,锥体系能选择其中的主动肌,使之交替收缩迅速地活动,并可使肌肉收缩减慢或加快,与此同时,使协同肌和拮抗肌的活动也随之变得协调起来。在人类锥体外系主要与肌张力、肌肉协调活动、维持姿势有关。锥体系所控制的精确、灵巧、细致、复杂的运动,是在锥体外系统使肌肉保持稳定而适宜的紧张度和协调的条件下进行的。

第七节　神经系统对内脏运动机能的调节

一、内脏神经系统的结构和功能特点

（一）内脏运动神经

1. 内脏运动神经的组成和分布特点

机体内控制内脏器官运动的神经系统称为**内脏运动神经**(又称**植物性神经、自主神经**)。它主要分布于由心肌、平滑肌、腺细胞所组成的内脏器官,在中枢神经系统的控制下,调节这些器官的活动。根据结构和功能的不同,植物性神经又分为交感神经和副交感神经。

（1）交感神经　　**交感神经**从发出部位到它所支配的器官,途中在交感神经节交换神经元,因此由两级神经元组成。第一级神经元(又称节前神经元)的胞体位于胸部脊髓第 1～12 节段及腰部脊髓第 1～3 节段灰质的侧角,发出的纤维(又称节前纤维)经前根离开脊髓,参与构成脊神经,离开椎间孔后很短的一段距离自成一支,称**白交通支**,其末梢终止于**椎旁神经节**或**椎前神经节**,这些神经节统称为**交感神经节**。在交感神经节内,与第二级神经元(又称节后神经元)的胞体或树突形成突触联系(图 5 - 83、5 - 84)

椎旁神经节(paravertebral ganglia)位于脊柱两侧,上自颅底,下至尾骨,每一侧有 19～24 个,由节间支连成两条**交感神经干**(又称交感神经链),两神经干在尾骨前面合为一个尾节。交感神经干借交通支与相应的脊神经相连。交通支除了上述的白交通支外,还有一支称**灰交通支**。已如上述,白交通支是第一级交感神经元的轴突(或称交感神经节前纤维),这些纤维有髓鞘(直径 1～3 μm),因髓鞘反光发亮而呈白色,故称**白交通支**。灰交通支是由椎旁神经节细胞发出的节后纤维组成。节后纤维较细(直径 0.3～1.3 μm)(图 5 - 33、5 - 84),无髓鞘,故颜色灰暗。**椎前神经节**(prevertebral ganglia)位于脊柱前方,呈不规则的节状团块,包括腹腔神经节、肠系膜上神经节等(图 5 - 83)。由椎前神经节发出的节后纤维分布至腹腔、盆腔的器官。

交感神经节前纤维经前根、脊神经、白交通支进入交感神经节后有 3 种去向:① 在节内更换神经元后,其节后纤维经灰交通支返回脊神经,随脊神经分布到体壁和四肢的血管平滑肌、汗腺、竖毛肌等。② 在节内交换神经元后,其节后纤维不返回脊神经,而直接分布至头、颈、胸腔各器官。③ 不在节内换元,而是穿过椎旁节到达椎前神经节内换元,其节后纤维分布至腹、盆腔各器官。例如,由脊髓第 5～12 胸段的侧角细胞发出的节前纤维,穿过椎旁节后,组成内脏大神经,下行至椎前神经节换元后,发出节后纤维分布于胃肠道;由脊髓第 1～3 腰段的侧角细胞发出的节前纤维也穿过椎旁节,组成腰内脏神经,至肠系膜下神经节更换神经元,其节后纤维分布于消化道及盆腔脏器。

交感神经的分布有以下特点:① 由于多数的交感神经节离效应器较远,因此,其节前纤维短,节后纤维长。② 一根交感神经节前纤维往往和多个交感神经节内的几十个节后神经元发生接替,所以一根节前纤维兴奋时,可引起广泛的节后神经元兴奋。

（2）副交感神经　　同交感神经一样,**副交感神经**从发出部位到它所支配的器官也是由两级神经元组成,途中在**副交感神经节**交换一次神经元。第一级神经元的胞体位于脑干的 4 对副交感神经核或骶部脊髓第 2～4 节段相当于侧角的部位,发出的纤维称节前纤维。第二级神经元的胞体位于在器官旁或器官壁内的副交感神经节内,发出的纤维称节后纤维。由脑干的 4 对副交感神经核发出的节前纤维分别随同动眼神经、

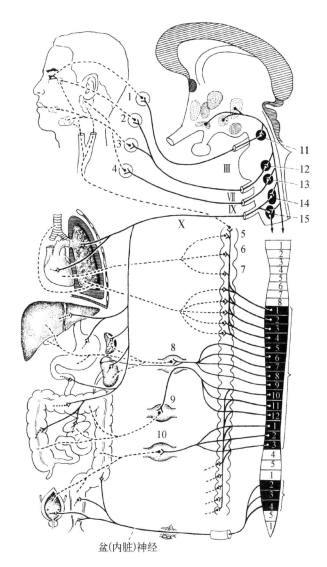

图 5 - 83　植物性神经分布示意图（自高士濂和于频，2014）
图中未显示支配血管汗腺和立毛肌的交感神经
1. 睫状神经节　2. 翼腭神经节　3. 耳神经节　4. 下颌下神经
节　5. 颈上神经节　6. 颈中神经节　7. 颈下神经节　8. 腹腔神经
节　9. 肠系膜上神经节　10. 肠系膜下神经节　11. 缩瞳核
12. 上泌涎核　13. 下泌涎核　14. 迷走神经背核　15. 疑核

面神经、舌咽神经、迷走神经离开脑，至副交感神经节内更换神经元。由副交感神经节发出节后纤维也分布于平滑肌、心肌、腺体（但不分布于竖毛肌、肾上腺髓质、汗腺等）。它们的分布如下：① 起自中脑**缩瞳核**的节前纤维，进入位于视神经外侧的**睫状神经节**，在节内更换神经元，其节后纤维至瞳孔括约肌和睫状肌。② 起自脑桥泌涎核的副交感节前纤维，随面神经走行，至器官附近的**翼腭神经节、下颌下神经节**内更换神经元，其节后纤维分布至泪腺、下颌下腺、口腔黏膜腺体。③ 起自延髓泌涎核的副交感节前纤维，随舌咽神经走行，至器官附近的**耳神经节**内更换神经元，其节后纤维分布至腮腺。④ 起自延髓迷走神经背核的副交感节前纤维，随迷走神经分布至心脏、气管、肺、肝、胰、食道、胃、小肠、横结肠左曲以上的大肠，并在这些器官壁内的副交感神经节内更换神经元。其节后纤维支配上述器官的平滑肌、心肌、腺体。⑤ 起自脊髓骶部的副交感神经节前纤维形成盆神经，加入腹下丛。并随该丛的纤维至器官旁或器官壁内副交感神经节更换神经元，其节后纤维分布于横结肠左曲以下的大肠、盆腔内器官及生殖器官的平滑肌和腺体（图 5 - 83）。

副交感神经支配的特点是：① 由于副交感神经节都位于所支配器官的附近或器官壁内，因此节前纤维长，节后纤维短。② 一根副交感神经节前纤维常与副交感神经节内一个或几个神经元发生接替，所以一根节前纤维兴奋只引起较局限的节后纤维兴奋。

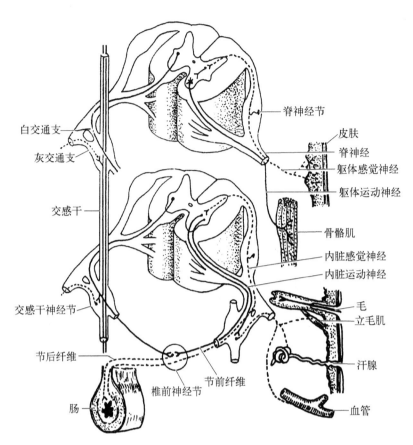

图 5-84   交感神经纤维走行示意图(自朱长庚,2002)

2. 内脏运动神经的机能特点

(1) 双重神经支配   多数内脏器官接受交感神经和副交感神经的双重神经支配。有些器官只有交感神经支配,如皮肤内的血管、骨骼肌内的血管、一般的汗腺、立毛肌、肾上腺髓质等。在具有双重神经支配的内脏器官中,交感神经和副交感神经的作用一般是拮抗的。例如,对于心脏,心交感神经兴奋使心率加快、心缩力加强,而心副交感神经兴奋则使心率减慢、心缩力减弱;对于胃肠道,支配胃肠道平滑肌的交感神经兴奋,平滑肌舒张、胃肠道运动减弱,而支配胃肠道的副交感神经兴奋,平滑肌收缩活动加强。交感神经和副交感神经作用的对立统一,是神经系统对内脏活动调节的特点。但这两类神经对少数器官(如唾液腺)的作用并无拮抗现象。

(2) 内脏运动神经中枢具有紧张性活动   内脏运动神经中枢具有持续发放冲动的特性。内脏器官的机能状态常常取决于交感神经和副交感神经这两种神经发放冲动的程度。若切断支配心脏的迷走神经,则心率增加,表明迷走神经有持续性的冲动传出,对心脏起持续性的抑制作用;若切断心交感神经,则心率减慢,表明交感神经也经常有持续性的冲动传出,对心脏起兴奋作用,交感神经中枢与副交感神经中枢之间存在着交互抑制的关系。植物性神经中枢的紧张性发放,可以由有关感受器发放的传入冲动所引起,也可由体液因素所引起。

(3) 内脏运动神经的外周作用有兴奋性和抑制性两种   内脏传出神经有兴奋性的,也有抑制性的。最早发现的抑制性神经效应,是迷走神经对心脏的抑制,这种抑制发生在迷走神经节后纤维和心脏之间,称为神经效应器抑制(外周抑制)。

(4) 内脏活动的相对独立性   切断躯体运动神经会使其所支配的骨骼肌瘫痪,久则萎缩。切断支配内脏器官的神经后,内脏发生一些营养性机能障碍,但不萎缩,仍能保持完整的形态,并在一定程度上仍可自主地进行活动,但对外部环境的改变失去了产生适应性反应的能力。

(5) 内脏运动神经主要维持内环境的稳定   内脏运动神经和内脏器官的活动,对维持内环境稳定起重要作用。交感神经的作用较广泛。在环境急剧变化(剧烈运动、紧张、恐惧、寒冷等)时,交感神经的活动明显加强,同时肾上腺髓质分泌也增加。交感神经-肾上腺髓质作为一个机能系统发挥作用,它动员体内许多器官的潜在能力,提高适应能力,以应对环境的急剧变化,维持内环境的相对稳定。副交感神经系统的活动较局限,且在安静时活动较强,其整个系统的活动主要是促进消化、保存能量、加强排泄和生殖机能,从而保护机体。

(6)内脏运动神经的递质及其受体 内脏运动神经系统中神经元与神经元之间、神经末梢与效应器细胞之间,都是通过突触进行信息的传递,也是靠神经末梢释放化学递质来完成。主要的递质有两种,乙酰胆碱(ACh)和去甲肾上腺素(NE)。

1) ACh 及其受体 交感神经节前纤维、副交感神经节前纤维、副交感神经节后纤维、交感神经部分节后纤维(主要指支配汗腺的交感节后神经纤维)末梢都释放 ACh。效应器细胞膜上接受 ACh 的受体称**胆碱能受体**(cholinergic receptor),又分为两类。

① M 型受体:这类受体能与**毒蕈碱**(muscarine,由真菌类植物捕蝇蕈提取的一种生物碱)结合,称为**毒蕈碱受体**(muscarinic receptor),简称 M 型受体。M 型受体的分布范围很广,副交感神经支配的平滑肌、心肌、腺细胞膜上都有 M 型受体。ACh 与心肌细胞膜上的 M 型受体结合引起心肌细胞活动抑制;但 ACh 与胃肠平滑肌细胞膜上的 M 型受体结合却引起平滑肌细胞的兴奋。M 型受体的阻断剂是**阿托品**(atropine),能与细胞膜上的 M 型受体进行竞争性结合,从而阻止了 ACh 的作用。

目前 M 型受体已分离出 $M_1 \sim M_5$ 五种亚型,它们均为细胞膜上的 G 蛋白偶联受体。

② N 型受体:这类受体能与**烟碱**(nicotine,由烟草提取的一种生物碱)结合,称为**烟碱受体**(nicotinic receptor),简称 N 型受体。N 型受体又有 N_1 和 N_2 两种亚型,两种 N 型受体都属于离子通道型受体。N 型受体的分布范围相对小得多,N_1 型受体分布于植物性神经节中的突触后膜和中枢神经系统,故又称**神经元型烟碱受体**(neuron-type nicotinic receptor)。而 N_2 型受体位于神经骨骼肌接头的终板膜上,故也称**肌肉型烟碱受体**(muscle-type nicotinic receptor)。N_1 受体可被六烃季铵(如六甲双铵)特异性阻断;N_2 型受体可被十烃季铵特异性阻断,也能被箭毒、三碘季铵酚(又称戈拉碘铵)阻断。有些动物生理实验常用三碘季铵酚作肌松剂。

由此可见,胆碱能纤维末梢,虽然都释放 ACh,但由于相应的效应器细胞膜上的受体性质不同,其作用情况也就有所差异(表 5-2)。

2) NE 及其受体 交感神经的大部分节后纤维末梢释放 NE(释放 NE 的纤维称为**肾上腺素能纤维**)。效应器细胞膜上接受 NE 的受体称**肾上腺素能受体**(adrenergic receptor)。根据药理学特性,肾上腺素能受体又分为两类:α 型和 β 型。α 受体又有 α_1 和 α_2 两个亚型,β 受体又有 β_1、β_2、β_3 三个亚型。所有的肾上腺素能受体都属于 G 蛋白偶联受体。这两类受体的分布广泛、复杂,有些效应器官只有 α 受体,有些只有 β 受体,有些则两种都有。例如,心肌主要存在 β_1 受体;血管平滑肌则有 α 和 β 两种,但肾脏、胃肠道的血管平滑肌以 α 受体为主,而骨骼肌和肝脏的血管则以 β 受体为主(表 5-2)。NE 对 α 受体的作用较强,而对 β 受体的作用较弱。一般而言,NE 与 α 受体(主要是 α_1 受体)结合所产生的平滑肌效应主要是兴奋性的,包括血管、子宫、虹膜辐射状肌等的收缩,但也有抑制性的,如小肠舒张;NE 与 β 受体(主要是 β_2 受体)结合所产生的平滑肌效应是抑制性的,包括血管、子宫、小肠、支气管等的舒张,但与心肌 β_1 受体结合产生的效应却是兴奋性的。β_3 受体主要分布于脂肪组织,与脂肪分解有关。

肾上腺髓质分泌的肾上腺素存在于血液中,是一种激素,它同样能作用于 α 及 β 两种受体,但以 β 受体为主。值得注意的是,同一器官上的受体,有时随生理情况的不同而发生变异。例如,子宫在未妊娠时以 β_2 受体为主,经黄体酮处理后则表现以 α 受体为主。

α 受体的阻断剂有**酚妥拉明**(phentolamine)、**酚苄明**(phenoxybenzamine)、哌唑嗪(prazosin)、育亨宾(yohimbine)等。酚妥拉明和酚苄明既能阻断 α_1 又能阻断 α_2,选择性不强;哌唑嗪可选择性阻断 α_1 受体,育亨宾可选择性阻断 α_2 受体(α_2 受体多为突触前受体)。

β 受体的阻断剂有**普萘洛尔**(propranolol,又名心得安)、阿替洛尔(atenolol,又名氨酰心安)、美托洛尔(metoprolol)等。普萘洛尔对 β_1 和 β_2 的选择性很低;阿替洛尔和美托洛尔具有选择性阻断 β_1 受体的作用。

有关受体阻断剂的更多知识,有兴趣者可查阅药理学教材。

表 5 - 2 胆碱能受体和肾上腺素能受体的分布及其生理作用　　　　　（自朱大年,2008）

效 应 器	胆碱能系统		肾上腺素能系统	
	受 体	效 应	受 体	效 应
自主神经节	N_1	兴奋节后神经元		
眼球：虹膜环形肌	M	收缩（瞳孔缩小）		
虹膜辐射状肌			α_1	收缩（扩瞳）
睫状体肌	M	收缩（晶状体变凸）	β_2	舒张（视远物）
心脏：窦房结	M	心率减慢	β_1	心率加快
房室传导系统	M	传导减慢	β_1	传导加快
心肌	M	收缩力减弱	β_1	收缩力增加
血管：冠状血管	M	舒张	α_1	收缩
			β_2	舒张（为主）
皮肤黏膜血管	M	舒张	α_1	收缩
骨骼肌血管	M	舒张[1]	α_1	收缩
			β_2	舒张（为主）
脑血管	M	舒张	α_1	收缩
腹腔内脏血管			α_1	收缩（为主）
			β_2	舒张
支气管平滑肌	M	收缩	β_2	舒张
支气管腺体	M	促进分泌	α_1	抑制分泌
			β_2	促进分泌
唾液腺	M	分泌大量稀唾液	α_1	分泌少量黏稠唾液
胃肠：胃平滑肌	M	收缩	β_2	舒张
小肠平滑肌	M	收缩	α_2	舒张[2]
			β_2	舒张
括约肌	M	舒张	α_1	收缩
腺体	M	促进分泌	α_2	抑制分泌
胆囊和胆道	M	收缩	β_2	舒张
膀胱逼尿肌	M	收缩	β_2	舒张
膀胱括约肌	M	舒张	α_1	收缩
子宫平滑肌	M	可变[3]	α_1	收缩（有孕）
			β_2	舒张（无孕）
皮肤汗腺	M	促进温热性发汗[1]	α_1	促进精神性发汗
皮肤立毛肌			α_1	收缩

注：1 为交感节后胆碱能纤维支配　2 可能是胆碱能纤维的突触前受体调制 ACh 的释放所致　3 因月经周期、循环血中雌、孕激素水平、妊娠以及其他因素而发生变动

（二）内脏感觉神经

内脏器官中也有感受器,接受内环境中某些因素的刺激,一般可区分为化学、机械、痛觉感受器等。例如,颈动脉窦上有压力感受器,能接受血压升高的刺激;肺泡壁和细支气管壁有牵张感受器,能感受肺泡扩张的刺激（图 5 - 85）。

如同躯体感觉神经一样,内脏感觉神经元的胞体也在脊神经节或脑神经节中,也是假单极神经元,其周围突是粗细不等的纤维。传导内脏感觉的脑神经有面神经、舌咽神经、迷走神经,这些神经中的内脏感觉神经元的周围支,随同面、舌咽、迷走神经分布于相应的内脏器官;中枢支随同面、舌咽、迷走神经进入脑干,终止于孤束核。一般认为由脑神经传导的是非痛觉信息。脊神经节中负责内脏感觉的神经元的周围支,随同交感神经和骶部副交感神经分布于相应的内脏器官,中枢支随同交感神经和盆神经进入脊髓,终于灰质后角。在中枢内,内脏感觉纤维一方面直接或间接经中间神经元与内脏运动神经元相联系,以完成内脏-内脏反射;或与躯体运动神经元联系,形成内脏-躯体反射;另一方面则可经过较复杂的传导途径,将冲动传至大脑皮质,形成内脏感觉。一般认为,内脏感觉的皮质代表区混杂在体表第一感觉区中,边缘叶也接受内脏感觉的投射。

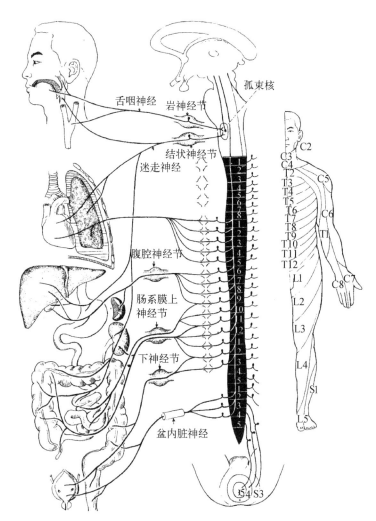

图 5-85　内脏传入神经与脊髓节段的关系（自高士濂和于频，1989）

C. 颈神经　T. 胸神经　L. 腰神经　S. 骶神经

至于对内脏感受器的刺激是否引起主观感觉，则因不同的情况而异。例如，直肠和膀胱壁受到压力时，人有清晰的感觉，心血管和肺组织的传入冲动一般不引起主观感觉。而消化管对温度和机械刺激引起较模糊的、定位不精确的感觉。切割和烧灼一些脏器并不像在皮肤那样引起强烈疼痛，但内脏器官处于缺氧时，例如，冠状血管痉挛或阻塞引起的心绞痛，胃肠道平滑肌痉挛时可引起强烈的疼痛。

二、中枢神经系统对内脏运动机能的调节

1. 脊髓对内脏运动的调节

脊髓是调节内脏活动的初级中枢。交感神经节前纤维和部分副交感神经节前纤维的胞体位于脊髓灰质侧角或相当于侧角的部分。内脏的感觉信息所引起的内脏反射活动，首先是脊髓的反射活动，动物在切断脊髓后的脊休克期内，横断面以下的脊髓所支配的内脏反射和躯体反射一并消失，外周血管舒张，血压下降，出现尿潴留和排粪困难。在休克期过去后，血压可大体恢复到原有水平，排尿、排粪也能正常进行。这些都说明脊髓通过反射活动可调节许多内脏器官的活动。但单靠脊髓的调节，内脏的反射活动仍然不能适应生理变化的需要。

2. 脑干对内脏运动的调节

支配心脏、胃、小肠、胰、肝、唾液腺的副交感节前纤维都由延髓发出。延髓中有调控对生命最为重要的呼吸运动、心血管运动的基本中枢，所以延髓有**生命中枢**（vital center）之称。另外还有调控唾液分泌、胃肠运动、胃肠分泌的中枢。

脑干对内脏运动的调节方式与对躯体运动调节的方式不同,对内脏运动的调节主要通过反射活动。脑干所控制的主要反射活动有:**颈动脉窦和主动脉弓压力感受性反射**,是维持动脉血压相对恒定的重要反射;胃液分泌的**迷走-迷走长反射**,是调控胃液分泌适应食物消化的重要反射;呕吐反射,是胃受到伤害性刺激时进行自身保护的重要反射;另外还有**食物唾液分泌反射**、**瞳孔对光反射**、**角膜反射**等。这些反射活动将在相应章节中介绍。由此可见,脑干在内脏运动机能的调控过程中起很重要的作用。

三、脑干以上高位中枢对内脏运动机能的调节

1. 下丘脑

下丘脑虽然体积很小,但对内脏机能尤其是对体温、水平衡、内分泌、摄食有重要调节作用。

下丘脑对体温的调节,详见第12章体温调节。对水平衡的调节,在此强调指出下丘脑存在着**渗透压感受器**。视上核和室旁核的神经元合成的**抗利尿激素**通过神经垂体释放入血液,调节水平衡,详见第13章泌尿系统。对腺垂体激素的调节,下丘脑分泌9种激素通过垂体-门脉系统调节着腺垂体的内分泌活动(详见第7章)。

这里重点介绍下丘脑对摄食行为的调节。一般认为"胃排空"之后所发生的胃的阵发性收缩是引起饥饿感的原因,此看法并不全面。因为临床观察发现,在切除全胃之后,并不能消除饥饿感觉。动物实验证明,下丘脑存在着**葡萄糖感受器**,感受血糖浓度的变化。这种感受器在血糖浓度降低时,发生兴奋而导致饥饿感的产生。下丘脑是处理饥饿、饱胀信息的主要中枢。有研究表明,局部损毁大鼠双侧下丘脑对大鼠摄食行为和体脂有很大的影响。双侧损毁下丘脑外侧区会导致动物厌食(anorexia),即严重的食欲降低。相反,双侧损毁下丘脑腹内侧区则引起动物过度进食从而导致肥胖(图5-86)。人类也会发生同样的情况。因此认为,下丘脑外侧区有**摄食中枢**,下丘脑腹内侧区有**饱食中枢**。在正常情况下,这两个中枢的活动处于一种拮抗状态,共同调控着摄食行为。

关于损毁下丘脑为什么会影响摄食行为和体脂,科学家们经过探索有了新的发现:与脂肪细胞产生的一种激素——"瘦素"密切相关。另外,下丘脑视交叉上核可能是控制生物节律的关键部位。

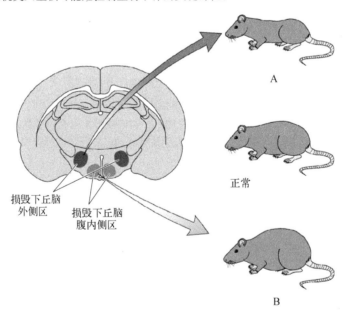

图5-86 双侧损毁大鼠下丘脑引起的体重变化(自 Bear et al,2002)

A. 下丘脑外侧区综合征 B. 下丘脑腹内侧区综合征

2. 大脑皮质

刺激皮质内侧面4区部位,会产生直肠与膀胱运动的变化;刺激4区底部,会产生消化道运动及唾液分泌的变化;刺激6区一定部位可引起竖毛与出汗;刺激8区和19区,引起眼外肌运动及瞳孔的反应;刺激扣带回前部可出现心率减慢、胃运动抑制等变化;人生气时影响食欲、血压等。这些都说明,大脑皮质的活动明显地影响内脏机能。

第八节　脑的高级机能

脑是生物亿万年进化的产物，是宇宙中已知的功能最复杂、最精细的体系。迄今为止，地球上没有任何一台仪器的功能超过人脑。脑的发达程度是区别动物进化程度的最主要标志。人类正因为有了无与伦比的发达的大脑，才成为主宰世界的万物之灵。人脑的功能尤其是高级功能始终是自然科学研究中最具挑战性的课题。所谓高级功能是指学习、记忆、思维、逻辑推理、判断、语言、运用文字以及其他认知活动等。由于对人脑高级功能的研究受到技术上、伦理道德上的限制（不能用人做类似于动物实验的实验，只能做一些对人体健康无害如记录脑电图或进行临床观察等），因而对人脑高级功能的研究进展较慢，获得的重大成果并不是很多。但近30年来以动物为实验材料，在学习和记忆的突触机制、分子生物学机制方面，在神经系统某些重大疾病诸如帕金森病、阿尔茨海默病的发病机制方面还是取得了可喜的进展。

一、学习和记忆

学习和记忆是两个相互联系的神经活动过程。**学习**（learning）是指人和动物接受外界环境信息而影响自身行为的神经活动过程；**记忆**（memory）则是将学习到的信息进行储存和提取再现的神经活动过程。学习和记忆是密不可分的统一的神经生理活动。因为若不通过学习，就谈不上获得的信息储存和再现，也就不存在记忆；若无记忆，获得的信息随时丢失，就失去了学习的意义，二者密切相关，是适应环境的重要方式。

学习可分为**非联合型学习**（nonassociative learning）和**联合型学习**（associative learning）两种形式。而记忆可分为感觉性记忆、短期记忆和长期记忆几种形式。

（一）非联合型学习

非联合型学习是指对单一刺激做出的行为反应的改变，是一种简单的学习形式，分为习惯化和敏感化两种。

关于习惯化，这里引用 M. F. Bear 举的一个例子：你住的宿舍，只有走廊里有一部电话。电话响时你跑去接，但每次电话都是找别人的，几次后，你对电话铃声就没有反应了。最后甚至连铃声也听不见了。这是一种学习，这种类型的学习称**习惯化**（habituation），就是学会忽略无意义的刺激。

关于敏感化，"一朝被蛇咬，三年怕井绳"，就是敏感化的一个例子。说的是一个人被蛇咬了一下，结果当他看到井边上弯弯曲曲盘绕着的绳子时也害怕了，像蛇样的绳子使他产生了敏感化（sensitization）。这也是一种学习，即学会对有害刺激的反应均加强。

为了研究习惯化和敏感化的神经机制，Kandel 及其同事选用海兔为实验对象，对海兔缩鳃反射的习惯化和敏感化的行为在细胞水平上进行了深入的研究，以揭示程序性记忆的储存位点及形成机制，获得了重大突破，荣获 2000 年的诺贝尔生理学或医学奖。

Kandel 开始时运用哺乳动物进行学习和记忆机制的研究，但他很快发现，对于研究基本的学习记忆过程来说，哺乳动物的神经系统太复杂了，反而不便于研究。他之所以选择海兔，是因为海兔的中枢神经系统十分简单，大约只有 2 万个神经细胞（而人脑却有几百亿个），分别属于 5 对神经节，每个神经节含 1 000～2 000 个神经元（图 5-87），而且胞体大，有的直径可达 1 000 μm，便于进行电生理、药理学研究，此其一；其二，单独一个神经节内的少量神经元就能完成某一简单的学习行为，便于问题的分析；其三，科学家们依据神经元的大小、位置、形状、色素沉着、放电形式和神经递质的不同已将腹神经节中的细胞逐一进行了编号，绘制出了细胞分布图谱，对其神经网络和回路了解得比较清楚，从而可对其学习和记忆的神经机制进行细胞分子水平的分析。

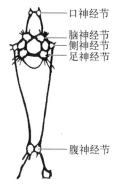

图 5-87　海兔的神经节示意图
（自王玢和左明雪，2001）

1. 缩鳃反射的习惯化

Kandel 发现，当水流喷射到海兔的喷水管（喷水管是位于鳃上的一个肉质喷口，海兔用它来排泄废物和海水）皮肤时引起喷水管和鳃收缩，称**缩鳃反射**（gill-withdrawal reflex）（图 5-88）；当喷水管重复受到温和的喷水刺激时，缩鳃反射的幅度越来越小,即产生了**习惯化**。因此,所谓习惯化是指当反复多次给予动物新异刺激时,动物产生行为反应的强度逐渐减弱,最后甚至不出现反应。

根据 Kandel 及其同事们的研究,海兔缩鳃反射习惯化的产生原理如下:来自喷水管皮肤感受器的感觉信息沿传入神经传入海兔的神经系统—腹神经节(图5-87)。在这里,信息传给运动神经元和中间神经元。其中有一个运动神经元(编号为L7)直接接受来自喷水管的单突触感觉传入,然后由它激活肌肉收缩产生缩鳃动作(图5-89)。在这样一个简单的反射弧中,产生习惯化的原因可能出现于:① 皮肤感觉神经末梢对水流的敏感性降低。② 感觉神经元与运动神经元之间的突触传递降低。③ 肌肉对运动神经元传来的冲动反应减弱。

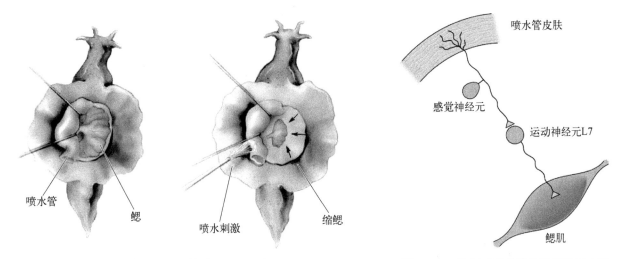

图5-88　海兔的缩鳃反射(自 Bear et al,2002)

图5-89　缩鳃反射的简单反射弧模式图
(自 Bear et al,2002)

用微电极记录习惯化过程中感觉神经元的活动,可以排除第一种可能性,因为即使在运动反应减弱时,刺激喷水管皮肤感觉神经元依然持续地产生动作电位。使用类似的方法也可以排除第三种可能性,因为电刺激运动神经元(L7)总是能够引起相同程度的肌肉收缩。这样就只剩下第二种可能性:习惯化发生在感觉神经元中枢支末梢与运动神经元之间的突触上。实验证明,重复电刺激感觉神经元,导致运动神经元胞体内的 EPSP 逐渐减弱(图5-90)。

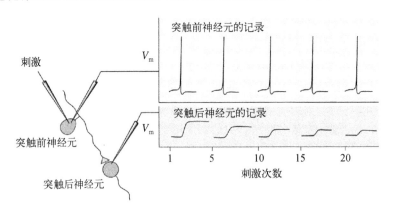

图5-90　习惯化的电生理机制示意图(自 Bear et al,2002)

那么,这种 EPSP 的减弱是由于① 突触前末梢释放的递质减少,还是② 突触后膜上的受体对递质的反应性减弱? Vincent Castelluci 和 Kandel 对突触传递进行了精密的分析,得出结论:习惯化过程中每次动作电位引起递质释放量减少。而突触后细胞对递质的敏感性没有改变。换句话说,缩鳃反射的习惯化是由于感觉神经元释放递质减少导致的,该递质被证明是谷氨酸。

为什么反复刺激感觉神经元会引起递质释放减少呢?前面我们曾经讲过,动作电位传到神经末梢,首先打开末梢膜上的 Ca^{2+} 通道,Ca^{2+} 通过电压门控离子通道进入神经末梢导致递质的释放。当感觉神经末梢的这些 Ca^{2+} 通道反复开放时,其效能就会降低。虽然目前还不清楚为什么会这样,但实验发现突触前 Ca^{2+} 内流减少,的确使得神经递质释放减少。

2. 缩鳃反射的敏感化

Kandel 又做了如下实验:在用水流刺激喷水管之前,用短暂电流刺激海兔头部的皮肤(这对海兔来说是一个伤害性刺激),结果导致再用同样的水流刺激喷水管时,引起强烈的缩鳃反应,即产生了**敏感化**。因此,所谓敏感化,是指一种反射性反应因为另一个强刺激或伤害性刺激而加强的现象。

根据 Kandel 的研究,敏感化过程产生的原理如下:如图 5-91 所示,头部皮肤感觉神经元的中枢支末梢(图中未画出)与编号为 L29 的中间神经元形成突触联系,L29 的轴突末梢与喷水管感觉神经元的轴突末梢形成轴突-轴突式突触。当伤害性刺激(电流)作用于头部皮肤时,激活了中间神经元 L29,目前认为 L29 末梢释放的递质是 5-羟色胺(5-HT)。5-HT 使喷水管的感觉神经元轴突末梢更敏感,从而使每个动作电位引起的 Ca^{2+} 内流增多,递质释放的更多(这是一种突触前易化作用,注意与前面讲过的突触前抑制作用进行比较),运动神经元向它所支配的鳃肌发放冲动增多,产生强烈的缩鳃反应敏感化。

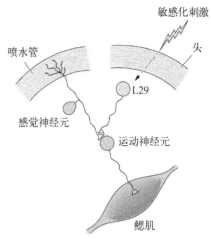

图 5-91　缩鳃反射敏感化神经元联系模式图(自 Bear et al,2002)

5-HT 的作用原理:它与喷水管皮肤感觉神经中枢支末梢上的 5-HT 受体(G 蛋白偶联受体)结合后,使末梢内的 cAMP 增多→激活蛋白激酶 A→催化各种蛋白质的磷酸化作用,其中一个蛋白质是 K^+ 通道蛋白,它的磷酸化可导致通道的关闭。轴突末梢的 K^+ 通道关闭会导致突触前动作电位延长,这就促进动作电位期间经电压门控 Ca^{2+} 通道的 Ca^{2+} 内流增多,因此更多的神经递质释放出来。

综上所述,可以认为习惯化是突触传递的减弱,敏感化是突触传递的加强。

习惯化和敏感化有着重要的生物学意义:动物通过习惯化学会了忽视周围环境中非伤害性刺激;而敏感化则使动物记住了某种伤害性刺激,从而起到保护作用。

虽然对海兔的习惯化和敏感化的机制已研究得比较清楚,但这二者毕竟只是一种最简单的学习形式,距离解决人类的学习和记忆的实质还相差很远。

(二)联合型学习

联合型学习是指需要两个不同种类的事件在很接近的时间内有规律地重复出现,逐步在脑内形成联系,使动物的行为能够预见到有了"甲事件"就有"乙事件"。这种形式的学习可以再分为经典条件反射和操作式条件反射两种类型。下面以经典条件反射为例,分析联合型学习的机制。

经典条件反射(classical conditioned reflex)最早是由俄国生理学家巴甫洛夫(Pavlov)在 19 世纪末 20 世纪初创立的,故又称巴甫洛夫条件反射。他以狗为实验对象,研究了铃声刺激与食物刺激之间的联系,给狗食物吃,狗有唾液分泌,哺乳动物和人都是这样,这是**非条件反射**(unconditioned reflex),食物是非条件刺激。但给狗铃声的刺激,狗不会分泌唾液。因此,对于唾液分泌来说铃声是无关刺激,即铃声的刺激与唾液分泌是无关的。巴甫洛夫发现,如果每次给狗食物之前先给铃声刺激再给食物,这样反复重复多次之后,单独给铃声刺激,狗也产生唾液分泌。可以认为,这时狗已学会将铃声与食物的出现联系起来,它以为铃声的出现就预示着有食物吃。这种由铃声的刺激引起唾液分泌的反射称为**条件反射**(conditioned reflex),在条件反射建立的过程中铃声由无关刺激变成了条件刺激,成了食物的信号。

经典条件反射的成功建立,非条件刺激和条件刺激之间具有时间特征。例如,上述实验,要求铃声必须在给予食物之前很短时间内出现才能成功建立条件反射。如果铃声的刺激在给食物之后或在给食物之前很长时间出现都不会建立条件反射。这些现象说明这种经典条件反射包含着条件刺激和非条件刺激之间形成了某种联系,使条件刺激成了预示非条件刺激即将到来的信号。

巴甫洛夫还发现了一个现象,即铃声刺激引起唾液分泌之后,如果不用食物刺激加以强化的话,已建立起的条件反射又会消退,称为条件反射的**消退抑制**。

关于条件反射的形成机制,巴甫洛夫提出了**暂时联系**学说解释之。他认为条件反射的建立是大脑皮质的条件刺激兴奋区(听觉中枢)与非条件刺激兴奋区(味觉中枢)之间,由于多次的交替兴奋,兴奋相互扩散,因而在两个中枢之间形成了暂时的功能联系(图 5-92)。这种功能联系一旦建立,铃声的刺激经听觉器官转变成听神经上的动作电位,沿听觉传入通路到达大脑皮质听觉中枢→经暂时联系→味觉中枢→味觉中枢的下行纤维→脑干的泌涎核→传出神经纤维(副交感神经纤维,在第 7、第 9 对脑神经中)→唾液腺→分泌唾液。这就是铃声刺激引起唾液分泌的反射弧。巴甫洛夫的这一设想过于简单,多年来的研究,尤其是以电生理方法获得的结果提示,条件反射的建立是个复杂的神经过程,有许多神经结构(包括新皮质、边缘系统、

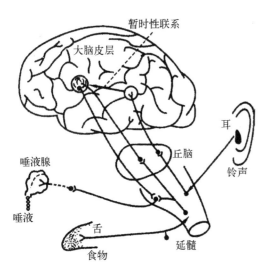

图 5-92　条件反射建立机制示意图

脑干网状结构)都参与了条件反射的建立过程。在人和高等动物,毫无疑问,大脑皮质是建立条件反射的主要中枢。

暂时联系的本质是什么? 可以肯定的一点不是神经纤维,因为不可能每建立一个条件反射增加一条或几条神经纤维。根据到目前为止的研究资料,尤其是根据上述 Kandel 及其同事的研究成果,我们可以设想在两个中枢之间原有纤维联系的基础上,主要是突触机能的改变,或许由于铃声刺激和食物刺激的多次结合,使得听觉中枢到味觉中枢的纤维末梢发生了突触前修饰、突触后修饰或者激活了一些原来不曾开通的神经通路。这是学习记忆的奥秘所在,其研究成果至今尚未有大的突破。

动物进食或看到食物时分泌唾液,海兔的喷水管皮肤受到水流刺激时鳃肌收缩,这些都是日常生活中我们见到的很普通的现象,类似的现象还有很多。但巴甫洛夫和 Kandel 等科学家却利用这些简单的现象,仔细观察、精心设计,用实验研究的方法揭示了许多深奥的科学道理,值得我们很好地学习。

需要说明的是,在不同进化阶梯上的动物,暂时联系的接通部位也不同。在高等哺乳动物,如人、猴、狗等动物,大脑皮质是暂时联系接通的主要部位;在较低等的脊椎动物,如两栖类、鱼类,切除其大脑两半球后仍能建立条件反射,而在无脊椎动物,如软体动物、节肢动物,其神经节就是形成暂时联系的部位。

条件反射的生物学意义:在个体的生活中,如果只有非条件反射是无法在多变的环境中生存的。可以设想,机体不能只依靠食物掉入口中才引起进食动作,更不能只在身体遭受伤害时才引起防御动作。实际上,在生命活动中,单纯的非条件反射是不存在的。机体在复杂多变的环境中,不断在非条件反射的基础上建立新的条件反射。因此条件反射与非条件反射相对比,前者的数目是无限的,后者是有限的。条件反射大大扩展了机体对外界复杂环境的适应范围,使机体能够识别还在远方的刺激物的性质,预先作出不同的反应。因此,条件反射使机体具有更大的预见性、灵活性、适应性。

(三) 记忆

外界环境中经常有大量的信息通过感官进入大脑。只有约 1% 的信息能够长期地被储存起来,大部分被遗忘了。能被长期储存的信息是反复作用于大脑,并且对个体具有重要意义的。

1. 记忆的分类

根据记忆保留时间的长短,可将记忆细分为以下 4 种类型。

(1) 感觉性记忆(又称即时记忆、最初记忆)　指信息通过感官进入大脑感觉区,储存时间不超过 1 s,若未经处理即很快消失。这一过程的信息量大。大量信息被用于快速分析和筛选出有用的信息,而后即被"清零",被新的信息所取代。

(2) 短期记忆(第一级记忆)　少数的事件、人名、数字等少量信息可记住几秒钟到几分钟。例如,你给一个不常联系的人打电话,从电话簿上查到了他的电话号码,当时记住了,打完之后接着就忘了。这种记忆有"即时应用"的特性。

(3) 近期记忆(第二级记忆)　事件过后可记忆几分钟、几小时、几天、几个月甚至几年,但仍会遗忘,不易回忆。

(4) 长期记忆(第三级记忆)　有些记忆的痕迹,如自己和家人的名字、每天都进行的操作手艺、自己经历的某些痛苦事件等,是不容易忘记的,甚至一生都不会忘记,而且随时可以回忆。这类记忆属于长期记忆。

也有学者根据信息储存和回忆的方式(根据储存在脑中的信息提取使用时能否用语言描述出来),将记忆分为陈述性记忆和非陈述性记忆两类(详见有关神经生物学教科书)。

2. 记忆的机制

记忆是信息的储存,储存在哪里? 记忆必有物质基础,什么物质? 物质在我们体内不断地进行新陈代谢,参与记忆的物质不被代谢走吗? 为什么有些记忆刻骨铭心、终生难忘,而有些记忆过段时间会被忘记? 所谓"记忆犹新,历历在目",过去的信息又重新呈现出来,呈现在哪里? 为什么有些人的记忆力好,有些人的记忆力差? 如何改善和提高记忆效率? 很明显,学习和记忆能力是创新能力的基础,如何改善和培养创新能力? 等等。这些问题都仍然是个谜,是神经科学重大研究课题之一。到目前为止,我们的认识仍很肤浅。一般认为记忆主要是突触结构和功能的改变导致的。

二、大脑皮质的生物电活动

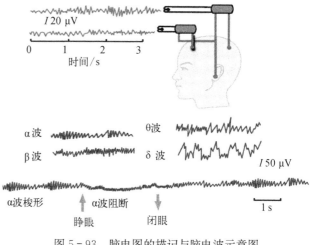

图 5-93　脑电图的描记与脑电波示意图

大脑皮质神经元活动产生的电位变化,可以通过大脑这个容积导体反映到脑的表面。依据电位变化的产生原因可分为两类:一类是在没有特定的人工刺激时,大脑皮质本身经常产生持续的节律性电位变化,称**自发脑电活动**;另一类是由人工施加以某种特定的刺激所产生的电位变化,称**诱发脑电活动**。在头皮上安放记录电极可记录到皮质的自发脑电活动,称**脑电图**(electroencephalogram,EEG)(图 5-93)。

1. 自发脑电波的波形

在正常成年人的头皮不同部位引导的脑电图,波形的频率和幅度都不相同。在不同的条件下(如兴奋、困倦、睡眠、血液的化学成分改变等),其频率和波形也有显著的差别。脑电波波形的分类,主要依据其频率不同而划分为 4 种基本类型。

α 波:频率为 8～13 Hz,幅度为 20～100 μV。在枕叶和顶枕区最显著,其波形近似正弦波。正常人在清醒、安静、闭目时,波形呈现由小变大,然后由大变小,如此反复进行,形成所谓 α 波的"梭形"特点。每一梭形持续 1～2 s。当被试者睁眼或接受其他刺激(声音、针刺皮肤等)时,α 波立即消失并转为快波,此现象称为"α 波阻断"。一般认为,α 波是大脑皮质处于清醒安静状态时电活动的主要表现。

β 波:频率为 14～30 Hz,幅度为 5～20 μV。在额叶、顶叶比较明显,当被试者睁眼视物、突然的音响以及进行思考活动可出现 β 波。有时 β 波与 α 波同时在一个部位出现,β 波重叠在 α 波之上。一般认为,β 波是大脑皮质紧张状态时电活动的主要表现。

θ 波:频率为 4～7 Hz,幅度为 100～150 μV。在颞叶、顶叶比较明显。困倦时易出现。

δ 波:频率为 0.5～3 Hz,幅度为 20～200 μV。正常成年人在清醒状态下,几乎没有 δ 波。在睡眠及深度麻醉时可出现,在颞叶、枕叶明显(图 5-96)。

2. 自发脑电波形成的机制

皮质表面的电位变化是由大量神经元同步产生的**突触后电位**经总和形成的。从皮质的神经元组成来看,锥体细胞在皮质排列比较整齐,其顶树突互相平行并垂直于皮质表面,因此其同步电活动易于总和而形成强大的电场,从而改变皮质表面的电位。目前知道,这种同步化活动是和丘脑的活动不可分割的。在动物实验中见到,当中度麻醉时,即使没有其他感觉传入的刺激,皮质会出现 8～12 次/s 的自发脑电活动。这种脑电活动的波幅也时大时小,并可在皮质广泛的区域中引出。因此,这种脑电活动与人类脑电波中的 α 节律极相似。如果切断皮质与丘脑间的纤维联系,上述类似 α 波的电活动就大大减小。若用 8～12 次/s 节律性电刺激来刺激丘脑非特异性投射系统的一些核团(如板内核群),则皮质上会出现 8～12 次/s 的节律性脑电变化。这种变化的波幅也时大时小,同时在皮质上空间分布也是广泛的。因此,从频率、波幅形状、空间分布上来看,刺激丘脑非特异性投射系统所获得的脑电变化,与上述 α 波的自发脑电活动相一致。由此认为,某些自发脑电的形成,是皮质与丘脑之间交互作用的结果。

如果用 60 次/s 的节律性电刺激来刺激丘脑非特异投射系统,则皮质上类似 α 波的自发脑电活动立即消失而转成快波。这可理解为高频刺激对同步化活动的扰乱,脑电出现了去同步化现象。快波的出现就是去同步化的结果。刺激脑干网状结构时引起的所谓上行激动作用,一般认为是上行冲动扰乱了丘脑非特异投射系统与皮质之间的同步化环节,脑电出现了激活状态,呈现了去同步化的快波。在人类脑电波记录中所见到的 α 波阻断现象,事实上也是由同样机制引起的。

三、觉醒与睡眠

觉醒与睡眠是维持正常生理活动的两个必要过程,在正常情况下,它们随昼夜周期而互相交替。觉醒时,机体对外界和内部环境刺激的敏感性增高,并能做出相应的反应。睡眠时机体对内外环境刺激的敏感性降低,肌张力下降,躯体反射机能降低,睡眠时虽仍然保持着植物性神经系统的机能调节,但脑的一些高级机能(学习、记忆、思维等)均停止。睡眠的主要作用在于消除疲劳、恢复精力和体力,以便使清醒状态有充沛的精力和体力以提高工作效率。睡眠是最好的休息方式。睡眠不足将影响人的精力和体力,降低身体的抵抗力,容易患病。

(一)觉醒

觉醒状态是靠脑干网状结构上行激动系统的紧张活动维持的。实验证明,电刺激中脑网状结构确能唤醒动物,脑电图呈现去同步化快波。单纯在中脑网状结构的头端加以破坏,而保留各种感觉上传的特异传导途径,动物就进入持久的昏睡状态,各种感觉刺激都不能唤醒动物。觉醒状态包括脑电觉醒与行为觉醒两种。脑电觉醒系指动物的脑电图波形由睡眠时的同步化慢波转变成觉醒时的非同步化快波,从脑桥的蓝斑前部发出的上行去甲肾上腺素能系统与维持大脑皮质觉醒状态的电活动有关。而行为觉醒则由中脑黑质-纹状体多巴胺能系统所控制。

(二)睡眠

成人一般每天需要睡眠 7~9 h,婴儿需要 18~20 h,儿童需要 12~14 h。一般老年人睡眠时间减少,需要 5~7 h,但也有不减少的。人的一生中,约有 1/3 的时间用于睡眠,足见睡眠对于生命活动之重要。

1. 睡眠的时相及其生理机能的变化

(1) **慢波睡眠**(又称非快速动眼睡眠)　入睡后首先进入慢波睡眠,持续 80~120 min。为脑电波呈现同步化慢波的时相,其表现是:① 嗅、视、听、触等感觉功能暂时减退。② 骨骼肌肌紧张减弱。③ 伴有一系列植物性神经功能的改变,如血压下降、心率减慢、瞳孔缩小、尿量减少、体温下降、代谢率降低(因此睡觉之后易感冒)、呼吸变慢、胃液分泌可增多而唾液分泌减少、发汗功能增强等。④ 生长素分泌明显升高,有的科学家测定在慢波睡眠阶段,孩子的生长速度要快得多,与没有睡觉时期的生长速度相比,有 3 倍之差。

(2) **快波睡眠**(又称异相睡眠、快速动眼睡眠)　慢波睡眠结束转入快波睡眠,持续 20~30 min。这一阶段,脑电波呈现不规则的 β 波,与觉醒时很难区别,但不同的是**异相睡眠**时眼电显著增强、肌电显著减弱。其表现与慢波睡眠相比,各种感觉机能进一步减退,以致唤醒阈提高;骨骼肌反射活动和肌紧张进一步减弱,肌肉几乎完全松弛,可有间歇性的阵发性表现,例如,眼球出现快速运动(所以这一阶段又称快速动眼睡眠)、部分躯体抽动、血压升高、心率增加,呼吸加快而不规则等。这可能是某些疾病在夜间突然发作的原因,如心绞痛、脑溢血、哮喘等。有人报道,夜间心绞痛发作的患者常因夜梦中情绪激动,伴呼吸加快、血压升高、心率加快,以致心绞痛发作而觉醒。此外,做梦是快波睡眠的特征之一。

在动物实验观察到,在快波睡眠阶段脑内蛋白质合成加快。因此认为,异相睡眠有益于幼儿神经系统的发育成熟,并对建立新的突触联系和促进学习记忆十分重要。由此看来异相睡眠可促进精力的恢复。

(3) **慢波睡眠与快波睡眠的相互转化**　成年人睡眠一开始首先进入慢波睡眠,然后转入快波睡眠,快波睡眠结束后又转入慢波睡眠。整个睡眠期间,这种反复转化 3 或 4 次,越接近睡眠后期,快波睡眠持续的时间逐渐延长。在成年人,慢波睡眠和快波睡眠均可直接转成觉醒状态;但觉醒状态只能进入慢波睡眠,而不能直接进入快波睡眠。

2. 睡眠发生的机制

睡眠的机制很复杂,难以进行深入的研究。如有的人很容易入睡,有的人不容易入睡;有的人入睡后睡得很深,周围环境中即使有些小小的干扰也不妨碍他(她)睡觉;但有的人入睡后睡得很浅,周围环境中稍有动静他(她)便醒来。如何使睡眠质量好,使精力和体力都得到充分的恢复,这是很值得研究的课题。

一种观点认为,脑内存在着产生睡眠的中枢,这个中枢主动活动导致睡眠。但这个中枢的确切部位尚没有充足的实验根据加以确定。有人认为,在脑干尾端存在能引起睡眠和脑电出现慢波的中枢;这一中枢的兴奋经上行抑制系统上传作用于大脑皮质,与脑干网状结构上行激动系统的作用相对抗,从而引起睡眠。

也有人认为睡眠与中枢神经递质有关。20 世纪 60 年代发现低位脑干中缝核前段 5-羟色胺能系统与慢波睡眠有关,而脑桥蓝斑核去甲肾上腺素能系统与快波睡眠有关。70 年代,有人从入睡的兔和羊脑内提取出多肽物质,将其注入另一动物脑室内可诱导出 δ 脑电波,类似慢波睡眠中的脑电表现。

四、人类高级神经活动的特征

（一）人类大脑皮质的语言中枢和一侧优势

能用语言、文字进行相互间的交流，是人类独有的能力，人类之所以有这种能力是因为其大脑皮质进化出了相应的语言中枢，如说话中枢、阅读中枢、书写中枢等。额中回后部有**书写中枢**（图 5 - 94），此区紧靠中央前回手部代表区，该中枢受损引起**失写症**（agraphia），患者写字、绘画等精细动作发生障碍，而手部的其他运动并不受影响。在额下回后部有**说话中枢**，此区紧靠中央前回下端嘴和唇运动控制区。该区受损，虽然与说话相关的肌肉未瘫痪，仍可发音，但丧失了说话能力，称**运动性失语症**。在颞上回后部（22 区）有**听话中枢**（又称听觉性语言中枢），该区受损后，患者虽能听到别人讲话，但不理解讲话的含义，好像听到听不懂的外国语一样，自己讲的话也同样不能理解，因而不能正确回答问题和正常说话，这种情况称**听觉性失语症**（auditory aphasia）。在角回（39 区）有**阅读中枢**（又称视觉性

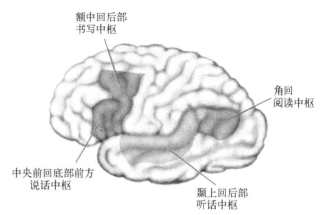

图 5 - 94　大脑皮质与语言功能有关的主要区域

语言中枢），损伤时引起**失读症**（alexia），患者看不懂文字的含义，但其视觉是良好的，其他语言活动（包括书写、说话、听懂别人谈话等）仍健全（图 5 - 94）。

一般用右手劳动的成年人，左侧大脑皮质语言区发生损伤时，则产生失语症，而右侧大脑皮质语言区损伤患者，则不发生失语症。人类这种左侧大脑皮质在语言机能上占优势的现象虽与遗传因素有关，但主要是在后天生活实践中逐渐形成的，而且与人类习惯于使用右手劳动密切相关，自幼建立了左侧大脑皮质优势。从语言能力发展过程来看，小儿在 2～3 岁以前，若发生左侧大脑半球损伤时，其语言功能的扰乱与右侧大脑半球损伤时的情况没有明显的差别，说明此时没有建立左侧优势，两侧大脑半球均与语言机能有关。儿童到 10～12 岁时，左侧优势逐步建立，但若此时左侧大脑皮质损伤，还有可能在右侧大脑皮质得到补偿而恢复语言机能。人到成年左侧优势已经形成，若此时左侧皮质损伤就会产生失语症，而很难在右侧皮质中得到代偿。

右侧大脑半球，在非词语性的认识上占优势。如对空间的辨认、深度知觉、触觉认识、音乐分辨等。右侧大脑皮质顶叶损伤的患者，由于非词语性认识能力的障碍，常表现**穿衣失用症**（apraxia），患者虽无肌肉麻痹，但穿衣困难。右侧大脑皮质顶叶、枕叶、颞叶交界处损伤的患者，常分不清左右侧，穿衣困难，不能绘制图表。右侧半球颞叶中部病变常发生视觉认识障碍，患者不能辨认别人的面部，有的患者甚至不能认识镜子里自己的面部，这种功能障碍称为**面容失认症**（prosopagnosia）。而且往往伴有对颜色、物体、地点的认识障碍。此外，还发现额顶部损伤可引起**失算症**（acalculia），患者表现为数学计算能力缺失。

在临床上，两侧大脑半球不同认识功能的优势现象可在做裂脑（split brain）手术患者（称裂脑人）的身上得到进一步的证实。如对患有顽固性癫痫发作的患者，为了控制癫痫在两半球之间的扩布发作，常将患者的胼胝体切断。手术后，患者对出现在左侧视野中的物体（视觉信息投射到右侧半球）不能叫出物体的名称，而对出现在右侧视野中的物体（视觉信息投射到左侧半球）则能叫出物体的名称，说明语言中枢位于左侧半球。但患者右侧半球的视觉认识功能是良好的。在正常人，虽然语言中枢在左侧半球，但能对左侧视野中的物体说出其名称，这是胼胝体的功能，因为连合纤维使左右两侧半球的功能发生了联系。

虽然人脑两侧半球在高级机能上各有其优势，但这种优势是相对的。因为左侧半球也有一定的非词语性认识功能，右侧半球也有一定的词语活动功能。

（二）第一信号系统和第二信号系统学说

人类不仅与动物一样，可以用声、光、气味等具体刺激作为信号来形成条件反射，而且对具有抽象意义的语言和文字也能作为信号来建立条件反射。因此，对人类有两种性质不同的信号，一种是自然界中存在的现实的具体信号，如食物的形状、颜色，前面介绍过的经典条件反射建立过程中的铃声等，都称为**第一信号**；另一类是抽象信号，即人类独有的语言和文字，称第二信号。在人们的生活经历中，语词和进入大脑皮

质的所有刺激相结合,成为这些刺激的信号,并代替它们,因而能引起和它们相联系的一些反应,所以语词是第一信号的信号,故称**第二信号**。巴甫洛夫据此提出人脑具有两个信号系统:**第一信号系统**和**第二信号系统**。第一信号系统是指能对第一信号的刺激建立条件反射的皮质机能系统;第二信号系统是指能对第二信号的刺激建立条件反射的皮质机能系统,它能将语言(声音的刺激)、文字(光的刺激)所包含的内容转变为具有实际意义的第一信号的刺激。

例如,食物的形状、颜色、气味等都可以代表具体的食物信号而引起反射性唾液分泌,"望梅止渴"就是一个代表性的用第一信号的刺激建立条件反射的例子。你现在并没有吃酸梅,只是看到了酸梅的形状、颜色,但也有唾液分泌。这是因为你以前曾经吃过酸梅,并且吃之前先看到了酸梅的形状、颜色(这些形状、颜色相当于巴甫洛夫经典条件反射中的铃声),然后酸梅在口腔里咀嚼刺激了味觉感受器,通过反射引起了唾液分泌。这个例子中酸梅的形状、颜色是第一信号,你看到酸梅的形状、颜色便有唾液分泌,这是大脑皮质第一信号系统的活动。

当你读这段文字的时候,你看到了"酸梅"这个词(文字),或者你和朋友正在谈论(语言)吃"酸梅"时的感觉,相信你这时也会有唾液分泌。这就是我们大脑皮质第二信号系统的活动。当你们谈论时,如果旁边有只狗,由于它听不懂"酸梅"这个词的含义,它是不会有唾液分泌的。

动物只有一个信号系统,相当于人的第一信号系统,而人类具有两个信号系统,这是人类区别于动物的本质特征。第二信号系统的发生与发展是人类社会的产物,人类由于社会性劳动与交往产生了语言,语词是现实的概念与抽象化,它使人类能进行抽象思维并表达其思维。

小　结

功能相同的若干神经元的胞体集合在一起的团块结构,在脑和脊髓的称**神经核**,而在周围神经系统中的则称**神经节**。

脊髓和脑的外部形态有很大的不同,但内部构造都可以分为3部分,灰质、白质及中央管或脑室。

脊髓的灰质每侧有前角、后角,在胸部脊髓12个节段和腰部脊髓的前3个节段还有侧角。前角含有支配骨骼肌的运动神经元的胞体,侧角含有交感神经元的胞体,后角含有躯干和四肢浅感觉传入通路第二级神经元的胞体及其他中间神经元。白质主要由各种感觉传入通路和运动通路的传导束组成。

脑干的灰质主要以核团的形式存在,有些核团的机能相当于脊髓灰质前角的机能,是发出脑神经中支配头面部骨骼肌的运动神经纤维的核团,如动眼神经核、滑车神经核、面神经核等。有些核团的机能相当于脊髓灰质侧角的机能,是发出支配唾液腺、心脏、胃肠道平滑肌等副交感神经的核团,如泌涎核、迷走神经背核等。有些核团的机能则相当于脊髓灰质后角的机能,是接受感觉信息的核团,如三叉神经感觉核、蜗神经核等。

间脑中的丘脑和后丘脑是除嗅觉以外的所有感觉传入通路的中继站。下丘脑是管理内脏机能的大脑皮质下的高级中枢。

大脑灰质的分布发生了很大的变化,绝大部分转移到了大脑半球的表面,形成大脑皮质,少部分留在髓质内部形成了基底神经核等。人类大脑皮质的表面积很大,是控制全身各种机能的最高级中枢。大脑半球内的白质主要有胼胝体和内囊。

小脑灰质和白质的分布与大脑相似。大部分灰质集中在小脑的表面,小部分在髓质内部形成了小脑核。小脑的功能主要是维持身体平衡、调节骨骼肌的肌张力和协调随意运动。

构成脑神经和脊神经的纤维按功能分为躯体感觉、内脏感觉、躯体运动、内脏运动4种纤维。通常把视神经纤维、位听神经纤维归于躯体感觉纤维,嗅神经纤维、味觉神经纤维归于内脏感觉纤维。每一对脊神经都是混合性神经,但脑神经有感觉性、运动性和混合性3种。

神经系统的机能是通过神经元的活动实现的。神经元的机能是接受刺激、产生并传导兴奋、通过突触进行信息的传递。突触前神经末梢释放递质→突触后膜,由于递质和受体性质的不同,突触后膜电位有两种,EPSP和IPSP。EPSP是一种去极化型的电位变化,其幅度随递质释放量的增多而增大,当增大到(去极化到)阈电位水平时可触发神经元的轴丘部位爆发动作电位。而 IPSP 是一种超极化型的电位变化,离阈电位的距离增大,不可能激活 Na$^+$ 通道引发动作电位,因而神经元表现为抑制。

神经系统对各器官、系统的机能进行调节,其主要机制是通过反射活动。反射的概念极为重要,涉及感受器如何将刺激的能量转换为感觉神经纤维上的动作电位、反射弧中枢部分突触部位的信息传递过程及机制、反射弧传出部分与效应器之间(神经-肌细胞接点、神经-腺细胞接点)的信息传递过程及机制。

神经系统的活动形式可归纳为两种,兴奋和抑制。兴奋是神经元产生并传导动作电位的过程,抑制则是神经元接受信息后不产生动作电位。抑制有突触前抑制和突触后抑制两种类型。

神经系统总的机能可以归纳为三方面,感觉机能、运动机能和高级机能。

感觉机能的完成有赖于三部分结构和功能的完整,即感受器、感觉传入通路、大脑皮质的感觉区。

运动机能是指神经系统对躯体运动机能(骨骼肌的运动)和内脏运动机能(平滑肌、心肌、腺体的活动)的调节。对躯干和四肢骨骼肌运动机能的调节,脊髓是初级中枢,主要通过反射活动实现。脊髓的主要躯体反射有:牵张反射、屈肌反射和对侧伸肌反射等;脑干主要通过网状结构中下行易化区和下行抑制区的活动实现,这两个区域的下行冲动都作用于脊髓灰质前角运动神经元,从而影响脊髓的牵张反射,去大脑僵直实验可以说明这个问题。大脑皮质对躯体运动机能的调节主要通过两条途径:锥体系和锥体外系,锥体系的主要功能是发出随意运动的指令。锥体外系总的功能是协调这种随意运动,使它进行得准确、协调。锥体外系包括基底神经核、小脑、脑干网状结构等。基底神经核有重要的运动调节功能,它对随意运动的产生和稳定、肌张力的调节、本体感受器传入信息的处理都有重要作用,基底神经核损伤的主要表现有帕金森病和舞蹈症。小脑按功能大体分为三部分:前庭小脑、脊髓小脑和皮质小脑。前庭小脑的主要功能是控制躯体的平衡和眼球的运动。脊髓小脑的主要功能是利用外周感觉反馈信息控制肌肉的张力和调节进行中的运动,配合大脑皮质对随意运动进行适时的控制。皮质小脑的主要功能是参与随意运动的设计和程序的编制。

对内脏运动机能的调节,脊髓也是通过反射活动实现的,但内脏反射反射弧的传出通路是副交感神经或交感神经,比较典型的脊髓内脏反射有:排尿反射、排粪反射等。脑干对内脏运动机能的调节也主要是通过反射活动实现的,主要的脑干反射有:颈动脉窦和主动脉弓压力感受性反射、唾液分泌反射、胃液分泌的迷走-迷走长反射、瞳孔对光反射等。下丘脑是调节内脏机能非常重要的中枢,对体温、水平衡、摄食行为、腺垂体激素的分泌等内脏机能均有重要调节作用。

脑的高级机能包括学习、记忆、语言、睡眠等。条件反射是比较简单的学习形式,任何无关刺激与非条件刺激多次结合均可建立条件反射。条件反射的建立机制一般以巴甫洛夫的暂时联系学说加以解释,但实际上要复杂得多。记忆是信息在脑内储存的过程,一般认为短期记忆与脑内尤其是海马神经元的环路联系有关。长期记忆的形成被认为是由于突触发生了某种结构或功能的变化导致的。人类的大脑皮质还有与语言、文字有关的中枢,如说话中枢、听话中枢、书写中枢、阅读中枢等。睡眠也是大脑皮质的机能,根据脑电波的不同,可将睡眠分为两个时相,慢波睡眠和快波睡眠,每个时相的睡眠中均伴有生理机能的改变。

(艾洪滨　祝建平)

思考题

1. 名词解释:脊髓的颈膨大　脊髓节段　闰绍细胞　神经核　神经节　延髓锥体　小脑下脚　面神经丘　菱形窝　四叠体　脊髓丘脑束　皮质脊髓束　迷走神经背核　三叉神经感觉核　前庭神经核　黑质　外侧膝状体　豆状核　胼胝体　内囊　绒球小结叶　皮质小脑　齿状核　蛛网膜下腔　突触　EPSP　IPSP　神经元的环路式联系　回返性抑制　突触前抑制　交互抑制　非特异性感觉传入通路　骨骼肌的牵张反射　肌梭　交感神经　副交感神经　习惯化　暂时联系学说　脑电波

2. 脊髓、脑干、大脑内灰质分布有哪些特点? 大脑的灰质为何集中在表面? 有何重要意义?

3. 内囊出血为什么会导致偏瘫和偏感觉障碍? 说明其解剖学基础。

4. 小脑是怎样与延髓、脑桥和中脑相联系的?

5. 12 对脑神经分别与脑的哪些部位相连?

6. 脊神经节、交感神经节都是神经节,二者有何异同?

7. 用叩诊锤叩击膝关节髌韧带,除引起膝跳反射外,我们还会感觉到关节的弯曲程度。画出示意图说明这一感觉通路的组成。

8. 什么是锥体系? 什么是锥体外系? 请用简图表示出来。

9. 说明突触后抑制和突触前抑制的产生机制。

10. 反射活动主要通过哪些方式进行协调?

11. 说明肌紧张(肌张力)的产生原理及意义。

12. 分别说明角膜反射、瞳孔对光反射、膝跳反射、肘关节的屈肌反射的反射弧。

13. 脊休克现象说明了什么?

14. 中央前回运动区对躯体运动的控制有哪些特点?

15. 目前认为帕金森病的产生原理是什么?

16. 注射阿托品后,皮肤干燥(不分泌汗液)、口腔干燥(不分泌唾液),为什么? 胃酸分泌、胃运动会有何变化? 为什么?

第 6 章

特殊感觉器官

视觉、位置觉、听觉、嗅觉、味觉感受器在进化过程中形成了各种有利于感受刺激的辅助结构,人们把这种感受器及其辅助结构总称为**感觉器官**(sensory organ),简称感官。由于眼、耳、鼻、舌这 4 个感觉器官有两个显著特点:其一,感受器细胞高度集中,并有复杂的、特殊的辅助结构;其二,都集中在头部,故又称特殊感觉器官。

第一节　视觉器官——眼

视觉器官(visual organ)可感受光波的刺激,将光能转变成神经冲动,一部分信息传入大脑皮质的视觉中枢,产生视觉;另一部分信息传入中脑,通过传出神经引起相应的反射。

一、视觉器官的形态结构

视觉器官由眼球及其辅助装置两部分组成。

(一)眼球的形态结构

1. 眼球壁的结构

眼球壁由外、中、内三层膜组成。

(1) **外膜**　又称纤维膜(fibrous tunic)。由致密结缔组织构成,厚而坚韧,可起折光和保护其内部结构等功能,包括角膜和巩膜两部分(图 6-1)。

1) **角膜**(cornea)　占外膜的前 1/6,无色透明,曲度很大。角膜上无血管分布,有丰富的神经末梢(三叉神经)。因此,感觉非常灵敏。用棉花纤维轻触角膜时,引起的眨眼动作,称**角膜反射**。角膜具有折光作用。

2) **巩膜**(sclera)　位于外膜的后 5/6,为白色坚韧不透明的厚膜。外表面近前部有眼外肌附着,后端与视神经表面的硬膜相延续。巩膜与角膜交界处的内部有一环形的**巩膜静脉窦**(scleral venous sinus)(图 6-1),为房水循环的重要途径。

(2) **中膜**　又称血管膜(vascular tunic)。由大量血管、平滑肌细胞和色素细胞构成的黑色薄膜。中膜由前向后可分为虹膜、睫状体和脉络膜三部分(图 6-1)。

1) **虹膜**(iris)　血管膜的最前部分。呈圆盘状,直径约 12 mm,厚约 0.5 mm,虹膜中央的孔,称**瞳孔**(pupil),是光线进入眼球的通路。虹膜的后部与睫状体相连,此处虹膜与角膜相交构成一环形区域,称**虹膜**

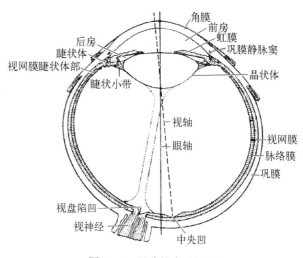

图 6-1　眼球的水平切面

角膜角隙(spaces of iridocorneal angle)，房水由此渗入**巩膜静脉窦**。虹膜自前向后可分为 3 层：① **前缘层**(anterior border layer)是一层不连续的成纤维细胞和色素细胞。② **虹膜基质**(iris stroma)是富含血管和色素细胞的疏松结缔组织。③ **上皮层**可分为前后两层，前层为平滑肌细胞，在瞳孔边缘处呈环形排列的称**瞳孔括约肌**(sphincter pupillae)；在瞳孔括约肌的外侧，呈放射状排列的称**瞳孔开大肌**(dilator pupillae)。瞳孔括约肌受动眼神经中副交感纤维的支配，该肌收缩时，使瞳孔缩小。瞳孔开大肌受交感纤维的支配，收缩时使瞳孔散大。上皮层的后层为立方形色素上皮，可因人种的不同，其细胞内所含色素的多少而使虹膜呈不同的颜色。

2) **睫状体**(ciliary body)　前方与虹膜相接，后方与脉络膜相延续(图 6-1)。睫状体的前端较厚，表面有放射状突起，称**睫状突**。由睫状突发出睫状小带和晶状体相连。睫状体内有环状和放射状排列的**睫状肌**(平滑肌)，收缩时可使睫状小带松弛，消除对晶状体的牵拉，致使晶状体曲度变大，增加眼的折光力。

鸟类调节晶状体的睫状肌是横纹肌。横纹肌收缩速度比平滑肌快得多，鹰从高空迅速俯冲到地面准确地捕捉猎物，靠的就是睫状肌迅速收缩改变晶状体的凸度，由高空中的"远视"迅速变为近距离的"近视"。

3) **脉络膜**(chorioid)　在睫状体之后，为中膜的后 2/3 部分，主要由血管和色素细胞组成。脉络膜具有供给眼球营养和吸收眼球内多余光线的功能。

(3) **内膜**　又称**视网膜**(retina)，是眼球壁的最内层。衬在虹膜、睫状体内表面的部分称视网膜的盲部，为一层上皮，可分泌房水；衬在脉络膜内面的部分为视网膜的视部(通常所说的视网膜)，具有感光功能。视网膜是由神经细胞组成的一层半透明软膜，厚 0.1~0.5 mm。依据其光镜下的组织学结构特点，由外向内分为 10 层(图 6-2B)。视网膜的细胞构筑，由外向内，主要由 4 层细胞构成，即色素上皮细胞、感光细胞(视杆细胞和视锥细胞)、双极细胞和节细胞，其次在感光细胞与双极细胞之间、双极细胞与节细胞之间还有水平细胞和无长突细胞等(图 6-2A、C)。色素上皮细胞内含有黑色素，可吸收没有被感光细胞吸收的光线，从而避免其反射回去影响成像；色素上皮细胞还可以吞噬感光细胞脱落的外段、参与外段的更新。

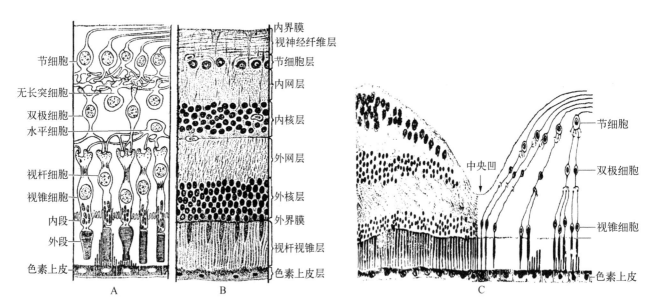

图 6-2　视网膜的组织结构、主要细胞层次及其联系模式图

A. 示视网膜周围区域视细胞的联络形式　B. 示视网膜周围区域的组织结构
C. 示中央凹处组织结构及其视锥细胞的联络形式

视网膜节细胞的轴突在眼球后极会聚成束穿过眼球壁组成视神经。视神经离开视网膜的部位呈圆形区域，称**视盘**(optic disc)。尸检时，此处为一白色圆形隆起，故又称**视神经乳头**(papilla of optic nerve)，其中央略凹，称**视盘陷凹**(图 6-1)，视网膜中央动、静脉经此穿过。在视盘处无感光细胞，进入眼内的光线落在此处，无视觉冲动产生，故该处又称为生理**盲点**(blind spot)。在视盘外侧约 3.5 mm 处，稍偏下方，有一黄色的小区域，叫**黄斑**(macula lutea)。黄斑的中央有一浅凹，称**中央凹**(central fovea)，是视网膜视部中最薄的区域(图 6-1)，因此处仅有色素细胞层和视锥细胞层，是感光最敏锐的地方。

2. 眼的折光物质

眼的折光物质包括角膜、房水、晶状体和玻璃体(图6-1)。

(1) **房水**(aqueous humor)　为无色透明的液体。除有折光作用外还有营养角膜、晶状体和维持眼内压的作用。充满在眼的前、后房内。角膜与虹膜之间的间隙是眼前房,虹膜与晶状体之间的间隙为眼后房。房水由睫状体内表面的上皮产生,经眼后房、瞳孔到达眼前房,继而汇入巩膜静脉窦中。正常情况下,房水的产生与回流保持着动态平衡。若回流受阻,则引起眼内压增高,可影响视力,临床上称**青光眼**。

(2) **晶状体**(lens)　　位于虹膜与玻璃体之间。呈双凸透镜状,是一个无色透明的弹性实体,无神经、血管的分布。外包透明的弹性被囊,此为晶状体囊。晶状体囊借睫状小带与睫状突相连。晶状体混浊时,引起视力下降,称**白内障**。

(3) **玻璃体**(vitreous body)　　无色透明的胶状物,充满于晶状体与视网膜之间,玻璃体对视网膜起着支撑作用。

(二) 眼球的辅助装置

眼球的辅助装置是指对眼球起支持、保护和运动作用的结构,包括眼睑、结膜、泪器和眼外肌。

1. 眼睑(eyelid)

俗称"眼皮",遮盖在眼球的前方,分为上、下眼睑。上、下眼睑之间的裂隙称**睑裂**。上、下眼睑在两端的交角,分别称**内眦和外眦**。内眦部的睑缘有上、下泪点,为泪液汇入泪道的入口。睑的游离缘生有睫毛,睫毛根部有睫毛腺的开口,睫毛腺急性发炎时,临床上称**"麦粒肿"**。眼睑的组织结构自外向内可分为皮肤、皮下组织、肌层(眼轮匝肌)、睑板和睑结膜5层(图6-3)。

2. 结膜(conjunctiva)

一层透明的黏膜,覆盖于眼睑内表面的称**睑结膜**;覆盖于眼球前表面的称**球结膜**。球结膜在角膜缘移行为角膜上皮。上、下睑结膜和球结膜反折形成的隐窝,分别称结膜上、下穹(图6-3)。睑结膜是沙眼病的好发部位。

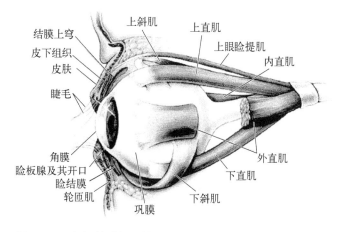
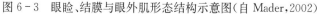
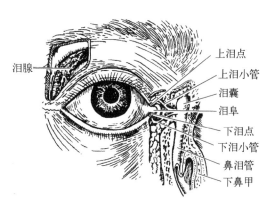

图6-3　眼睑、结膜与眼外肌形态结构示意图(自Mader,2002)　　　　图6-4　泪器(改自柏树令,2013)

3. 泪器(lacrimal apparatus)

由分泌泪液的泪腺和导流泪液的泪道组成(图6-4)。泪道包括泪点、泪小管、泪囊及鼻泪管。泪腺(lacrimal gland)大小如杏核,位于眼眶内,眼球外上方的泪腺窝内。分泌的泪液经许多小管排泄至结膜上穹,借眨眼动作涂抹于眼球表面。泪液具有湿润角膜、清除灰尘和杀菌作用。多余的泪液经泪点汇入泪小管、泪囊、鼻泪管流入鼻腔。

4. 眼球外肌(ocular muscle)

在眼球周围,包括运动眼球和眼睑的肌肉。运动眼球的共有6块骨骼肌,即上、下、内、外直肌和上、下斜肌(图6-3)。这六块肌肉除外直肌由第六对脑神经支配、上斜肌由第四对脑神经支配外,其余都由第三对脑神经支配,它们相互协调运动,使眼球正常转动。上眼睑提肌在动眼神经的支配下收缩,上提上眼睑。

二、眼的折光成像及其调节

1. 眼的成像

外界光线进入眼到达视网膜需穿过角膜、房水、晶状体和玻璃体等折光物质的折射(折光率:空气为1.00,角膜约为1.38,房水和玻璃体的约为1.34,晶状体的约为1.42)。在不同的折光介质间形成多个折射面,即空气-角膜界面、角膜-房水界面、房水-晶状体界面、晶状体-玻璃体界面,其中空气-角膜界面对光的折射最强。眼的折光系统很复杂,欲准确描述光线在眼内的折射径路较困难。为此,有人提出了**简化眼**,用来分析眼的成像原理。简化眼假定眼球为一凸的表面,介于空气和眼内液两介质之间,眼内液具有水的折光率,即1.33。简化眼的节点(光心,图6-5中的n)在晶状体内。节点至角膜的距离为5 mm,节点至后主焦点(进入眼内的光线,经折射,在眼球内聚焦的位置)的距离为15 mm。当正常眼处于休息状态时(看6 m以外的远处),后主焦点恰好落在视网膜上(图6-5)。

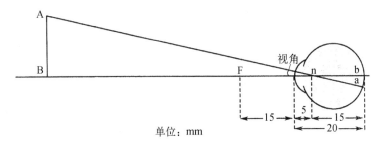

单位:mm

图6-5 简化眼及其成像示意图(自姚泰,2010)

F为前焦点,n为节点。物体AB的A点光线通过节点n在a处聚焦,B点光线通过n在b处聚焦。因此,物体折射的光线在视网膜上形成的是一个真实而倒立的像。根据物体的大小和与眼的距离,利用下列计算式可计算出视网膜上物像的大小。

$$\frac{AB(物体的大小)}{Bn(物体至节点的距离)} = \frac{ab(物像的大小)}{nb(节点至视网膜的距离)}$$

式中,nb固定不变,相当于15 mm。

2. 眼的调节

眼的调节包括视近反射和瞳孔对光反射等。

(1) **视近反射**(near reflex) 当眼注视6 m以外的物体时,从物体发出的进入眼内的光线被认为是平行光线,可在正常眼的视网膜上形成清晰的物像,无需任何调节。当物体距眼很近时(6 m以内),若眼仍处在休息状态,来自物体的光线将聚焦在视网膜之后,在视网膜上只能形成一个模糊的物像。但正常眼球通过调节可使来自较近物体的光线仍能在视网膜上聚焦,形成清晰的物像,这个调节过程称**视近反射**。视近反射包括**晶状体曲度增加、瞳孔缩小**和**视轴会聚**3个反射。辨别近距离物体主要是靠晶状体曲度增加来完成的。晶状体曲度增加的反射过程为:当视近物时,视网膜上形成模糊的物象,该信息经视神经传入视觉反射低级中枢(中脑),该中枢(其中的缩瞳核)发出信息,经动眼神经中的副交感纤维至睫状肌,引起睫状肌收缩,使睫状小带松弛,晶状体由于本身的弹性而使其前表面曲度变大,折光力增加,致使来自近处物体的辐射光线聚焦在视网膜上,形成清晰的物像。与晶状体曲度增加的同时,缩瞳核发出的信息,经动眼神经中的副交感纤维至虹膜内的瞳孔括约肌,引起该肌收缩,使瞳孔变小,以减少折光系统的球面像差和色像差,使视网膜成像更清晰。视近物时,反射性地引起双眼瞳孔缩小的反射,称**瞳孔视近反射**(near reflex of pupil)。

当双眼注视某一近物或被视物体由远移近时,两眼轴向鼻侧汇聚的现象,称**视轴会聚**,也称**辐辏反射**(convergence reflex)。其反射过程为:视近物时在视网膜上形成的模糊物像,信息经视神经传至中脑视觉反射中枢,其中的动眼神经核发出信息,经动眼神经至眼外肌中的内直肌,引起双眼的内直肌收缩,出现视轴会聚。其意义在于,使物象始终能落在两眼视网膜的**对称点**上,形成清晰的视觉以避免**复视**。所谓对称点,是指两眼视网膜的中央凹,以及一侧视网膜的鼻侧(颞侧)和另一侧视网膜的颞侧(鼻侧)离开中央凹等角度、等距离的位点。

(2) **瞳孔对光反射**　　在外界光线较强时,瞳孔反射性的缩小;在外界光线较弱时,瞳孔反射性的扩大;瞳孔的大小随入射光量的多少而改变的反射活动,称**瞳孔对光反射**(pupillary light reflex)。其意义在于控制进入眼内的光量,减少强光对视网膜的损伤;增加弱光下视力。其反射弧同瞳孔视近反射。临床上经常用瞳孔对光反射判断病变是否损伤到了中脑。

晶状体的调节功能是有限的,经最大调节才能看清物体的最近点,称为眼的**近点**(near point)。若将物体再移近(超过近点),即使睫状肌作最大程度的收缩,也不能使物体发出的光线在视网膜上形成清晰的物像。眼与近点的距离随年龄增大而增加,这是由于晶状体的弹性随年龄的增加逐渐减小,调节时,虽然睫状肌尽量收缩,睫状小带已达最大松弛度,但晶状体由于弹性减小,变凸的程度减弱,折光力降低,不能看清近处物体,而形成老视(花眼)。

3. 眼的折光异常

正常眼在静息时,来自远处物体的平行光线正好聚焦于视网膜上。若眼球的形态和折射面发生异常,则远处物体发出的平行光线不能聚焦于视网膜上,称异常眼。异常眼有近视、远视和散光三种。

(1) **近视**(myopia)　　多数是由于眼球的前后径过长或角膜、晶状体的曲度过大,致使来自远处物体的平行光线在视网膜之前聚焦,此后光线又开始分散,在视网膜上形成扩散光点,故视远物模糊。近视眼可在眼前加一凹透镜矫正(图6-6)。青少年在发育阶段,由于不良的用眼习惯,引起睫状肌持续性紧张收缩,致使眼的屈光性改变,称**假性近视**。此种近视不必配戴眼镜,经治疗与合理使用眼睛相结合,视力可以恢复。在患假近视之后,若得不到及时的治疗,久而久之就会引起眼球的器质性变化,使眼轴变长,成为**真性近视**。

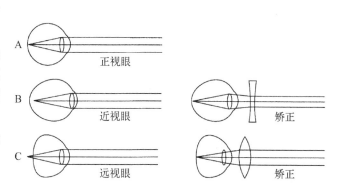

图6-6　眼的折光异常及其矫正(自姚泰,2010)

(2) **远视**(hyperopia)　　一般是由于眼球前后径过短,偶尔亦有因角膜曲度较小,以致远处物体发出的平行光线聚焦在静息眼视网膜之后。可在眼前加双凸透镜加以矫正(图6-6)。

(3) **散光**(astigmatism)　　多数是由于角膜表面经、纬线曲度不一所致,亦有因晶状体曲度异常者。当光线穿过曲度不一的折光物质时,不能同时聚焦于视网膜,致使视网膜上的物像变形和模糊。可用圆柱形透镜矫正。

三、眼的感光换能作用

来自外界物体的光线,通过眼的折光系统,在视网膜上形成的物像刺激视网膜产生神经冲动,经视觉传导通路传至大脑皮质的视觉中枢,最终形成视觉。

1. 感光细胞(视细胞)

感光细胞有**视杆细胞**(rod cell)和**视锥细胞**(cone cell)两类。其直径1～4 μm,中央凹的视锥细胞直径偏小。视杆、视锥细胞的形态由外向内分为外段、内段和终足(突触部)三部分(图6-7)。视杆、视锥细胞因其外段的形态呈杆状和圆锥状而得名。在感光细胞的外段内有许多细胞膜折叠构成的囊状圆盘,称为**膜盘**(membranous disc);构成膜盘的膜与其他部位的细胞膜结构上类似,只是脂质双层分子间镶嵌着大量的结合蛋白——**感光色素**。视杆与视锥细胞膜盘的不同点在于,视杆细胞的膜盘与细胞外膜是分开的,

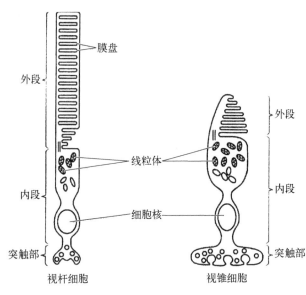

图 6-7　哺乳动物视细胞超微结构模式图(自姚泰,2010)

视锥细胞的膜盘与细胞外膜是不分开的;视杆细胞膜盘上的感光色素是**视紫红质**(rhodopsin),而视锥细胞膜盘上的感光色素是**视锥色素**。视紫红质和视锥色素都是由维生素 A 氧化形成的 11-顺视黄醛与视蛋白结合构成的,视蛋白结构的差异使感光色素的功能显著不同。视紫红质对光的敏感性高,能在暗光条件下感受光的刺激引起视觉,但无色觉(因为所有的视杆细胞均含有相同类型的视紫红质,致使视杆细胞只能接受相同波长的光刺激),也不能对微细结构进行辨认(因视杆细胞信号传递系统的高聚合式传递方式);不同视锥细胞的膜盘上分别含有感红、绿、蓝三色光的感光物质(由视黄醛分别与 3 种不同的视蛋白构成),可在强光情况下感受不同波长的光,这为色觉的形成奠定了基础。

人的视网膜有 600 万～800 万个视锥细胞、12 000 万个视杆细胞分布于视网膜的不同部位。在黄斑中央凹处只有视锥细胞而无视杆细胞,由中央凹边缘向外,视锥细胞的分布数量逐渐减少,而视杆细胞的数量逐渐增多。视细胞在不同动物分布也不同,夜间活动的动物如猫头鹰的视网膜上仅有视杆细胞;只在白昼活动的动物,如鸡、麻雀的视网膜上仅有视锥细胞。

视杆细胞和视锥细胞分别与双极细胞、节细胞形成信息传导通路,其联系方式有所不同。视杆细胞的联系方式:多个视杆细胞与一个双极细胞联系,多个双极细胞再与一个节细胞联系;如在视网膜的边缘处可见到 250 个视杆细胞与几个双极细胞联系,最后汇聚于一个节细胞的现象。视杆细胞信息传递系统是一种聚合式传递。这种联系方式有利于提高对光的敏感性。视锥细胞的联系方式:中央凹处的 1 个视锥细胞仅与 1 个双极细胞联系,而该处的 1 个双极细胞也仅与 1 个节细胞联系;其他部位的视锥细胞存在着低聚合式或辐散式联系(图 6-2)。视锥细胞的这些联系方式有利于亮光下对物体细节的分辨力。

2. 视网膜的感光换能及信息的初步加工处理

一般认为视网膜中存在着两种感光换能系统。一是**视杆系统**,由视杆细胞及其相关的信息传递细胞构成,其特点是对光的敏感性高,在暗环境中能引起视觉,故又称**晚光觉系统**;二是**视锥系统**,由视锥细胞及其相关的信息传递细胞构成,其特点是对光的敏感性较低,只有在类似白昼的强光条件下才起作用,能分辨颜色,且对物体细节的分辨力较高,故又称**昼光觉系统**。该理论被称为视觉的二元学说。

(1) **视杆细胞的光电反应**(图 6-8)　在黑暗状态下,视杆细胞外段质膜上的环磷酸鸟苷(cGMP)门控 Na^+ 通道处于开放状态,Na^+ 由胞外流入胞内。此时,在视杆细胞的内段质膜对 K^+ 的通透性较大,K^+ 由胞内流向胞外。这种 Na^+、K^+ 的移动均为由高浓度向低浓度扩散。当 Na^+ 的内流与 K^+ 的外流分别趋于平衡时,视杆细胞的跨膜电压为 -40 mV(静息电位),此时视杆细胞终足端持续地释放神经递质(谷氨酸)。当受到光刺激时,视杆细胞外段膜盘膜上视紫红质中的 11-顺视黄醛首先发生构型改变,由 11-顺视黄醛变为全反型视黄醛,进而触发了视蛋白分子的变构,激活了膜盘膜上一种称为**转导蛋白**(transducin)的 G 蛋白(G_t),继而激活磷酸二酯酶(phosphodiesterase,PDE),活化的 PDE 可分解 cGMP,导致视杆细胞外段 cGMP 的浓度下降。cGMP 在低浓度时,外段质膜上的 Na^+ 通道关闭,Na^+ 内流减少或停止,而内段膜的 K^+ 外流继续,综合效应导致膜电位出现了超极化。此时的跨膜电压为 -70 mV。视杆细胞外段由原来的 -40 mV 至 -70 mV 的超极化电位变化以电紧张方式沿质膜扩布到终足端,终足停止或减少释放递质,继而影响到突触后神经元(双极细胞)的电位变化。视杆细胞在光照条件下产生的超极化电位,属于感受器电位。其特点是在一定光强度范围内,随光强度的增大,细胞的超极化呈等级增大。

一个光子可引起一分子视紫红质变构,一分子视紫红质变构可激活 500 个 G_t 分子,进而使 500 个 PDE 分子激活,1 分子

PDE 在 1 s 内可降解 2 000 个 cGMP 分子,导致大量的 cGMP 门控离子通道关闭。视杆细胞之所以对光的敏感性高,与参与光电化学反应的这种逐级放大效应密切相关。

合成 11-顺视黄醛的原料是维生素 A,若长期维生素 A 摄入不足,致 11-顺视黄醛的形成减少,使人在暗光下的视力下降,此症状为**夜盲症**(nyctalopia)。

(2) **视锥细胞的感光作用与颜色视觉**　目前对视锥细胞光电反应的研究表明,视锥细胞的反应机制与视杆细胞类似,当强光作用于视锥细胞时,视锥细胞也产生超级化电位,作为光电转换的第一步,最终在相应的节细胞上产生动作电位。

颜色视觉是一种复杂的物理心理现象。人视网膜中存在着三种对不同波长光线特别敏感的视锥细胞,分别对 440 nm、535 nm、565 nm 波长的单色光吸收能力最强,这 3 个波长的光相当于蓝、绿、红三色光的波长,故分别称感蓝、绿、红视锥细胞。基于这些现象,有人提出了三原色学说解释色觉的形成原理:当红、绿、蓝单色光分别单独刺激时,分别引起相应的感红、绿、蓝细胞单独兴奋,兴奋沿其传入通路到达视皮质,将分别引起红、绿、蓝三种不同的色觉。当三种视锥细胞受到同等刺激而被同时兴奋时,引起白色感觉。如果红、绿、蓝三种色光按各种不同的比例作适当的混合,就会产生任何颜色的感觉。

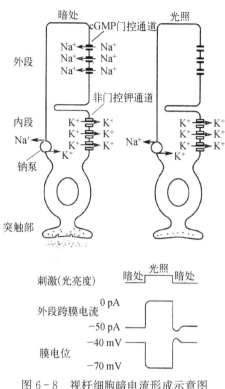

图 6-8　视杆细胞暗电流形成示意图
(仿自姚泰,2010)

利用三原色学说还可说明临床上遇到的所谓色盲和色弱的可能发病机制。如有的患者不能感知红色,称为红色盲,被认为是视锥细胞的膜盘上缺乏感红色素所致。推而广之,绿色盲、蓝色盲也是由于缺乏相应的感光色素所致。临床上,红绿色盲多见,蓝色盲较少。色盲主要是由遗传因素决定的。另一种色觉异常为色弱,色弱患者仍有三色视觉,但对颜色的辨别能力较低。这种患者的三种视锥细胞俱在,只是它们的反应能力弱一些。色弱主要由后天许多不良因素造成的。

色觉的形成除与视锥细胞的感受有关外,视网膜上其他神经细胞及视皮质神经细胞的活动对其也有重要影响。

视锥细胞对光的敏感性较视杆细胞差,故在昏暗的条件下,不起作用。但是,视锥细胞在较强的背景光下,对光的变化可做出迅速的反应,故宜在昼光条件下起作用。

(3) **视网膜的信息处理**　视网膜中的感光细胞可将光能转变为细胞膜上的电变化(膜电位由无光照时的静息电位变为光照时的超极化电位),这种电变化信息通过与双极细胞、水平细胞的突触传递,形成双极细胞的去极化或超极化电位,水平细胞的超极化电位;双极细胞的电位变化信息经突触联系输入给节细胞、无长突细胞,诱发节细胞、无长突细胞产生去极化电位,其电位随光强度的增加而增大,当节细胞的去极化达到阈电位水平时爆发动作电位(图6-9),这些动作电位作为视网膜的输出信息,经视神经传向中枢。

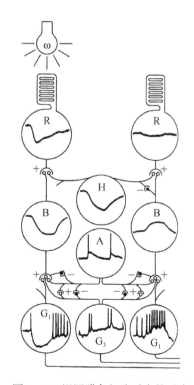

图 6-9　视网膜各细胞对光的反应示意图(自姚泰,2010)

R 为视细胞呈超极化,B 为双极细胞呈超极化或去极化,H 为水平细胞呈超极化,A 为无长突细胞呈去极化,G 为节细胞呈去极化并产生动作电位

3. 视敏度

视敏度(visual acuity)　指眼辨别物体形态细节的能力,又称**视力**。通常是以能辨别两条平行光线之间的最小距离为衡量标准。两条平行光线之间的最小距离常以视角表示。**视角**是指由被看物体的两端(或物体上的两点)发出的光线,至眼折光系统的节点所形成的夹

角(图6-5)。视角越大表示物体在视网膜上成像愈大,反之亦然。正常眼在亮光下能辨别的最小视角为 $1'(1/60°)$ 角或小于 $1'$ 角。此时视网膜上像的大小约为 $4.4\ \mu m$ 或更小,相当于视网膜上一个视锥细胞的平均直径。物体成像于视网膜上,若能刺激两个或两个以上视锥细胞时,人眼将能辨认;若只能刺激一个视锥细胞时,则失去辨别能力。因此,国际标准视力表规定,视力=1/视角(即,视力=视角的倒数)。例如,某人分辨物体上两点发出光线的视角为 $0.67'$ 角时,视力为 $1/0.67=1.5$;视角是 $1'$ 角时,视力为 1.0;视角为 $2'$ 角时,视力为 $1/2=0.5$。余以此类推。

视网膜各部的视敏度是不同的。这与视锥细胞外段的直径、视杆、视锥细胞的分布特点,感光细胞与双极细胞、双极细胞与节细胞之间的联系方式等因素有关。中央凹处只有视锥细胞,其外段直径只有 $1.5\ \mu m$,此处的视锥细胞与中央凹周围的双极细胞、双极细胞与节细胞之间都是一对一的"单线联系"。故中央凹处的视敏度最高,分辨力可小于 $1'$ 角。由于视锥细胞由视网膜中央部向外周部的分布逐渐减少,视杆细胞逐渐增多;感光细胞与双极细胞、双极细胞与节细胞之间的联系聚合程度逐渐变大。故视网膜中部在亮光下,辨别细节的能力较强,视敏度由中央凹向外周逐渐下降,周围部的分辨力较弱。但是,视网膜周围部在暗光中对弱光的敏感度却高于中央部。

4. 明适应与暗适应

当我们从强光处走进暗处时,开始看不见周围的物体,经过一段时间,才逐渐恢复视觉。这种在暗处眼对光的敏感度逐渐提高的现象称为**暗适应**。反之,当从暗室内初到强烈的阳光下时,也会感到亮光耀眼,看不清物体,约 1 min,恢复正常视觉,这是**明适应**。

四、视觉传导通路与皮质定位

视觉传导通路,视网膜中的**感光细胞**是第一级神经元,**双极细胞**是第二级神经元,**节细胞**是第三级神经元,节细胞的轴突构成视神经。视神经在第 3 脑室底面形成视交叉。来自两眼鼻侧视网膜的视神经纤维交叉到对侧,与来自两眼颞侧视网膜的纤维(不交叉的纤维)合并形成视束。视束绕过大脑脚,其中一小部分纤维到达上丘和顶盖前区,参与视近反射、瞳孔对光反射及视觉运动反射;大部分纤维止于外侧膝状体。**外侧膝状体**内的神经元是第四级神经元,发出的轴突组成视辐射纤维,经内囊后脚投射到枕叶的**视觉皮质** (visual cortex)(矩状沟上、下回),产生视觉(图6-10)。

皮质定位,由于光线的折射作用,视野内的物体发出的光线对视网膜的刺激,存在一定的交叉投射关系,若将一只眼睛的视野分为左右两部分,将一只眼睛的视网膜也分为左右两部分,该眼左侧视野内的物像刺激右侧视网膜,右侧视野内的物像则刺激左侧视网膜;视野上半部的物像刺激下半部视网膜,反之亦然。实验证明,人的视网膜不同部位与外侧膝状体、视觉皮质都有一定的对应投射关系,有利于外侧膝状体、视觉皮质区对视网膜信息的精确分析。视网膜上的节细胞依据其直径或投射到外侧膝状体的大、小细胞层可分为大(magno,M)型细胞和小(parvo,P)型细胞两类。M 型细胞的数量占 5%,可从视杆、视锥细胞获取信息,在暗视觉、运动识别中起作用;P 型细胞数量为 90%,仅从视锥细胞中获取信息,在色觉识别中起作用。灵长类的外侧膝状体依据细胞的构筑可分为 6 层,其中腹侧 2 层为大细胞层,接受视束中来自视网膜 M 型节细胞的传入;背侧 4 层为小细胞层,接受视束中来自视网膜 P 型节细胞的传入。外侧膝状体的大、小细胞层发出纤维,分别投射到距状沟上、下回皮质。视网膜、外侧膝状体到视觉皮质的这种分信息通道、平行投射是视觉信息平行处理的结构基础。距状沟上、下回的视觉皮质即是 Brodmann 划分的 17 区,Gordon Holmes 认为该区是视觉的主要皮质投射区,它的主要功能是接受信息(包括彩色信息及空间信息)。而 17 区前外侧部的 18 区、19 区则接受本侧 17 区及对侧的视觉信息,分析物体的形态和识别物体。进入 20 世纪 80 年代,人们利用 PET(正电子扫描成像技术)、fMRI(核磁共振功能性成像技术)观察到活体人脑上各个部位的活动与不同波长(颜色)的光、物体的形状、物体的空间位置、物体运动方向等刺激之间的关系,确定了十余个与视觉功能有关的区域。其中,腹侧枕叶主要负责颜色、形状、纹理等特征的识别;而空间、位置和运动知觉主要依赖于枕叶的背侧和顶叶的皮质。

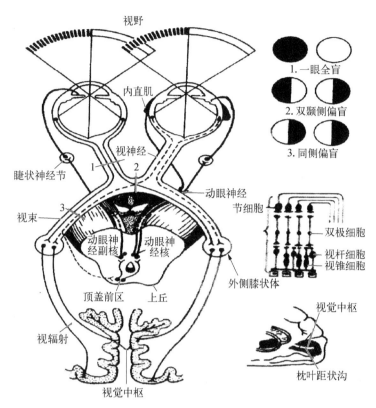

图 6-10　视觉传导通路和眼的调节反射通路(修改自高士濂,1989)

五、视野与立体视觉

眼球固定不动时,一个眼所能看到的空间范围,称这个眼的**视野**(visual field)(图 6-10)。实验证明:在同样的光照下,白色视野最大,其次为黄、蓝色,再次为红色,而绿色视野最小。

若两眼注视前方一点时,两眼各自的视野有一大部分是重叠的,构成**双眼视野**。在双眼视野内的每一个点都在双眼的视网膜上成像。只要像在两个视网膜的对称点上,看到的就是一个点,这叫**单视**。如果像不在两个视网膜的对称点上,就形成**复视**。双眼同时观察同一个物体时,不仅使视野扩大、对物体距离及大小的判断较为准确,更重要的是有利于形成立体视觉。因同一物体在两眼视网膜上形成的物像并不完全相等,右眼看到物体的右侧较多,左眼看到物体的左侧较多,来自两眼的这些信息经过中枢整合后产生立体视觉。

第二节　位听器官——耳

人的耳包括感受声波的**听觉器官**(organon auditus)和感受机体本身位置变化的**位觉器官**(organon status)或称前庭器。这两部分机能虽然不同,但它们的结构却紧密相连,故合称位听器官或**前庭蜗器官**(vestibulocochlear organ)。

人耳按其结构位置可分为外耳、中耳和内耳三部分(图 6-11)。外耳和中耳是收集、传导和放大声波的结构,内耳是感受声波和位置变动刺激的感受器,内耳是位听器官的主要部分。

一、外耳的形态结构与功能

外耳由耳郭、外耳道和鼓膜三部分组成(图 6-11)。

1. 耳郭

耳郭(auricle),表面覆以皮肤,其内有弹性软骨为支架,但在耳垂处无软骨,只含有结缔组织。人类的耳

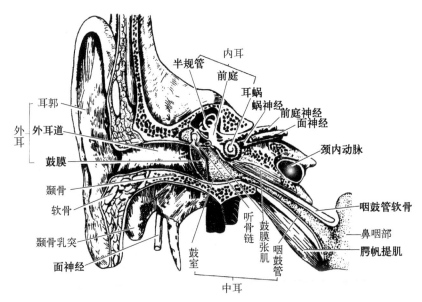

图 6-11　位听器官全貌结构示意图(修改自柏树令,2013)

郭在进化过程中,耳肌退化,但神经和血管分布丰富。耳郭的前上方有一大孔为外耳门。耳郭具有收集声波的作用。

2. 外耳道

外耳道(external acoustic meatus)是一条自外耳门至鼓膜的弯曲管道,全长 2.1～2.5 cm。其管壁支架的外 1/3 为软骨,内 2/3 为骨组织。外耳道的内表面衬有自耳郭表面延续而来的皮肤,其内含有毛囊、皮脂腺、汗腺及耵聍腺。耵聍腺的分泌物为耵聍,具有保护外耳道的作用。耵聍与脱落的上皮细胞等混合形成耳垢。外耳道具有共振放大声波的作用。

3. 鼓膜

鼓膜(tympanic membrane)为卵圆形半透明的薄膜,介于外耳道与中耳鼓室之间。总表面积约 63 mm²,有效振动面积(总面积减去上部不易移动的部分)约为 43 mm²。鼓膜中央略向鼓室凸出,称为**鼓膜脐**,是锤骨柄末端附着之处。鼓膜的组织结构由外向内可分三层,即复层扁平上皮、致密结缔组织和黏膜。鼓膜在传导声波中具有重要的作用。

二、中耳的形态结构与功能

中耳包括鼓室、咽鼓管和乳突小房等结构。

1. 鼓室

鼓室(tympanic cavity)是介于外耳与内耳之间的一个不规则的小腔(图 6-11)。其外侧壁为鼓膜;内侧壁即内耳的外侧壁,鼓室内侧壁上有两个孔,上部的孔呈卵圆形,因其与内耳的前庭相通,称为**前庭窗**(fenestra vestibuli),或卵圆窗,它被镫骨底封闭,前庭窗的面积是鼓膜面积的 1/20;下孔为圆形,称为**蜗窗**(fenestra cochleae),或圆窗,在活体上被结缔组织膜封闭,此膜称为第二鼓膜(图 6-12、6-13)。鼓室的前壁有咽鼓管的开口;后壁有乳突小房的入口和锥状隆起,上壁以较薄的骨板与颅腔相邻;下壁与颈内静脉仅隔以薄层骨板。故鼓室内炎症时往往易波及周围的结构。

鼓室内有 3 块听小骨和 2 块听骨肌。3 块听小骨自外向内依次为**锤骨**(malleus)、**砧骨**(incus)和**镫骨**(stapes)。锤骨柄的末端连于鼓膜脐上,锤骨头与砧骨体、砧骨的长脚末端与镫骨小头均以关节相连,镫骨底借环状纤维封闭前庭窗。三块听小骨借关节连成一个曲折的杠杆系统,即**听骨链**(图 6-12、6-13)。当声波振动鼓膜时,经听骨链的杠杆作用,使镫骨底在前庭窗上做内外摆动,将声波传至内耳。鼓膜和听骨链的振动情况,除受声波影响外,还受听骨肌的调节。两块听骨肌分别为鼓膜张肌和镫骨肌。**鼓膜张肌**(tensor tympani)的肌腹位于咽鼓管的上方,起自咽鼓管的软骨部和蝶骨大翼,止于锤骨柄的上端,受三叉神经支配。收缩时,拉锤骨柄向内,使鼓膜紧张,同时也使镫骨略向前庭窗方向移动。这样可使鼓膜的振幅减小,镫骨底的移动范围也减小。一般认为这样可以提高听觉的敏感度。**镫骨肌**(stapedius)的肌腹位于鼓室后壁的锥状隆起内,以细小肌腱穿出隆起的尖端,止于镫骨小头与其脚相连处,受面神经支配。当该肌收缩时可拉镫骨略

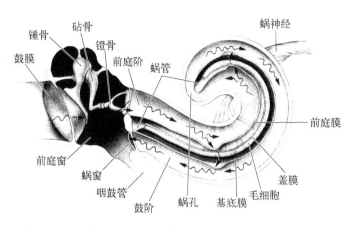

图 6-12 声波在耳内的主要传导途径(自 Seeley et al, 1989)

向外后方移动,从而使由镫骨底传向前庭窗的压力减小。由于该肌肉能减弱声压的传导,因而具有保护内耳的作用。

鼓室内表面、听小骨、肌腱、韧带的表面均覆以黏膜,黏膜内富有血管和神经。鼓室黏膜与咽鼓管和乳突小房的黏膜互相延续。

2. 咽鼓管

咽鼓管(auditory tube)是连通鼻咽部和鼓室的一个扁管(图 6-11),长 3.5~4 cm,可分为外侧的骨性部和内侧的软骨部。骨性部为咽鼓管的鼓口,起于鼓室前壁,软骨部平时闭合,仅在吞咽或呵欠时才开放,使鼓室和外界的大气压相等,调节鼓室内的压力,保护鼓膜。幼儿的咽鼓管较成人短而平,腔径亦大,故咽部感染易沿咽鼓管侵入鼓室,引起中耳炎。

3. 乳突小房

乳突小房(mastoid cell)是颞骨乳突内含气的许多小腔,它们彼此相通,并向前开放于较大的鼓窦,此窦与鼓室相通。

三、内耳的形态与结构

位于颞骨岩部的骨质中,由一系列构造复杂的管道组成,称**内耳迷路**。它包括骨迷路和膜迷路双套管(图 6-13)。**骨迷路**(bony labyrinth)实为骨组织围成的一些弯曲的小管和小腔,它们之间互相连通。**膜迷路**(membranous labyrinth)是包含于骨迷路内,由结缔组织膜形成的彼此相连通的小管和小囊,其形态基本与骨迷路相似。骨迷路与膜迷路内部都充满液体,在骨迷路内的液体称外淋巴,膜迷路内的液体为内淋巴。

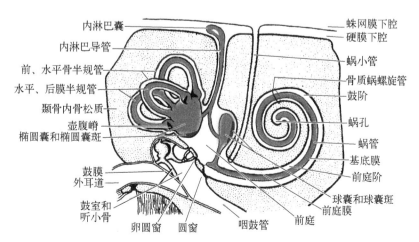

图 6-13 中耳、内耳结构示意图(修改自高英茂,2001)

内、外淋巴各不相通。这些淋巴具有营养和传递声波的作用。

内耳迷路按其位置由前向后，沿颞骨岩部的长轴，依次分为耳蜗、前庭和半规管三部分（图 6-13）。每一部分都包括外在的骨迷路和内在的膜迷路。耳蜗是听觉的感受装置，前庭和半规管常合称为**前庭器**，是位置觉的感受装置。

1. 耳蜗

耳蜗（cochlea）形似蜗牛壳，由一条骨质蜗螺旋管绕骨轴转了两周半形成（图 6-13、6-14A）。耳蜗的顶朝前外方，耳蜗底向后内方，耳蜗底部与前庭相接。耳蜗中心线上的骨轴称**蜗轴**，内有螺旋神经节和血管。自蜗轴向管内伸出一螺旋状的骨片，称**骨螺旋板**。骨螺旋板的另一边与膜性蜗管相连。在耳蜗的断面上可见，每一个骨质螺旋管被骨螺旋板和膜性蜗管分为上、下两个管腔。上边的腔为前庭阶，下边的腔为鼓阶。换言之，纵观耳蜗内共有 3 条管道，即上方的**前庭阶**（scala vestibuli），起自前庭窗，止于蜗顶的蜗孔；中间是膜性**蜗管**，起自蜗底部，末端终于蜗顶处；下方为**鼓阶**（scala tympani），起于蜗顶的蜗孔，终于**蜗窗**（第 2 鼓膜）。前庭阶和鼓阶在蜗顶处借蜗孔彼此相通（图 6-12,6-14）。

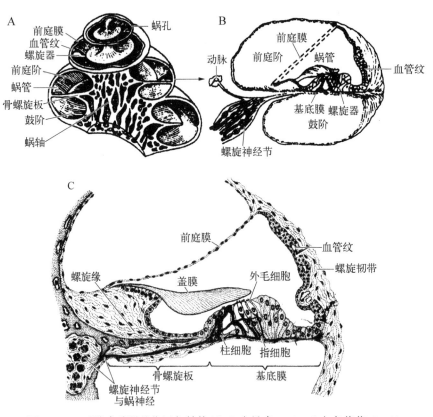

图 6-14　听觉感受器的位置与结构（A、B 自姚泰，2010；C 自高英茂，2001）

A. 过蜗轴切面　B. 蜗管的横断面　C. B 图的放大，示螺旋器的毛细胞与支持细胞、蜗神经纤维的联系

蜗管（cochlear duct）是套在骨性耳蜗内的膜性管道（图 6-13、6-14B）。蜗管也随骨质螺旋管作了两周半的旋转。蜗管在蜗顶部为盲端，在蜗底部借一小管连于球囊。在横断面上膜性蜗管呈三角形（图 6-14B）。由上、外、下三个壁围成。上壁为前庭膜；外侧部由血管纹和骨膜结合而成；下壁为基底膜。基底膜自蜗底至蜗顶全长 30 mm。其宽度，在蜗底处最窄，仅 0.16 mm；蜗顶最宽，约 0.52 mm，从蜗底到蜗顶依次渐宽。基底膜的近鼓阶侧，有横向排列的 24 000 条胶原纤维，称为**听弦**（auditory string）。有人认为，基底膜的宽窄、听弦的长短是基底膜分析音频的结构基础。在基底膜的蜗管腔面其上皮组织特化为感受声波刺激的螺旋器，**螺旋器**（spiral organ）又称柯蒂氏器（Corti's organ）。螺旋器由盖膜、支持细胞、毛细胞及其周围的蜗神经纤维末梢共同构成。其中毛细胞可分为近蜗轴侧纵向排列的一行内毛细胞，约 3 500 个；靠外侧纵向排列的 3~5 行外毛细胞，约 20 000 个。在毛细胞的周围有支持细胞，毛细胞的基部与蜗神经末梢形成突触联系（图 6-14B、C）。骨螺旋板的骨膜增厚形成**前庭唇**。前庭唇向蜗管内伸出一片胶状膜，称**盖膜**

(tectorial membrane)，性质柔软，富有弹性，在生活状态下，毛细胞的毛插入其下层。

2. 前庭(vestibule)

　　耳蜗与半规管之间的椭圆形小腔(图6-11)。它的外侧壁即鼓室的内侧壁，壁上有前庭窗和蜗窗(图6-13)。前庭的后上方有5个孔与骨性半规管相通；前下方通耳蜗；前庭借蜗小管与颅腔内的蛛网膜下腔相通，蜗小管可能是外淋巴循环的途径。前庭内的膜迷路为两个膜性小囊，分别称椭圆囊(utriculus)和球囊(sacculus)。椭圆囊位于后上方，与三个膜性半规管相通。球囊位于前下方，下端有一小管与蜗管相连。椭圆囊与球囊之间以细小的椭圆球囊管相连，并由此管发出内淋巴管至颞骨岩部的后面，扩大为内淋巴囊。内淋巴可以经内淋巴囊渗出到周围血管丛。这是膜迷路内淋巴循环的通路。椭圆囊、球囊内表面的黏膜局部增厚，突入其腔内，分别形成椭圆囊斑(macula utriculi)、球囊斑(macula sacculi)(图6-13)。当人体处以直立位时，椭圆囊斑呈水平位，球囊斑呈垂直位，两斑相互垂直，共同感受头部位置的变化，总称为位觉斑。

　　位觉斑(macula acustica)　由一层上皮和其表面的耳石膜构成的直线变速运动、头部位置感受器，其结构见图6-15。耳石膜是覆盖在位觉斑上皮表面的一层蛋白样胶质膜，其浅层含有碳酸钙形成的晶体，称**耳石**。位觉斑上皮为单层柱状，借基膜与深层结缔组织相连。上皮细胞包括支持细胞和毛细胞两种：支持细胞呈高柱状，其底部附着在基膜上，细胞核位于基部，细胞质内含有起支持作用的张力纤维，其游离端细胞膜互相连接成网，网眼内有毛细胞的纤毛通过。毛细胞是感觉上皮细胞，呈长颈瓶状，基部圆形不达基膜，被前庭神经节内双极细胞的周围突末梢包绕，构成突触。毛细胞的顶端有一束纤毛穿过由支持细胞构成的网眼，伸入耳石膜内。

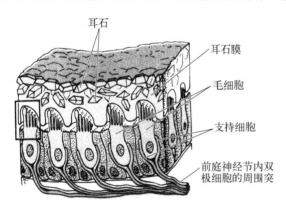

　　图6-15　位觉斑结构模式图(自 Seeley et al，1989)

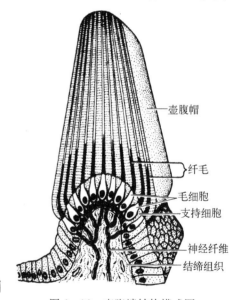

图6-16　壶腹嵴结构模式图
(自高英茂，2001)

3. 半规管(semicircular canal)

　　位于前庭后上方，包括三个相互垂直的"C"形弯曲小管(图6-13)。它们分别称为前(上)、后和外侧半规管。每个半规管两端都与前庭相通，其中一端稍膨大，称**骨壶腹**。前、后半规管的相对一端合并成一个总管，因此，三个半规管只有5个孔开口于前庭。骨半规管内套有膜半规管。三个膜半规管的5个管口均开口在椭圆囊，其形状与骨半规管相似。在骨壶腹内，膜半规管也相应地膨大形成**膜壶腹**。膜壶腹壁一侧黏膜增厚，并向腔内突出，形成一个与半规管长轴相垂直的**壶腹嵴**(crista ampullaris)。壶腹嵴的结构与位觉斑相似，由特化的上皮和壶腹帽构成(图6-16)。其上皮由支持细胞和毛细胞组成；毛细胞分泌的胶状物形成壶腹帽。毛细胞的毛插在胶质的壶腹帽中，壶腹嵴毛细胞的基部被前庭神经节内双极细胞的周围突末梢所包绕，构成突触。壶腹嵴为旋转变速运动的感受器。

四、声波在听觉器官内的传导途径

　　正常情况下，声波在耳内的主要传导途径是：耳郭收集的声波经外耳门、外耳道，引起鼓膜的振动，鼓膜的振动带动了听骨链的运动，经前庭窗将振动传入耳蜗。这条声波传导途径，称**气传导**(图6-12)。此外，声波还可直接引起颅骨振动，传至颞骨中的耳蜗。这条传导途径称**骨传导**。在气传导过程中，由于鼓膜的有效振动面积为前庭窗有效振动面积的13～16倍，且锤骨柄较砧骨长脚长，因此，声波在此传导过程中可增压约 22 倍。故气传导较骨传导灵敏得多。当鼓膜、听骨链受损时,引起听力下降,临床上称**传导性耳聋**。

当声波振动通过听骨链到达前庭窗时,压力很快传给耳蜗内的液体和膜性结构,如果镫骨底向前庭内移动,由于压力作用于前庭阶中的外淋巴,致使前庭膜和基底膜下移,同时压力沿前庭阶传向蜗孔,通过蜗孔传向鼓阶,最后使蜗窗膜(第 2 鼓膜)外移,以缓冲压力(图 6-12)。相反,当镫骨底向外移动时,前庭膜和基底膜形成向上的位移。前庭膜和基底膜的上、下振动,引起蜗管内的内淋巴振动,继而引起螺旋器中的毛细胞兴奋。

五、正常人的听力范围

声源以一定的频率振动,在空气中形成了疏密相间的纵波,向四周传播,这就是声波。声波有频率、振幅和波形等几个物理特性。同这三项物理特性密切相关的是声音感觉的三项心理特征:音调、响度和音色。音调是由声波的频率决定的,频率高的声波会使人感到音调高,频率低时引起低音感觉。响度是对声波强度的心理反应,它主要依从于声波的振幅,振幅大的声音响度大,振幅小的声音响度小。然而,响度与声波的频率也有密切的关系,在振幅相同频率不同时,声音在响度上还是有差别的。大多数声源发出的多为复音,即它包括一个频率最低、振幅最大的基音和频率与此主频率成简单整倍数的泛音。正是由于这些泛音成分不同,构成了不同乐器所发出的不同音色。音色主要决定于声波的形状。

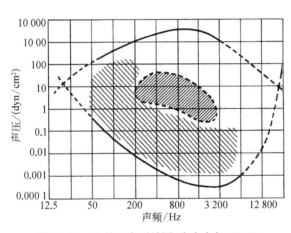

图 6-17　人的正常听域图(自朱大年,2008)

图中心部的斜线区为通常的会话语言域,下方的斜线区为次主要语言域

通常人耳能感受的声波振动频率为 20~20 000 Hz,强度为 0.000 2~1 000 dyn/cm^2。对于每一种频率的声波,都有一个刚刚能引起听觉的最小强度,称为**听阈**(hearing threshold)。当强度在听阈以上继续增加时,听觉也相应增强,但当强度增加到某一限度时,它引起的将不单是听觉,而且伴有鼓膜的痛感,这个限度即是**最大可听阈**。人耳的听阈随着声音的频率而变化,每一种频率都有其听阈和最大可听阈。以声频为横坐标,以声强为纵坐标可绘制出人耳听阈和最大可听阈曲线(图 6-17)。两条曲线包绕的中间区域称为**听域**(auditory threshold)。从听域图上可以看出,人耳对 1 000~3 000 Hz 的声波感觉最敏感。通常人们用于交流的语言频率较低,而语音的强度在听阈和最大可听阈之间的中等强度处,适合人耳的感受。

六、耳蜗对声音的感受和分析

声波所携带的声能经中耳内结构的传导,到达内耳,引起前庭阶、鼓阶外淋巴振动,继而引起蜗管的基底膜振动,基底膜上的毛细胞将这种振动转化成电能,经听觉传导路传至听觉中枢,才能感觉到声音。

螺旋器是如何将基底膜振动所包含的频率、幅度和波形的信息进行识别和分析的? 这一问题十分复杂。为此提出了许多假说解释声波的感受,其中得到大多数学者承认的是**位置学说**(place theory)。位置学说中较早流行的为共振学说。该学说是 Helmholtz 在 19 世纪 60 年代提出,其主要依据:① 对内耳结构的观察显示,蜗管基底膜上有 24 000 条横行纤维,自蜗底至蜗顶依次逐渐变长;纤维上排列着许多神经感受单位。② 实验和临床研究发现,蜗底损伤,高音感受障碍;蜗顶损伤,则低音感受消失。该学说认为,基底膜上的横行纤维可能是对不同频率声波的共振元件,这些元件选择性的对一定频率的声波发生共振。哪一部位的基底膜横行纤维振动,那个部位的毛细胞就兴奋,声波就由此变成神经冲动,经听神经传入中枢,引起音调的感觉。近蜗底处横行纤维短,与高音共振;近蜗顶部横径纤维长,与低音共振。约 24 000 条横行纤维分别与 16~20 000 Hz 的声波发生共振,使声波得到初步分析。

然而,在 20 世纪 40 年代,Békésy 在新鲜尸体上用光学显微镜观察,未发现基底膜的横行纤维有足以产生共振的张力。如用低频声波刺激,整个基底膜都振动,而耳蜗顶部基底膜的振幅最大;如用高频声波刺激,则只引起耳蜗底部的基底膜振动。而且基底膜是以行波的方式振动(像抖动的绸带,见图 6-18A),当最大振幅出现后,行波很快消失,不再传播。为此提出了**行波学说**(traveling wave theory),其核心在于,各种声波振动频率在基底膜上都有一个特定的行波传导,并有引起最大振幅的部位,最大振幅部位的毛细胞兴奋,将感受某一频率的声波刺激。目前人们已能在活体动物上观察到基底膜的振幅变化。最近实验证明基底膜、螺旋器都有极灵敏的频率选择性(图6-18B、C)。上述行波学说是对共振学说的发展,同属位置学说。

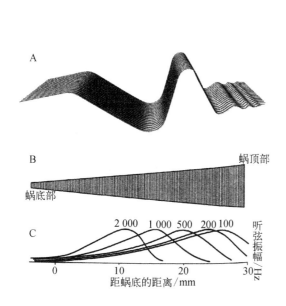

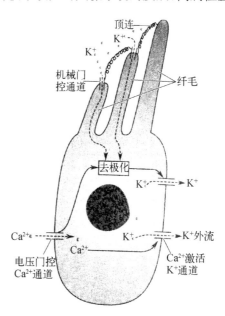

图6-18 不同频率的声波引起基底膜位移示意图
(修改自姚泰,2010)
A. 行波传播 B. 基底膜的宽度
C. 不同声波在基底膜引起最大振幅的位置

图6-19 听毛细胞的离子通道及其作用
示意图(自姚泰,2010)

　　既然每一种振动频率在基底膜上都有一个特定的行波传导范围和最大振幅区,当某一区发生最大振动时,在这一区域内的毛细胞因此而受到刺激,将这种振动转变成电变化。那么听毛细胞是怎样将基底膜振动转变为电变化的呢? 基底膜上的毛细胞的顶部纤毛插入盖膜之中或与盖膜接触,在毛细胞的顶部、纤毛表面质膜上有许多机械门控 K^+ 通道(图6-19),毛细胞的基部与蜗神经的末梢形成突触联系。当基底膜振动时,因它的振动轴和盖膜的不一致,这就使得内毛细胞的毛受到一种剪切力的作用。当基底膜向上振动时(向纤毛方向),内毛细胞的毛受到剪切力的作用而被推向纤毛最长的一侧而弯曲,毛细胞顶端的机械门控 K^+ 通道开放,K^+ 流入毛细胞内,致使毛细胞产生去极化,此时,毛细胞侧面的电压依赖式 Ca^{2+} 通道开放,Ca^{2+} 流入胞内,胞内的高 Ca^{2+} 导致毛细胞基底部释放递质(谷氨酸);同时,又激活毛细胞基底侧膜上的钙激活 K^+ 通道,此通道开放,致使 K^+ 外流,促使毛细胞尽快达到 K^+ 平衡电位,保持其兴奋性(图6-19)。毛细胞释放的神经递质扩散通过突触间隙,作用于蜗神经末梢,使蜗神经产生动作电位。反之,当基底膜向下移动时,使内毛细胞的毛向相反的方向(短毛侧)运动,毛细胞产生超极化电位。外毛细胞的纤毛也随基底膜的上下波动而使外毛细胞出现去极化、超极化反应。外毛细胞在去极化时胞体的纵轴缩短;在超极化时胞体纵向伸长,以增加基底膜的上下波动幅度,放大声波的振动效应。外毛细胞除随基底膜的上下波动发生胞体的缩伸外,在传出神经的支配下(起自上橄榄核,经第八对脑神经分布于外毛细胞周围的纤维,其末梢释放 ACh,经配体门控受体介导)出现胞体伸长,以保护内毛细胞免受强大声波刺激的伤害。该传出纤维还与听神经、毛细胞形成突触联系,抑制毛细胞、听神经纤维活动,产生听觉抑制。

　　晚近的研究表明,90%的听觉传入神经纤维末梢与内毛细胞形成突触,可见主要的听觉信息来自内毛细胞。仅有少量的信息来自外毛细胞。内毛细胞的毛游离于蜗管内淋巴之中,感受内淋巴的振动,只有基底膜发生最大振动时,内毛细胞才被兴奋,从而引起蜗神经纤维上的动作电位。因此认为内毛细胞在音频的分析上占有重要的位置。

　　当声波的振幅加大时,虽然在基底膜上引起振动的区域不变,但振动的幅度增大。其结果不仅会使单条蜗神经纤维上增加冲动频率,并且会使更多的蜗神经纤维向脑发放冲动,有更多的神经元参加活动,从而在大脑皮质听区产生较强的响度感。

七、耳蜗的生物电现象

耳蜗是一个将声波的机械振动形式转变为电能的装置,换能的关键结构为基底膜上的毛细胞,而使毛细胞维持这种功能的条件是怎样的呢? 当耳蜗未受刺激时,如果以鼓阶内的外淋巴为参考零电位,测得蜗管中内淋巴的电位为 -80 mV 左右,称为**耳蜗内电位**(endocochlear potential)。此时毛细胞内的电位为 $-70 \sim -80$ mV,由于毛细胞顶端浸浴于蜗管的内淋巴液中,该处毛细胞内外的电位差为 160 mV 左右。而毛细胞的周围部却浸浴在鼓阶的外淋巴液中,此处毛细胞内外的电位差为 80 mV 左右。耳蜗内的这种特殊的电位使毛细胞能够保持兴奋性,是产生感受器电位的基础。

动物实验证明,在短音作用下,在蜗窗处可引导出如图 6-20B、C 所示的电位变化曲线。该曲线分为前后两部分。前半部分的潜伏期小于 0.1 ms,在一定的刺激范围内,其频率和幅度与声波振动完全一致,无不应期。对缺氧、麻醉刺激相对不敏感,可随刺激声波的位相改变而改变,将此电位引到扩音器上,可复制出刺激的声音,这是一种微音器效应,这种现象被 Wever 和 Bray 在 1929～1930 年首先发现,故称为魏-勃氏效应。此电位称**微音器电位**(cochlear microphonic potential,CM)。这一实验表明,耳蜗具有将声波振动转变为音频信号的作用。采用微电极记录技术对毛细胞的研究表明,微音器电位就是多个毛细胞受刺激时产生的感受器电位的综合向量(图 6-20A)。图 6-20B、C 曲线的后半部分(N_1,N_2,N_3)为蜗神经的动作电位(AP)。蜗神经的动作电位潜伏期为 0.6～1.0 ms;当刺激声音位相改变时(CM 随之发生位相变化),它的位相不随其改变(图 6-20B,C);易受麻醉、缺氧因素的影响;可随刺激声音的增强而增大,但非线性关系。其成因可能是神经纤维兴奋后产生的复合动作电位,它的大小在一定程度上能表示被兴奋的神经纤维数目。

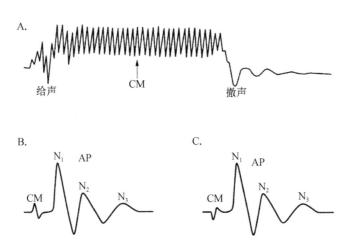

图 6-20　微音器电位、听神经动作电位(修改自姚泰,2010)

CM:微音器电位　AP:听神经动作电位(包括 N_1、N_2、N_3 三个电位)
B 与 C 对比表明,声音位相改变时,微音器电位位相倒转,但听神经动作电位位相不变

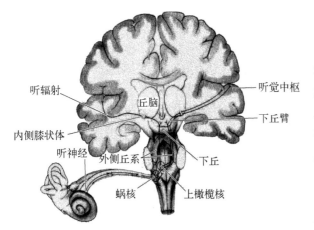

图 6-21　听觉传导路(自 Seeley et al,1989)

八、听觉传导通路

听觉传导通路较为复杂(图 6-21),其中需经多级神经元传递,既有同侧,又有对侧通路。第一级神经元的胞体是位于蜗轴内的螺旋神经节中(双极细胞),其周围突与基底膜上的毛细胞形成突触联系,中枢突构成蜗神经,该神经与前庭神经一起组成第Ⅷ对脑神经,经桥延沟入脑,止于脑干中的耳蜗背、腹核(蜗核)。第二级神经神经元的胞体位于耳蜗背、腹核内,由此核发出的纤维大部分交叉到对侧,直接或经上橄榄核中继后上行,形成**外侧丘系**;耳蜗背、腹核发出的少数不交叉纤维终止于同侧上橄榄核,或随外侧

丘系上行,止于同侧的**外侧丘系核**。外侧丘系上行途经中脑时,其中的一部分纤维止于**下丘**,引起听觉低级反射。另一部分纤维经下丘中继或直接终止于**内侧膝状体**。由内侧膝状体发出纤维形成听辐射,经内囊投射到大脑听皮质区(颞横回,或称41区和42区),在听皮质区形成听觉。

听觉传导通路中除了将听觉信息由感受器传向大脑的上行通路外,还有与之平行的下行通路。下行通路主要包括听皮质到内侧膝状体、下丘;下丘到耳蜗核;上橄榄核到耳蜗核、耳蜗毛细胞的投射。最近的研究表明,听觉信息在上行传递过程中,不断受到各级中枢的下行反馈性调控。

九、双耳听觉与声源方向的判定

判断声源方向要双耳协同工作。从一侧来的声波到达两耳的强度和位相都有差别,这种差别就成为判定声源方向的依据。低频声源的方向主要靠声波同一位相到达两耳的时间差别来判定;高频声源则主要靠到达两耳的强度差来判定其方向。若切断狗的胼胝体,狗则不能分辨声源的方向。该实验表明声源方向的判定还必须在两大脑半球的协同作用下才能完成。

十、位置的感受

位于前庭中的椭圆囊和球囊内的**位觉斑**是头部位置变动和直线变速运动的感受器。位觉斑内的毛细胞基部与杯状前庭神经末梢形成突触联系(图6-15),毛细胞顶部有长短不一的纤毛,其纤毛分为**动毛**和**静毛**(图6-22),动毛和静毛均嵌入在耳石膜内。当人体正常直立时,椭圆囊斑的平面与地面平行,耳石膜位于毛细胞顶部;球囊斑的平面与地面垂直,耳石膜位于毛细胞顶部的一侧(图6-13)。椭圆囊斑、球囊斑上的毛细胞,是怎样感受头部空间位置的呢?当人的头部位于正常位置时,耳石膜与毛细胞之间呈一定的位置关系;当头部位置改变时,耳石膜与毛细胞在空间相对位置也发生改变,由于耳石的比重大于内淋巴,在不同情况下,耳石膜就向不同的方向以不同的程度牵拉毛细胞的纤毛。当纤毛向动毛侧弯曲时,引起毛细胞的兴奋性升高,放电频率增多;当纤毛向静毛侧弯曲时,引起毛细胞的兴奋性降低,放电频率减少;提供头部位置变化的信息(图6-22)。当人体在水平方向做直线变速运动时,由于耳石膜的惯性,主要是使椭圆囊斑上的毛细胞的纤毛受到牵拉,于是刺激了毛细胞。毛细胞的纤毛摆动方向引起毛细胞放电的机制同头部位置变动。毛细胞兴奋后产生电变化,末端释放神经递质,通过突触联系,致使前庭神经兴奋,其神经冲动经前庭神经传入中枢,产生在各个方位(如向前、后、左、右等)的直线变速感觉和直线变速反射。同理,当人体在上,下方位直线运动时(如乘坐电梯),主要刺激球囊斑中的毛细胞,毛细胞兴奋后产生电变化,通过突触联系,致使前庭神经兴奋,其神经冲动经前庭神经传入中枢,产生在上、下方位的直线变速感觉和直线变速反射。此位觉斑感受器形成的信息传入中枢可引起头部空间位置感觉和姿势状态反射、翻正反射。

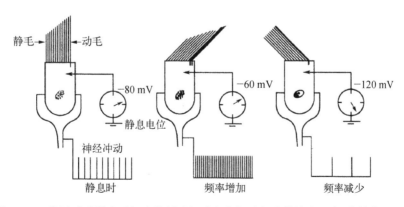

图6-22 位置感受器中毛细胞的纤毛摆动方向与毛细胞的放电反应(自姚泰,2010)

位于半规管的膜性壶腹内的**壶腹嵴**是旋转变速运动的感受器。当人体直立,头前倾30°时,外半规管将与地面平行。如人体绕垂直轴向右作旋转,做变速运动时,双侧的外半规管(水平半规管)内的内淋巴由于压力作用而流动,冲击壶腹嵴,使其壶腹帽向一侧倾斜。壶腹帽的倾斜引起插在其内的毛细胞的毛弯曲,继而毛细胞产生不同的电变化。右侧外半规管的壶腹嵴壶腹帽斜向前庭侧,引起毛细胞去极化;左侧外半规管的壶腹嵴壶腹帽斜向半规管侧,则引起毛细胞超极化,产生抑制效应。毛细胞的毛若向动毛侧(向前庭侧)弯曲,继而产生神经冲动;若向静毛侧弯曲(半规管侧),毛细胞超极化,产生抑制效应(图 6-22)。毛细胞兴奋产生的去极化电位,致使其末端释放神经递质,通过突触联系,促使前庭神经兴奋,其神经冲动经前庭神经传入中枢,引起绕垂直轴右旋的感觉和旋转变速运动反射。与外半规管相类似,其他两对半规管可接受和它们所处方位相一致的旋转变速运动刺激。

位听器官的基本构造和功能在脊椎动物各纲差别较大。鱼类只有内耳,主要负责身体的平衡。两栖类进化出了中耳,但中耳的听小骨只有 1 块耳柱骨。某些爬行类(如鳄鱼、大壁虎等)开始进化出了外耳的雏形。鸟类有了短的外耳道,但无耳郭。哺乳动物和人的耳构造最复杂、功能最完善,外耳郭是哺乳动物所特有的结构。

第三节　嗅觉和味觉感受器

一、嗅觉感受器

嗅觉感受器是位于上鼻甲及与其相对应鼻中隔的嗅上皮(图 6-23)。两侧总面积约为 5 cm²。**嗅上皮**是由嗅细胞(嗅感觉神经元,olfactory receptor neuron,ORN)、基底细胞和支持细胞组成。支持细胞为高柱状,包绕在 ORN 周围,起着绝缘和营养作用。ORN 是位于上皮内的双极神经元,胞体呈圆形,其核为圆形或椭圆形位于胞体的中央,它的周围突呈细棒状,其末端膨大为嗅泡,嗅泡伸出几根嗅纤毛插入嗅上皮表面的黏液中,它的中枢突则形成嗅神经(嗅丝),经筛骨的筛孔进入颅腔,止于嗅球。基底细胞位于嗅上皮底部,形态多样,其分裂分化形成新的 ORN,以替代退化的 ORN。老年人的嗅觉灵敏度降低,与基底细胞的分裂分化能力下降,导致 ORN 减少有关。

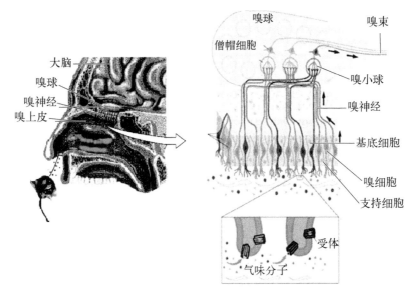

图 6-23　嗅黏膜的位置及嗅上皮的结构示意图(自 Mader,2002)

当空气中的气味物质接触到嗅黏膜表面的黏液时,经溶解后或直接作用于嗅纤毛上的受体蛋白,当某种气味分子特异性的与其受体结合时,引起受体分子的结构发生变化,从而导致嗅细胞膜对 Na⁺ 通透性增加,产生感受器电位。其达到一定的阈值时,即诱发一次神经冲动,并传入嗅球。不同气味的化学分子,激活不同的 ORN,引起嗅神经上不同频率的冲动,传入中枢则引起不同的嗅觉。同一种化学物质在不同浓度时,会使人产生不同的气味感觉,其原因可能是因为每一个 ORN 只能表达一种受体蛋白,表达相同受体蛋白的神经元在嗅球内聚集成几个不同的嗅小球,因 ORN 的分布位置不同,接受同一化学物质的强弱、亲和力不同,导致不同嗅小球的活动强度不一,产生不同的感觉(如硫醇,高浓度时闻起来令人恶心,低浓度时却有甜香的柑橘味)。

在嗅觉传通路径上,ORN 为第一级感觉神经元,其中枢突组成 20 多条嗅神经(由多根嗅丝组成),止于嗅球。嗅球内的第二级神经元发出的轴突向后延伸构成嗅束,嗅束纤维分别止于嗅结节、杏仁核、前梨状区皮质等处的初级嗅皮质中枢。继而与边缘系统联系,引起嗅觉及与嗅觉有关的反射。

嗅觉是很容易适应的,但却很灵敏,人可嗅出每毫升空气中含 4×10^{-8} mg 的人造麝香气味。

二、味觉感受器

人的味觉感受器为**味蕾**(taste bud)。味蕾主要分布于舌背面和舌缘的菌状、轮廓和叶状乳头的上皮中(详见第11章消化系统图11-3舌),此外在会厌和软腭黏膜上皮内也有少量分布。味蕾是卵圆形的小体,顶端有味孔与口腔相通。人的味蕾由味觉细胞、支持细胞和基底细胞组成(图6-24C)。**味细胞**(gustatory cell)呈梭形,H-E染色较浅,位于味蕾的中央,细胞的顶端有毛,称**味毛**,伸入味孔,感觉神经末梢包围在味细胞周围。支持细胞也呈梭形,位于味蕾的周围部或与味细胞相间排列,在光镜下味细胞与支持细胞不易区分。基底细胞较小,位于味蕾的基底部,基底细胞作为干细胞,是味蕾新生细胞的源泉。哺乳动物的味细胞大约10天更新一次。

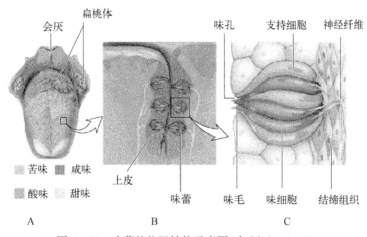

图6-24 味蕾的位置结构示意图(自 Mader,2002)

A. 舌 B. 味蕾的位置 C. 味蕾的组织结构示意图

味细胞的适宜刺激是溶于水的有味物质(味分子或离子)。有味物质溶解于唾液中,首先与唾液中的蛋白质结合,再与味细胞膜上的受体结合,引起膜对相应离子的通透性改变,产生感受器电位,再通过某种机制引起感觉神经末梢产生动作电位。

每个味蕾内有30~100个味细胞,每个味细胞可与几条传入神经纤维的末梢发生联系,而每条神经纤维又可分布到几个味细胞上。舌前2/3、舌后1/3、咽部的味蕾产生的冲动分别经面神经、舌咽神经、迷走神经中的传入纤维止于孤束核→对侧丘脑腹后内侧核→大脑皮质中央后回的下端(43区)和岛叶皮质,引起味觉。

味觉分酸、甜、苦、咸四种,其他味觉都由此四种相互配合产生。甜味、咸味的最敏感接受区在舌尖部,酸味在舌两侧,苦味在舌根、软腭部。

嗅觉和味觉的信息传入大脑后,经过大脑的加工和处理,可形成复合感觉,以便判断环境和摄取食物。

小 结

眼球由眼球壁和内容物构成。眼球壁包括外膜(角膜和巩膜)、中膜(虹膜、睫状体和脉络膜)和内膜(视网膜);内容物包括房水、晶状体和玻璃体。能将光的变化信息转变成神经冲动的结构为视网膜。其他结构起着营养、支撑、保护、透光、折光、调节进入眼球内的光线的量、聚焦等作用。当可见光线穿过眼球的折光装置(角膜、房水、晶状体、玻璃体)到达视网膜后,形成的物像若不清晰,通过中枢神经系统的参与可产生瞳孔大小、晶状体曲率、双眼视轴方向的变化,使物像清晰地呈现在视网膜上。视网膜的功能表现在换能和对光变化信息的初步编码两方面。感光换能作用主要是由视细胞通过光-化学-电反应完成,光变化信息转变成视细胞的超极化信息。视网膜对信息的编码则是通过水平细胞、无长突细胞的横向联络,视细胞、双极细胞、节细胞之间的纵向联络,最终转变为节细胞上具有时间、空间、频率特征的序列动作电位。该序列动作电位经视觉传导通路输入大脑视觉皮质中枢,形成视觉。

视杆细胞的光敏度高、视敏度低，不能分辨物体颜色，是维持弱光环境视觉功能的光感受器；视锥细胞的光敏度低、视敏度高，是维持强光环境视觉功能并能分辨物体颜色的光感受器，此为视觉的二元学说。

听觉、位置觉感受器共同存在于耳内。耳依据其位置分为外耳、中耳和内耳。外耳、中耳主要起着收集、传导、共振、放大声波的作用。内耳是位于颞骨岩部内由骨组织围成的骨质管腔（骨迷路）和其内套装的膜质管腔（膜迷路）构成。内耳依其结构与功能分为半规管、前庭和耳蜗三部分。这三部分的每一部分均由骨迷路和膜迷路构成。膜迷路的管壁在某区域局部增厚分化成感受器。其中半规管膜壶腹壁的一部分特化成壶腹嵴，可感受旋转变速运动；前庭中椭圆囊、球囊壁的一部分特化成位觉斑，可感受直线变速运动、头部位置的变化；耳蜗内蜗管的基底膜特化形成了螺旋器，可感受声波的变化。声波经外耳门、外耳道、鼓膜、听骨链、前庭阶、前庭膜、蜗管内淋巴、鼓阶外淋巴的振动引起基底膜振动，使位于基底膜上的毛细胞兴奋，毛细胞将这种机械振动转换成去极化或超极化反应，众多毛细胞的这些反应构成了耳蜗的微音器电位（感受器电位），去极化电位引起毛细胞神经递质释放，经突触传递诱发听神经末梢产生动作电位。该动作电位经听觉传导通路传导到大脑的听觉皮质，形成听觉。

由于动物进化过程经历了由水生到陆生，生存环境由简单到复杂的变化过程，动物个体获取外界信息的主要感觉器官眼、耳也出现了相应的变化。人类的眼、耳保留了进化各阶段有效适应装置而形成今天这种状态。

（崔希云　艾洪滨）

思考题

1. 名词解释：中央凹　膜盘　螺旋器　位觉斑　壶腹嵴　嗅上皮　味蕾　视力　行波学说　位置学说　听阈　听域　三原色学说　微音器电位　明适应　暗适应
2. 眼睛视远物改为视近物时是如何进行调节的？
3. 近视、远视、老花和散光患者的眼折光系统发生了哪些异常？如何矫正？
4. 无光刺激（如闭眼睡觉）时，视杆细胞释放递质；有光刺激时不释放递质，你认为这一现象可能的生物学意义是什么？
5. 视觉传导通路由4级神经元组成，其胞体分别位于在什么部位？
6. 简述声波在耳内的主要传导途径。
7. 耳蜗是怎样对不同频率的声音进行分析的？
8. 听觉感受器产生的兴奋经哪些结构传入大脑皮质颞叶的听觉中枢？

第7章

内分泌系统

第一节 概 述

一、内分泌腺、激素、内分泌和内分泌系统的概念

人体内有 2 种分泌腺,一种是外分泌腺,腺内有管道,如胃腺、汗腺等,其分泌物经管道输送到器官的腔内或皮肤的表面(外环境),这种分泌方式叫**外分泌**(exocrine)。另一种是**内分泌腺**(endocrine gland),能分泌高效能的生物活性物质——**激素**(hormone),由于腺内无管道,分泌的激素直接入细胞外液(内环境),然后扩散入血液,经一定的循环途径作用于相应的**靶细胞**(target cell),这种分泌方式叫**内分泌**(endocrine)。

人体的主要内分泌腺有脑垂体、甲状腺、甲状旁腺、肾上腺、性腺等(图 7-1),另外在某些器官内还散在一些内分泌细胞,如胰腺中的胰岛、消化道黏膜、心、肾、肺、胎盘等。由内分泌腺和其他器官内散在的内分泌细胞共同构成了机体的**内分泌系统**。

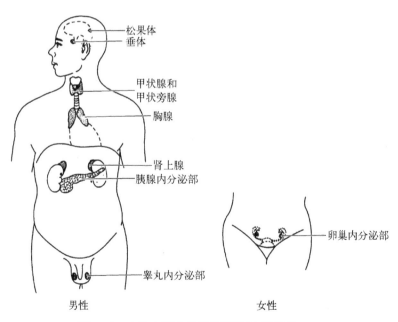

图 7-1 人体主要内分泌腺概况(自张朝佑,2009)

大多数激素经血液循环运输至远距离的靶细胞而发挥作用,这种方式称为**远距分泌**(telecrine),这也是人们对激素作用方式的经典认识。现代研究发现还有短距细胞通讯方式,某些激素由组织液扩散作用于邻近细胞,称为**旁分泌**(paracrine),如男性睾丸间质细胞分泌雄激素作用于曲细精管精子的发育、卵巢中卵泡细胞分泌雌激素对卵巢自身的作用。如果激素在局部扩散而又返回作用于该内分泌细胞,称为**自分泌**(autocrine),如胰岛素可以抑制胰岛素细胞分泌胰岛素、肾上腺髓质激素可抑制自身合成酶的活性。如果内分泌细胞产生的激素直接与该细胞内的受体结合而发挥作用,这种方式称为**内在分泌**(intracrine)。在中枢神经系统存在具有内分泌功能的神经细胞,这类细胞既能产生和传导神经冲动,又能合成和释放激素,称为**神经内分泌**(neurocrine),产生的激素称为**神经激素**(neurohormone),如下丘脑视上核和室旁核产生的催产素和抗利尿激

素,在某些部位它们又以神经递质的形式发挥作用。就细胞通讯而言,激素与其他非内分泌细胞所分泌的生物活性物质,如神经元释放的递质,免疫细胞分泌的细胞因子等同为**传讯分子**(signaling molecule),在调节活动中充当化学信使的基本属性并无本质差异,因此它们之间的界限也并不像过去认为的那么绝对。

内分泌系统不仅独立地行使自己的职能,也与神经系统和免疫系统一起,共同发挥整体性调节功能。已如前述,神经系统主要是通过反射活动调节各器官的活动,使其迅速适应不断变化的内外界环境;内分泌系统则通过分泌的激素主要调节各器官的生长、发育、代谢;而免疫系统则主要对生物性刺激起反应,产生各种抗体,维护身体的机能。这3个系统虽然各具独特功能,却可通过某些传讯分子和受体相互交联、优势互补、形成神经-内分泌-免疫网络(neuroendocrine-immune network),感受各种形式的刺激,整合信息,共同维护机体内环境稳态,为生命活动正常运转提供基本保障。

二、激素作用的一般特征

激素对生理机能的调节形式多样,所产生的调节效应不尽相同。但它们对生理机能的调节,一般具有以下特征。

1. 信息传递作用

激素是进行生物信息传递的化学物质,这些化学物质在生理活动的调节者和被调节者之间构成信息传递系统。不论是哪种激素,它只能对靶细胞的生理生化过程起加强或减弱的作用,调节其功能活动。例如,甲状腺激素增强细胞的代谢机能;生长素主要促进长骨的生长发育;胰岛素降低血糖的同时,促进蛋白质合成和抑制糖原异生等。在这些作用中,激素不能提供能量,这些化学物质作为"信使",将生物信息传递给靶细胞,再通过细胞内的信号转导途径调节其生理、生化过程,增强或减弱靶细胞固有的、内在的生理生化作用。

2. 特异作用

激素经过体液和血液的扩散分布到全身,与各处的组织、细胞广泛接触。但是,激素只选择性地对能够识别它的细胞起作用,表现为激素作用的特异性。激素作用的特异性主要取决于分布于靶细胞的相应受体。激素与受体的结合力称为**亲和力**(affinity)。细胞上某种激素的特异性受体,能从多种多样复杂的体液因子中识别出相应的激素并与之结合,引起生物学效应,就是因为彼此之间有很高的亲和力。

激素作用由于受体的分布与亲和力而实现作用的特异性。由于不同的激素受体分布的广泛性不同,而导致激素作用的广泛性不同。有些激素作用比较局限,如促甲状腺激素只作用于甲状腺,促肾上腺皮质激素只作用于肾上腺皮质等。有些激素作用比较广泛,如生长素作用于全身长骨的生长,甲状腺激素对全身组织细胞的代谢过程都发挥调节作用。总体来说,下丘脑激素、脑垂体的大多数激素作用范围较小,显示更强的特异性;而其他内分泌腺分泌的激素作用范围则较广。

3. 高效作用

激素在血液中的浓度很低,生理状态下,血中激素的浓度一般在 $10^{-9} \sim 10^{-12}$ mol/L,虽然激素含量甚微,但其作用显著,所以激素是高效能的生物活性物质。激素的作用表现为高效性的原因,是由于激素与受体结合后,在细胞内通过一系列细胞内因子的传递过程,发生高效能的酶促放大作用,从而形成显著的生理生化调节作用。例如,一个胰高血糖素分子与受体结合后,能激活一个腺苷酸环化酶分子,形成的cAMP,通过 cAMP-蛋白激酶(蛋白激酶 A)信号传导途径,可激活上万个分子的磷酸化酶。可见,机体中激素浓度虽低,生理功效却十分强大,表现为激素作用的高效性。

4. 相互作用

机体产生的激素有多种,它们共同对生理机能进行调节。其中,很多激素的作用与其他激素的作用存在着关联或相互影响,称之为激素的相互作用。有以下几种形式。

(1) 协同作用　几种激素对同一生理机能产生方向相同的调节作用,称之为**协同作用**(synergistic action)。例如,生长素、肾上腺素、糖皮质激素及胰高血糖素,均能升高血糖,在升糖效应上有协同作用(图 7-2)。

(2) 拮抗作用　几种激素对同一生理机能产生方向相反的调节作用,称之为**拮抗作用**(antagonistic

action)。例如,胰岛素的生理调节作用是降低血糖,与生长素、肾上腺素、糖皮质激素及胰高血糖素的升糖效应有拮抗作用。

（3）允许作用 某些激素对生理机能的调节,必须以另一些激素的调节作用为基础和前提,否则,就不能实现对相关生理机能的调节,这种现象叫做允许作用。例如,糖皮质激素本身对血管平滑肌并无收缩作用,但是,必须有糖皮质激素存在,去甲肾上腺素才能有效发挥对心血管的调节作用,这是允许作用的典型例子。

激素之间的相互作用表现出激素作用的复杂性。

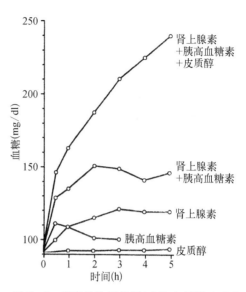

图7-2 激素的协同作用（自朱大年等,2013）
肾上腺素、胰高血糖素和皮质醇各自的升血糖效应远低于三种激素联合作用时所产生的协同效应

三、激素的化学本质及作用机理

（一）激素的化学性质

激素的种类繁多,来源复杂,按其化学性质可分为胺类、肽类和蛋白质类以及脂类。

1. 胺类激素

包括肾上腺素、去甲肾上腺素和甲状腺激素。

2. 肽类和蛋白质激素

主要有下丘脑调节肽、神经垂体激素、腺垂体激素、胰岛素、甲状旁腺激素、降钙素以及胃肠激素等。上述2类激素,由于其分子结构中都含有氮原子,因此通称为含氮类激素。

3. 脂类激素

包括类固醇激素和脂肪酸衍生物类激素。类固醇激素主要有孕酮、醛固酮、皮质醇、睾酮、雌二醇等,这些激素都有共同的17碳环戊烷多氢菲的结构,也叫甾体激素。脂肪酸衍生物类激素是指由花生四烯酸转化而来的前列腺素族、血栓素类和白细胞三烯类等,这类激素作用复杂,来源广泛,多作为局部激素发挥生物效应。

（二）激素的作用机理

激素作用机理随着分子生物学的发展而不断丰富与完善。激素对靶细胞产生调节效应大致经历以下几个连续的环节：① 受体识别。先要从体液中众多化学物质中识辨出携带特定调节信息的激素。② 信号转导。激素与靶细胞的特异受体结合,启动细胞内信号转导系统。③ 细胞反应。激素诱导终末信号改变细胞固有功能,即产生调节效应。④ 效应终止。有多种机制终止激素所诱导的细胞生物反应。

1. 靶细胞的激素受体

激素要对细胞发挥作用,首先要与细胞的相应受体结合,通过信号转导途径,最终产生细胞的生理生化过程。细胞上的受体大多数存在于细胞膜上（膜受体）,有的存在于膜内（膜内受体：存在于胞质或细胞核）。依据激素结合的受体不同,可将激素分为两大组：与膜受体结合的激素及与膜内受体结合的激素。

2. 激素受体介导的作用机制

（1）细胞膜受体介导的激素作用机制——第二信使学说 20世纪60年代,Sutherland提出第二信使学说,这一创造性理论于1975年荣获诺贝尔生理学或医学奖。Sutherland在研究糖原酵解时,发现胰高血糖素与肾上腺素在一定条件下,能通过**腺苷酸环化酶**(adenylate cyclase,AC)的作用,激活磷酸化酶从而催化糖原酵解。随着研究的深入,发现在Mg^{2+}存在的条件下,AC使ATP转变为**环化腺苷酸**(cyclic AMP,cAMP),cAMP激活依赖cAMP的**蛋白激酶A**(protein kinase A,PKA),继而催化细胞内的磷酸化反应。第二信使学说的主要内容可表述为以下几点：

① 激素是第一信使，它可与靶细胞膜上具有立体构型的特异性受体结合；② 激素与受体结合，引起受体空间构型的变化，它是有着特殊结构的跨膜蛋白，能把信号传递到细胞内而激活 G 蛋白，活化的 G 蛋白，激活细胞内的腺苷酸环化酶；③ 在 Mg^{2+} 存在的条件下，腺苷酸环化酶使 ATP 转变为 cAMP。细胞内的 cAMP 浓度升高，引起信号的进一步传递，因而 cAMP 是作为细胞内传递信息的第二信使；④ 高浓度的 cAMP 使无活性的蛋白激酶 A（PKA）激活。激活的 PKA 通过一系列的细胞内因子传递，催化细胞内多种蛋白质发生磷酸化反应，从而引起靶细胞与其功能相适应的生理生化反应（图 7-3）。

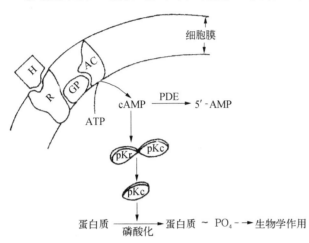

图 7-3　膜受体激素作用机制示意图（自傅伟龙等，2001）
H. 激素　R. 受体　GP. G 蛋白　AC. 腺苷酸环化酶
PDE. 磷酸二酯酶　pKr. 蛋白激酶调节亚单位
pKc. 蛋白激酶催化亚单位

激素受体与腺苷酸环化酶之间，还存在一种起耦联作用的调节蛋白——鸟苷酸结合蛋白，亦称 GTP 结合蛋白，简称 G 蛋白。G 蛋白可分为兴奋型 G 蛋白（Gs）和抑制型 G 蛋白（Gi）。Gs 蛋白的作用是激活腺苷酸环化酶，从而使 cAMP 生成增多；Gi 的作用则是抑制腺苷酸环化酶的活性，使 cAMP 生成减少。把通过 G 蛋白传递信号的受体，叫做 **G 蛋白耦联受体**（G-protein coupled receptor），这是目前发现作用最为广泛的细胞膜受体。

G 蛋白耦联受体作用的效应酶，除了前述腺苷酸环化酶外，还有磷酸二酯酶（其作用可以使 cAMP 浓度下降）、磷酯酶 C（PLC）等。因此，cAMP 并不是唯一的第二信使，作为第二信使的化学物质还有 cGMP、三磷酸肌醇、二酰甘油、Ca^{2+} 等。不同的第二信使就会有不同的传递信息作用的细胞因子，具体作用机制也会有所不同。

含氮类激素都是通过上述机制发挥作用。

(2) 细胞内受体介导的激素作用机制——基因表达学说　类固醇激素及其他脂溶性激素，都具有分子较小、呈脂溶性、能透过细胞膜进入细胞内的特点。一般用**基因表达学说**（Jesen 和 Gorski 于 1968 年提出）来解释，认为类固醇激素进入细胞后，先与胞质受体结合形成激素-受体复合物，后者再进入细胞核生效，即经过调节基因转录及表达两个步骤，改变细胞活动，故又称**二步作用**原理。

细胞内受体是指位于细胞内（胞质或胞核中）的受体。目前已知，即使受体位于胞质内，最终也将转入核内发挥作用，因此通常也视为**核受体**（nuclear receptor）。**核受体**属于由激素调控的一大类转录因子，是一个超家族，种类繁多，可分为Ⅰ、Ⅱ两大类型。Ⅰ型核受体也称类固醇激素受体；Ⅱ型核受体包括甲状腺激素受体、维生素 D3 受体和维甲酸受体等。核受体多为单肽链结构，含有共同的功能区段：① 激素结合域，位于受体的 C 末端，是与激素结合的片段；② DNA 结合域；③ 转录激活结合域等功能区段。

当激素进入细胞内与受体结合后，形成激素-受体蛋白复合体，与激素结合后的受体蛋白发生构型变化，从无活性的构型形式转变为有活性的构型形式，激素成为使受体蛋白活化的变构因子。细胞质中活化的受体复合物进入细胞核内，与 DNA 分子上特异性识别区域结合，调节特定基因的转录过程。有些激素的受体在细胞核内，如性激素的受体，激素进入细胞核内与受体结合，实现受体蛋白的活化，再与 DNA 分子上特异性识别区域结合，调节特定基因的转录过程（图 7-4）。

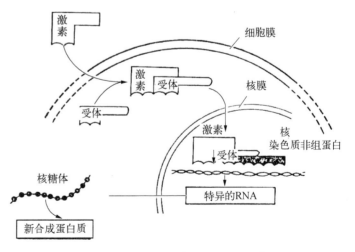

图 7-4　类固醇激素作用机制示意图（自龚茜玲，2006）

活化的受体对基因的调节,使特定基因的表达增强或者减弱,相关蛋白酶增加或者减少,从而实现生理功能的调节。

3. 激素作用的终止

激素产生的调节效应只有及时终止,才能保证靶细胞不断接受新信息,适时产生精确的调节效能。激素作用的终止是许多环节综合作用的结果:① 完善的激素分泌调节系统使内分泌细胞能适时终止分泌激素;② 激素与受体分离,其下游的一系列信号转导过程也随之终止;③ 通过控制细胞内某些酶活性等,如磷酸二酯分解 cAMP 为无活性产物;④ 激素被靶细胞内吞处理,如发生内化,并经溶酶体酶灭活等;⑤ 激素在肝、肾等脏器和血液循环中被降解。此外,激素在信号转导过程中常生成一些中间物质,能及时限制自身信号转导过程。

四、激素分泌的调节

激素的分泌除了有本身的分泌规律,如基础分泌、昼夜节律、脉冲式分泌等外,不同激素之间还形成多级(层次)调节关系,发生相互影响。此外,激素分泌还受神经系统的调节。

(一)生物节律性分泌

许多激素呈节律性分泌,即不是以恒定速率的连续性分泌,而是按一定时间间隔分泌。例如,促肾上腺皮质激素、生长素、褪黑素、皮质醇等表现为昼夜节律性分泌;女性生殖周期中性激素呈月周期性分泌;甲状腺激素则存在季节性周期波动。激素分泌的这种节律性受机体的生物钟控制,下丘脑视交叉上核是生物钟的关键部位所在。

(二)体液调节

体液调节的主要形式是反馈调节。内分泌细胞除了能合成与释放其自身的激素外,还有感受激素产生的生物学效应的能力,从而使内分泌细胞能调整其激素分泌的速率,以适应机体功能的需要,维持稳态。

1. 直接反馈调节

当刺激引起内分泌细胞分泌激素时,此内分泌细胞即受到它的靶细胞或激素所造成的体液成分变化的调节,包括正反馈和负反馈,但多为负反馈(图 7-5A)。例如,进餐后血中葡萄糖水平升高可直接刺激胰岛 B 细胞增加胰岛素分泌,结果使血糖降低;血糖降低则可反过来使胰岛素分泌减少,从而维持血糖水平的稳态。

2. 轴系反馈调节

下丘脑-垂体-靶腺轴(laypothalamus pituitary target glands axis)调节系统是控制激素分泌稳态的调节环路。一般而言,在调节轴系中,高位激素对下位内分泌细胞活动具有促进性调节作用;而下位激素对高位内分泌细胞活动多表现负反馈性调节作用,并形成闭合的自动控制环路(图 7-5B)。通过这种调节方式,维持血中各级激素水平的相对稳定。人体内的轴系主要有下丘脑-垂体-甲状腺轴、下丘脑-垂体-肾上腺皮质轴和下丘脑-垂体-性腺轴等。此外,轴系还受中枢神经系统(如海马、大脑皮质等脑区)的调控。

(三)神经调节

体内的内分泌腺和散在的内分泌细胞都有神经纤维支配,中枢神经系统可以直接控制或影响它们的分泌活动。如应激状态下,肾上腺髓质分泌的儿茶酚胺类激素增加,可以配合交感神经系统广泛动员整体功能,释放能量增加,适应机体活动的需求;而在夜间睡眠期间,迷走副交感神经活动占优势时又可促进胰岛 B 细胞分泌胰岛素,有助于机体积蓄能量、休养生息(图 7-5C)。另外,下丘脑是神经系统与内分泌系统相互联系的重要枢纽。下丘脑的上行和下行神经联系通路复杂而又广泛,内、外环境各种形式的刺激都可能经这些神经通路影响下丘脑神经内分泌细胞的分泌活动,实现对内分泌系统以及整体功能活动的高级整合作用。

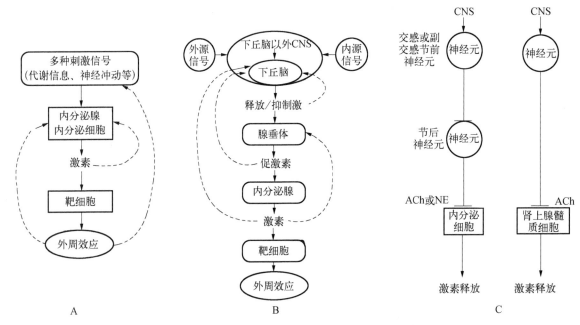

图7-5　激素分泌的神经、体液性调节途径(自孙庆伟等,2012)

A 直接反馈调节　B 下丘脑-垂体-靶腺轴多级反馈调节系统　C 神经系统控制作用途径

──▶:作用途径　----▶:反馈途径　CNS:中枢神经系统　Ach:乙酰胆碱　NE:去甲肾上腺素

第二节　下丘脑和垂体

下丘脑与垂体在结构和机能上有着十分紧密的联系,可视作下丘脑-垂体功能单位(hypothalamus-hypophysis unit),是内分泌系统的调控中枢。下丘脑与腺垂体之间并没有直接的神经联系,但存在独特的血管网络,即**垂体门脉系统**(hypophyseal portal system)。**垂体上动脉**先进入正中隆起,形成**初级毛细血管网**,然后再汇集成几条垂体长门脉血管进入垂体,并再次形成**次级毛细血管网**。这种结构可经局部血流直接实现腺垂体与下丘脑之间的双向沟通,而不需通过体循环。

下丘脑的内侧基底部,包括正中隆起、视交叉上核和室周核以及室旁核内侧的小细胞神经元组成小细胞神经分泌系统。这些神经元胞体发出的轴突多终止于下丘脑基底部正中隆起,与初级毛细血管网密切接触,其分泌物可直接释放到垂体门脉血管血液中。因为能产生多种调节腺垂体分泌的激素,故又将这些神经元胞体所在的下丘脑内侧基底部称为**下丘脑的促垂体区**(hypophysiotrophic area)(图7-6)。

通过这些结构,实现神经调节对体液调节的控制。这与下丘脑具有十分广泛的内环境稳定维持机能是相吻合的。

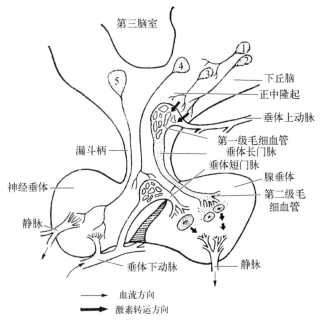

图7-6　下丘脑-垂体机能联系图(自龚茜玲,2006)

1.表示中枢神经系统单胺能神经元　2、3.表示下丘脑垂体控制区神经内分泌细胞　4、5.表示下丘脑视上核和室旁核分泌抗利尿激素和催产素的神经内分泌细胞

一、下丘脑分泌的激素

下丘脑的视上区及其周围区域的神经内分泌细胞,可以分泌多种激素,叫**下丘脑调节肽**(hypothalamus regulatory peptide,HRP),其中

包括调节腺垂体内分泌活动的激素,称之为**下丘脑促垂体激素**(hypophysiotrophic hormones),分为**释放激素**(releasing hormone)和**释放抑制激素**(release-inhibiting hormone);把下丘脑分泌促垂体激素的区域,称为**下丘脑促垂体区**(hypophysiotrophic area)。

下丘脑促垂体激素共有9种,其中释放激素促进垂体相应分泌细胞中激素的合成与分泌,而释放抑制激素的作用则相反(表7-1)。有些激素如生长素的分泌,受到激素的双重调节。

表7-1　下丘脑主要内分泌激素

下丘脑主要激素	化学性质	主 要 来 源	主 要 功 能
促甲状腺激素释放激素(thyrotropin releasing hormone,TRH)	3肽	室旁核及邻近区域	促腺垂体 TSH 分泌
促性腺激素释放激素(gonadotropin releasing hormone,GnRH)	10肽	视前区等	促腺垂体 FSH、LH 分泌
生长素释放激素(growth hormone releasing hormone,GHRH)	44肽	室周核、弓状核	促腺垂体 GH 分泌
生长素释放抑制激素(生长抑素)(growth hormone release-inhibiting hormone, GHRIH)	14肽		抑制腺垂体 GH 分泌
促肾上腺皮质激素释放激素(corticotropin releasing hormone,CRH)	41肽	室旁核	促腺垂体 ACTH 分泌
促黑激素释放因子(melanophore stimulating hormone releasing factor,MRF)	5肽		促腺垂体 MSH 分泌
促黑激素释放抑制因子(melanophore stimulating hormone release-inhibiting factor,MIF)	3肽		抑制腺垂体 MSH 分泌
催乳素释放因子(prolactin releasing factor,PRF)		弓状核	促腺垂体 PRL 分泌
催乳素释放抑制因子(prolactin release-inhibiting factor,PIF)	胺类		抑制腺垂体 PRL 分泌
抗利尿激素(ADH)(升压素,VP)	9肽	视上核、室旁核	促肾重吸收水、血管升压
催产素(OXT)	9肽	室旁核、视上核	促子宫收缩、乳腺发育

二、垂体的形态分部和组织结构特征

(一)垂体的形态分部

垂体(hypophysis 或 pituitary)位于蝶鞍垂体窝内,体积约 0.5 cm×1 cm×1 cm,重约 0.5 g。垂体由**腺垂体**(adenohypophysis)和**神经垂体**(neurohypophysis)两部分组成,表面包以结缔组织被膜。神经垂体分为神经部、漏斗柄以及与下丘脑相延续的正中隆起。腺垂体分为远侧部、中间部及结节部三部分。远侧部最大,中间部位于远侧部和神经部之间,结节部围在漏斗柄周围(图7-7)。结节部和漏斗柄合称为垂体柄。远侧部和结节部又称**垂体前叶**,神经部和中间部合称**垂体后叶**。

(二)垂体的组织结构

1. 腺垂体的组织结构

1)远侧部

远侧部的腺细胞排列成团索状,少数围成小滤泡,细胞间具有丰富的窦状毛细血管和少量结缔组织。在 H-E 染色切片中,依据腺细胞着色的差异,可将其分为嗜酸性细胞、嗜碱性细胞和嫌色细胞三大类。研究表明,各类腺细胞胞质内颗粒的形态结构、数量及所含激素的性质存在差异,以此区分各种分泌不同激素的细胞,并以所分泌的激素来命名。

(1)嗜酸性细胞　　数量较多,呈圆形或椭圆形,直径14~19 μm,胞质内含嗜酸性颗粒。嗜酸性细胞有两种,一种是生长素细胞,数量较多,合成和释放生长素;另一种是催乳素细胞,分泌催乳素。

(2)嗜碱性细胞　　数量较嗜酸性细胞少,呈椭圆形或多边形,直径15~25 μm,胞质内含嗜碱性颗粒,嗜碱性细胞有3种:① 促甲状腺素细胞,呈多角形,颗粒较小,分布在胞质边缘。② 促性腺素细胞,细胞大,呈圆形或椭圆形,胞质内颗粒大小中等,分泌卵泡刺激素和促黄体生成素。③ 促肾上腺皮质素细胞,呈多角形,胞质内的分泌颗粒大。

（3）嫌色细胞　　细胞数量多，体积小，呈圆形或多角形，胞质少，着色浅，细胞界限不清楚。电镜下，部分嫌色细胞胞质内含少量分泌颗粒，因此认为这些细胞可能是脱颗粒的嗜色细胞，或是处于形成嗜色细胞的初期阶段。其余大多数嫌色细胞具有长的分支突起，突起伸入腺细胞之间起支持作用。

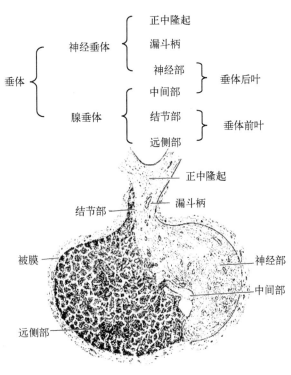

图 7-7　垂体分部（垂体矢状切面）

2）中间部的组织结构

人垂体的中间部只占垂体的 2% 左右，是一个退化的部位，由立方上皮细胞围成的大小不等的滤泡与滤泡周围的嫌色细胞、嗜碱性细胞组成。滤泡的泡腔内含有胶质。这些细胞的功能尚不清楚。

3）结节部的组织结构

结节部包围着神经垂体的漏斗，在漏斗的前方较厚，后方较薄或缺如。此部含有很丰富的纵行毛细血管，腺细胞呈索状纵向排列于血管之间，细胞较小，主要是嫌色细胞，其间有少数嗜酸性和嗜碱性细胞。此处的嗜碱性细胞分泌促性腺激素（FSH 和 LH）。

2. 神经垂体的组织结构

神经垂体由神经组织构成，是胚胎发生过程中，下丘脑部的神经组织向蝶骨体方向延伸形成的结构。依其位置和结构，可分为正中隆起、漏斗柄和神经部三部分。正中隆起和漏斗柄主要由无髓神经纤维和垂体细胞（神经胶质细胞）组成；神经部主要由无髓神经纤维、垂体细胞和赫林体组成。赫令体为神经纤维末梢膨大，其内含有大量分泌颗粒，是储存神经激素的结构。

三、腺垂体激素及其生理作用

腺垂体分泌 7 种激素，分别是**生长素**（growth hormone，GH）、**催乳素**（prolactin，PRL）、**促甲状腺激素**（thyroid stimulating hormone，TSH）、**促肾上腺皮质激素**（adrenocorticotropin hormone，ACTH）、**促黑激素**（melanocyte stimulating hormone，MSH）、**卵泡刺激素**（follicle stimulating hormone，FSH）和**促黄体生成素**（luteinizing hormone，LH）。TSH、ACTH、FSH 和 LH 的生理作用，在相应内分泌腺的内容中讲述。

（一）生长素

人生长素（hGH）是由 191 个氨基酸组成的蛋白质。生长素具有种属特异性，不同种类动物的生长素，具有不同的化学结构与免疫源性，除猴的生长素外，其他动物的生长素对人无效。近年利用 DNA 重组技术可以大量生产 hGH，供生物医学应用。

1. 生长素的作用

生长素的主要生理作用是促进生长发育与调节物质代谢，对机体各个器官与各种组织均有影响，尤其对骨骼、骨骼肌及内脏器官的作用较为显著。因此，GH 也称为躯体刺激素（somatotropin）。GH 通过与细胞膜上相应的**生长素受体**（growth hormone receptor，GHR）结合发挥作用。

（1）**促进机体生长发育**　GH 对机体生长起着关键的调节作用。GH 促进生长发育的机制，一是通过促进长骨的骺软骨及骨基质的形成，促进长骨的生长；二是通过刺激细胞摄取氨基酸促进蛋白质合成，从而刺激肌肉以及其他组织细胞分裂增殖而表现出生长发育。幼年动物摘除垂体后，生长即停止，如及时补充 GH 则可使其生长恢复。人幼年时期缺少 GH，将出现生长停滞，身材矮小，称为**侏儒症**（dwarfism）；如 GH 过多则患**巨人症**（gigantism）。若人成年后 GH 分泌过多，由于长骨的骺软骨已经钙化，长骨不再生长，只能使软骨成分较多的手脚肢端短骨、面骨及其软组织生长异常，以致出现手足粗大、鼻大唇厚、下颌突出等症状，称为肢端肥大症(acromegaly)。

(2) **促进机体代谢** GH 对核酸、蛋白质、脂肪和糖的代谢都有促进作用。GH 可加速 DNA 和 RNA 的合成;对蛋白质代谢的作用表现为,加速多种组织器官蛋白质合成,促进正氮平衡;GH 对脂肪代谢的影响表现为,促进脂肪分解,提高血液中游离脂肪酸浓度。对糖代谢的影响表现为,一方面,GH 抑制肌肉和脂肪组织摄取与利用葡萄糖,提高血糖水平,因此 GH 分泌过多时,会导致糖尿;另一方面,生理剂量 GH 促进葡萄糖利用的同时,保持骨骼肌糖原稳定,心肌糖原增加。

(3) **参与免疫反应** GH 可促进胸腺基质细胞分泌胸腺素,参与调节机体的免疫功能。

2. 生长素分泌的调节

(1) 下丘脑激素的调节 下丘脑分泌的**生长素释放激素**(GHRH)和**生长素释放抑制激素**(GHRIH)对腺垂体生长素的分泌具有双重调节功能,前者对 GH 的分泌起促进作用,后者对 GH 的分泌起抑制作用。一般情况下,GHRH 对 GH 的分泌起经常性的调节作用;GHRIH 只有在 GH 分泌过多时,才发挥抑制性调节作用(图 7-8)。

(2) 代谢因素的影响 血液中葡萄糖浓度降低和氨基酸、游离脂肪酸增加都可以促进生长素分泌。其中以低血糖对 GH 分泌的刺激作用最强。当静脉注射胰岛素使血糖降至 2.78 mmol/L 以下时,经 30 ~ 60 min,血中 GH 浓度增加 2 ~ 10 倍。相反,血糖升高可使 GH 浓度降低。

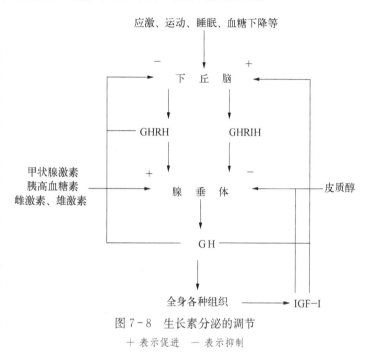

图 7-8 生长素分泌的调节
+ 表示促进 — 表示抑制

(3) 其他相关激素的影响 血中胰高血糖素、雌激素、雄激素以及甲状腺激素均可促进 GH 的分泌,皮质醇则抑制 GH 分泌。在青春期,性激素分泌水平的增高,促进 GH 分泌增加,与促进机体的生长发育是相吻合的。研究证明,IGF-I 能刺激下丘脑释放 GHRIH,从而抑制 GH 的分泌。IGF-I 还能直接抑制培养的腺垂体细胞 GH 的基础分泌和 GHRH 刺激的 GH 分泌,说明 IGF-I 可通过下丘脑和垂体两个水平对 GH 分泌进行负反馈调节。

(二) 催乳素

催乳素(prolactin,PRL)是含 199 个氨基酸并有 3 个二硫键的多肽。成人血浆中的 PRL 浓度小于 20 μg/L。妊娠妇女在第 3 个月开始升高,到妊娠末期可高达 200~500 μg/L。

1. PRL 的主要作用

PRL 的主要作用是调控泌乳、生殖等生育过程,也参与调控渗透压与免疫反应。

(1) 对乳腺的作用 PRL 对乳腺的作用表现在两个方面:一是促进乳腺生长,即促进乳腺导管和分泌组织的生长与发育。在女性青春期乳腺的发育中,雌激素、孕激素、生长素、皮质醇、胰岛素、甲状腺激素及 PRL 起着重要的作用。在妊娠过程中,PRL、雌激素与孕激素分泌增多,使乳腺组织进一步发育,具备泌乳能力但不泌乳,原因是此时血中雌激素与孕激素浓度较高,抑制 PRL 的泌乳作用。二是启动和维持泌乳。分娩后,血中的雌激素和孕激素浓度降低,PRL 才能启动泌乳机制,随后乳腺随着分娩的结束而开始泌乳。

(2) 对性腺的作用 在人和哺乳动物,PRL 对卵巢的功能表现为两面性:一方面,少量的 PRL 通过刺激 LH 受体增加而促进黄体功能,从而维持分泌孕激素;另一方面,大剂量的 PRL 又能降低黄体对 LH 的敏感性而导致黄体溶解。临床上患闭经溢乳综合征的妇女,表现特征为闭经、溢乳与不孕,患者一般都存在无排卵与雌激素水平低落,而血中 PRL 浓度却异常增高,这就是由于垂体分泌过量 PRL 的结果(过量 PRL 促进乳汁分泌,同时抑制卵巢功能)。

(3)PRL 参与应激反应 在应激状态下,血中 PRL 浓度升高,常与 ACTH 和 GH 浓度的增高相伴随,由此认为,PRL 可能与 ACTH 及 GH 一样,是应激反应中腺垂体分泌的重要激素。

(4)免疫调节作用 人的 B 淋巴细胞和 T 淋巴细胞都存在 PRL 受体。PRL 协同一些细胞因子促进淋巴细胞的增殖,促进 B 淋巴细胞分泌抗体。

(5)对胎儿生长发育的影响 研究发现,PRL 参与羊水容量和渗透压的调节,还可能与胎儿肺的发育及肺泡表面活性物质的生成有关。

2. PRL 分泌的调节

(1)下丘脑调节因子的调节 催乳素释放因子(PRF)和催乳素释放抑制因子(PIF)对腺垂体释放 PRL 起着重要的调节作用。前者起促进作用,而后者起抑制作用,但通常后者的作用占优势。现在认为,PIF 可能是多巴胺,也可能还有其他物质。

(2)应激反应的调节 应激反应在促进 ACTH 及 GH 分泌增加的同时,也促进 PRL 分泌增加。

(3)反射调节 哺乳期间,对乳头的吸吮刺激可通过神经反射,促进 PRF 释放增加,转而促使腺垂体增加 PRL 分泌。

(三)促黑色素细胞激素(促黑激素)

低等脊椎动物的**促黑激素**(melanophore stimulating hormone,MSH)由垂体中间部分泌,但是人垂体中间部退化,MSH 由分散在腺垂体中的细胞产生。

MSH 的主要作用,是刺激黑素细胞,使细胞内的酪氨酸转化为黑色素,同时使黑色素颗粒在细胞内散开,导致皮肤颜色加深。研究表明,MSH 可能参与一些激素分泌以及摄食的调节,还可能影响神经系统的兴奋性,并改善学习和记忆。

MSH 的分泌主要受**下丘脑促黑激素释放因子**(MRF)和**促黑激素释放抑制因子**(MIF)的调控,平时 MIF 的抑制作用占优势。血中 MSH 的浓度升高时也可以通过负反馈抑制腺垂体 MSH 的分泌。

四、神经垂体激素及其生理作用

神经垂体不能合成激素,它只是下丘脑视上核和室旁核神经元合成的**抗利尿激素**(antidiuretic hormone,ADH)和**催产素**(oxytocin,OXT)运输、贮存和释放的结构。这两种激素都是由 9 个氨基酸组成的,结构上只有第 3 位和第 8 位的氨基酸有所不同,由于人类 ADH 的第 8 位是精氨酸,所以又叫**精氨酸抗利尿激素**。ADH 和 OXT 在神经元的胞体内合成后,分别由各自特异的神经垂体激素转运蛋白携带,被其轴突内的轴浆流裹挟运输到轴突末梢贮存,在神经冲动的作用下,从末梢释放出来。

(一)抗利尿激素(又称升压素)

血浆中抗利尿激素浓度为 $1.0 \sim 1.5$ ng/L,它在血浆中的半衰期仅为 $6 \sim 10$ min。抗利尿激素的生理浓度很低,在这样的浓度时,有明显的抗利尿作用,几乎没有收缩血管而致血压升高的作用,但在失血情况下,由于抗利尿激素释放较多,对维持血压有一定的作用。因此,称这种激素为抗利尿激素较为适宜。

关于抗利尿激素的作用与分泌的调节参见第 13 章泌尿系统。

(二)催产素(又称缩宫素)

人催产素没有明显的基础分泌,只有在相关刺激作用于特定部位时,才引起分泌,如女性分娩时,胎儿压迫子宫颈的刺激;哺乳时,吸吮乳头的刺激等,都会通过反射通路,引起 OXT 的反射性分泌。OXT 经催产素酶分解失活,半衰期 $3 \sim 4$ min。OXT 的生理功能主要表现在两个方面:

1. 促进乳腺排乳的作用

哺乳期乳腺分泌的乳汁贮存于腺泡中,并不会自己排出,只有当腺泡周围的肌上皮细胞收缩时,才能使乳汁从乳腺管射出,这个过程是通过反射实现的。射乳反射是典型的神经内分泌反射。吸吮乳头的感觉信息传至下丘脑,视上核、室旁核分泌催产素的神经元发生兴奋,神经冲动经下丘脑-垂体束传送到神经垂体,使贮存的催产素释放入血,并作用于乳腺中的肌上皮细胞使之产生收缩,引起乳汁排出,叫做射乳反射。催产素除引起乳汁排出外,还有维持哺乳期乳腺不萎缩的作用。

2. 促进子宫肌收缩的作用

在分娩的过程中,催产素促进子宫平滑肌收缩,促使胎儿娩出,同时减少分娩后子宫出血。催产素促进子宫平滑肌收缩的作用与子宫的功能状态有关,催产素对非孕子宫的作用较弱,而对妊娠子宫的作用较强。孕激素能降低子宫平滑肌对催产素的敏感性,而雌激素则相反。正在怀孕的过程中,大量的孕激素维持子宫处于安定的状态,使妊娠顺利进行。分娩的过程中,胎儿头部对子宫颈的压迫,通过反射导致大量的催产素分泌,同时失去了孕激素的作用,导致子宫平滑肌强力收缩,把胎儿娩出产道。

第三节　甲　状　腺

一、甲状腺的位置、形态和结构

1. 甲状腺的位置和形态

人的**甲状腺**(thyroid gland)重 20～30 g,是人体内最大的内分泌腺。它位于气管上端两侧,甲状软骨的下方,分为左右两叶,中间由较窄的峡部相连,呈"H"形(图 7 - 9)。

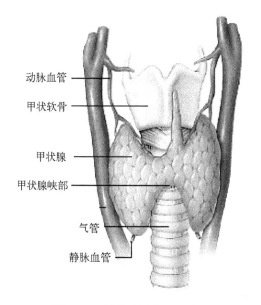

图 7 - 9　甲状腺的位置和形态

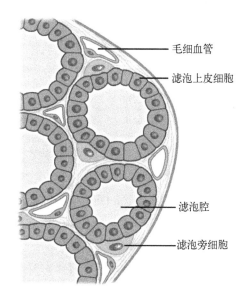

图 7 - 10　甲状腺腺泡的组织结构

2. 甲状腺的组织结构

甲状腺主要由许多大小不等的圆形或椭圆形腺泡(又称滤泡)组成,腺泡是由单层立方上皮细胞围成,中央是滤泡腔。**滤泡上皮细胞**(follicular epithelial cell)可合成与释放甲状腺激素,腺泡腔内充满胶质,胶质由甲状腺球蛋白组成,甲状腺球蛋白是甲状腺素的载体蛋白。腺泡上皮细胞的形态和腺泡中胶质的量,随甲状腺功能状态的不同发生相应的变化(图 7 - 10)。在甲状腺腺泡旁边,散在分布**甲状腺滤泡旁细胞**

(parafollicular cell),其功能是分泌**降钙素**,与甲状腺分泌细胞的功能是完全不同的(图7-10)。

二、甲状腺激素的合成、分泌与代谢

1. 甲状腺激素的合成

甲状腺激素包括**四碘甲腺原氨酸**和**三碘甲腺原氨酸**2种,它们都是酪氨酸碘化物。人每天从食物中大约摄取碘$100 \sim 200 \mu g$,约有1/3进入甲状腺。进入体内的碘化物以离子(I^-)的形式存在,成人甲状腺中含碘占全身碘量的90%,其余的碘分布于全身的细胞外液。因此,碘与甲状腺激素的合成关系密切,碘过多或者过少都将影响甲状腺的正常功能。

甲状腺球蛋白(thyroglobulin,TG)是有120多个酪氨酸残基的糖蛋白,由2个亚单位组成,其中的$20 \sim 30$个酪氨酸残基可用来合成甲状腺激素。甲状腺激素始终与甲状腺球蛋白结合,直至分泌。

在胚胎期第$11 \sim 12$周,胎儿甲状腺开始有合成甲状腺激素的能力,到第$13 \sim 14$周,在胎儿垂体促甲状腺激素的刺激下,甲状腺加强激素的分泌,这对胎儿脑的发育起着关键作用,因为母体的甲状腺激素进入胎儿体内的量很少。

甲状腺激素的合成过程包括三步:① 聚碘:生理情况下,甲状腺内的I^-浓度为血清的30倍。滤泡上皮细胞能通过主动转运机制选择性摄取和聚集碘。该过程依赖TSH的作用,失去TSH的作用,甲状腺腺泡聚碘能力就会下降。② 碘化:是活化碘取代酪氨酸残基苯环上的氢的过程。在**过氧化酶**(thyroid peroxidase,TPO)的催化下,I^-首先活化,活化的碘很快取代甲状腺球蛋白分子中酪氨酸苯环上的氢原子,实现酪氨酸碘化,生成**一碘酪氨酸**(monoiodotyrosine,MIT)残基和**二碘酪氨酸**(diiodotyrosine,DIT)残基。③ 缩合:碘化酪氨酸的缩合(condensation)或耦联是在TPO催化下,碘化的酪氨酸残基DIT + DIT缩合成**四碘甲状腺原氨酸**(tetraiodothyronine,T_4)、MIT + DIT缩合成**三碘甲状腺原氨酸**(triiodothyronine,T_3)。在一个甲状腺球蛋白分子上,T_4与T_3之比为20:1,这种比值常受碘含量的影响,当甲状腺内碘化活动增强时,DIT增多,T_4含量也相应增加,在缺碘时,MIT增多,则T_3含量明显增加。

2. 甲状腺激素的储存

甲状腺激素在甲状腺球蛋白上形成后,以胶质的形式储存在腺泡腔内。甲状腺激素储存于细胞外腺泡腔内,可以有很大的储存量,这些储存的甲状腺激素,可供机体利用3个月左右。所以应用抗甲状腺药物时,用药时间需要较长才能奏效。

3. 甲状腺激素的分泌

甲状腺激素的分泌释放,受TSH的调节。当甲状腺腺泡细胞受到TSH刺激后,细胞顶端的微绒毛伸出伪足,将含有T_4、T_3的甲状腺球蛋白,吞入腺细胞内,与溶酶体融合而形成吞噬体,在溶酶体蛋白水解酶的作用下,将T_4、T_3以及MIT和DIT水解下来。MIT和DIT的分子较小,在**碘化酪氨酸脱碘酶**(iodotyrosine deiodinase)的作用下很快脱碘,脱下来的碘大部分储存在甲状腺内,供重新利用合成激素。已经脱掉T_4、T_3、MIT和DIT的甲状腺球蛋白,被溶酶体中的蛋白水解酶分解。游离的T_4和T_3迅速进入血液。甲状腺分泌的激素中,90%以上是T_4,T_3的分泌量较少,但T_3的生物活性比T_4大约5倍。

4. 甲状腺激素的运输

T_4与T_3释放入血之后,以两种形式在血液中运输,一种是与血浆蛋白结合,另一种则呈游离状态,前者占绝大部分,后者只有极少量,而只有游离状态的甲状腺激素才能进入细胞发挥生理作用,结合型的甲状腺激素是没有生物活性的。结合型和游离型可以相互转化,这样可以保持体液中甲状腺激素浓度的相对稳定性,不会发生太大的波动。T_4和T_3与载体蛋白的亲和力不同,导致发生不同程度的结合。T_4与载体蛋白的亲和力比较强,血液中99%的T_4是与蛋白质结合的;T_3与载体蛋白的亲和力小得多,所以,T_3主要以游离形式存在。由此说明,T_4主要是运载形式,T_3主要是生理作用形式,而且T_3生理活性比T_4又强很多倍。

5. 甲状腺激素的代谢

血浆 T_4 半衰期为 7 天，T_3 的半衰期为 1.5 天，肝、肾、骨骼肌是甲状腺激素降解的主要部位。甲状腺激素有三种主要降解方式：一是脱碘降解；二是在肝内与葡萄糖醛酸或硫酸结合后，经胆汁排入小肠，随粪排出；三是在肝和肾组织脱氨基和羧基后，随尿排出体外。

三、甲状腺激素的生理作用

甲状腺激素广泛作用于全身组织器官，几乎对所有的细胞都有生理作用，所以它是最重要的基础性激素。甲状腺激素的基本作用是促进物质与能量代谢，促进生长和发育。

（一）对新陈代谢的影响

1. 对能量代谢的影响

甲状腺激素提高机体的耗氧量，增加产热量，显著提高基础代谢率。甲状腺激素对不同组织代谢率的效应有差别，这可能与不同组织甲状腺激素受体的分布量不同有关。给动物注射 T_4 或 T_3 后，心、肝、骨骼肌和肾等组织耗氧率明显增加，但另一些组织，如脑、肺、性腺、脾等组织的耗氧率则不受影响。

甲状腺功能亢进时，产热量增加，基础代谢率升高，患者喜凉怕热，极易出汗；而甲状腺功能低下时，产热量减少，基础代谢率降低，患者喜热恶寒，两种情况都无法适应环境温度的变化。

2. 对蛋白质、糖和脂肪代谢的影响

（1）对蛋白质代谢　　正常生理状态下，T_4 或 T_3 加速蛋白质与各种酶的生成。肌肉、肝与肾的蛋白质合成明显增加，细胞数量增多，体积增大，尿氮减少，表现为**正氮平衡**（positive nitrogen balance）。甲状腺激素分泌不足时，蛋白质合成减少，肌肉收缩无力，但组织间的黏蛋白增多，可结合大量的正离子和水分子，引起**黏液性水肿**（myxedema）。甲状腺分泌过多时，则加速蛋白质分解，特别是促进骨骼肌蛋白质分解，肌肉收缩无力，尿氮增加，表现为**负氮平衡**（negative nitrogen balance），并可促进骨的蛋白质分解，导致血钙升高和骨质疏松，尿钙的排出量增加。

（2）对糖代谢　　甲状腺激素促进小肠黏膜对糖的吸收，增强糖原分解，抑制糖原合成，并能增强肾上腺素、胰高血糖素、皮质醇和生长素的生糖作用，因此，甲状腺激素有升高血糖的趋势；但是，由于甲状腺激素加强外周组织对糖的利用，也有降低血糖的作用。甲状腺功能亢进时，血糖常升高，有时出现糖尿。

（3）对脂肪代谢　　甲状腺激素促进脂肪酸氧化，增强儿茶酚胺与胰高血糖素对脂肪的分解作用。甲状腺激素既促进胆固醇的合成，又可通过肝加速胆固醇的降解，而且分解的速度超过合成速度。所以，甲状腺功能亢进患者血中胆固醇含量低于正常值。

甲状腺功能亢进时，由于蛋白质、糖和脂肪的分解代谢增强，所以患者常感饥饿，食欲旺盛，但又明显消瘦。

（二）对生长与发育的影响

甲状腺激素具有促进组织分化、生长与发育成熟的作用，是人和动物正常生长发育所必需的激素。在生长和发育的过程中，甲状腺激素与生长素有协同效应，并成为生长素作用的基础激素，甲状腺激素缺乏，将影响生长素发挥正常的作用，导致长骨生长缓慢和骨骺愈合延迟。所以，对于人类和哺乳动物，甲状腺激素对骨和脑的发育十分重要，是维持正常生长和发育不可缺少的激素。在胚胎期缺碘造成甲状腺激素合成不足，或出生后甲状腺功能低下，脑的发育明显障碍。因此，甲状腺功能低下的儿童，表现为智力低下，身体矮小，称之为**呆小症**（又称克汀病）。所以，在缺碘地区预防呆小症的发生，应在妊娠期注意补充碘；治疗呆小症，应在出生后及早治疗。

（三）对器官系统的影响

1. 对神经系统的影响

甲状腺激素不但影响中枢系统的发育,对已分化成熟的神经系统活动也有作用,主要表现在维持神经系统的正常活动和功能,提高中枢和周围神经系统的兴奋性。如果甲状腺功能亢进,又会导致中枢神经系统的兴奋性过高,表现为注意力不易集中、喜怒失常、烦躁不安等。相反,如果甲状腺功能低下,中枢神经系统兴奋性过低,表现为记忆力减退,说话和行动迟缓等。

2. 对心血管系统的影响

甲状腺激素对心脏的活动有明显影响,表现为使心率增快,心缩力增强,心输出量与心做功增加。甲状腺功能亢进患者心动过速,可因过度耗竭而致心力衰竭。

3. 对呼吸系统的影响

甲状腺激素对呼吸系统的影响,表现为加强低氧和高碳酸血症对呼吸中枢的兴奋性刺激作用;加强呼吸功能,增加呼吸的频率和深度;促进肺泡表面活性物质的形成。

4. 对消化系统的影响

甲状腺激素促进胃肠蠕动,加强消化系统消化吸收的功能。

5. 对内分泌和生殖系统的影响

甲状腺激素对内分泌的影响,表现为增加组织对内分泌激素的需要量,促进激素分泌,提高多种激素的代谢率。甲状腺激素对生殖系统的影响,表现为促进生殖系统发育,维持正常的性功能。甲状腺激素亢进和不足,均会导致生殖系统功能的异常和疾病,如女性月经不规则、闭经和不孕等;在男性甲状腺激素功能不足导致生殖系统发育不全,副性征不明显等。

四、甲状腺机能的调节

甲状腺功能活动主要受下丘脑-腺垂体-甲状腺轴的调节,此外,甲状腺还可进行一定程度的自身调节。

（一）下丘脑-腺垂体-甲状腺轴的调节作用

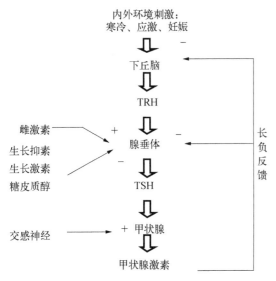

甲状腺功能受腺垂体分泌的**促甲状腺激素**(TSH)的调节,而腺垂体对 TSH 的分泌又受下丘脑**促甲状腺激素释放激素**(TRH)的调节,三者之间构成一个完整的控制系统(图 7-11)。

1. TSH 是促进甲状腺功能的主要激素

TSH 对甲状腺功能的作用,表现在以下几个方面:① 刺激甲状腺细胞增生,腺体增大,这对于甲状腺的发育很重要,同时也是缺碘时,甲状腺肥大的原因。② 促进甲状腺球蛋白水解与 T_4、T_3 的释放。③ 促进碘的摄取和甲状腺激素的合成等。

2. 下丘脑促甲状腺激素释放激素的调节

下丘脑分泌的 TRH 促进腺垂体 TSH 的分泌。体内外环境因子的变化,通过中枢神经系统的整合,影响到下

图 7-11　甲状腺激素分泌的调节示意图

＋ 表示促进或刺激　－ 表示抑制

丘脑 TRH 神经元,分泌和释放 TRH,作用于腺垂体 TSH 分泌细胞,促进 TSH 的分泌。例如,长时间的寒冷刺激信息作用于中枢神经系统,在传入下丘脑体温调节中枢的同时,还刺激 TRH 神经元,促使 TRH 释放增多,进而使腺垂体 TSH 分泌增加。

（二）甲状腺激素的反馈调节

血中游离的甲状腺激素浓度,对腺垂体 TSH 的分泌起着经常性的负反馈调节作用。当血中游离的甲状腺激素浓度增高时,抑制腺垂体 TSH 分泌。甲状腺激素对腺垂体 TSH 分泌的负反馈调节作用,主要是调节垂体对 TRH 的敏感性,通过促进腺垂体分泌 TSH 细胞膜上 TRH 受体的下调作用,减少 TRH 受体,从而降低腺垂体细胞对 TRH 的敏感性。

关于甲状腺激素对下丘脑是否有反馈调节作用,实验结果很不一致,尚难有定论。

（三）甲状腺激素分泌的自身调节

甲状腺能够根据血中碘的浓度,通过自身调节(autoregulation)改变摄取碘与合成甲状腺激素的能力。当血碘浓度较低时,甲状腺摄取碘的能力增强;当血碘水平升高时,甲状腺激素合成有所增加;当血碘超过一定限度,甲状腺激素的合成维持高水平一段时间后就会明显下降;如果血碘浓度超高水平,将导致甲状腺摄取碘能力消失,同时抑制甲状腺分泌激素的能力。甲状腺这种特点有一定的适应意义,它可以缓冲食物中摄入碘量的改变对甲状腺激素合成与分泌的影响。

第四节　甲状旁腺和甲状腺 C 细胞

甲状旁腺分泌的**甲状旁腺激素**(parathyroid hormone,PTH)与甲状腺 C 细胞(滤泡旁细胞)分泌的**降钙素**(calcitonin,CT)以及 $1,25$ -二羟维生素 D_3[$1,25$ - $(OH)_2$ - D_3]共同调节钙磷代谢,控制血浆中钙和磷的水平。

一、甲状旁腺与甲状旁腺素

1. 甲状旁腺的位置、形态和结构

甲状旁腺(parathyroid gland)是位于甲状腺背面两侧的 4 个小腺体(图 7 - 12),每个腺体重约 30 mg,主要由甲状旁腺素分泌细胞和间质细胞组成。

甲状旁腺激素是甲状旁腺细胞分泌的含有 84 个氨基酸的直链肽,其生物活性取决于 N 端的第 1~34 个氨基酸残基。在甲状旁腺素分泌细胞内先合成一个含有 115 个氨基酸的前甲状旁腺激素原(prepro - PTH),然后脱掉 N 端

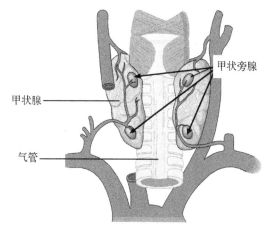

图 7 - 12　甲状旁腺的位置和形态

25 肽,生成有 90 肽的甲状旁腺激素原(pro - PTH),再脱去 6 个氨基酸,变成有生理效应的 PTH。

2. 甲状旁腺素的生理作用

PTH 是调节血钙水平的重要激素,它有升高血钙和降低血磷含量的作用。PTH 直接作用于靶器官骨骼系统、肾脏,同时间接作用于肠黏膜,通过影响骨中钙的释放和肠对钙磷的吸收,最终调节血钙和血磷的水平。将动物的甲状旁腺摘除后,血钙浓度逐渐降低,而血磷含量则逐渐升高,直至动物死亡。在人类,由于外科切除甲状腺时不慎,误将甲状旁腺摘除,可引起严重的低血钙。钙离子对维持神经和肌肉组织正常兴奋起重要作用,血钙浓度降低时,神经和肌肉的兴奋性异常增高,可发生低血钙性手足搐搦,严重时可引起呼吸肌痉挛而造成窒息。

（1）对骨的作用　　骨是体内最大的钙储存库,PTH 通过刺激破骨细胞活动,促使破骨细胞增多,导致溶骨作用加强,动员骨钙入血,使血钙浓度升高。其作用包括快速效应与延缓效应两个方面：快速效应是 PTH

将位于骨和骨细胞之间骨液中的 Ca^{2+} 转运至血液中,这一作用只需用几分钟即可发生效应;延缓效应是 PTH 促进破骨细胞的生成,加强破骨细胞的溶骨活动,使破骨细胞向周围骨组织伸出绒毛样突起,释放蛋白水解酶与乳酸,使血钙浓度长时间升高,这一作用需要的时间较长,一般作用在 $12\sim14$ h 后出现,几天甚至几周后达高峰。PTH 的两个效应相互配合,不但能对血钙需要作出迅速应答,而且能使血钙长时间维持在一定水平。

（2）对肾的作用　PTH 促进远球小管对钙的重吸收,使尿钙减少,血钙升高,同时还抑制近球小管对磷的重吸收,增加尿磷酸盐的排出,使血磷降低。

此外,PTH 对肾的另一重要作用是激活 $1-\alpha$-羟化酶,使 25-羟维生素 D_3（$25-OH-D_3$）转变为有活性的 $1,25$-二羟维生素 $D_3[1,25-(OH)_2-D_3]$。

3. 甲状旁腺素分泌的调节

PTH 的分泌主要受血浆钙浓度变化的调节。血浆钙浓度轻微下降时,就可使甲状旁腺分泌 PTH 迅速增加,血钙浓度降低可直接刺激甲状旁腺细胞释放 PTH,PTH 动员骨钙入血,增强肾重吸收钙,结果使血钙浓度迅速回升。相反,血钙浓度升高时,PTH 分泌减少。长时间的高血钙,可使甲状旁腺发生萎缩,而长时间的低血钙,则可使甲状旁腺增生。

血清中 Ca^{2+} 对甲状旁腺素分泌的调节是通过细胞膜上的钙受体实现的,它是一个有 7 次跨膜结构的 G 蛋白偶联受体。Ca^{2+} 与受体的结合,将有效抑制 PTH 的释放。

二、甲状腺 C 细胞与降钙素

甲状腺 C 细胞（clear cell）即**甲状腺滤泡旁细胞**（parafollicular cell）,它们散在分布于甲状腺滤泡之间,只占甲状腺质量的很小部分（0.1%）,但是它的功能与甲状腺是完全不同的（图 7-10）。

甲状腺 C 细胞分泌**降钙素**（calcitonin,CT）。降钙素是含有一个二硫键的 32 肽。血浆半衰期小于 15 min,主要由肾降解排出。

1. 降钙素的生理作用

降钙素的主要作用是降低血钙和血磷水平,与 PTH 的作用相抗衡,其主要靶器官是骨,对肾也有一定的作用。至今尚未发现因 CT 缺乏或过多而引起的相应疾病。

（1）对骨的作用　降钙素抑制破骨细胞活动,减弱溶骨过程,增强成骨过程,使骨组织释放的钙磷减少,钙磷沉积增加,因而使血钙与血磷含量下降。大剂量的降钙素抑制破骨细胞活动的反应十分迅速,15 min 内便可使破骨细胞活动减弱 70%。而使成骨细胞活动增强的调节作用,1 h 左右发生效应,可持续几天之久,导致骨组织释放的钙磷减少。

降钙素对儿童血钙的调节十分明显,因为儿童骨的更新速度很快,破骨细胞活动每天可向细胞外液提供 5 g 以上的钙,相当于细胞外液总钙量的 $5\sim10$ 倍,这需要降钙素发挥重要的调节功能,以维持儿童血钙水平的平衡。而在成人,破骨细胞每天向细胞外液提供的钙大约是 0.8 g,相对数量很小,因而,降钙素在成人对血钙的调节作用不明显。

（2）对肾的作用　降钙素能抑制肾小管对钙、磷、钠及氯的重吸收,使这些离子从尿中排出增多。

2. 降钙素分泌的调节

降钙素的分泌主要受血浆 Ca^{2+} 浓度的调节。当血 Ca^{2+} 浓度升高时,降钙素的分泌亦随之增加,降钙素与 PTH 对血钙的作用相反,共同调节血钙浓度的相对稳定。

进食可刺激降钙素的分泌。这可能与几种胃肠激素如胃泌素、促胰液素以及胰高血糖素的分泌有关,它们都有促进降钙素分泌的作用,其中以胃泌素的作用最强。

三、1,25-二羟维生素 D_3

1. 1,25-二羟维生素 D_3 的生成

体内的维生素 D_3 主要由皮肤中 7-脱氢胆固醇经日光中紫外线照射转化而来,但主要还是来自动物性食物。维生素 D_3 无生物活性,它首先需在肝羟化成 $25-OH-D_3$,然后在肾又进一步转化成 $1,25-(OH)_2-D_3$,才能发挥生理功效。

2. $1,25-(OH)_2-D_3$ 的生理作用

$1,25-(OH)_2-D_3$ 增强钙、磷的吸收,同时,对成骨细胞和破骨细胞的功能活动都有影响。其作用如下:

(1)促进小肠黏膜上皮细胞对钙的吸收　　这是由于 $1,25-(OH)_2-D_3$ 进入小肠黏膜细胞内,与胞质受体结合后进入细胞核,促进**钙结合蛋白**(calcium-binding protein)基因的转录和表达过程,促进与钙有很高亲和力的钙结合蛋白生成,后者参与钙的转运,促进钙的吸收。

(2)对骨钙动员和骨盐沉积的作用　　一方面促进钙、磷的吸收,增加血钙、血磷含量,刺激成骨细胞的活动,从而促进骨盐沉积和骨的形成;另一方面,当血钙浓度降低时,又能提高破骨细胞的活性,动员骨钙入血,使血钙浓度升高。

(3)$1,25-(OH)_2-D_3$ 能增强 PTH 对骨的作用　　在缺乏 $1,25-(OH)_2-D_3$ 时,PTH 的作用明显减弱。

四、PTH、CT 与 $1,25-$二羟维生素 D_3 三者的作用关系

PTH,CT 和 $1,25-(OH)_2-D_3$ 对血浆 Ca^{2+} 和磷的调节作用有着紧密的联系,影响三者分泌的核心因素是血中 Ca^{2+} 的浓度水平,三者都通过血中 Ca^{2+} 的浓度水平相互影响,作用的目标主要是骨、肾和肠,作用的生理现象包括血中 Ca^{2+} 的浓度水平、骨中钙的溶解和沉积、肾和肠对钙和磷的吸收。

第五节　肾　上　腺

一、肾上腺的位置、形态和结构

肾上腺(adrenal gland)位于左右肾的上方,左肾上腺呈半月形,右肾上腺呈三角形。肾上腺表面包有结缔组织被膜,肾上腺实质由周围的皮质和中央的髓质两部分构成,分别称为**肾上腺皮质**(adrenal cortex)和**肾上腺髓质**(adrenal medulla)。

肾上腺皮质和肾上腺髓质虽然共同组成了肾上腺,但是二者在胚胎起源、细胞成分、激素种类和上位调节的方式等方面都是不相同的。肾上腺皮质来源于中胚层,分泌**类固醇激素**,主要受**促肾上腺皮质激素**等体液因子的调节,构成的下丘脑-腺垂体-肾上腺皮质轴,在机体的应激反应中起重要的作用。而肾上腺髓质来源于外胚层,分泌儿茶酚胺类含氮激素,受交感神经节前神经元的调节。因此,肾上腺髓质细胞相当于交感神经节后神经元,构成的交感神经-肾上腺髓质系统,在机体的应急反应中具有重要作用。

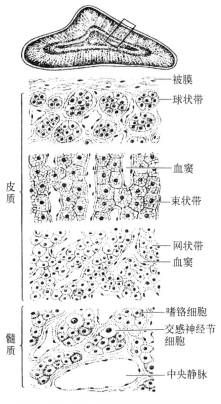

图 7-13　肾上腺的组织结构示意图
(自左明雪,2003)

二、肾上腺皮质

(一)肾上腺皮质的组织结构

肾上腺皮质占肾上腺实质的 80%~90%。根据细胞排列和功能的不同,由外向内分为**球状带**、**束状带**和**网状带** 3 层(图 7-13)。球状带大约占皮质的 15%,以细胞排列成团状为特征,分泌盐皮质激素;中间层为束状带,约占皮质的 78%,以细胞单行或双行排列成索状为特征,分泌糖皮质激素;最内层为网状带,约占皮质的 7%,细胞排列略呈网状,分泌性激素(包括雄激素和少量雌激素)。

（二）肾上腺皮质激素的分泌

肾上腺皮质分泌的皮质激素有 3 类：**盐皮质激素**（mineralocorticoid），主要是醛固酮（aldosterone）；**糖皮质激素**（glucocorticoids），主要是皮质醇（cortisol）；**性激素**（gonadal hor-mones），主要是脱氢表雄酮（dehydroepiandrosterone）和雌二醇（estradiol）。肾上腺皮质激素都有共同的基本结构——环戊烷多氢菲，它们都属于**类固醇（甾体）激素**，都能溶于脂类，都能透过细胞膜进入细胞内，与细胞内受体结合，通过基因调节的方式发挥生理调节功能。胆固醇是合成肾上腺皮质激素的原料。皮质醇进入血液后，75％～80％与血中皮质激素运载蛋白结合，15％与血浆白蛋白结合，其余的皮质醇是游离的，只有游离的皮质醇才能进入靶细胞发挥作用。结合型与游离型皮质醇可以相互转化，维持动态平衡。

皮质醇在血浆中半衰期为 60～90 min，醛固酮为 20 min，它们主要在肝中降解。

（三）肾上腺皮质激素的生理作用

1. 糖皮质激素的作用

糖皮质激素可以透过细胞膜，它与细胞质中**糖皮质激素受体**（glucocorticoid receptor，GR）结合发挥生理调节功能。GR 未被激活时，与一种伴侣分子热休克蛋白 90（HSP90）结合，保持安静状态；当糖皮质激素与 GR 结合时，GR 与 HSP90 分离，转化为激活状态的激素受体复合物，并成为二聚体，进入细胞核，与其他特定因子共同启动目标基因的转录，导致一定的生理功能变化。机体多数组织细胞内都存在 GR，对组织代谢有很强的影响效应，同时还会影响到器官功能，对机体的应激反应和免疫反应也有很强的调节作用。

1）对物质代谢的作用

糖皮质激素对糖、蛋白质和脂肪代谢均有作用。

（1）对糖代谢的影响　糖皮质激素有显著的升高血糖效应。它通过促进蛋白质分解，增强肝内与糖异生有关酶的活性，促进糖异生，同时，它减少外周组织摄取葡萄糖，抑制细胞对糖的利用，从而引起血糖升高。糖皮质激素还有抗胰岛素作用，能降低肌肉、脂肪组织对胰岛素的反应，促进血糖升高。如果糖皮质激素分泌过多，会导致出现糖尿；相反，肾上腺皮质功能低下者，则可出现低血糖。

（2）对蛋白质代谢的影响　糖皮质激素抑制肝外组织的蛋白质合成，尤其是促进肌肉组织、骨骼组织、结缔组织和淋巴组织蛋白质加速分解，促使氨基酸转移至肝，促进肝糖原合成增加。长时间高水平的糖皮质激素分泌，将导致组织蛋白质的广泛损失，发生负氮平衡，出现机体消瘦、骨质疏松、皮肤变薄、淋巴组织和结缔组织萎缩、伤口愈合困难等。

（3）对脂肪代谢的影响　糖皮质激素促进脂肪分解，使血中游离脂肪酸水平增高。肾上腺皮质功能亢进时，导致的高血糖又会继发性促进胰岛素分泌维持高水平。高水平的胰岛素又会导致机体脂肪沉积增加。表现为身体不同部位的脂肪重新分布：四肢脂肪组织分解增强，而腹、面、肩及背脂肪合成有所增加，以致呈现面圆、背厚、躯干部发胖而四肢消瘦的特殊体形，称为向中性肥胖。

2）对水盐代谢的影响

糖皮质激素有一定的"保 Na^+ 排 K^+"作用，对肾远曲小管和集合管的 Na^+ - K^+ 交换有促进作用。糖皮质激素降低肾小球入球血管阻力，增加肾小球滤过率，促进水的排泄。糖皮质激素分泌过少时，机体排水能力明显降低，导致低血钠和全身水肿。

3）糖皮质激素与应激反应

当体内外环境变化对机体造成一定程度生理和心理的伤害时，机体就会对这些伤害产生本能的抵抗性反应，包括适应性和耐受性的反应，称为应激（stress）反应。这些伤害存在多种形式和难以划分的程度，如缺氧、创伤、手术、饥饿、疼痛、寒冷以及精神紧张和焦虑不安等。而机体产生的应激反应也是多方面的，包含有多种激素与神经过程，以增强机体对抗伤害和保护自身的能力，这些体液因子包括 ACTH、糖皮质激素、儿茶酚胺、β-内啡肽、生长素、催乳素、抗利尿激素、胰高血糖素及醛固酮等。其中糖皮质激素在应激反应中发挥着重要的调节作用。

糖皮质激素在应激反应中，主要发挥以下调节机能：① 维持血糖水平，保证对重要器官（如脑和心）的能量供应。② 减少应激物质（缓激肽、蛋白水解酶及前列腺素等）的释放，缓解应激刺激的伤害作用。③ 为儿茶酚胺对血管的调节发挥允许作用,增加血压,或者维持血压稳定性。通过以上3个方面的调节,增强机体的抵抗力和适应能力。

2. 盐皮质激素的作用

盐皮质激素主要为醛固酮,是调节机体水盐代谢的重要激素,它促进肾远曲小管和集合管重吸收钠、水和排出钾。当醛固酮分泌过多时,将使钠和水潴留,引起高血钠、高血压和血钾降低;相反,醛固酮缺乏时则钠与水的排出过多,血钠减少,血压降低,而尿钾排出减少,血钾升高。醛固酮过多或过少,都将导致体液内环境失去平衡,出现疾病。

（四）肾上腺皮质激素分泌的调节

1. 糖皮质激素分泌的调节

下丘脑-腺垂体-肾上腺皮质轴,从三个水平上构成了糖皮质激素分泌调节体系,实现糖皮质激素分泌的正向和反馈调节(图7－14)。

（1）促肾上腺皮质激素的调节作用　　腺垂体促肾上腺皮质激素（ACTH）对糖皮质激素的基础分泌和应激状态下的分泌,都起重要的调控作用。ACTH的分泌具有日周期波动的特点,一般分泌高峰时间是清晨觉醒前,分泌最低时间是午夜。因此,糖皮质激素的分泌也出现相应的波动。

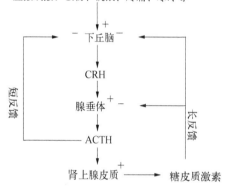

图7－14　糖皮质激素分泌的调节
＋表示促进　－表示抑制

（2）ACTH分泌的调节　　在应激状态下,各种应激刺激通过中枢神经系统,将信息传递到下丘脑CRH神经元,刺激下丘脑CRH的分泌,进而影响腺垂体ACTH的分泌。CRH对腺垂体ACTH分泌的影响,不仅存在于应激状态下,也存在于基础性分泌过程中,同时也影响到ACTH分泌的周期性波动。

（3）糖皮质激素的反馈调节　　当血中糖皮质激素浓度升高时,可使腺垂体合成和释放ACTH减少,也会减弱腺垂体对CRH的反应。糖皮质激素的负反馈调节主要作用于垂体,也可作用于下丘脑。ACTH还可反馈抑制CRH神经元,使CRH合成和分泌减少。

2. 盐皮质激素分泌的调节

醛固酮的分泌主要受肾素-血管紧张素系统的调节。另外,血 K^+,血 Na^+ 浓度可以直接作用于球状带,影响醛固酮的分泌(详见第13章泌尿系统)。

三、肾上腺髓质

肾上腺髓质位于肾上腺中央,整个区域与肾上腺的外形相同,占肾上腺的10%～20%。肾上腺髓质由髓质分泌细胞和少量交感神经节细胞组成。髓质分泌细胞体积较大,胞质中含有很多分泌颗粒,分别是**肾上腺素**（epinephrine,E）和**去甲肾上腺素**（norepinephrine,NE）颗粒。当用铬盐处理时,颗粒对铬有很好的亲和性,显示独特的棕黄色,所以称为**嗜铬细胞**（图7－14）。

值得一提的是,爬行类和鸟类的嗜铬细胞分散在肾上腺皮质内,而哺乳动物和人则形成肾上腺髓质。

酪氨酸是髓质激素合成的原料,其合成过程为:酪氨酸→多巴→多巴胺→去甲肾上腺素→肾上腺素,每个步骤都有特异性的催化酶起作用。

髓质中以肾上腺素为主,E与NE的比例大约为4∶1。它们储存在髓质细胞的囊泡内,在交感节前神经纤维的兴奋作用下释放入血。

1. 肾上腺髓质激素的生物学作用

肾上腺髓质激素的生物学作用,主要是参与**应急反应**（emergency reaction）,它是机体的能量动员系统。应

急反应是指机体遭遇紧急情况时,如畏惧、剧痛、失血、脱水、乏氧、暴冷暴热以及剧烈运动等的情况,交感神经-肾上腺髓质系统功能紧急动员,提高机体应对突发危险的能力,增强机体体能,提高反应速度。在这个过程中,肾上腺髓质在交感神经作用下,大量分泌 E 和 NE,作用于中枢神经系统,提高兴奋性,使机体处于警觉状态,反应更灵敏;同时动员各个器官的功能,提高机体能力,表现为呼吸加快、心跳加快、心输出量增加、血压升高、内脏血管收缩、骨骼肌血管舒张、全身血液重新分配,使得重要器官得到更多的血液供应;对代谢也发生显著的影响,表现为肝糖原分解增加、血糖升高、脂肪分解加强、血中游离脂肪酸增多、增加应急情况下的能量供应。显然,肾上腺髓质激素对机体各器官功能有着广泛的影响,同时也影响能量物质的代谢过程。

2. 肾上腺髓质激素分泌的调节

(1) 交感神经调节   肾上腺髓质内分泌细胞受交感神经节前胆碱能纤维支配,交感神经兴奋时,节前纤维末梢释放乙酰胆碱,作用于髓质嗜铬细胞上的受体,引起 E 与 NE 的释放。

(2) ACTH 与糖皮质激素的调节   糖皮质激素可以提高肾上腺髓质内分泌细胞中激素合成有关酶的活性,从而促进肾上腺髓质合成和分泌激素;ACTH 间接通过糖皮质激素或直接作用于上述过程,调节髓质激素的合成与分泌。

第六节   胰   岛

一、胰岛的位置、形态和组织结构

胰岛(pancreatic islet)是散在于胰腺中的内分泌细胞团,位于胰脏的外分泌腺泡与腺泡之间,因而被称为"胰岛"。人类的胰岛细胞按其染色和形态特点,可分为 4 种类型,分别称为 A、B、D 及 PP 细胞。A 细胞约占胰岛细胞的 25%,分泌**胰高血糖素**(glucagon);B 细胞占胰岛细胞的 70%,分泌**胰岛素**(insulin);D 细胞占胰岛细胞的 10%,分泌**生长抑素**(somatostatin,SS);PP 细胞数量很少,分泌胰多肽(图 7-15)。

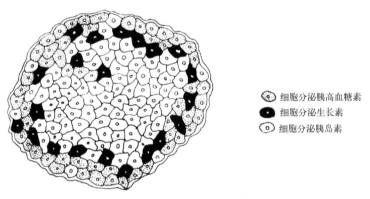

细胞分泌胰高血糖素
细胞分泌生长素
细胞分泌胰岛素

图 7-15   胰岛内分泌细胞(自龚茜玲,2006)

二、胰岛素

胰岛素是胰岛分泌的最重要的一种激素。是最先被提纯、结晶与合成的蛋白质激素,也是最先用 DNA 重组技术制备并投入生产的生物活性物质。胰岛素是含有 51 个氨基酸的小分子蛋白质,有 A 链(21 个氨基酸)和 B 链(30 个氨基酸)两条链,两个二硫键把 A、B 链联结起来,如果二硫键被打开则失去活性。胰岛素在血中的半衰期只有 5 min,主要在肝灭活。

胰岛素受体广泛分布于全身几乎所有的细胞,但不同组织细胞的胰岛素受体数量存在很大的差别。胰岛素受体被胰岛素激活后,通过酪氨酸激酶活性发生自身磷酸化,进而介导相应的信号传递,实现对细胞代谢活动的调节。

1. 对糖代谢的调节

在生理状态下,胰岛素是唯一降低血糖的激素,它通过以下几个途径实现降血糖的调节作用:① 促进糖原合成,抑制糖原分解。② 促进组织、细胞对葡萄糖的摄取和利用。③ 抑制糖异生。④ 促进葡萄糖转变为脂肪酸,储存于脂肪组织。胰岛素缺乏时,血糖浓度升高,如超过肾糖阈,尿中将出现糖,引起糖尿病。

2. 对脂肪代谢的调节

胰岛素促进肝合成脂肪酸,然后转运到脂肪细胞储存。胰岛素还抑制脂肪酶的活性,减少脂肪的分解。胰岛素缺乏时,出现脂肪代谢紊乱,血脂升高,长时间异常会导致心血管疾病如高血压等。

3. 对蛋白质代谢的调节

胰岛素促进蛋白质合成,抑制蛋白质分解。其作用表现在以下几个方面：① 促进氨基酸通过膜的转运进入细胞。② 加快细胞中遗传物质的复制和转录过程。③ 作用于核糖体,加速翻译过程,促进蛋白质合成。

三、胰高血糖素

人胰高血糖素是由 29 个氨基酸组成的直链多肽,它主要作用于肝。与细胞膜受体结合后,通过 cAMP - PKA 系统调节肝细胞的生理活动功能。胰高血糖素的生理作用与胰岛素相反,它促进糖原分解和糖异生作用,促进脂肪分解,同时又能加强脂肪酸氧化,使酮体生成增多。

另外,胰高血糖素可促进胰岛素和胰岛生长抑素的分泌。

四、胰岛素和胰高血糖素分泌的调节

1. 血糖水平的影响

血糖浓度是调节胰岛素和胰高血糖素分泌的最重要因素,当血糖浓度升高时,胰岛素分泌增加而胰高血糖素分泌减少,从而促进血糖降低。当血糖浓度下降至正常水平时,胰岛素分泌也迅速恢复到基础水平。当血糖浓度低于正常时,胰岛素分泌减少而胰高血糖素分泌增加,从而促进血糖增高。

2. 氨基酸和脂肪酸的作用

氨基酸对胰岛素和胰高血糖素都有刺激分泌的作用,这一点与糖对二者分泌的影响是不同的。在进食后,血中氨基酸含量就会大幅度增加,这时候血糖水平也在高位,二者的共同作用使胰岛素分泌加倍增多,这有利于食物消化的氨基酸在胰岛素的作用下,快速进入组织细胞合成蛋白质。氨基酸刺激胰岛素分泌的同时,也刺激胰高血糖素分泌增加,对于防止低血糖有一定的生理意义。

3. 其他激素的调节作用

影响胰岛素和胰高血糖素分泌的体液因子有多种。由于机体升血糖的激素有多种,而降血糖的激素只有胰岛素一种,因而各种激素对胰岛素分泌的影响尤其重要。影响胰岛素分泌的激素主要有：① 胃肠激素,如胃泌素、促胰液素、胆囊收缩素和抑胃肽都有促胰岛素分泌的作用,但以抑胃肽和胰高血糖素样多肽作用最为明显;另外,胃泌素、胆囊收缩素刺激胰高血糖素分泌,而促胰液素则抑制胰高血糖素分泌。② 生长素、皮质醇、甲状腺激素以及胰高血糖素通过升高血糖浓度而间接刺激胰岛素分泌,同时也间接抑制胰高血糖素分泌。③ 胰岛 D 细胞分泌的生长抑素抑制胰岛素和胰高血糖素的分泌,而胰高血糖素直接刺激 B 细胞分泌胰岛素;另外,胰岛素可通过降低血糖间接刺激 A 细胞分泌胰高血糖素,但胰岛素和生长抑素可直接作用于 A 细胞,抑制 A 细胞分泌胰高血糖素。

4. 神经调节

胰岛受迷走神经与交感神经支配。迷走神经兴奋,直接促进胰岛素的分泌;同时,迷走神经还可通过刺激胃肠激素的释放,间接促进胰岛素的分泌。交感神经兴奋时,则抑制胰岛素的分泌。

人和动物体内还有其他内分泌腺,如**松果体**(pineal body)也称松果腺,位于第三脑室后部,四叠体的上方。分泌的激素有**褪黑素**(melatonin)和肽类激素。**胸腺**位于胸腔,是免疫系统的重要器官,同时也具有内分泌功能。胸腺分泌的激素有**胸腺素**(thymosin)、**胸腺生长素**(thymopoietin)、**胸腺刺激素**(thymulin)等。**心房肌细胞**也具有内分泌功能,分泌**心房钠尿肽**(atrial natriuretic peptide, ANP),其作用是抑制肾小管对钠和水的重吸收,促进排钠和排水,维持循环血量的稳定性,对抗肾素-血管紧张素-醛固酮系统和抗利尿激素的作用。

小　结

　　内分泌系统由内分泌腺和存在于各种组织器官中的内分泌细胞组成。人体内主要的内分泌腺有脑垂体、甲状腺、甲状旁腺、肾上腺、胰岛、性腺。散在于组织器官中的内分泌细胞比较广泛,包括下丘脑、胃肠道黏膜、心、肾、肺、胎盘等部位。

　　激素按化学性质分为含氮激素、类固醇激素。激素作用的一般特性:信息传递作用,相对特异性,高效能生物放大作用,相互作用(协同作用,拮抗作用,允许作用)。含氮激素的作用机制,用第二信使学说解释;类固醇激素的作用机制用基因表达学说解释。

　　下丘脑是人体神经-内分泌的高级调节中枢,是神经调节与体液调节的汇合部位与转换站。下丘脑分泌11种激素,其中,9种调节腺垂体相关激素的分泌,2种(抗利尿激素和催产素)经神经垂体释放入血液循环直接发挥生理调节功能。

　　垂体在结构上分腺垂体和神经垂体,神经垂体释放抗利尿激素和催产素。腺垂体分泌7种激素,分别是生长素、催乳素、促黑激素、促甲状腺激素、促肾上腺皮质激素、卵泡刺激素、促黄体生成素。腺垂体通过垂体门脉接受下丘脑垂体控制区分泌的释放激素或释放抑制激素(9种)的调节。同时垂体的功能还受到下位分泌腺激素的反馈调节。

　　甲状腺激素的主要作用是促进能量与物质代谢,促进生长和发育,提高中枢神经系统的兴奋性。甲状腺的内分泌功能主要受下丘脑-腺垂体-甲状腺轴的调节。

　　钙、磷代谢对机体正常的功能活动至关重要。甲状旁腺激素、降钙素和1,25-二羟维生素D_3是直接参与调节钙、磷代谢的激素。三者之间存在着协同作用和拮抗作用,而影响三者分泌的主要调节因子,是血浆中钙离子水平。

　　肾上腺皮质由外向内分为球状带、束状带和网状带3层,球状带分泌盐皮质激素,束状带分泌糖皮质激素,网状带分泌性激素。糖皮质激素对物质代谢、器官功能、机体的应激反应和免疫反应均有重要的调节作用,下丘脑-腺垂体-肾上腺皮质轴,在机体的应激反应中起重要作用。盐皮质激素主要调节机体的水盐代谢与平衡,影响渗透压和循环血量。

　　肾上腺髓质分泌肾上腺素和去甲肾上腺素,其作用主要是参与应急反应,它是机体的能量动员系统,也是促进各个器官功能增强的动员系统。肾上腺髓质激素分泌受交感神经节前纤维(胆碱能)的调节。

　　胰岛素的作用主要是降血糖,同时对物质的合成代谢有一定的促进作用。与此相反,胰高血糖素的作用是升高血糖水平,同时对物质的分解代谢有一定的促进作用。胰岛素和胰高血糖素的分泌主要受血糖浓度的调节。

(王　敏　张敬虎)

思考题

1. 名词解释:内分泌　激素的允许作用　下丘脑-腺垂体-靶腺轴　下丘脑促垂体激素　腺垂体　神经垂体　漏斗柄　抗利尿激素　甲状腺滤泡旁细胞　甲状旁腺　醛固酮　胰岛的B细胞　嗜铬细胞　负氮平衡　呆小症　侏儒症　肢端肥大症
2. 下丘脑通过哪些结构与垂体之间建立功能联系?
3. 腺垂体分泌几种激素?分别有哪些生理作用?
4. 甲状腺激素有哪些生理作用?甲状腺的活动是怎样调节的?
5. 体内调节钙、磷代谢的激素主要有哪些,是如何调节钙、磷代谢的?
6. 胰岛素、胰高血糖素、肾上腺糖皮质激素各有哪些生理作用?它们的分泌是怎样调节的?
7. 激素与神经递质有哪些区别?

第 Ⅳ 单元

身体机能的维护
Maintenance of the Body

第 8 章

血 液

第一节 概 述

血液是一种在心血管系统中不断循环流动的液态结缔组织,在心脏的周期性推动下,灌注全身各脏器,起着沟通机体各部分组织液的作用,是机体和外环境进行物质交换的中间环节,对维持机体的正常生命活动具有极其重要的意义。

一、体液和内环境

1. 体液

机体内的液体总称为**体液**,约占体重的 60%,其中约 2/3 存在于细胞内,组成**细胞内液**;1/3 存在于细胞外,组成**细胞外液**。机体内细胞的物质交换都是通过细胞外液进行的(图 8-1)。

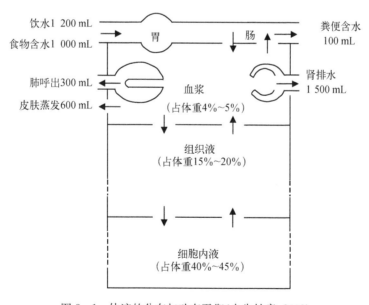

图 8-1 体液的分布与动态平衡(自朱妙章,2002)

2. 内环境

细胞外液是细胞生存的直接环境,故称为机体的**内环境**(internal environment),以区别于整个机体生存的外环境。

内环境的理化性质如 pH、渗透压、温度等,可随细胞的代谢和外界环境的变化而变动,但通过体内各系统的调节,使其只能在生理机能允许的范围内发生小幅度变化,并维持动态平衡。这种内环境相对稳定的状态称为**稳态**(homeostasis)或自稳态。

二、血液的成分及功能

1. 血液的成分

血液由**血浆**（plasma）和**血细胞**组成。血细胞包括**红细胞**（erythrocyte 或 red blood cell）、**白细胞**（leukocyte 或 white blood cell）和**血小板**（thrombocytes 或 platelet）。血浆和红细胞分别约占全血的 55% 和 45%，白细胞和血小板所占体积不足 1%。红细胞在全血中所占的容积百分比，称为**红细胞比容**（hematocrit）。

2. 血液的功能

（1）**运输功能**　　血液在心血管系统中循环流动，不断地把氧、各种营养物质和激素等运送到身体各处，同时又把组织细胞的代谢产物运至有关器官而排出体外。因此，运输是血液的基本功能。

（2）**防御和保护功能**　　血液中的中性粒细胞与单核细胞具有吞噬功能，可吞噬病原微生物、组织碎片和其他异物，并将其消化分解。淋巴细胞具有细胞免疫和体液免疫的功能。血浆中的免疫球蛋白、细胞因子和补体等，也是免疫系统的重要组成部分。在血小板与血浆中凝血因子、抗凝物质及纤溶系统的共同作用下，可防止组织损伤后出血并保持血管内血流畅通，从而保证组织器官的正常供血。

（3）**维持稳态**　　血液中含有多种缓冲物质对，可缓冲进入血液的酸性或碱性物质，维持血液 pH 的相对稳定。血液还能将组织代谢产生的热量带到机体各处以平衡体温，过多的热量被带到皮肤散发，从而维持体温的相对稳定。血液借助于和肾、肺、皮肤等器官的联系，可排除体内的各种"垃圾"，从而保持机体内环境的"清洁"和相对稳定。

第二节　血浆生理

血浆是一种淡黄色的液体，由 90% 以上的水和多种溶质所组成。血浆蛋白占 7%～9%，主要包括**清蛋白**（albumin）、**球蛋白**（globulin）和**纤维蛋白原**（fibrinogen）三类。清蛋白约占血浆蛋白总量的 60%～80%，其分子量最小，但含量最多，对维持血浆胶体渗透压具有重要作用。球蛋白可分为 α、β 和 γ 三种亚型，其中 α、β-球蛋白主要参与脂类或脂溶性物质的运输；γ-球蛋白参与机体的免疫反应。纤维蛋白原约占全部血浆蛋白的 4%，其分子量最大，参与凝血过程。

血浆中除蛋白质以外的含氮物质总称为非蛋白含氮化合物，主要包括尿素、尿酸、肌酸、肌酐、氨基酸、多肽、氨和胆红素等。这些物质中所含的氮称为**非蛋白氮**（non-protein nitrogen，NPN）。血浆中的 NPN 由肾排出，故测定血浆中 NPN 的含量，有助于了解肾的功能。

血浆中含有多种无机盐，它们多以离子状态存在。重要的阳离子有 Na^+、K^+、Ca^{2+}、Mg^{2+} 等，阴离子有 Cl^-、HCO_3^-、HPO_4^{2-} 等。这些离子在维持血浆渗透压、酸碱平衡以及神经、肌肉的兴奋性等方面起着重要作用。

此外，血浆中还含有葡萄糖、乳酸、脂类以及一些微量物质，如维生素、激素等。

一、血浆渗透压

人及哺乳动物的**血浆渗透压**（plasma osmotic pressure）约为 300 mmol/L（约相当于 5 775 mmHg），与 0.9% NaCl 溶液的渗透压相当。血浆渗透压主要来自血浆中的晶体物质，由晶体物质所形成的渗透压，称为**血浆晶体渗透压**；小部分来自血浆中的胶体溶质颗粒即蛋白质，由血浆蛋白所形成的渗透压，称为**血浆胶体渗透压**，一般不超过 1.5 mmol/L（约相当于 25 mmHg）。血浆晶体渗透压对维持细胞内外的水平衡、保持细胞的形态和功能极为重要；血浆胶体渗透压虽小，但因血浆蛋白一般不能透过毛细血管壁，对维持血管内外水平衡及正常血量具有重要作用。

鸟类血浆渗透压较高，与 1.025% NaCl 溶液的渗透压相当。两栖类血浆渗透压较低，与 0.7% NaCl 溶液的渗透压相当。用这些动物的组织细胞做实验时应注意。

二、血浆的酸碱度

正常人血浆的 pH 为 7.35~7.45。血浆 pH 能够保持相对稳定是由于血浆和红细胞中均含有缓冲物质对。如血浆中的 $NaHCO_3/H_2CO_3$,蛋白质钠盐/蛋白质,Na_2HPO_4/NaH_2PO_4,其中以 $NaHCO_3/H_2CO_3$ 最为重要。在红细胞内有血红蛋白钾盐/血红蛋白,K_2HPO_4/KH_2PO_4,$KHCO_3/H_2CO_3$ 等,都是很有效的缓冲系统。当酸性或碱性物质进入血液时,由于有上述缓冲系统的作用,对血浆 pH 的影响很小,特别是在肺和肾不断排出体内过量的酸或碱的情况下,血浆 pH 波动范围极小。例如,肌肉运动产生的乳酸(HL)进入血液后与碳酸氢钠的反应如下:

$$HL + NaHCO_3 \longrightarrow NaL + H_2CO_3$$
$$H_2CO_3 \longrightarrow H_2O + CO_2 \uparrow$$

反应过程中产生的 CO_2 由肺排出体外,从而缓冲了体内所产生的过多的酸。

当碱性物质(如 Na_2CO_3)进入血液时,可进行如下反应:

$$Na_2CO_3 + H_2CO_3 \longrightarrow 2NaHCO_3$$

过量的碳酸氢盐可由肾脏排出,从而缓冲了体内的碱性变化。

第三节　血 细 胞 生 理

血细胞的生成过程称为**造血**(hemopoiesis)。在胚胎发育早期,由卵黄囊造血;从胚胎第二个月开始,由肝、脾造血;胚胎发育 5 个月以后,变为由红骨髓造血。成年人造血的主要部位是脊椎骨、肋骨、肱骨和长骨近端的骨骺。造血过程是各类造血细胞发育、成熟的过程。血液中所有的血细胞都起源于**造血干细胞**(hemopoietic stem cell)。造血干细胞既能自我更新以保持自身数量的稳定,又能分化形成定向祖细胞。定向祖细胞经过若干阶段分别形成各类血细胞。

近年来研究发现,利用外源导入基因或使用化学物质的方式可诱导已分化成熟的体细胞逆向形成具有胚胎干细胞性质的多性能细胞,称为**诱导多能干细胞**(induced pluripotent stem cells,iPS)。iPS 在再生医学中有着巨大的潜力。

一、红细胞

(一)红细胞的形态和数量

人和哺乳动物的成熟红细胞无细胞核、无细胞器,呈中央双凹的圆盘形,直径约为 7~8 μm。红细胞的这种形态能大大增加表面积,提高与组织细胞进行物质交换的能力(图 8-2,8-3)。我国成年男性血液中红细胞数为 $(4.5~5.5) \times 10^{12}$ 个/L,平均 5.0×10^{12} 个/L;女性为 $(3.8~4.6) \times 10^{12}$ 个/L,平均 4.2×10^{12} 个/L;新生儿为 6.0×10^{12} 个/L 以上。红细胞数量与年龄、性别及生活条件有关,如高原居民的红细胞数量增多。

鸟类及以下脊椎动物的红细胞有核和细胞器,而动物进化到哺乳类红细胞却失去了细胞核和细胞器,这在进化上有何意义? 文献报道不多。一种解释,红细胞无细胞核和细胞器,可容纳更多的血红蛋白,便于携带更多的 O_2 和 CO_2,是与哺乳动物高代谢率需 O_2 多相适应的。但鸟类动物的代谢率更高,其红细胞却有核和细胞器,又如何解释? 未见文献报道。

(二)红细胞的生理特性和功能

1. 红细胞的生理特性

红细胞具有可塑变形性、悬浮稳定性和渗透脆性等生理

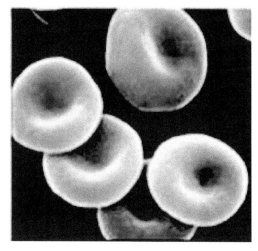

图 8-2　红细胞的形态(自蒋正尧,2010)

特征。

(1) 可塑变形性　红细胞的双凹圆盘形能最大限度地增加其表面积,从而使红细胞具有很大的变形能力,在挤过比其直径小的毛细血管或血窦孔隙时不易发生破裂。

(2) 悬浮稳定性　将经抗凝处理的血液静置于血沉管中,虽然红细胞的比重较血浆大,但由于红细胞膜表面存在带负电荷的唾液酸而相互排斥,正常时红细胞下沉十分缓慢,这种血液中的红细胞能够相当稳定地悬浮于血浆中的特性称为红细胞的**悬浮稳定性**(suspension stability)。通常以红细胞在第一小时末下沉的距离表示红细胞沉降的速度,称为**红细胞沉降率**(erythrocyte sedimentation rate,ESR)简称**血沉**。红细胞沉降率愈大,其悬浮稳定性愈小。

(3) 渗透脆性　在正常情况下,红细胞内液与血浆的渗透压基本相等。通常把与血浆渗透压相等的溶液称为**等渗溶液**(isosmotic solution,如 0.9% NaCl 溶液或 5% 葡萄糖溶液)。高于或低于血浆渗透压的溶液分别称为高渗或低渗溶液。将红细胞置于高渗溶液中,可引起红细胞失水皱缩;反之,将红细胞置于低渗溶液中,则吸水膨胀。红细胞在低渗溶液中发生吸水膨胀、破裂和溶血的特性,称为红细胞的**渗透脆性**(osmotic fragility)。渗透脆性越大,对低渗溶液的抵抗力越小。正常成人的红细胞一般在 0.42% NaCl 溶液中开始破裂、溶血,在 0.35% NaCl 溶液中完全溶血。衰老的红细胞及某些溶血性疾病患者的红细胞渗透脆性增大,而刚成熟的红细胞脆性较小。

2. 红细胞的功能

红细胞的主要功能是运输 O_2 和 CO_2,这一功能主要由红细胞内的**血红蛋白**(hemoglobin,Hb)来实现;其次,红细胞对机体内的酸性或碱性物质具有缓冲作用。另外,近年来发现红细胞也与机体的免疫反应有关。红细胞表面有补体受体,能黏附免疫复合物,将其带到肝和脾被吞噬细胞吞噬而清除。

(三) 红细胞的生成及其调节

1. 红细胞的生成

红骨髓内的造血干细胞分化成红系定向祖细胞后,再经过原红细胞,早、中、晚幼红细胞和网织红细胞发育为成熟红细胞。在幼红细胞阶段排出细胞核,变成双凹圆盘形的网织红细胞。网织红细胞进入血液循环后还需要 2 天的时间才能最终发育为成熟的红细胞。

(1) 生成原料　红细胞的主要成分是血红蛋白,蛋白质和铁是合成血红蛋白的主要原料。蛋白质主要来自食物,而铁有两种来源,绝大部分来自体内因衰老而被破坏的红细胞,少量来自食物,正常成年人每天仅需从食物中吸收约 1 mg 即可补充排泄的铁。若铁摄入不足、吸收利用障碍或慢性失血都会导致机体缺铁,血红蛋白合成不足,引起**缺铁性贫血**。

(2) 成熟因子　**叶酸**(folic acid)和**维生素 B_{12}**(vitamin B_{12})是 DNA 合成中不可缺少的辅因子。一旦缺乏,DNA 合成障碍,就会使红细胞发育停滞,引起**巨幼红细胞性贫血**。叶酸广泛存在于动、植物性食品中,叶酸的活化需要维生素 B_{12} 的参与。因此,维生素 B_{12} 缺乏时,叶酸的利用率下降,可引起叶酸的相对不足。维生素 B_{12} 多存在于动物性食品中,肝、肾和心含量最多。人体内维生素 B_{12} 的贮存量约为 $1\,000\sim3\,000\ \mu g$,而生成红细胞的日需量仅为 $1\sim3\ \mu g$,所以,一般不容易出现维生素 B_{12} 缺乏症。若缺乏,常在 3~4 年后才出现贫血。

2. 红细胞生成的调节

目前已知,**爆式促进因子**(burst promoting activator,BPA)、**促红细胞生成素**(erythropoietin,EPO)和雄激素等,都能促进红细胞的生成与释放,其中 BPA 和 EPO 是促进红细胞增殖与分化的主要因子。红细胞数量或组织中 O_2 分压降低,将刺激 EPO 的合成,反之,则抑制其生成。雄激素可直接刺激骨髓红系祖细胞的增殖,也可通过刺激肾脏产生 EPO,促进红细胞的生成。雌激素可降低红系祖细胞对 EPO 的反应,抑制 EPO 的产生,减少红细胞的生成。这可能是成年男性红细胞数和血红蛋白量高于女性的原因之一。

此外,生长激素、甲状腺激素和糖皮质激素等均可通过提高组织对氧的需求,促进红细胞生成。

（四）红细胞的寿命与破坏

红细胞的平均寿命为 120 天,90％的衰老红细胞被巨噬细胞吞噬。衰老的红细胞变形能力减弱而脆性增大,在血流湍急处,可因机械冲击而破损,称为血管内破坏;在通过微小孔隙时也发生困难,因而易停滞在脾、肝及骨髓中,并被单核-巨噬细胞系统吞噬,称为血管外破坏。血管内破坏所释放的血红蛋白立即与血浆中的融珠蛋白结合,进而被肝摄取。血管外破坏所产生的铁和氨基酸可被重复利用,而胆红素由肝脏排入胆汁。

二、白细胞

（一）白细胞的形态、数量和分类

白细胞是一类无色有核的球形血细胞,体积比红细胞大,直径一般为 $10\sim20~\mu m$。

正常成人的白细胞数为 $(4\sim10)\times10^9$ 个/L,其数量随不同生理状态而发生较大的波动。如在运动、失血、妊娠及炎症等情况下,白细胞的数量均增加。

通常用瑞特（Wright）染色法染血涂片观察血细胞,根据其形态、功能和来源,白细胞分为**粒细胞**（granulocyte）、**单核细胞**（monocyte）和**淋巴细胞**（lymphocyte）三大类。粒细胞依其胞浆颗粒的嗜色性,又分为**中性粒细胞**（neutrophil）、**嗜酸性粒细胞**（eosinophil）和**嗜碱性粒细胞**（basophil）。淋巴细胞按其发育过程和功能,分为 T 淋巴细胞、B 淋巴细胞和自然杀伤细胞三种（图 8-3）。

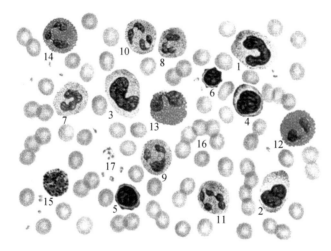

图 8-3 血细胞仿真图（自邹仲之和李继承,2013）

1～3:单核细胞;4～6:淋巴细胞;7～11:中性粒细胞;
12～14:嗜酸性粒细胞;15:嗜碱性粒细胞;16:红细胞;17:血小板
瑞特燃料是碱性美兰（亚甲蓝）与酸性伊红钠盐混合而成的染色粉,溶于甲醇后发生解离,分成酸性燃料和碱性燃料两种。染色时,细胞中的嗜酸性物质与酸性燃料伊红结合而染成红色;嗜碱性物质与碱性美兰结合而染成蓝色。而中性物质则同时吸附酸碱两种燃料,而成红蓝混合的紫红色。

（二）白细胞的结构和功能

各种白细胞均参与机体的防御机能。除淋巴细胞外,所有的白细胞都能做变形运动,因而可穿过毛细血管壁进入组织,这一过程称为**白细胞渗出**（diapedesis）。白细胞具有趋向某些化学物质游走的特性,称为**趋化性**（chemotaxis）。在细胞降解产物、抗原-抗体复合物和细菌毒素等的吸引下,可迁移到这些物质的周围并将其吞噬而清除。白细胞还可分泌白细胞介素、干扰素、肿瘤坏死因子等多种细胞因子,参与炎症和免疫反应的调控。

1. 粒细胞

（1）中性粒细胞　占白细胞总数的 $50\％\sim70\％$,核呈杆状或分叶状,分叶核多为 2～5 叶,叶间有细丝相连。胞质中含许多细小、分布均匀、染成淡紫色的中性颗粒(图 8-3)。电镜下,中性粒细胞的颗粒至少可分为嗜天青颗粒和特殊颗粒两种(图 8-4)。嗜天青颗粒较大(直径 0.6~0.7 μm),数目少,约占颗粒总数的20%,是一种溶酶体,内含酸性磷酸酶、过氧化物酶等水解酶;特殊颗粒较小(直径 0.3~0.4 μm),数目多,约占颗粒总数的80%,呈圆形、椭圆形或哑铃型,内含碱性磷酸酶、吞噬素、溶菌酶等。因此,中性粒细胞的主要功能是吞噬并杀灭入侵的病原微生物,在机体的非特异性细胞免疫中起重要作用。当病原微生物侵入时,中性粒细胞在炎症区域产生的趋化因子作用下,穿出毛细血管到达病变部位,将病原微生物包围并吞噬。当中性粒细胞吞噬了 3~20 个细菌后自身即解体,释放出各种酶类溶解周围组织而形成脓肿。

(2) 嗜酸性粒细胞　　占白细胞总数的1%~4%,胞核一般为 2 叶,胞质内充满粗大均匀的橘红色嗜酸性颗粒(图 8-3),电镜下颗粒多呈椭圆形,有膜包被(图 8-4),内含酸性磷酸酶、过氧化物酶和组胺酶等。嗜酸性粒细胞的主要作用是:① 限制嗜碱性粒细胞在速发型过敏反应中的作用,从而减轻过敏反应。② 参与机体对蠕虫的免疫反应。

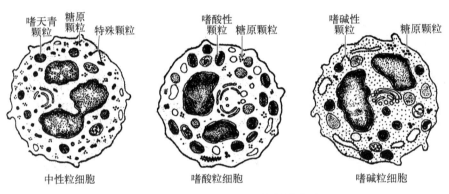

图 8-4　三种粒细胞超微结构模式图

(3) 嗜碱性粒细胞　　是白细胞中数量最少的,只占白细胞总数的0%~1%,胞核分叶或呈 S 形,核着色浅淡,轮廓常不清楚。胞质内含大小不等、分布不均、染成蓝紫色的嗜碱性颗粒(图 8-3),电镜下颗粒呈圆形或椭圆形,有膜包被(图 8-4),内含肝素、组胺、过敏性慢反应物质和嗜酸性粒细胞趋化因子 A。其中肝素具有抗凝血作用;组胺和过敏性慢反应物质可使毛细血管壁通透性增加,气管平滑肌收缩,引起荨麻疹、哮喘等过敏反应;嗜酸性粒细胞趋化因子 A 能吸引嗜酸性粒细胞聚集于局部,限制嗜碱性粒细胞的致敏作用。

2. 淋巴细胞

淋巴细胞占白细胞总数的20%~30%,直径 6~16 μm,其中直径 6~8 μm 的小淋巴细胞占大部分(图 8-3)。小淋巴细胞的胞核呈圆形或椭圆形,核的一侧常有小凹陷。胞质很少,嗜碱性,染成天蓝色。有的小淋巴细胞的胞质内可见少数嗜天青颗粒(直径 0.4~0.6 μm),能被天青染料染成紫红色。嗜天青颗粒中不含过氧化物酶。中淋巴细胞和大淋巴细胞的核染色质较疏松,着色较浅,胞质稍多,亦可见少数嗜天青颗粒。电镜下,淋巴细胞的胞质内有丰富的游离核糖体、少数线粒体和不发达的高尔基复合体的功能(图 8-5)。淋巴细胞具有轻微的变形运动,但无吞噬能力。淋巴细胞具有重要的免疫功能(详见第 14 章免疫系统)。

3. 单核细胞

单核细胞占白细胞总数的3%~8%,是白细胞中体积最大的细胞,直径 14~20 μm,胞核形态多样,呈卵圆形、肾形、马蹄形或不规则形等,核常偏位(图 8-3)。胞质内常可见分散而细小的嗜天青颗粒(直径约0.4 μm),内含过氧化物酶,这可作为与淋巴细胞的区别点之一。电镜下,单核细胞的粗面内质网比淋巴细胞多,而游离核糖体则较少(图 8-5)。单核细胞在血液中存留 2~3 天后,穿出毛细血管进入组织,发育成**巨噬细胞**(macrophage),从而形成**单核-巨噬细胞系统**。单核细胞转变为巨噬细胞后,其吞噬能力明显增强,并能合成和释放多种细胞因子,对肿瘤和病毒感染的细胞具有强大的杀伤能力,还能有效地处理和呈递抗原,在特异性免疫应答的诱导和调节中起关键作用。

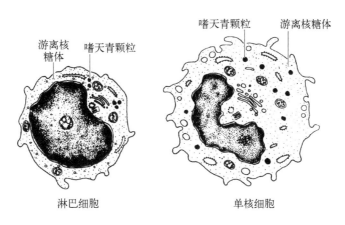

图 8-5 淋巴细胞与单核细胞超微结构模式图

（三）白细胞的生成及其调节

白细胞起源于骨髓造血干细胞,在发育过程中经历定向祖细胞、可识别的前体细胞和成熟白细胞阶段。白细胞的分化和增殖受**造血生长因子**(hematopoietic growth factor,HGF)的调节,由于这些 HGF 在体外可刺激造血干细胞生成集落,故又称**集落刺激因子**(colony stimulating factor,CSF)。

（四）白细胞的寿命与破坏

白细胞的寿命较难判断,因为粒细胞和单核细胞主要是在组织中发挥作用,淋巴细胞则往返于血液、组织液、淋巴之间,而且可增殖分化。一般说来,中性粒细胞在循环血液中停留 8 小时左右即进入组织,3～4 天后即衰老死亡。单核细胞在血液中循环 72 小时左右进入组织成为巨噬细胞,其存活时间大约 3 个月左右。淋巴细胞最短存活几个小时,最长可达数年。

三、血小板

1. 血小板的形态、数量和功能

血小板又称血栓细胞(thrombocyte),直径 2～4 μm,厚约 1 μm(图 8-3)。电镜下,血小板内有各种细胞器,但无细胞核。静止时表面光滑,为双凸圆盘状,活动时则伸出许多树枝状伪足呈棘球状(图 8-6),并释放出许多活性物质,使血小板粘附、聚集,使血块收缩。正常成人血小板的数量为 $(100～300) \times 10^9$ 个/L。

血小板的主要功能是参与生理性止血。血小板能随时沉着于血管壁以填补内皮细胞脱落留下的空隙,有助于维护血管壁的完整性。当血小板数量太少时,易导致出血倾向。

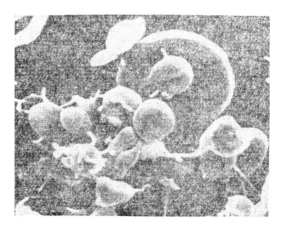

图 8-6 人血小板扫描电镜像(中央偏右上角圆盘形的为红细胞)

2. 血小板的生成及其调节

血小板是由骨髓成熟的**巨核细胞**(megakaryocyte)裂解产生的具有生物活性的胞质小块。骨髓造血干细胞先分化成巨核系祖细胞,再分化为巨核细胞,一个巨核细胞可产生 2 000～5 000 个血小板。血小板的生成受**血小板生成素**(thrombopoietin,TPO)的调节,TPO 能刺激造血干细胞向巨核系祖细胞分化,并促进巨核祖细胞增殖、分化,以及巨核细胞的成熟与血小板的释放,TPO 也是造血干细胞的正性调节因子。

3. 血小板的寿命与破坏

血小板进入血液后,平均寿命为 7～14 天,只在最初 2 天具有生理功能。衰老的血小板在脾、肝和肺组织中被吞噬。在生理性止血过程中,血小板聚集后本身将解体并释放出全部活性物质;它也能融入血管内皮细胞。因此,血小板除因衰老被破坏外,还可在发挥其生理功能时被消耗。

第四节　生　理　性　止　血

正常人小血管损伤后的几分钟内,血流即可自行停止,这种现象称为**生理性止血**(hemostasis)。生理性止血是一个连续的复杂过程,分为以下几个阶段:① 受损局部小血管收缩;② 血小板止血栓形成;③ 血小板止血栓周围形成纤维蛋白网;④ 血凝块收缩和血栓溶解。

一、血小板的止血功能

血小板的止血作用可分两个阶段:① 血小板的黏附与聚集。当血管损伤使内皮下组织暴露时,血小板被激活,立即黏附到损伤处的胶原纤维上。大量血小板聚集在伤口处形成第一道屏障,减缓和阻止流血。② 血小板的释放反应。血小板释放其颗粒中与血凝有关的因子,增强和放大血凝作用。血小板膜为凝血因子提供磷脂表面,并促发凝血过程中的一系列酶促反应。

二、血液凝固

血液从流动的液体状态变为不流动的凝胶状态的过程,称为**血液凝固**(blood coagulation),简称血凝。其实质是血浆中的可溶性纤维蛋白原变成不溶性的纤维蛋白的过程。纤维蛋白交织成网,把血细胞和血液的其他成分网罗在内,从而形成血凝块。血凝是由凝血因子参与的一系列复杂的酶促反应过程。

(一)凝血因子

血浆与组织中直接参与血凝的物质,统称**凝血因子**(clotting factor),其中已按国际命名法用罗马数字编号的有 12 种(表 8 - 1)。正常情况下,大多数凝血因子以无活性状态存在,凝血时被激活后通常在其代号的右下角加"a"来表示。

表 8 - 1　机体中的凝血因子

因子	名　　称	特　性　和　功　能
I	纤维蛋白原(fibrinogen)	肝合成的血浆蛋白,可被活化为纤维蛋白
II	凝血酶原(prothrombin)	肝合成的血浆蛋白,可被活化为凝血酶
III	组织因子	损伤组织释放的磷脂蛋白复合体,激活外源性凝血机制
IV	Ca^{2+}	从饮食和骨释放获得,参与血凝全过程
V	前加速素(proaccelerin)	肝合成或血小板释放的血浆蛋白,参与内、外源性凝血机制
VII	前转变素(proconvertin)	肝合成血浆蛋白,参与外源性凝血机制
VIII	抗血友病因子(antithemophilic factor,AHF)	肝合成球蛋白,缺乏时将引起血友病 A。参与内源性凝血机制
IX	血浆凝血激酶(plasma thromboplastin component,PTC)	肝合成血浆蛋白,缺乏时将引起血友病 B。参与内源性凝血机制
X	Stuart-Prower 因子	肝合成蛋白,参与外源性和内源性凝血机制
XI	血浆凝血激酶前质(plasma thromboplastin antecedent,PTA)	肝合成血浆蛋白,缺乏时将引起血友病 C。参与内源性凝血机制
XII	接触因子(contact factor)	蛋白水解酶,参与内源性凝血机制,激活纤维蛋白溶解酶
XIII	纤维蛋白稳定因子(fibrin-stabilizing factor,FSF)	血浆和血小板中的酶,加强纤维蛋白间的结合和维持血凝块稳定
未编号	高分子质量激肽原	肝细胞合成,促进Ⅻa对Ⅺ和 PK 的激活,促进 PK 对Ⅻ的激活
未编号	前激肽释放酶肝合成蛋白	肝细胞合成,激活Ⅻ为Ⅻa

(二)血液凝固的基本过程

血凝过程分为三个主要阶段:因子 X 的激活,凝血酶原(因子Ⅱ)的激活,纤维蛋白原(因子 I)转变成纤维蛋白(图8-7)。

因子X的激活可通过两条途径完成,分别称为**内源性途径**和**外源性途径**。

1. 内源性途径

内源性途径是指参与凝血的因子全部来自血液。当因子Ⅻ与暴露的血管内膜下胶原纤维接触时,因子Ⅻ被激活并启动凝血过程(图8-8)。

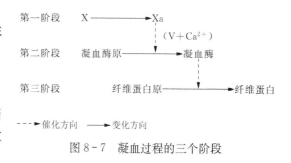

图8-7 凝血过程的三个阶段

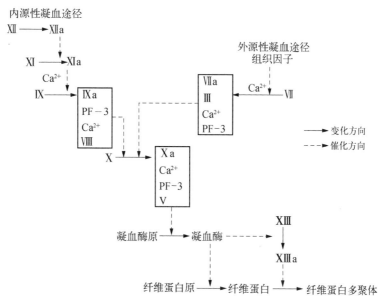

图8-8 内源性和外源性凝血过程示意图(自王玢和左明雪,2001)

2. 外源性途径

外源性途径是指发动凝血的因子Ⅲ(又称组织因子)来自组织,而不是血液。因子Ⅲ是存在于多种组织细胞膜上的一种跨膜糖蛋白。生理情况下,这些细胞不表达因子Ⅲ,但当血管损伤暴露因子Ⅲ后,则与因子Ⅶa结合形成因子Ⅶa-Ⅲ复合物,进而发动凝血过程(图8-8)。

当因子Xa形成后,立即与因子Va、PF-3(血小板因子-3)和Ca^{2+}形成**凝血酶原激活物**,将凝血酶原转变成凝血酶。在凝血酶的催化下,纤维蛋白原转变成可溶性纤维蛋白单体,在同时被激活的因子Ⅻ作用下,纤维蛋白单体间以共价键相互连接形成不溶性纤维蛋白多聚体,彼此交织成网,将血细胞网罗其中形成血凝块。

在凝血块形成后,血小板的收缩蛋白收缩使较软的凝血块回缩,并析出淡黄色的液体,称为**血清**(serum),进而形成牢固的止血栓达到有效止血。与血浆相比,血清缺乏纤维蛋白原和少量参与血凝的其他血浆蛋白,又增添了少量血凝时由血小板释放的物质。

(三)抗凝系统

抗凝系统主要包括细胞抗凝系统和体液抗凝系统。细胞抗凝系统包括血管内皮细胞和网状内皮系统细胞。血管内皮细胞可合成、释放**抗凝血酶Ⅲ**(antithrombin Ⅲ)、血栓调节蛋白等,具有抗凝作用。网状内皮系统细胞通过清除进入血液的促凝物质实现抗凝。体液抗凝系统包括丝氨酸蛋白抑制物、组织因子途径抑制物和肝素等,在抗凝系统中发挥更重要的作用。

1. 丝氨酸蛋白抑制物

丝氨酸蛋白抑制物主要有**抗凝血酶Ⅲ**、**肝素辅因子Ⅱ**等。其中抗凝血酶Ⅲ是血浆中重要的抗凝物质,它通过与凝血因子活性中心的丝氨酸残基结合而将其灭活。

2. 组织因子途径抑制物

组织因子途径抑制物(tissue factor pathway inhibitor，TFPI)是外源性凝血途径的特异性抑制物。目前认为，TFPI是体内主要的生理性抗凝物质。

3. 肝素

肝素(heparin)是一种酸性黏多糖，主要由肥大细胞和嗜碱性粒细胞产生，心、肝、肺、肌肉组织中含量丰富。具有很强的抗凝作用，主要通过增强抗凝血酶的活性而间接发挥抗凝作用。肝素还可刺激血管内皮细胞大量释放 TFPI，这也是肝素的抗凝作用在体内远强于体外的原因。

肝素已广泛应用于临床防治血栓形成，也经常用于动物实验防止血液凝固。

三、纤维蛋白溶解

当创伤愈合后，血凝时形成的纤维蛋白网又会被溶解，部分不必要的血栓被清除，使血管重新畅通，此过程称为**纤维蛋白溶解**(fibrinolysis)，简称**纤溶**。

纤溶系统主要包括**纤溶酶原**(plasminogen)、纤溶酶原激活物、**纤溶酶**(plasmin)和纤溶抑制物。纤溶的基本过程可分为纤溶酶原的激活和纤维蛋白(原)的降解两个阶段。

（一）纤溶酶原的激活

纤溶酶原能在各种纤溶酶原激活物的作用下，脱下一段肽链，成为**纤溶酶**。纤溶酶原激活物主要有**组织型纤溶酶原激活物**和**尿激酶型纤溶酶原激活物**。目前，尿激酶型、组织型纤溶酶激活剂已作为溶血栓药物，用于治疗血栓栓塞性疾病，如心肌梗死、脑血栓等。

此外，因子Ⅻa、激肽释放酶等也可激活纤溶酶原。当血液与异物表面接触而激活因子Ⅻ时，一方面启动内源性凝血系统，另一方面可通过因子Ⅻa激活激肽释放酶而激活纤溶系统，使凝血与纤溶相互配合，保持平衡。

（二）纤维蛋白和纤维蛋白原的降解

在纤溶酶的作用下，纤维蛋白和纤维蛋白原可被分解为许多可溶性小肽，称为**纤维蛋白降解产物**。这些降解产物通常不再发生凝固，其中一部分还有抗凝作用。

第五节　血量、血型与输血

一、血量

血量(blood volume)是指人体内血液的总量。正常成人的血量约占体重的 7%～8%。安静时，绝大部分血液在心血管中快速流动，称为**循环血量**；小部分血液滞留于肝、肺、腹腔静脉和皮下静脉丛等处，称为**储存血量**。在剧烈运动、大失血等紧急情况下，储存血量可补充循环血量。血量的相对稳定是维持机体正常生命活动的重要保证。

二、血型

血型(blood group)是指红细胞膜上特异抗原的类型。若将不同血型的血液相混合，红细胞将凝集成簇，这种现象称为**红细胞凝集**(agglutination)。红细胞凝集的本质是抗原-抗体反应。红细胞膜上的特异抗原在凝集反应中起抗原作用，称为**凝集原**(agglutinogen)。血清中能与红细胞膜上的凝集原起反应的特异抗体称为**凝集素**(agglutinin)。发生抗原-抗体反应时，由于每个抗体上具有 2～10 个与抗原结合的位点，抗体在若干个带有相应抗原的红细胞之间形成桥梁，因而使它们聚集成簇。在补体的作用下，红细胞的凝集伴有溶血。凝集成簇的红细胞可以堵塞毛细血管，导致器官损伤，溶血产生的大量血红蛋白会损害肾小管，同时常伴发过敏反应，其结果可危及生命。

自 1901 年 Lǎndsteiner 发现了人类第一个血型系统——ABO 血型系统以来,至今已发现 30 个不同的红细胞血型系统。其中有重要临床意义的是 ABO 血型系统和 Rh 血型系统。

（一）ABO 血型系统

根据红细胞膜上存在的 A 抗原和 B 抗原的情况,ABO 血型系统分为 4 种血型。红细胞膜上仅含 A 抗原的为 A 型,仅含 B 抗原的为 B 型,含有 A、B 两种抗原的为 AB 型,A、B 两种抗原均不含的为 O 型。不同血型的人的血清中含有不同的抗体,但不含与自身红细胞抗原相对应的抗体,见表 8-2。

表 8-2 红细胞抗原的 ABO 系统

血　型	红细胞抗原（凝集原）	血清中抗体（凝集素）
A	A	抗 B
B	B	抗 A
AB	AB	无抗 A 和抗 B
O	无 A 和 B	抗 A 和抗 B

其他脊椎动物是否也有与人相同的 ABO 血型? 对这个问题的研究文献报道很少。我们曾获得这样的结果:用人的标准抗 A、抗 B 血清分别与兔、小鼠、家鸽、蟾蜍、鲫鱼的红细胞混合,结果均未发现红细胞凝集现象,至少表明这些脊椎动物的红细胞膜上没有与人相同的 A 凝集原、B 凝集原。用进化的观点思考问题,人红细胞膜上有这些抗原的意义是什么? 这一问题值得思考、探索。

（二）Rh 血型系统

Landsteiner 和 Winer 于 1940 年将恒河猴(*Rhesus macacus*,Rh)的红细胞重复注入豚鼠体内,使之产生抗恒河猴红细胞的抗体,再用含这种抗体的血清与人的红细胞混合,发现约 85% 的白种人的红细胞可被这种血清凝集,表明这些人的红细胞上具有与恒河猴红细胞同样的抗原,因此把这种血型称为 **Rh 阳性血型**;其余约 15% 的人的红细胞不被这种血清凝集,称为 **Rh 阴性血型**。这种血型系统称为 Rh 血型系统。在我国汉族和其他大多数民族的人群中 Rh 阳性者约占 99%,Rh 阴性者仅约 1%。但在有些民族的人群中 Rh 阴性者较多,如塔塔尔族约 15.8%,苗族约 12.3% 等。

Rh 血型系统是红细胞血型中最复杂的一个系统。现已发现 40 多种 Rh 抗原(也称 Rh 因子),与临床关系密切的是 D、C、E、c、e 5 种。其中,D 抗原的抗原性最强,故临床意义最为重要。医学上通常将红细胞上含有 D 抗原者称为 Rh 阳性,而缺乏 D 抗原者称为 Rh 阴性。

Rh 血型系统与 ABO 血型系统相比有两个显著特点:其一,在人血清中不存在抗 Rh 的天然抗体,只有当 Rh 阴性的人接受 Rh 阳性的血液后,通过体液性免疫才产生抗 Rh 的抗体,输血 2～4 个月血清中抗 Rh 抗体的水平达到高峰。因此,Rh 阴性的受血者第一次输入 Rh 阳性的血液后,一般不出现明显的输血反应,但却产生了抗 Rh 抗体;在第二次或多次输入 Rh 阳性血液时,就会发生抗原-抗体反应,使输入的 Rh 阳性红细胞凝集而溶血。其二,Rh 系统的抗体主要是 IgG,分子较小,能透过胎盘。因此,当 Rh 阴性的孕妇怀有 Rh 阳性的胎儿时,如果 Rh 阳性胎儿的少量红细胞或 D 抗原通过胎盘进入母体,将产生免疫性抗体,主要是抗 D 抗体。这种抗体可以透过胎盘进入胎儿的血液,使胎儿红细胞发生溶血,造成新生儿溶血性贫血,严重时可致胎儿死亡。但一般只有在分娩时才有足量的胎儿红细胞进入母体,而母体血液中抗体浓度是缓慢增加的,往往要经历几个月的时间,因此第一次妊娠常常不会造成严重后果。但在第二次妊娠时,母体内的抗 Rh 抗体可进入胎儿体内而引起新生儿溶血。

ABO 血型系统中母子血型不合会不会引起胎儿溶血? 实际上,由于母子血型不合造成胎儿溶血的,以 ABO 系统为最多见,其次才是 Rh 系统。但在 ABO 血型系统中,几乎毫无例外地又都发生于母亲是 O 型,胎儿是 A 型或 B 型的;而母亲是 A 型(或 B 型),胎儿是 B 型(或 A 型)的,几乎没有。由于我国各民族 ABO 血型的分布中 O 型的人占 30% 左右,而 Rh 阴性的人在汉族只占 1% 左右,在塔塔尔族比例数最高,也不过 15.8%。所以,ABO 血型引起胎儿溶血的发病率远较 Rh 血型为多。另外,母子 Rh 血型不合引起胎儿溶血一般发生在第二胎及以后,而 ABO 血型不合引起胎儿溶血可以发生在第一胎。对母子 Rh 血型不合引起胎儿溶血的原理,容易理解,主要是由于 Rh 血型的特点决定的。因为 Rh 阴性者,其血浆中没有天然的抗

Rh 抗体,所以,Rh 阳性胎儿的 Rh 因子就会刺激母体产生抗 Rh 抗体。由外来抗原刺激而产生的抗体大都属于 IgG,其分子量小,约为 15 万左右,容易通过胎盘。而 ABO 血型系统的抗 A 和抗 B 凝集素属于天然抗体,这类抗体多属于 IgM,分子量大,约为 96 万,不能通过胎盘。因此,A 型(B 型)母亲血液中的抗 B(抗 A)一般不能通过胎盘使 B 型(A 型)胎儿血液中的红细胞凝集。可 O 型母亲的抗 A 和抗 B 凝集素为什么能使 A 型(或 B 型)胎儿的红细胞发生凝集? 有资料介绍,因为 O 型母亲引起胎儿溶血的抗体是 7Sr 球蛋白(属于 IgG),尤其经免疫之后产生的更多,这种球蛋白的分子量小,能够通过胎盘,使 A 型(或 B 型)胎儿发生溶血。这就是为什么母子 ABO 血型不合引起胎儿溶血几乎全都发生在 O 型母亲的原因。但是,为什么 O 型母亲的抗 A 和抗 B 是分子量较小的 IgG 球蛋白,而 A 型(或 B 型)母亲的抗 B(或抗 A)则是分子量较大的 IgM。对这一问题的解释,有一种观点认为,虽然 O 型母亲的红细胞膜上无 A 抗原和 B 抗原,但由于自然界广泛存在着 A 抗原和 B 抗原,她们出生后受到这些抗原的刺激而产生了抗 A、抗 B 抗体,因而属于 IgG 球蛋白。

三、输血

输血(transfusion)是治疗某些疾病、抢救伤员生命和保证一些手术顺利进行的重要手段。但是,为保证输血的安全,必须遵守输血原则。

在正常情况下,应同型输血。根据 ABO 血型特点,在无法得到同型血源的情况下,可考虑将 O 型血输给 A 型、B 型和 AB 型血的人,或 AB 型血的人接受 A 型、B 型和 O 型的血。但是,这种异型输血,只能在密切监护下,少量而缓慢地进行。

输血时,除保证供血者与受血者的 ABO 血型相合外;对于育龄妇女和需要反复输血的病人,还必须使供血者和受血者的 Rh 血型相合,以免受血者被致敏后产生抗 Rh 抗体。因此,即使在 ABO 系统血型相同的人之间进行输血,输血前也必须进行**交叉配血试验**(cross-match test)。通常把供血者的红细胞与受血者的血清进行配合试验,称为交叉配血主侧;而把受血者的红细胞与供血者的血清作配合试验,称为交叉配血次侧(图 8-9)。

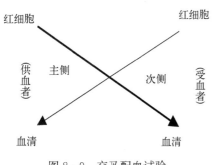

图 8-9　交叉配血试验

若交叉配血主、次两侧均无凝集,即为配血相合,可以输血;若主侧凝集,为配血不合,不能输血;若主侧不凝集,次侧凝集,为配血基本相合,则只能在应急情况下少量而缓慢地进行输血,且应密切观察受血者的情况,一旦出现输血反应,应立即停止输血。

根据供血的来源,输血可分为异体输血和自体输血;根据输注血液的成分可分为全血输血和成分输血。自体输血是一种值得推广的安全输血方式,成分输血可增强治疗的针对性,提高疗效,且能节约血源。

小　结

体液包括细胞内液和细胞外液。细胞外液是细胞生活的直接环境,称为内环境。内环境理化性质的相对稳定是机体维持正常生命活动的必要条件。内环境相对稳定的状态称为稳态。血浆对于维持稳态起着极其重要的作用。

血浆渗透压包括晶体渗透压和胶体渗透压,分别对维持细胞内外和血管内外的水平衡起重要作用。正常人血浆的 pH 为 7.35~7.45。血浆 pH 能够保持相对稳定,与血浆中存在的缓冲物质有关,其中以 $NaHCO_3/H_2CO_3$ 最为重要。

血细胞包括红细胞、白细胞和血小板。红细胞的主要功能是运输氧和二氧化碳,其生理特性主要有可塑变形性、悬浮稳定性、渗透脆性。白细胞的主要功能是参与机体的免疫反应。血小板在生理性止血及维护血管壁的完整性中起重要作用。

血液凝固是由凝血因子参与的一系列酶促反应。凝血过程分 3 个阶段:因子 X 的激活、凝血酶原的激活和纤维蛋白原转变成纤维蛋白。

机体存在血凝、抗凝与纤溶系统。血凝与抗凝和纤溶系统间的平衡使机体正常的血液循环得以保证。

红细胞膜上不同类型的抗原,为血型分类的依据。ABO 血型系统和 Rh 血型系统是人类最重要的两种血型系统。输血时必须遵守的原则是：输同型血,输血前必须进行交叉配血试验。

（李言秋　艾洪滨）

思考题

1. 名词解释：内环境　稳态　红细胞比容　血浆渗透压　红细胞的悬浮稳定性　红细胞的渗透脆性　粒细胞　血小板　血液凝固　凝血因子　纤维蛋白原　血清　纤溶酶　凝集原　凝集素　血型　Rh 血型　交叉配血试验
2. 为什么正常人血管内的血液不易凝固?
3. 为什么同型输血或重复输入同一供血者的血液还要进行交叉配血试验?
4. 假设在某地有一患者急需输血,而当地无标准血清,不能确定该人的血型。但在医务工作者或群众中有一个已知血型为 A 型或 B 型的人,怎样利用这一条件鉴定该患者的血型?
5. 根据鉴定人 ABO 血型、Rh 血型的原理,怎样设计实验鉴定动物(如兔、鼠、蟾蜍等)的血型?

第 9 章

循环系统

循环系统(circulatory system)是分布于周身的密闭管道及其管道内液体所组成的系统,包括心血管系和淋巴管系(图 9-1)。**心血管系**(cardiovascular system)由心、血管和血液组成。血管分为动脉、毛细血管和静脉。**淋巴管系**(lymphatic system)由淋巴、淋巴管、淋巴组织和淋巴器官组成,是血液循环的辅助系统。

血液在心脏和血管内周而复始地不间断地沿一个方向流动,称为血液循环。心脏的节律性搏动是血液流动的动力,血管是血液流动的管道和物质交换的场所,瓣膜能保证血液按一个方向流动。根据血液运行的途径不同,血液循环可分为**体循环**和**肺循环**,两者相互联系构成一个完整的循环系统。

左心室搏出的血液经过主动脉及其分支流到全身毛细血管(肺泡毛细血管除外),进行物质交换后,再经过各级静脉汇入上、下腔静脉和冠状窦流回右心房,血液沿此路径的循环称为**体循环**(systemic circulation)或大循环。体循环的动脉血管中流动的是含氧和营养物质较多、鲜红的动脉血,静脉血管中流动的是含二氧化碳较多、暗红的静脉血。

右心室搏出的血液经过肺动脉及其分支流到肺泡

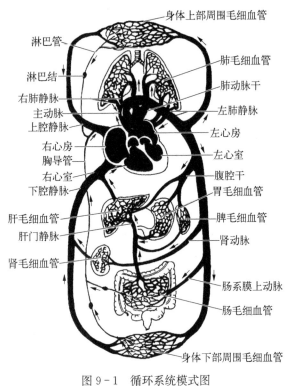

图 9-1 循环系统模式图

毛细血管,进行气体交换后,经过肺静脉流回左心房,血液沿此路径的循环称为**肺循环**(pulmonary circulation)或小循环。肺循环的动脉血管中流动的是静脉血,静脉血管中流动的是动脉血。

第一节 循环系统的结构

一、心

(一)心的位置

心(heart)斜位于胸腔纵隔内、两肺之间,2/3 在身体正中面左侧,1/3 在右侧(图 9-2)。在胚胎发育过程中,心曾沿长轴向左发生旋转,使右心大部分偏于前面、左心大部分偏于后下方。

(二)心的形态

心为前后稍扁的、似倒置的圆锥体,大小与本人拳头相近,可分一底、一尖、二面、三缘(图 9-3)。**心底**(cardiac base)朝向右后上方,大部分由左心房、小部分由右心房组成,左、右肺静脉分别从两侧注入左心房,

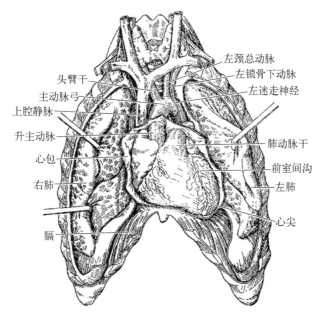

图 9-2　心的位置(自于频,1997)

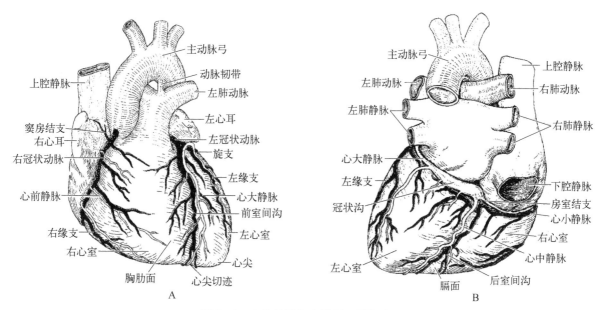

图 9-3　心的外形与血管(自于频,1997)

A. 前面观　B. 下后面观

上、下腔静脉分别从上、下注入右心房。**心尖**(cardiac apex)朝向左前下方,由左心室构成,钝圆形。胸肋面为贴近胸骨体、肋软骨的前面,朝向前上方,约 3/4 由右心室和右心房、1/4 由左心室构成。膈面为朝向膈的几乎呈水平位的下面,约 2/3 由左心室、1/3 由右心室构成。下缘锐利,接近水平位,由右心室和心尖构成;左、右缘圆钝,左缘绝大部分由左心室、上方一小部分由左心耳构成,右缘由右心房构成。

近心底的表面有一环形浅沟称**冠状沟**(coronary sulcus),是心房、心室的表面分界线,右上方为心房、左下方为心室。在心的胸肋面和膈面都有一条从冠状沟至心尖右侧的浅沟分别称**前室间沟**和**后室间沟**,是左、右心室在心表面的分界,二沟在心尖右侧的会合处稍凹陷称**心尖切迹**。冠状沟和室间沟内都有营养心的血管经过以及脂肪填充,故沟底浅平,轮廓不清。

(三) 心的构造

1. 心腔结构

心为一中空的肌性器官,后上部为心房、前下部为心室。同侧房、室间有房室口相通。左、右心房由房间隔,左、右心室由室间隔分隔,互不相通。

(1)**右心房** 右心房(图9-4)构成胸肋面的右上部,其前上部的锥体形盲囊突出部分称**右心耳**。房间隔下部有一卵圆形浅凹称**卵圆窝**(fossa ovalis),为胎儿时期连通左、右心房的**卵圆孔**闭合后的遗迹,房间隔缺损多在此发生。

右心房有三个入口、一个出口,出口即通向右心室的右房室口。入口为上腔静脉口、下腔静脉口,以及下腔静脉口与右房室口之间的冠状窦口。下腔静脉口前缘、冠状窦口下缘均有薄的半月形瓣膜,分别称为**下腔静脉瓣、冠状窦瓣**。下腔静脉瓣内侧延伸至卵圆窝前缘,在胎儿时具有引导下腔静脉血经卵圆孔流向左心房的作用。

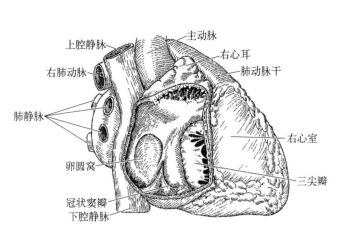

图9-4 右心房(自于频,1997)

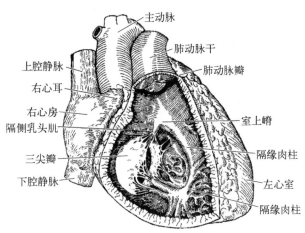

图9-5 右心室(自于频,1997)

(2)**右心室** 右心室(图9-5)构成胸肋面的大部分,接受右心房来的血液,入口为右房室口,口周缘附有右房室瓣,此瓣膜被三个深陷的切迹分为三个相似的三角形瓣叶称为**三尖瓣**。内腔略呈尖端向下的锥体形,锥底被位于后上方的右房室口和左上方的肺动脉口所占据。右心室腔面室壁有纵横交错的肌隆起称为**肉柱**,其中3或4处特别发达,锥体状突入室腔称**乳头肌**,每个乳头肌尖端有数条结缔组织细索称为**腱索**,分别连于三尖瓣相邻的两个尖瓣的游离缘。当右心室收缩时,三尖瓣受血液压迫而封闭房室口,由于乳头肌收缩牵拉腱索,使瓣膜不致翻入右心房,防止血液逆流。流出道的上端是通向肺动脉干的肺动脉口,口周缘有三个袋口向上、半月形的瓣膜称**肺动脉瓣**。当心室收缩时,血液冲开肺动脉瓣进入肺动脉;心室舒张时,瓣膜被倒流的血液充盈而关闭,阻止血液返流入右心室。

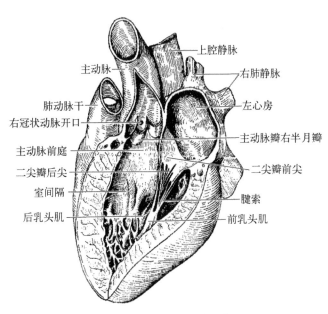

图9-6 左心房与左心室(自于频,1997)

(3)**左心房** 左心房(图9-6)构成心底的大部分,突向左前方的部分称**左心耳**,其腔面肌小梁交织成网。左心房后部较大,腔面光滑,有五个开口。后方两侧分别有左肺上、下静脉和右肺上、下静脉的开口,开口处无瓣膜,但是心房肌围绕肺静脉延伸1~2 cm,具有括约肌的作用,能减少心房收缩时血液的逆流;前下方有左房室口通左心室。

(4)**左心室** 左心室(图9-6)构成心尖和心的左缘,室壁特别厚,约为右心室的3倍。室腔似倒置的圆锥形,其尖向左下,即心尖,底被左房室口和主动脉口所占据,以二尖瓣前瓣为界分为流入道和流出道。左心室流入道,其入口为左房室口,周缘有左房室瓣。左房室瓣被两个深陷的切迹分为前尖和后尖,故称**二尖瓣**,其游离缘也附有腱索连于左心室乳头肌。流出道的出口为主动脉口,口周缘也有三个袋口向上的半月形的瓣膜称**主动脉瓣**。

2. 心壁结构

心壁由心内膜、心肌层和心外膜组成。心内膜是衬覆于房室内腔表面的薄膜,表面是**内皮**,与血管内皮相连。心瓣膜由心内膜突向心腔折叠形成,表面被覆内皮,下面为致密结缔组织,与**心纤维骨骼**相连(房室口、肺动脉口和主动脉口周围的致密结缔组织构成心纤维性支架称心纤维骨骼,其质地坚韧而富有弹性,为心肌纤维和心瓣膜提供附着处,在心肌运动中起支撑和稳定作用)。心肌层由心肌和心肌间质组成,心肌间质为心肌纤维之间的致密结缔组织和血管、神经纤维等。心房肌与心室肌被心纤维骨骼分开,心房肌薄、心室肌厚。心室肌分内纵、中环和外斜三层,纵行的深层肌形成肉柱和乳头肌。心外膜是浆膜,为心包膜的脏层,表面被覆间皮,其下为薄层结缔组织。

房间隔与室间隔　房间隔由双层心内膜夹以结缔组织和少量心肌组成,**卵圆窝**处最薄。室间隔大部分由心肌构成,称为**肌部**,只有上方中部有一不规则的结缔组织构成的膜性结构称为**膜部**,是室间隔缺损的常见部位(图9-7)。

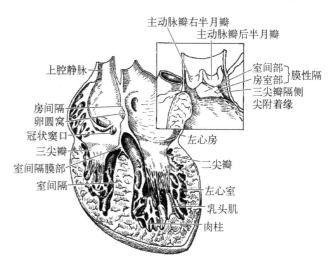

图9-7　房室间隔(自于频,1997)

3. 心脏特殊传导系统

由特殊分化的心肌纤维构成,包括窦房结、房室交界、房室束和浦肯野纤维网(图9-8),产生并传导冲动,维持心的节律性搏动。

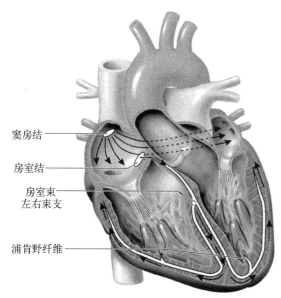

图9-8　心传导系(自Mader,2002)

(1) **窦房结**(sinoatrial node)　窦房结位于上腔静脉与右心房交界处的心外膜下1～2 mm,人的窦房结体积通常为15 mm×5 mm×2 mm,是心跳的起搏点。窦房结由起搏细胞和过渡细胞组成。**起搏细胞**(pacemaker cell)简称P细胞,较小,直径5～10 μm,梭形或多边形,是自律细胞,位于窦房结中心部分;过渡细胞,细长形,较心肌纤维细而短,位于窦房结周边部分,不具自律性,将P细胞自动产生的兴奋传给心房肌。窦房结的兴奋除通过心房肌传到右心房和左心房,还通过优势传导通路传到房室交界。优势传导通路是由右心房卵圆窗前连接窦房结与房室交界的一些排列比较整齐、传导速度较其他心房肌纤维快的心房肌构成的。

(2) **房室交界**　心房与心室间的特殊传导组织,是兴奋由心房传入心室的唯一通道,位于房间隔下部、冠状窦口的前上方。房室交界可分3个功能小区,自上而下分别称为**房结区**、**结区**和**结希区**。结区即光学显微镜所见的**房室结**(atrioventricular node),呈扁椭圆形,大小约6 mm×3 mm×1 mm,结希区是房室束的近侧部。房结区和结希区具有传导性和自律性,在窦房结障碍时,可产生冲动。房室结无自律性,传导性很低,将窦房结的兴奋延搁一段时间后再传向心室。

(3) **房室束及其分支**　房室束也称希氏束(His束),起自房室结,经室间隔膜部下行,至室间隔肌部分为左、右束支,分别沿室间隔左、右两侧的心内膜深面下降。左束支呈扁带状,分支多,分布于左心室;右束支细索状,分支少,分布于右心室。房室束及其分支由**浦肯野纤维**(Purkinje fiber)组成,此类细胞比心肌细胞短,胞质中肌原纤维较少,细胞间有发达的**闰盘**相连。

（4）浦肯野纤维网　　左、右束支的分支在心室的心内膜下交织成网状，并垂直向心外膜延伸，再与普通心肌细胞相连接。房室束及末梢浦肯野纤维网的功能是将心房传来的兴奋迅速传播到整个心室。

人、哺乳动物、鸟类的心脏都有特殊传导系统，变温脊椎动物有无？文献报道不多，比较肯定的是蛙蟾类两栖动物无心脏特殊传导系统。

二、血管

血管（vessel）分为动脉、毛细血管和静脉，是血液流动的管道和物质交换的场所。

（一）血管结构及其机能特点

除毛细血管外，血管管壁从腔面向外依次分为内膜、中膜和外膜三层，但各层膜的厚度与组织成分因血管的种类和功能不同而各有差异。

1. 动脉

动脉（artery）按管径大小可分为大、中、小和微动脉四级，其管腔的大小和管壁的构造是渐变的，因此它们之间没有明显的界限。中动脉的管壁结构最典型（图 9-9）：内膜最薄，分三层，内皮是衬于腔面的单层扁平上皮；内皮下层是一薄层疏松结缔组织，含胶原纤维、弹性纤维和少量平滑肌，具有缓冲和联系作用；内皮下层外侧有一层由弹性蛋白组成的有孔薄膜，具有弹性，有利于血管收缩，称**内弹力膜**。中膜由 10～40 层环形排列的平滑肌构成。外膜由疏松结缔组织组成，内有营养性血管和神经分布。

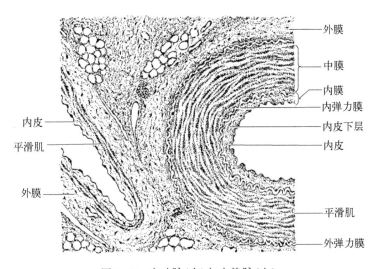

图 9-9　中动脉（右）与中静脉（左）

（1）**大动脉**　　大动脉包括主动脉、肺动脉、无名动脉、颈总动脉、锁骨下动脉和髂总动脉等。其结构特点是管壁中富含弹性纤维，成人中膜的弹性纤维可达 70 层（图 9-9），因此大动脉弹性强，又称**弹性动脉**。由于弹性动脉富含弹性纤维，所以在心室射血时，弹性动脉被动扩张，将心室射出血液的 2/3 暂时储存起来，并使它们的动能转化为势能储存在弹性动脉管壁中；在心室舒张时，被动扩张的血管发生弹性回缩，将储存的势能又转化为动能继续推动血管内的血液向前流动，从而使间断的射血变为连续的血流。大动脉的这种功能称为**弹性储器**作用，因此大动脉又称**弹性储器血管**。

（2）**中动脉**　　中动脉是指解剖学上有名称的除大动脉外的动脉，管壁的平滑肌相当丰富，收缩力强，又称**肌性动脉**。在中膜的平滑肌细胞之间，还有交感神经纤维分布，可调节血管的管径，对全身各部血量的分配起调节作用，因此中动脉又称**分配血管**。

（3）**小动脉**　　管径在 0.3～1 mm 的动脉称为**小动脉**，一般都分布在器官内，也属于肌性动脉，但其中膜内仅有几层环形平滑肌。

（4）**微动脉**　　管径在 0.3 mm 以下的动脉称为**微动脉**，中膜有 1 或 2 层平滑肌。小动脉和微动脉的管径小，对血流的阻力大，又称**毛细血管前阻力血管**。它们不仅对外周血流阻力产生影响，还调节器官、组织的血流量,维持正常血压。

2. 毛细血管

毛细血管(capillary)是管径最细、分布最广的血管,直径在 8 μm 以下,由内皮和基膜组成。较细的毛细血管横切面由一个内皮细胞围成,较粗的毛细血管由 2 或 3 个内皮细胞围成。在内皮细胞和基膜之间散在有一种扁而有突起的细胞,细胞突起紧贴在内皮细胞基底面,称为**周细胞**。周细胞不仅有机械支持作用,还能分化为成纤维细胞和平滑肌细胞。由于毛细血管管壁极薄,通透性极大,是血管内血液和血管外组织液进行物质交换的场所,又称**交换血管**。

3. 静脉

静脉(vein)是运送血液回心的血管,可分微静脉、小静脉、中静脉和大静脉。小静脉和中静脉常与相应的动脉伴行。与伴行的动脉比,静脉管腔大,管壁薄而软,弹性小,因此易于扩张。在安静状态下,循环血量的 60%~70% 容纳在静脉中,起到血液储存库的作用,因此静脉又称**容量血管**。微静脉和小静脉管壁平滑肌的舒缩活动可影响毛细血管的血压、容量及滤过作用,对血流也产生一定的阻力,称为**毛细血管后阻力血管**。

管径在 2 mm 以上的静脉管壁内膜突向管腔,形成两个相对的半月状小袋,袋口朝向心脏,称为**静脉瓣**。静脉瓣表面衬有内皮,夹心为含有弹性纤维的结缔组织,基部与管壁内膜相连接。静脉瓣可防止血液逆流,有利于静脉内的血液向心回流。在重心影响较大的下肢静脉中,静脉瓣较多。

(二)血管的分布及其规律

1. 全身血管分布

全身血管分动脉系和静脉系。

(1)动脉系　　动脉系包括肺循环的肺动脉和体循环的主动脉及其分支(图 9-10)。

1)肺动脉　**肺动脉干**(pulmonary trunk)起自右心室,在升主动脉前上行,至主动脉弓下方分为左、右肺动脉。左肺动脉较短,在左主支气管前方横行,分两支进入左肺上、下叶。右肺动脉较长而粗,在升主动脉和上腔静脉后方向右横行,至右肺门处分成三支进入右肺的上、中、下叶。在肺动脉干分叉处稍左侧与主动脉弓下缘之间有一短纤维索,称为动脉韧带,是胚胎时期的动脉导管闭锁后的遗迹。若出生后 6 个月不闭锁称为动脉导管未闭,是一种常见的先天性心脏病。

2)主动脉　**主动脉**(aorta)是体循环动脉的主干,起自左心室,依其行程分为升主动脉、主动脉弓和降主动脉。

升主动脉(ascending aorta)从左心室发出,在上腔静脉左侧上行,至右侧第二胸肋关节处移行为主动脉弓。升主动脉起始处稍膨大的主动脉窦发出左、右冠状动脉。

主动脉弓(aortic arch)续接升主动脉,呈弓形弯向左后方,于第四胸椎体下缘左侧移行为

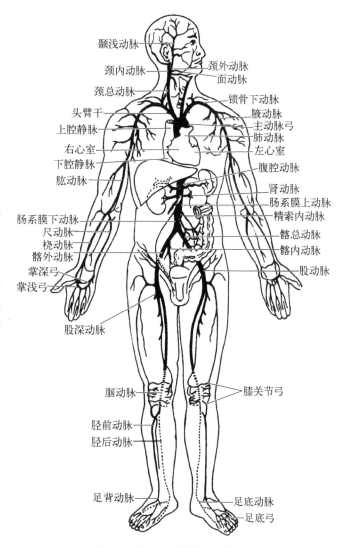

颞浅动脉
颈内动脉
颈外动脉
面动脉
颈总动脉
锁骨下动脉
头臂干
腋动脉
上腔静脉
主动脉弓
肺动脉
右心室
左心室
下腔静脉
腹腔动脉
肱动脉
肾动脉
肠系膜上动脉
精索内动脉
肠系膜下动脉
尺动脉
髂总动脉
桡动脉
髂内动脉
髂外动脉
掌深弓
股动脉
掌浅弓
股深动脉
腘动脉
膝关节弓
胫前动脉
胫后动脉
足背动脉
足底动脉
足底弓

图 9-10　全身动脉示意图(自龚茜玲,2000)

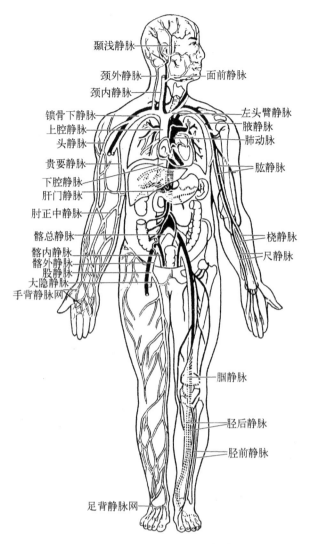

颞浅静脉
颈外静脉
颈内静脉
锁骨下静脉
上腔静脉
头静脉
贵要静脉
下腔静脉
肝门静脉
肘正中静脉
髂总静脉
髂内静脉
髂外静脉
股静脉
大隐静脉
手背静脉网

面前静脉
左头臂静脉
腋静脉
肺动脉
肱静脉

桡静脉
尺静脉

腘静脉

胫后静脉

胫前静脉

足背静脉网

图 9-11　全身静脉示意图(自龚茜玲,2000)

胸主动脉。主动脉弓凹处侧发出数条细小的支气管支和气管支,凸侧发出三大分支,从右向左依次为**头臂干、左颈总动脉和左锁骨下动脉**。头臂干又称无名动脉,粗短,向右上方斜行至右胸锁关节后方分为右颈总动脉和右锁骨下动脉。左、右颈总动脉发出分支主要营养头颈部,左、右锁骨下动脉为营养上肢的主干。左、右颈总动脉均经胸锁关节后方,沿食管、气管和喉的外侧上行,至甲状软骨上缘平面分为颈内动脉和颈外动脉。

降主动脉以膈的**主动脉裂孔**为界,分为胸主动脉和腹主动脉(腹腔动脉),前者在胸腔,后者在腹腔。腹主动脉平第四腰椎体下缘分出左、右髂总动脉。

(2) 静脉系　　静脉系包括肺循环的肺静脉和体循环的静脉,肺静脉左、右各一对,分别为左上、左下肺静脉和右上、右下肺静脉,起自肺门,向内行注入左心房后部(图 9-11)。

体循环静脉分深、浅两种。深静脉位于深筋膜深面与动脉伴行,称为伴行静脉,其名称、行程和引流范围与其伴行的动脉相同。浅静脉位于皮下浅筋膜内,又称皮下静脉,数目多,不与动脉伴行,有各自独立的名称、行程和引流范围,但最终注入深静脉。体循环静脉主要包括上腔静脉系、下腔静脉系和心静脉系。

上腔静脉系(图 9-11)由上腔静脉及其属支组成,收集头颈部、上肢和胸部的静脉血,注入右心房。上腔静脉是一粗大短干,成人长 5~7 cm、口径 1.7~1.9 cm,由左、右头臂静脉在右侧第一胸肋结合处后方汇合而成,下降至第三胸肋关节下缘注入右心房。

头臂静脉由颈内静脉和锁骨下静脉在胸锁关节后方汇合而成,汇合处的夹角称为静脉角,是右淋巴导管和胸导管注入静脉的部位。

下腔静脉系(图 9-11)由下腔静脉及其各级属支组成,收集膈以下下半身的静脉血,注入右心房。下腔静脉是人体最粗大的静脉干,于第四至第五腰椎体右前方由左、右髂总静脉汇合而成。下腔静脉的属支分壁支和脏支,壁支与同名动脉伴行,脏支分为成对脏支和不成对脏支。成对脏支收集腹腔内成对脏器的静脉血,直接或间接注入下腔静脉。腹腔内不成对脏支汇合成肝门静脉入肝,再经肝静脉注入下腔静脉。**肝门静脉**(hepatic portal vein)(图 9-12)是一短而粗的静脉干,长 6~8 cm,直径约 1.25 cm,由肠系膜上静脉和脾静脉在胰头和胰体交界处的后方汇合而成,至肝门处分左、右支分别入肝左叶、肝右叶,在肝内反复分支汇入肝血窦,经肝内各级静脉汇合为肝静脉。因此,肝门静脉是起始端和分支末端都与毛细血管相连的静脉干。

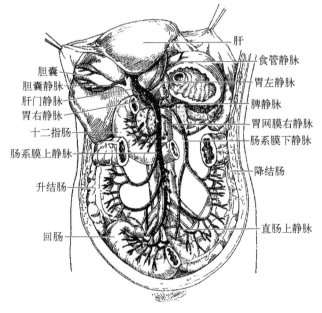

胆囊
胆囊静脉
肝门静脉
胃右静脉
十二指肠

肠系膜上静脉

升结肠

回肠

肝
食管静脉
胃左静脉
脾静脉
胃网膜右静脉
肠系膜下静脉
降结肠

直肠上静脉

图 9-12　肝门静脉(自于频,1997)

2. 血管分布规律

人体除角膜、毛发、指甲、趾甲、牙质等处无血管外，血管遍布全身，其分布主要规律如下。

（1）对称性分布 身体左右对称部分的血管分布通常也具有对称性。

（2）与功能相适应 血管分布与器官功能相适应，在容易受牵引或压迫的关节附近和经常变换形状的胃、肠等器官，血管多吻合成网或弓；代谢旺盛的内分泌腺，血管分布丰富；具泌尿功能的肾，其血管口径较一般脏器粗大。

（3）与神经伴行 动脉、静脉常与神经伴行，并由结缔组织包裹形成血管神经束，此束行径多与骨的长轴平行，一般位于四肢的内侧或关节屈侧。

（4）最短距离分布 动脉从主干分支后，常以最短距离到达所分布器官，但少数动脉以较长的行程分布到远方的器官，是由于胚胎后期器官移行造成的，如睾丸动脉。

三、淋巴系统的结构及分布

淋巴系统是循环系统的一个组成部分，由淋巴器官、散在的淋巴组织、各级淋巴管道及其内流动的淋巴液构成。淋巴器官、淋巴组织见第 14 章免疫系统，淋巴液见本章第四节。

淋巴管（lymphatic vessel）是输送淋巴液的管道，可分为毛细淋巴管、集合淋巴管、淋巴干和淋巴导管。

（1）毛细淋巴管 毛细淋巴管是淋巴管道的起始段，以膨大的盲端起始于组织间隙，彼此吻合成网。管壁由一层内皮细胞构成，无基膜和周细胞，内皮细胞间呈覆瓦状邻接，细胞间隙有 0.5 μm，允许液体通过间隙流入毛细淋巴管，但不能倒流。由于毛细淋巴管的通透性比毛细血管大，所以一些不能进入毛细血管的蛋白质、细菌和癌细胞等物质较易进入毛细淋巴管。一般毛细淋巴管直径比毛细血管大，为 0.01～0.2 mm。全身除脑、脊髓、软骨、内耳、角膜、晶状体、脾髓、骨髓外，都有毛细淋巴管的分布。

（2）集合淋巴管 由毛细淋巴管汇集形成集合淋巴管，常称淋巴管。管壁结构近似小静脉，但薄，有平滑肌，可以收缩。具有大量的向心方向的瓣膜防止淋巴逆流，瓣膜附近管腔略扩张呈窦状，使充盈的淋巴管外观呈串珠状。在集合淋巴管沿途有淋巴结介入，经输入淋巴管进入淋巴结，再经输出淋巴管导出。淋巴管分深、浅两种，浅淋巴管行于皮下组织，多与浅静脉伴行；深淋巴管多与深部的血管神经束伴行，与浅淋巴管间存在广泛的交通吻合支。

（3）淋巴干 全身各部的浅、深淋巴管在向心行程中经过一系列的淋巴结，其最后一群淋巴结的输出管汇合成较大的淋巴管称为淋巴干。全身共有 9 条淋巴干：头颈部的淋巴管汇合成左、右颈干，上肢及部分胸腹壁的淋巴管汇合成左、右锁骨下干，部分胸腹壁的淋巴管汇合成左、右支气管纵隔干，腹腔消化器官及脾被膜处的淋巴管汇合成一条肠干，下肢、盆部、腹腔部分脏器及部分腹壁的淋巴管汇合成左、右腰干（图 9-13）。

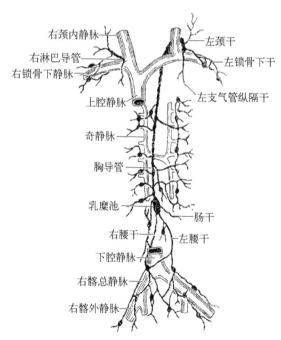

图 9-13 淋巴干与淋巴导管（自于频，1997）

（4）淋巴导管 全身的 9 条淋巴干汇合成两条最大的淋巴管，称为**淋巴导管**（lymphatic duct）：胸导管和右淋巴导管（图 9-13）。淋巴导管管壁结构近似大静脉，但更薄，三层膜的区分不清楚。**胸导管**（thoracic duct）是全身最长最粗的淋巴导管，长 30～40 cm，管径约 3 mm，管腔内瓣膜较少。胸导管起于乳糜池，注入左静脉角。乳糜池为一膨大的囊状结构，由肠干和左、右腰干汇合而成，常位于第一腰椎前方。在注入静脉角之前，胸导管还收纳左颈干、左锁骨下干和左支气管纵隔干回流的淋巴，因此胸导管收集全身 3/4 的淋巴：左侧上半身和整个下半身。右淋巴导管为一短干，长 1～1.5 cm，由右颈干、右锁骨下干和右支气管纵隔干汇合而成，注入右静脉角，收集全身 1/4，即右侧上半身的淋巴。

第二节　心　脏　生　理

一、心肌细胞的生物电现象

心肌细胞可分为工作细胞和自律细胞两类。工作细胞是构成心房壁和心室壁的普通心肌细胞,含有丰富的肌原纤维,具有兴奋性、传导性和收缩性,执行收缩功能。自律细胞是组成心特殊传导系的心肌细胞,肌原纤维含量很少,基本丧失收缩能力,具有兴奋性、传导性和自律性,主要是产生和传播兴奋、控制心节律性活动。

(一)工作细胞的生物电现象

1. 静息电位

人和哺乳类动物心室肌细胞的**静息电位**(resting potential,RP)约-90 mV,其形成机制与神经纤维的RP 相似,主要由 K^+ 外流形成的。

2. 动作电位

心室肌细胞的**动作电位**(action potential,AP)与神经纤维的动作电位明显不同:复极化持续时间长,导致动作电位的升支与降支不对称。通常将心室肌细胞动作电位分成 0、1、2、3、4 五个时期(图 9-14)。

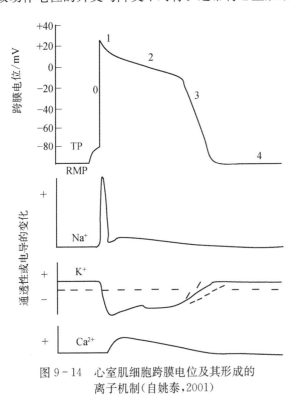

图 9-14　心室肌细胞跨膜电位及其形成的
离子机制(自姚泰,2001)

RMP. 静息膜电位　TP. 阈电位

(1)去极化过程(0 期)　此期与神经纤维的去极化机制一样。心室肌细胞受到适宜刺激时,引起部分电压门控 Na^+ 通道开放和少量 Na^+ 内流,使膜**去极化**。当去极化达到阈电位水平(-70 mV)时,大量 Na^+ 通道被激活,Na^+ 顺电位梯度和化学浓度梯度流入膜内,使膜内电位迅速上升到约$+30$ mV,接近 Na^+ 平衡电位,形成动作电位的上升支(0 期)。此期持续时间短,仅 $1\sim2$ ms,去极化速度快,幅度可达 120 mV,速率可达 $200\sim300$ V/s。决定 0 期去极化的 Na^+ 通道是一种快通道,激活开放速度和激活后失活关闭的速度均很快。在阈电位水平附近,Na^+ 通道激活开放,开放时间仅为 1 ms 左右,当膜去极化到 0 mV 左右时,部分 Na^+ 通道开始失活。快 Na^+ 通道可被**河豚毒**(tetrodotoxin,TTX)选择性阻断而失活。凡是由快 Na^+ 通道开放引起快速去极化的心肌细胞都称**快反应细胞**,如心室肌细胞、心房肌细胞和浦肯野细胞。

(2)复极化过程　从 0 期去极化结束到恢复至静息电位的过程称**复极化**过程,心室肌细胞复极化过程分为 1、2、3、4 四个时期,历时 $300\sim400$ ms。

1)1 期(快速复极初期)　心室肌细胞膜电位由$+30$ mV 快速下降至 0 mV 左右,形成复极化 1 期,历时约 10 ms。0 期去极化和 1 期复极化速度都很快,记录图形呈尖峰状,合称**锋电位**(spike)。1 期复极化是由 K^+ 外流形成的。

2)2 期(缓慢复极期、平台期)　此期膜电位下降极缓慢,基本停滞于 0 mV 左右,记录曲线比较平坦,因而称**平台期**(plateau),持续 $100\sim150$ ms。平台期是心室肌细胞动作电位持续时间较长的主要原因,也是区别于神经纤维和骨骼肌纤维动作电位的主要特征。

形成平台期的离子机制比较复杂。心室肌细胞膜上除了有 K^+ 通道之外,有一种 Ca^{2+} 通道,其激活的阈电位为-40～-30 mV,0～10 mV 时激活的最多,产生的 Ca^{2+} 内向电流最大。这种 Ca^{2+} 通道的激活、失活和复活都慢,经它进行的 Ca^{2+} 跨膜内流起始慢,开放后持续时间长,称为 **L**(long-lasting)**型 Ca^{2+} 通道**。L 型 Ca^{2+} 通道可被锰(Mn^{2+})和多种 Ca^{2+} 通道阻断剂(如维拉帕米)阻断,但对阻断快 Na^+ 通道的河豚毒不敏感。因此,在平台期既有 K^+ 外流,也有 Ca^{2+} 内流,二者基本保持平衡,因此膜电位稳定在 0 mV 左右,形成所谓的"平台期"。随后,Ca^{2+} 通道逐渐失活,K^+ 外流逐渐增加,膜电位随之下降而缓慢复极化,形成平台期晚期。

3)3 期(快速复极末期)　此期膜电位由平台期的 0 mV 左右迅速恢复到-90 mV,完成复极化过程,历时 100～150 ms。2 期与 3 期之间无明显界限。3 期复极是由于 L 型 Ca^{2+} 通道关闭,Ca^{2+} 内流停止,而 K^+ 外流进一步增加所致。

心室肌细胞膜上的 K^+ 通道有 2 种亚型,静息状态、动作电位平台期开放的 K^+ 通道和复极化 1 期开放的 K^+ 通道是 2 种不同亚型 K^+ 通道。

4)4 期(完全复极期,或静息期)　在复极化 3 期结束后,心室肌细胞的膜电位虽稳定在-90 mV,但在形成动作电位过程中进入细胞内的 Na^+、Ca^{2+} 和流出细胞外的 K^+ 所造成的细胞内外离子分布的改变并未恢复。因此,4 期内并不"静息",而是 Na^+ 泵、Ca^{2+} 泵活动加强的时期,将动作电位过程中进入胞内的 Na^+、Ca^{2+} 泵出胞外,流出膜外的 K^+ 泵入胞内。

心房肌细胞动作电位的形状、形成机制与心室肌细胞的相似,但动作电位时程较短,历时仅 150 ms 左右。

(二) 自律细胞的生物电现象

自律细胞与工作细胞跨膜电位的最大区别是在动作电位的 4 期。工作细胞 4 期的膜电位是基本稳定的,没有外来刺激不产生动作电位。而自律细胞在动作电位 3 期复极末达最大值(最大复极电位)之后,4 期膜电位并不稳定在这一水平,而是立即自动去极化,当去极化达到阈电位水平后,引发新的动作电位。这种 4 期自动去极化是自律细胞产生自动节律性兴奋的基础。不同类型自律细胞 4 期自动去极化的速度、离子基础和机制有所不同。

下面以窦房结自律细胞(P 细胞)为例说明之。

窦房结 P 细胞与心室肌细胞相比,其特点有:最大复极电位(-70 mV)和阈电位(-40 mV)均较低;0 期去极化幅度低(仅 70 mV)、速度慢(约 10V/s)、时程长(7 ms左右),0 期只去极化到 0 mV 左右,无明显的极化倒转;无明显的复极 1 期和 2 期;4 期膜电位不稳定,最大的特点是自动去极化,当去极化到阈电位时,便引发动作电位(图 9-15)。

(1) 去极化过程(0 期)　当膜电位由最大复极电位(-70 mV)自动去极化达到阈电位(约-40 mV)水平时,激活膜上的 L 型 Ca^{2+} 通道,引起 Ca^{2+} 内流(注意:这是与心室肌细胞去极化机制的不同之处),导致 0 期去极化。由于 L 型 Ca^{2+} 通道的激活和失活都较缓慢,所以 P 细胞的 0 期去极化过程比较缓慢,持续时间较长。这种由慢 Ca^{2+} 通道开放引起缓慢去极化的心肌细胞称为**慢反应细胞**,如窦房结 P 细胞、房室交界细胞。由于它们又是自律细胞,故又称之为**慢反应自律细胞**。

(2) 复极化过程(3 期)　　P 细胞 0 期去极化达到

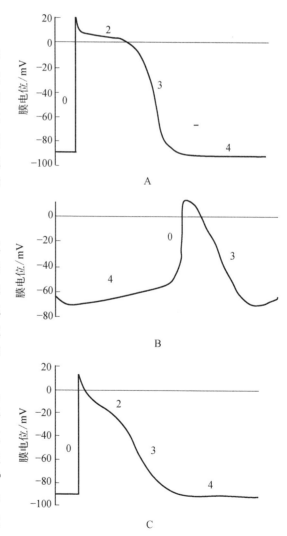

图 9-15　心室肌细胞(A)、窦房结 P 细胞(B)和心房肌细胞(C)的动作电位(自伯恩,1986)

B 的扫描速度为 A、C 的一半

0 mV左右时,L型Ca^{2+}通道逐渐失活,Ca^{2+}内流减少,而K^+通道被激活,K^+外流增加,导致3期复极化。由于P细胞膜上只有一种K^+通道,膜对K^+的通透性相对较低,其最大复极化电位显著低于K^+平衡电位。

（3）4期自动去极化　　P细胞4期自动去极化是由K^+外流逐渐减弱和Ca^{2+}内流逐渐增强引起的。当P细胞复极化至接近最大复极化电位时（−60 mV）,K^+通道逐渐失活,导致K^+外流逐渐衰减,终使Ca^{2+}内流超过了K^+外流而形成4期自动去极化。

二、心肌的生理特性

心肌细胞具有兴奋性、自律性、传导性和收缩性四种基本生理特性,其中,兴奋性、自律性和传导性是以生物电活动为基础的,属于电生理特性;收缩性是以收缩蛋白的活动为基础的,是心肌的一种机械特性。

（一）兴奋性

1. 影响兴奋性的因素

（1）静息电位与阈电位之间的差值　　静息电位（自律细胞为最大复极化电位）绝对值增大或阈电位水平上移,都会导致二者之间的差值增大,使引起兴奋所需的刺激强度增大,兴奋性降低。反之,二者之间的差值减小,兴奋性就会增高。乙酰胆碱通过M受体可激活K^+通道,使膜对K^+通透性增加,促进K^+外流,细胞膜发生超极化,兴奋性降低。奎尼丁可抑制Na^+通道的激活过程,使阈电位上移,心肌兴奋性降低;低血钙时阈电位降低,导致兴奋性升高。

（2）离子通道的性状　　引起0期去极化的Na^+通道和Ca^{2+}通道都有静息、激活和失活三种功能状态和复活过程,但处于何种状态,取决于当时的膜电位水平以及有关的时程,即这些通道的功能状态改变具有电压依从性和时间依从性。当膜电位处于静息电位水平（−90 mV）时,Na^+通道处于静息状态,当膜电位去极化至阈电位水平（−70 mV）时,Na^+通道被激活而产生动作电位。激活的Na^+通道迅速失活,待膜复极化至−60 mV或更负时才开始复活,因此,复极化至−70 mV时不产生动作电位。可见,Na^+通道是否处于静息状态,是快反应心肌细胞该时刻是否具有兴奋性的前提。慢反应心肌细胞的兴奋性取决于L型Ca^{2+}通道的功能状态。L型Ca^{2+}通道的激活、失活和复活的速度均较慢,其激活的阈电位约在−40 mV,直至−10 mV才开始失活,复活需要待膜电位完全复极化后才开始。钠通道或钙通道的状态还受许多药物的影响,使之激活或失活,这是各种抗心律失常药物发挥作用的基础。

2. 兴奋性的周期性变化

与神经细胞相似,心肌细胞在一次兴奋过程中,兴奋性也发生一系列的周期性变化,但没有低常期（图9-16）。

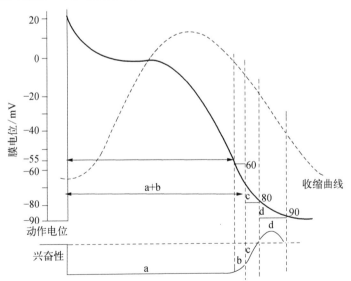

图9-16　心室肌动作电位期间兴奋性变化（自朱文玉,2003）
a. 绝对不应期　b. 局部兴奋期　a＋b. 有效不应期　c. 相对不应期　d. 超常期

（1）有效不应期　　心肌细胞受到刺激发生兴奋时，从动作电位 0 期去极化开始到 3 期复极化至 $-55\ mV$，这段时间因膜的兴奋性完全丧失，对任何刺激都不产生反应，称为**绝对不应期**。这是由于膜电位过低，Na^+ 通道处于完全失活的状态。膜电位从 $-55\ mV$ 复极化到 $-60\ mV$ 这段时间内，由于 Na^+ 通道刚开始复活，若给予一个足够强度的刺激可引起少量 Na^+ 通道开放，产生局部兴奋，但没恢复到可被激活的静息状态而不能产生动作电位，称为**局部兴奋期**。从动作电位 0 期去极化开始到 3 期复极化至 $-60\ mV$ 这段时间，因心肌不能产生新的动作电位称为**有效不应期**（effective refractory period）。

（2）相对不应期　　3 期复极化到膜电位为 $-60\sim-80\ mV$ 时，若给予心肌细胞一个阈刺激，仍不能产生新的动作电位，但给予一个阈上刺激可产生一次新的动作电位，称为**相对不应期**。原因是此时已有相当数量的 Na^+ 通道复活至静息状态，但仍未达到静息电位时的水平，兴奋性仍低于正常水平。

（3）超常期　　3 期复极化到膜电位为 $-80\sim-90\ mV$ 时，由于 Na^+ 通道已基本复活，而此时膜电位与阈电位之间的差距较小，心肌兴奋性高于正常，称为**超常期**。此期内给予心肌一个适宜的阈下刺激也能引起一个新的动作电位。

复极完毕，膜电位和兴奋性恢复到静息水平。在 4 期恢复期中参与细胞膜内外离子分布恢复的是 Na^+ 泵和 Ca^{2+} 泵，不出现神经纤维那种只有 Na^+ 泵参与引起的超极化而形成的低常期。

（二）自动节律性

自动节律性（autorhythmicity）是指心肌在没有外来刺激的情况下自动发生节律性兴奋的特性，简称**自律性**。正常情况下，心肌组织自动兴奋的节律都较规则，而自动节律性兴奋的频率则常发生变化。

1. 心脏的起搏点

心脏特殊传导系统的自律细胞的自律性存在等级差异，每分钟自动兴奋的频率，窦房结 P 细胞最高，约为 100 次，依次为房室交界约 50 次、房室束约 40 次、末梢浦肯野纤维网最低约 25 次。心房和心室按当时自律性最高的兴奋频率搏动。正常情况下，窦房结的自律性最高，对心脏兴奋起主导作用，是心脏兴奋的正常开始部位，称为**正常起搏点**，所形成的心脏节律称为**窦性节律**（sinus rhythm）。窦房结之外的其他自律组织在正常情况下并不自动产生兴奋，只起兴奋传导作用，称为**潜在起搏点**（latent pacemaker）。当潜在起搏点自律性增高并超过窦房结而控制部分或整个心脏的活动时，这些异常起搏部位称为**异位起搏点**（ectopic pacemaker）。

窦房结对潜在起搏点的控制是通过抢先占领和超速驱动压抑来实现的。

（1）抢先占领　　窦房结的自律性高于其他潜在起搏点，当潜在起搏点 4 期自动去极化尚未达到阈电位水平时，已被窦房结传来的冲动所激动而产生动作电位。这种抢先占领使潜在起搏点自身的自律性无法表现出来。

（2）超速驱动压抑　　当自律细胞在受到快于其固有自律频率的刺激时，按外加的刺激频率发生兴奋称为**超速驱动**。在外加超速驱动停止后，自律细胞不能立即呈现其固有的自律性活动，需经一段静止期后才逐渐恢复其自律性，称为**超速驱动压抑**（overdrive suppression）。窦房结可通过超速驱动压抑机制直接抑制自律性较低的潜在起搏点的自律性。超速驱动压抑具有频率依赖性，即超速驱动压抑的程度与两个起搏点自动兴奋频率的差别成正比，频率差别越大，压抑效应越强，超速驱动中断后停搏的时间也越长。因此，当窦房结兴奋停止或传导受阻时，首先由自律性相对较高，受超速驱动压抑较轻的房室交界代替窦房结成为起搏点。超速驱动压抑的生理意义是当发生短时间的窦性频率减慢时，潜在起搏点的自律性不会立即表现出来，以利于防止异位搏动。超速驱动压抑的产生与细胞膜上 Na^+-K^+ 泵活动增强有关。当自律细胞受到超速驱动时每分钟内产生的动作电位数目增多，导致单位时间内 Na^+ 内流和 K^+ 外流的量均增加，Na^+-K^+ 泵活动就增强，产生的外向泵电流增大，使细胞膜超极化，自律性降低。当超速驱动停止后，增强的 Na^+-K^+ 泵活动要继续维持一段时间才恢复到静息水平，而使自律细胞出现短时间的压抑。因此，在心脏人工起搏的情况下，若需暂时中断起搏器工作时，不应突然终止而应逐渐降低起搏器的频率，然后再终止，否则将导致患者心搏骤停而危及生命。

2. 影响自律性的因素

自律细胞自动兴奋是通过 4 期自动去极化使膜电位从最大复极电位达到阈电位水平引起的，因此自律性的高低主要取决于 4 期自动去极化的速度，以及最大复极电位与阈电位之间的差距。

（1）最大复极电位与阈电位之间的差距　　最大复极电位的绝对值减小，或阈电位水平下移，都会使二者间的差距缩小,自动去极化达到阈电位水平所需的时间缩短,自律性增高;反之,则自律性降低。迷走副交感神经兴奋时释放乙酰胆碱使窦房结自律细胞膜上的 K^+ 通道激活,在复极 3 期 K^+ 外流增加,导致最大复极电位的绝对值增大,使自律性降低,心率减慢。

(2)4 期自动去极化的速度   4 期自动去极化的速度增快,达到阈电位所需的时间就缩短,单位时间内发生兴奋的次数就增多,自律性增高;反之,自律性降低。

交感神经兴奋释放去甲肾上腺素可促进窦房结 P 细胞的 Ca^{2+} 通道开放的更多, Ca^{2+} 内流增多,4 期自动去极化速度加快,自律性增高。迷走副交感神经兴奋时释放乙酰胆碱使窦房结 P 细胞 4 期膜对 K^+ 的通透性增大, K^+ 外流增多,使 Ca^{2+} 内流超过 K^+ 外流的时间延长,自动去极化到阈电位的时间延长,自律性降低。

(三)传导性

心肌细胞具有传导兴奋的能力称**传导性**(conductivity),其高低可用兴奋的传播速度来衡量。

1. 兴奋在心脏的传导

兴奋在心脏内通过特殊传导系统经过有序的扩布到达心房、心室,心房、心室的兴奋以局部电流的形式通过闰盘这些低电阻通道直接扩布至相邻的细胞,实现心肌细胞的同步活动,使整个心室或整个心房构成一个**功能性合胞体**(functional syncytium)。

不同心肌细胞的传导性高低不等。普通心房肌的传导速度较慢,约为 0.4 m/s,而心房中一些小肌束组成的"优势传导通路"传导速度较快,为 1.0~1.2 m/s,窦房结的兴奋可沿这些通路很快传到房室交界,约耗 0.06 s。房室交界的细胞传导性较低,其中结区传导最慢,速度仅 0.02 m/s(图 9-17)。人类的房室交界区约 2.2 mm 长,兴奋在此处传导耗时达 0.1 s。兴奋在房室交界区传导速度缓慢而使兴奋在此延搁一段时间的现象称**房室延搁**(atrioventricular delay),其意义是使心室的收缩必定发生在心房收缩完毕之后,而不会发生房室收缩重叠,有利于心室充盈和射血。这也使得房室结成为传导阻滞的好发部位,房室传导阻滞是临床上极为常见的一种心律失常。

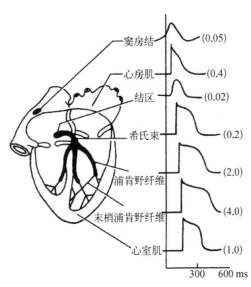

图 9-17 心脏各部分心肌细胞的兴奋传导速度
(单位:m/s)(自朱文玉,2003)

心室内传导系统的传导速度最快,为 2~4 m/s,兴奋从房室束传到浦肯野纤维末端历时约 0.03 s。心室肌的传导速度约为 1 m/s,兴奋由心内膜表面沿螺旋排列的心室肌传至心外膜表面约需 0.03 s。由于末梢浦肯野纤维呈网状分布于心室壁,使房室交界传入心室的兴奋能迅速传遍左、右心室,耗时约 0.06 s,保证全部心室肌几乎完全同步收缩,产生很好的射血效果。

2. 影响传导性的因素

心肌传导性的高低取决于心肌细胞的结构特点和电生理特性。

(1)结构因素   肌细胞的直径是决定传导性的主要结构因素,细胞直径越大,细胞的电阻就越小,传导速度越快;反之亦然。心房肌、心室肌和浦肯野细胞的直径大于窦房结和房室交界的细胞,其中,末梢浦肯野纤维细胞的直径最大,牛的浦肯野纤维细胞直径可达 70 μm,兴奋传导速度最快;窦房结细胞直径较小,5~10 μm,传导速度较慢;结区细胞直径更小,仅 3 μm,传导速度最慢。另外,房室交界细胞间缝隙连接的通道数目较少,纵向细胞内电阻较大,局部电流难以从一个细胞进入相邻细胞,因此传导速度很慢。在心肌细胞缺血受损、细胞内 Ca^{2+} 或 H^+ 浓度过高时,细胞间的缝隙连接可以关闭,使兴奋的传导明显减慢。

(2)生理因素   心肌细胞的电生理特性是影响心肌传导性的主要因素。电生理特性包括动作电位 0 期去极化的速度、幅度,膜电位水平,兴奋传导时邻近未兴奋区肌膜的兴奋性等。这些生理因素的改变均会影响传导性。

（四）收缩性

心肌细胞发生兴奋后,通过兴奋-收缩偶联引起细胞内肌丝相对滑行,造成心肌纤维缩短的特性,称心肌**收缩性**(contractility)。心肌细胞收缩机制与骨骼肌细胞收缩相似,但有自己的特点。

(1) 对细胞外液 Ca^{2+} 的依赖性　　骨骼肌细胞触发肌肉收缩的 Ca^{2+} 来自肌质网内 Ca^{2+} 的释放。心肌细胞的肌质网不如骨骼肌发达,储 Ca^{2+} 量少,在收缩过程中有赖于细胞外的 Ca^{2+} 内流。

动作电位平台期,细胞外的 Ca^{2+} 通过 L 型 Ca^{2+} 通道流入细胞内,使细胞质内 Ca^{2+} 浓度增高,触发肌质网释放大量的 Ca^{2+} ,在短时间内可使肌质内的浓度升高约 100 倍,从而发动心肌收缩。这种由少量 Ca^{2+} 内流引起细胞内 Ca^{2+} 库释放大量 Ca^{2+} 的过程称为**钙触发钙释放**。心肌收缩结束后通过三种机制使心肌细胞内的 Ca^{2+} 浓度恢复到静息水平:肌质网上的 Ca^{2+} 泵主动回收 Ca^{2+} 进入肌质网(80%~90%),细胞膜上的 Na^+-Ca^{2+} 交换体将 Ca^{2+} 排出细胞外,细胞膜上的 Ca^{2+} 泵可将少量 Ca^{2+} 主动排出细胞,后两者约占 10%~20%。胞质 Ca^{2+} 浓度下降,使心肌细胞得以舒张。

(2) "全或无"式收缩　　一个骨骼肌细胞产生的兴奋不能扩布到其他肌细胞,多个骨骼肌细胞的同步收缩是由支配该骨骼肌的那些运动神经纤维同步发放神经冲动引发的。由于心肌细胞之间存在缝隙连接,兴奋可以在细胞间迅速传播,使整个心房或心室的所有心肌细胞几乎同步发生收缩,整个心房或整个心室构成一个功能合胞体。对心室来说,阈下刺激不能引起心室肌收缩,而当刺激强度达到阈值后,所有心室肌细胞几乎同步收缩称"全或无"式收缩。

(3) 不发生完全强直收缩　　由于心肌细胞兴奋后有效不应期特别长,相当于整个心肌细胞的收缩期和舒张早期,因此心肌不可能在收缩期内再接受刺激产生收缩,即心肌不会发生完全强直收缩。这一特性使心肌在一次收缩后必定跟随一段时间的舒张期,从而保证心脏的血液回心充盈,以实现心脏的泵血功能。

(4) 可发生期前收缩　　如果在心房肌或心室肌的有效不应期之后、下一次窦房结兴奋达到之前,心房或心室受到一次内源性(如缺血、炎症等)或外源性(如电击等)刺激,可产生一次提前出现的兴奋和收缩分别称期前兴奋和**期前收缩**(premature systole)。期前兴奋也有自己的有效不应期。当紧接在期前兴奋之后的那次窦房结兴奋传到心房或心室时,如果落在期前兴奋的有效不应期内,不能引起心房或心室新的兴奋和收缩,形成一次兴奋和收缩的"脱失",需待下一次窦房结的兴奋到来才能引起心房或心室兴奋和收缩。因此,在一次期前收缩之后往往出现一段较长时间的心室舒张期称为**代偿间歇**(compensatory pause)(图9-18)。如果窦性心率较慢,下一次窦房结的兴奋在期前兴奋的有效不应期结束后才传到心室,则可引起心室一次新的兴奋和收缩而不出现代偿间歇。

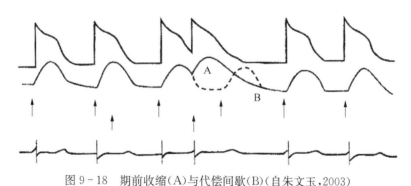

图 9-18　期前收缩(A)与代偿间歇(B)(自朱文玉,2003)
上曲线:心室肌细胞动作单位　中曲线:心室舒缩曲线　下曲线:体表心电图
上排箭头:窦房结冲动　下排箭头:人工刺激

三、理化因素对心肌生理特性的影响

1. K^+

在细胞外 K^+ 浓度逐步升高的过程中,心肌细胞(主要是快反应细胞)的兴奋性将出现先升高后降低的双相变化:细胞外 K^+ 浓度轻度升高时,膜内外的 K^+ 浓度梯度减小,根据 Nernst 公式(见第4章神经和肌肉生理),静息电位的绝对值减小,与阈电位之间的差距缩小,兴奋性增高;如果细胞外 K^+ 浓度显著升高,会导致静息电位绝对值过小,在膜内约为$-55\sim-60$ mV 时,Na^+通道将失去活性,结果兴奋性丧失。

因为细胞外 K^+ 和 Ca^{2+} 有竞争性抑制作用,胞外 K^+ 浓度升高使动作电位 2 期的 Ca^{2+} 内流减少,从而也降低心肌的收缩性。有一经典的生理学实验——蟾蜍离体心脏灌流,用任氏液灌流离体蟾蜍心脏,记录其收缩曲线。向灌流液中加入适量的 KCl 时,心肌的收缩力会越来越小,如果加的 KCl 较多,心肌会停止在舒张状态。临床输液时,如果输入的液体中有 K^+ 的话,应该严格注意 K^+ 的输入量和输入速度。

2. Ca^{2+}

胞外 Ca^{2+} 浓度升高使 2 期缓慢复极过程中 Ca^{2+} 内流量增多,使心肌兴奋-收缩偶联活动增强,从而使心肌收缩性显著增强。如果胞外 Ca^{2+} 浓度过高,将引起心肌收缩的"钙僵"现象,即处于持续缩短状态。离体蟾蜍心脏灌流实验很容易观察到这一现象。

胞外 Ca^{2+} 浓度降低对心肌生理特性的影响基本上与增高时相反。由于 Ca^{2+} 内流减少,心肌收缩力减弱。

3. Na^+

Na^+ 是形成动作电位的重要离子。但是,心肌细胞对胞外 Na^+ 浓度的变化并不敏感,只有在胞外 Na^+ 浓度发生较大变化时,才对心肌生理特性有影响。由于正常生理状态下胞外 Na^+ 浓度变化不大,因此对心肌生理特性的影响较小。但若胞外 Na^+ 浓度过高,会使心肌收缩力减弱。

四、心脏的泵血功能

心脏不停地将压力很低的静脉中血液抽吸进来,并将其射到压力较高的动脉内,这一活动同水泵相似,故称**心泵**。心脏泵血活动是心脏有节律地收缩和舒张交替的周期性活动,引起心腔内压周期性变化,以及由此而导致心瓣膜规则地开启和关闭,促使血液沿单一方向循环流动。

(一)心动周期

心脏一次收缩和舒张构成一个机械活动周期称为**心动周期**(cardiac cycle),其长短与心率有关。每分钟心动周期的次数称**心率**(heart rate)。正常人安静状态时的心率为 $60\sim100$ 次/min,平均约 75 次/min。在一个心动周期中,心房和心室的机械活动均可分为收缩期和舒张期。以成人平均心率 75 次/min 计算,一个心动周期为 0.8 s。其中,心房收缩期为 0.1 s、舒张期为 0.7 s,心室收缩期约为 0.3 s、舒张期约为 0.5 s。当心率增快时,心动周期缩短,则收缩期和舒张期均缩短,但以舒张期的缩短更为明显。如心率增至 120 次/min 时,心动周期为 0.5 s,心室收缩期为 0.25 s,心室舒张期也为 0.25 s;心率增至 200 次/min 时,心动周期为 0.3 s,心室收缩期为 0.16 s,而心室舒张期为 0.14 s。心房和心室的收缩不是同时进行的。按其活动次序可把心动周期分为 3 个时期:首先心房收缩,称为**房缩期**,此时心室舒张;继之两心房舒张而两心室收缩,称为**室缩期**;最后两心室舒张而心房也仍处于舒张状态,称为全心舒张期,约占 0.4 s,有利于静脉血流回心。由于射血的力量来自心室收缩,故临床上所称收缩期和舒张期一般是指心室的收缩和舒张活动。

(二)泵血过程

左、右心室的泵血过程相似,而且几乎同时进行。现以左心室为例,说明一个心动周期中心室射血和充盈的过程(图 9 - 19)。

1. 心室收缩期

根据心室内压力和容积等的变化,**心室收缩期**(ventricular systole)可分为等容收缩期和射血期,射血期又分为快速射血期和减慢射血期。

(1)等容收缩期　　心室收缩前,室内压低于主动脉压和房内压,此时主动脉瓣关闭而房室瓣开放,血液由心房流入心室,心室容积最大。心房收缩结束后,心室开始收缩,室内压迅速升高,当室内压高于心房内压时,心室内的血液推动房室瓣关闭,由于瓣膜受腱索牵引不能翻转,可防止血液逆流入心房。此时室内压仍低于主动脉压,半月瓣还保持关闭状态,心室暂时成为一个封闭的腔。由于液体的不可压缩性,尽管心室肌在强烈收缩,心室容积仍不变。从房室瓣关闭到主动脉瓣开启的这段时间,称为**等容收缩期**,持续约 0.05 s。当动脉血压升高或心肌收缩力减弱时,等容收缩期将延长。

（2）**快速射血期**　随着心室肌的继续收缩,心室内压继续上升,当室内压超过主动脉压时,心室的血液将半月瓣冲开,迅速射入主动脉,称为**射血期**（ejection phase）。在射血的前期,由心室射入主动脉的血液流速很快,血液量较多,约占总射血量的 2/3,这个时期称为快速射血期,历时约 0.1 s。在快速射血期,由于心室内的血液很快进入主动脉,故心室的容积明显缩小；但由于心室肌的强烈收缩,室内压可继续上升并达到峰值,主动脉压也随之升高。

（3）**减慢射血期**　随后,由于心室内血液减少以及心室肌收缩强度减弱,射血的速度逐渐减慢,因此射血期的后期称为减慢射血期,历时约 0.15 s。在减慢射血期,心室内压和主动脉压都由峰值逐渐下降。

在快速射血期的中期或稍后,心室内压已经低于主动脉压,不过此时心室内血液因具有较高的动能,仍能依其惯性作用逆压力梯度继续射入主动脉。

2. 心室舒张期

心室舒张期（ventricular diastole）按心室内压力和容积变化可分为等容舒张期和心室充盈期,后者又可分为快速充盈、减慢充盈期和心房收缩期。

（1）**等容舒张期**　射血后,心室肌开始舒张,室内压下降,主动脉内的血液向心室返流而推动半月瓣关闭。此时室内压仍高于房内压,房室瓣也仍处于关闭状态,心室再次成为一个封闭的腔。从半月瓣关闭到房室瓣开启这段时间内,心室肌舒张而心室容积并不改变,称为**等容舒张期**,持续 0.06～0.08 s。等容舒张期内室内压急剧下降。

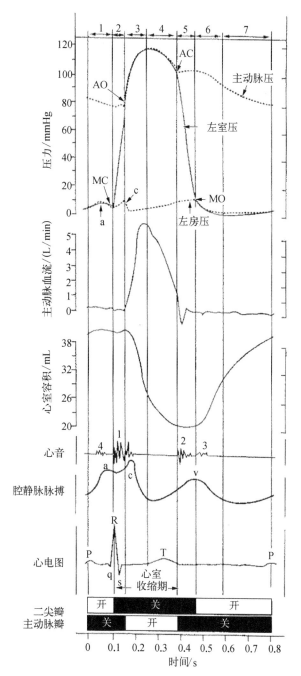

图 9-19　心动周期各时相中左心室内压力、
容积和瓣膜的变化

1. 心房收缩期　2. 等容收缩期　3. 快速射血期　4. 减慢射血期
5. 等容舒张期　6. 快速充盈期　7. 减慢充盈期
AO. 主动脉瓣开放　AC. 主动脉瓣关闭
MC. 二尖瓣关闭　MO. 二尖瓣开放
a、c、v：心动周期中三个向上的心房波

（2）**快速充盈期**　随着心室继续舒张和室内压的下降,当室内压低于心房压时,血液冲开房室瓣进入心室,心室容积增大,称为**心室充盈期**（ventricular filling phase）。心室充盈初期,血液快速流入心室,此期内进入心室的血液量约占总充盈量的 2/3,是心室充盈的主要阶段,称为**快速充盈期**,历时约 0.11 s。

（3）**减慢充盈期**　快速充盈期之后,随着心室内血液不断充盈,房室间压力梯度逐渐减小,血液以较慢的速度进入心室,心室容积进一步增大,称为**减慢充盈期**,历时约 0.22 s。减慢充盈期内仅有很少量血液从心房进入心室。

（4）**心房收缩期**　在心室舒张的最后 0.1 s,下一个心动周期的心房收缩期开始。心房收缩将少量血液射入心室,使心室充盈量进一步增加10%～30%。由于心房肌较薄,收缩时间又短,所以通过心房收缩而充盈到心室的量远不如心室舒张"抽吸"的量大。

在心脏泵血过程中,压力梯度是推动血液在心房、心室以及主动脉之间流动的主要动力,心室肌的收缩和舒张是造成室内压力变化从而导致心房与心室之间以及心室与主动脉之间产生压力梯度的根本原因,心脏瓣膜的启闭活动对室内压力的变化起着重要作用,也能保证血液沿一个方向流动。

右心室的泵血过程与左心室基本相同,但由于肺动脉内压力仅为主动脉内压力的1/6,所以在心动周期中右心室内压力的变化幅度比左心室小得多:射血时,右心室达24 mmHg,左心室达130 mmHg。

五、心输出量及其影响因素

衡量心脏泵血功能的基本指标是心脏射出的血液量。

(一) 心输出量

1. 每搏输出量和射血分数

一侧心室在一次心搏中射出的血液量称为**每搏输出量**(stroke volume),简称**搏出量**。在安静状态下,正常成年人左心室舒张末期容积约为125 mL,收缩末期容积约55 mL,两者之差70 mL(60～80 mL)就是搏出量。搏出量与心室舒张末期容积的百分比称为**射血分数**(ejection fraction),一般维持在55%～65%。

2. 每分输出量和心指数

一侧心室每分钟射出的血液总量称为每分输出量,简称**心输出量**(cardiac output),等于心率与每搏输出量的乘积。如果心率为75 次/min,搏出量为70 mL,则每分输出量为5.25 L/min。一般健康成年男性在安静状态下的搏出量为60～80 mL,心输出量为4.5～6.0 L/min,平均约为5 L/min。女性的心输出量比同体重男性的心输出量约低10%。成人在剧烈运动时,心输出量可高达25～35 L/min,全身麻醉状态下可降至2.5 L/min。以单位体表面积计算的心输出量称为**心指数**(cardiac index)。中等身材的成年人体表面积为1.6～1.7 m²,在安静和空腹情况下心输出量为5～6 L/min,所以心指数为3.0～3.5 L/(min·m²)。静息心指数随年龄增长而逐渐降低,10 岁左右的少年最高,可达4 L/(min·m²)以上,到80 岁时接近2 L/(min·m²)。

3. 心脏的做功量

心室一次收缩射血所做的外功,即心室完成一次心搏所做的机械外功称为**每搏功**(stroke work),简称**搏功**。心脏收缩射血所释放的机械能主要表现为将一定容积的血液提升到一定的压力水平而增加血液的势能,这种由于心室收缩而产生和维持一定压力(室内压)并推动血液流动(心输出量)所做的机械功称为压力-容积功。此外,射血释放的机械能还有使一定容积的血液以较快的流速向前流动而增加的血流动能。安静时,血流动能在左心室每搏功中所占比例很小,约仅1%。因此,每搏功近似于压力-容积功。常以平均动脉压代替射血期左心室内平均值,左心房平均压代替左心室舒张末期压,这样,左心室每搏功(J)=搏出量(L)×13.6(kg/L)×9.807×(平均动脉压-左心房平均压)(mmHg)×0.001。式中每搏功单位为焦耳(J),搏出量单位为升(L),汞的密度为13.6 kg/L,地球上质量为1 kg 的物体大约受9.807 牛顿(N)的重力。由于焦耳=牛顿×米,所以将 mm 乘 0.001 转化为 m。若搏出量为70 ml,平均动脉压为92 mmHg,平均心房压为6 mmHg,则每搏功为0.803 J。

每分功(minute work)是指心室每分钟内收缩射血所做的功,即心室完成每分输出量所做的机械外功。每分功等于每搏功乘以心率,心率若按75 次/min 计算,每分功则为60.2 J/min。

4. 心力储备

健康成年人静息状态下心输出量为5 L/min 左右,剧烈体力活动时心输出量可达25～30 L/min,为安静时的5～6 倍。心输出量随机体代谢需要而增加的能力称为泵功能储备或**心力储备**(cardiac reserve)。心脏每分钟能够射出的最大血量称为最大输出量,可反映心脏的健康程度。训练有素的运动员心脏最大输出量可达 35 L/min,为静息时的 7 倍,比普通正常人能更好地耐受剧烈运动。某些心脏病患者,静息时心输出量与健康人没有明显差别,尚能满足静息状态下的代谢需要,但其最大输出量低于正常人,心力储备明显降低,在运动时心输出量不能相应增加,将出现心悸、气急等症状。心力储备的大小主要取决于每搏输出量和心率能有效提高的程度。

(1) 搏出量储备　搏出量是心室舒张末期容积与收缩末期容积之差,二者都有一定的储备量,共同构成搏出量的储备。安静情况下舒张末期容积约 125 mL,由于心室不能过分扩大,一般只能达到 140 mL 左右,即舒张期储备只有 15 mL。而当心肌作最大收缩时,心室收缩末期容积可小至 15～20 mL,使搏出量增加 35～40 mL。心室作最大射血后,心室内尚剩余的血量称为余血量,安静状态下收缩末期容积与余血量之差就是收缩期储备。

(2) 心率储备　在一定范围内增快心率,使心输出量增加,可达静息状态时的 2～2.5 倍。在正常成人,能使心输出量增加的最高心率为 160～180 次/min,这是心率储备的上限。心率超过这一限度时,每搏输出量往往会明显减少,因此心输出量反而降低。在进行强烈的体力活动时,体内交感-肾上腺系统的活动增强,机体可以通过动用心率储备和收缩期储备使心输出量增加。训练有素的运动员,心肌纤维增粗,心肌收缩能力增强,射血充分,因此收缩期储备增加;同时由于运动员在安静状态下心率低于一般人,又因心肌收缩能力的增强使心室收缩和舒张的速度都明显加快,因此心率储备也增加,表现为心率可增快至 200～220 次/min 才开始出现心输出量的下降。

(二) 影响心输出量的因素

由于心输出量等于搏出量与心率的乘积,因此凡能影响搏出量和心率的因素均可影响心输出量,搏出量取决于前负荷、后负荷和心肌收缩力。

1. 前负荷

前负荷(preload)是指肌肉收缩之前遇到的阻力或负荷。前负荷使肌肉在收缩前处于某种程度的拉长状态,使肌肉具有一定的长度称为**初长度**。在完整心脏,心室肌的初长度取决于心室收缩前的容积,即心室舒张末期容积。因此,心室舒张末期容积是反映心室前负荷的良好指标。

(1) 前负荷对搏出量的影响　初长度对心肌收缩力影响的机制与骨骼肌的类似:不同的初长度可改变心肌细胞肌小节中粗、细肌丝的有效重叠程度和活化横桥的数目,使心肌收缩产生的张力发生改变。在心室最适前负荷和最适初长度时,肌小节的初长度为 2.0～2.2 μm。此时粗、细肌丝处于最佳重叠状态:所有横桥都处于能与细肌丝重叠而有可能相互作用的位置,收缩时产生的张力最大。在达到最适初长度之前,随着前负荷和肌小节初长度的增加,粗、细肌丝的有效重叠程度增加,激活时可能形成的横桥连接的数目相应增加,因此肌小节以至整个心室的收缩强度也逐渐增加。这种通过心肌细胞本身初长度的改变而引起心肌收缩强度的变化称为**异长自身调节**(heterometric autoregulation),其主要作用是对搏出量的微小变化进行精细的调节,使心室射血量与静脉回心血量之间能保持平衡,从而使心室舒张末期的容积和压力能保持在正常范围内。

与骨骼肌不同的是,心肌细胞外间质内含有大量胶原纤维,心室壁多层肌纤维的排列方向有交叉,会使心室肌的伸展性较小。当心肌处于最适初长度时,产生的静息被动张力已经很大,从而能阻止心肌细胞被继续拉长。即使前负荷很大时,心肌肌小节的初长度一般也不会超过 2.25～2.30 μm,如果强行将肌节拉伸至 2.60 μm 或更长,心肌将会断裂。心肌细胞这种抵抗被过度牵拉的特性可使心脏不至于在前负荷明显增加时出现搏出量的下降,对于维持其正常的泵血功能具有重要的意义。

(2) 影响前负荷的因素　心室在舒张末期充盈的血量是静脉回心血量与射血后心室内剩余血量的和。

1) 静脉回心血量　在大多数情况下,心输出量的变化主要是由于静脉回心血量的变化,因此静脉回心血量的多少是决定前负荷大小的主要因素。心室舒张时接受静脉回心血量的多少受心室充盈时间、静脉回流速度、心包内压和心室顺应性等因素的影响。

心室充盈时间是心室舒张期的时程与等容舒张期时程之差。当心率增快时,心室舒张期和充盈时间均缩短,心室充盈减少,使静脉回心血量降低;反之,心率减慢时,心室舒张期延长,即心室充盈期的持续时间延长,心室充盈完全,静脉回心血量增多。

静脉回流速度是静脉内血液通过心房进入心室的速度。在心室充盈时间不变的情况下,静脉回流速度越快,心室充盈量就越大,静脉回心血量增加;反之,静脉回流速度减慢,心室充盈量就减少,静脉回心血量降低。

心包有助于防止心室过度充盈。但在心包积液时,心包内压增高,可妨碍心脏充盈,使心室舒张末期容积下降,静脉回心血量减少。

2) 射血后心室内剩余血量　如果静脉回心血量不变,心室内剩余血量的增加将导致心室总充盈量的增加,搏出量也随之增加。但是,心室内剩余血量增加时,心室舒张期的压力也增高,导致静脉回心血量将有所减少,心室总充盈量不一定增加。

2. 后负荷

后负荷(afterload)是指肌肉开始收缩时才遇到的阻力或负荷,不增加肌肉的初长度,但能阻碍收缩时肌肉的缩短。对心室而言,心室射血时遇到的阻力是主动脉压,它就是后负荷。

(1) 后负荷对搏出量的影响　心室发生收缩时,在室内压达到主动脉压水平之前,心室肌不能缩短,表现为**等长收缩**(等容收缩期)。当主动脉压升高时,等容收缩期室内压的峰值必须相应增高才能冲开主动脉瓣,因此等容收缩期延长,射血期则相应缩短,同时心肌缩短的速度和幅度降低,射血速度减慢,搏出量减少。反之,主动脉压降低,则有利于心室射血。在整体条件下,正常人主动脉血压于 $80\sim170$ mmHg 变动时,心输出量无明显改变,只有当主动脉压升高到 170 mmHg 以上时,心输出量才开始下降。其原因是当动脉血压增高时,搏出量减少,左心室内剩余血量增多,而此时右心室仍能正常泵血,因此左心室舒张末期容积增大,通过异长自身调节使心肌收缩增强,搏出量增大,心室舒张末期容积也逐渐恢复。约 30 s 后,心室舒张末期容积恢复到正常水平。尽管此时主动脉压仍维持在高水平,但搏出量不再减少,这是心肌收缩能力增强的结果。

(2) 影响后负荷的因素　由于后负荷决定肌肉收缩时产生的张力大小,因此肌肉缩短前所产生的主动张力可反映后负荷的大小。可用心室射血期的室壁张力来表示心室后负荷。室壁张力与室内压力和心室半径呈正比,与室壁厚度的 2 倍成反比。在其他因素不变时,室内压越高,室壁张力越大,后负荷越高;心室半径越大,室壁张力也越大,后负荷越高。后负荷增高,心室必须增强收缩、增大张力才能射血,心肌对能量的需求增加,而外功并未因此增加,因此心脏效率下降。后负荷如果长期增高,可引起心室壁代偿性增厚,但心室半径并不增厚,有助于降低室壁张力,从而降低心肌的能量需求。

3. 心肌收缩能力

前负荷、后负荷是影响心脏泵血功能的外在因素,肌肉内部功能状态的变化也是决定肌肉收缩效果的重要因素。心肌不依赖于负荷而改变其收缩强度和速度的内在特性称为**心肌收缩能力**(myocardial contractility)。

(1) 心肌收缩能力对搏出量的影响　在完整的心脏,心肌收缩能力增强,使搏出量增加,心室泵血功能明显增加。这种通过心肌收缩能力的变化来调节搏出量的方式称为**等长自身调节**(homometric autoregulation)。

(2) 影响心肌收缩能力的因素　凡能影响心肌细胞兴奋-收缩偶联过程各个环节的因素都能影响心肌收缩能力,其中,活化横桥数和肌球蛋白 ATP 酶活性是控制收缩能力的主要因素。粗肌丝上的横桥只有与细肌丝的肌动蛋白分子结合,形成横桥连接并活化,才能导致肌丝滑行并产生张力。在一定初长度的条件下,粗、细肌丝的重叠区提供可以形成连接的横桥,但不是所有的横桥都能成为活化横桥。活化横桥数与最大横桥数的比例,取决于兴奋后胞质内 Ca^{2+} 浓度升高程度和肌钙蛋白对 Ca^{2+} 的亲和力。凡能增高兴奋后胞质内 Ca^{2+} 浓度和(或)肌钙蛋白对 Ca^{2+} 的亲和力的因素,均可增加活化横桥的比例,使心肌收缩能力增强。儿茶酚胺通过激活 β 肾上腺素能受体,增加胞质内 cAMP 的浓度使膜上的 L 型 Ca^{2+} 通道开放,促进 Ca^{2+} 内流,从而增强钙触发的钙释放,使胞质内 Ca^{2+} 浓度升高,因此心肌收缩能力增强。一些钙增敏剂(如茶碱)可以增加肌钙蛋白对 Ca^{2+} 的亲和力,使肌钙蛋白对胞质内 Ca^{2+} 的利用率增高,活化横桥数相应增多,因此心肌收缩能力增强。甲状腺素和体育锻炼都能够提高肌球蛋白 ATP 酶的活性,使心肌收缩能力增强。

4. 心率

安静时,成人心率每分钟超过100次者称心动过速,低于60次者称心动过缓。

(1)心率对心输出量的影响　　在一定范围内,心率增快可使心输出量增加,可达静息状态时的2～2.5倍。健康成人心输出量随心率加快而增多的最高心率为160～180次/min,超过该值,心室充盈时间明显缩短而使心室充盈量减少,致使搏出量减少,到搏出量仅为正常水平的一半左右时,心输出量开始下降。在心率增快但未超过上述界限时,尽管此时心室充盈时间有所缩短,但由于回心血量的绝大部分是在快速充盈期内进入心室的,因此心室充盈量以及搏出量不会明显减少,而由于心率的增加,每分输出量仍可增加。如果心率过慢,低于40次/min,此时心室舒张期过长,心室充盈早已接近最大限度,心舒期的延长已不能进一步增加充盈量和搏出量,反而因心率过慢而使每分输出量减少。

(2)影响心率的因素　　心率受神经和体液因素的控制。交感神经活动增强,循环血液中的肾上腺素、去甲肾上腺素和甲状腺素的水平增高,都可加快心率。迷走神经活动增强时,心率减慢。体温每升高1℃,心率可增加12～18次/min。

六、心音与心电图

(一)心音

在心动周期中,心肌舒缩、瓣膜启闭、血液流速改变对心血管壁的作用以及形成的涡流等因素引起的机械振动,可通过周围组织传递到胸壁,用听诊器可以在胸部听到这些振动形成的声音称为**心音**,用传感器将这些机械振动转换成电信号记录下来,得到心音图。心音发生在心动周期的一些特定时期,其音调和持续时间也有一定的特征。正常心脏在一次搏动过程中可产生4个心音,多数情况下只能听到第一心音和第二心音,在某些健康儿童和青年可听到第三心音,40岁以上的健康人可能出现第四心音。

(1)第一心音　　发生在心缩期,音调较低,为40～60 Hz,持续时间较长,为0.14～0.16 s,是心室收缩时房室瓣突然关闭、血流冲击房室瓣和动脉壁引起的振动以及产生的涡流发出的低频振动。第一心音可反映心肌收缩的强弱和房室瓣的功能状态,是心室收缩开始的标志。

(2)第二心音　　发生在心舒期,音调较高,为60～100 Hz,持续时间较短,约为0.08 s,是主动脉瓣和肺动脉瓣突然关闭,血流冲击大动脉根部引起的振动。第二心音的强弱可反映动脉压的高低及半月瓣的机能状态,是心室舒张开始的标志。

(二)心电图

在人体表面的一定部位用测量电极记录到的心脏兴奋过程中发生的电变化称为**心电图**(electrocardiogram,ECG),可以反映心脏兴奋的产生、传导和兴奋恢复过程中的生物电变化,而与心脏的机械收缩活动无直接关系。

1. 正常心电图的波形及其生理意义

心电图纸上有由横线和纵线画出的长和宽均为1 mm的小方格。通常心电图机的灵敏度和走纸速度分别设置为1 mV/cm和25 mm/s,因此纵向一小格代表0.1 mV,横向一小格代表0.04 s。从体表引导出心电的电极连接方式称为**导联**。临床常用的导联有标准导联、加压单极肢体导联和胸导联。不同导联描记的心电图,具有各自的波形特征。但基本上都包括一个P波,一个QRS波群和一个T波,有时在T波之后还可出现一个小的U波(图9-20)。

(1)P波　　反映左右两心房去极化过程,波形小而圆,历时0.08～0.11 s,幅度不超过0.25 mV。P波之前的窦房结兴奋的电变化因电位太低,在心电图上不能记录下来。

(2)QRS波群　　反映左右两心室去极化过程,有三个紧密相连的电位波:最先出现的是向下的Q波,然后是高而尖锐的向上的R波,最后是向下的S波。在不同的导联中,这三个波不一定都出现,而且各波幅度变化也较大。正常QRS波群时程为0.06～0.10 s。心室内兴奋传导异常或心脏位置改变等情况时,QRS波群将发生改变。

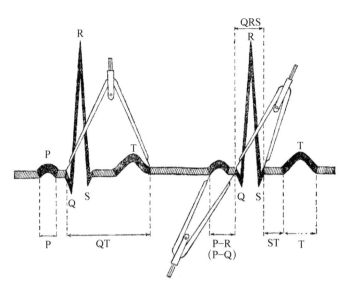

图 9-20   心电图各波及测量方法

（3）T 波   反映心室复极化过程的电变化,历时 0.05～0.25 s,幅度为 0.1～0.8 mV,一般不低于 R 波的 1/10,方向与 QRS 波群主波方向相同。T 波异常,常表示心肌缺血或损伤。

（4）U 波   T 波后 0.02～0.04 s 有时出现的一个低而宽、向上的波,波宽 0.1～0.3 s,波幅一般小于 0.05 mV,可能与浦肯野纤维网的复极化有关。

（5）PR 间期（或 PQ 间期）   指从 P 波起点到 QRS 波群起点之间的时程,正常值为 0.12～0.20 s,代表由窦房结产生的兴奋,经过心房、房室交界、房室束及其分支到心室肌开始兴奋所需的时间。PR 间期与心率有关,如心率越快,则 PR 间期越短。

PR 段是指从 P 波终点到 QRS 波群起点之间的线段,通常与基线在同一水平。原因是兴奋在通过房室交界、房室束及左、右束支和浦肯野纤维时,形成的综合电位很小,一般记录不到。

（6）QT 间期   指从 QRS 波群的起点到 T 波终点的时程,正常范围为 0.36～0.44 s,代表心室肌从去极化开始到复极化结束所经历的时间。QT 间期的长短与心率有关,心率越快,则 QT 间期越短。

（7）ST 段   指从 QRS 波群终点到 T 波起点之间的线段,一般与基线平齐,代表心室各部分心肌细胞均处于动作电位的平台期,各部分之间无电位差存在,曲线恢复到基线水平。若 ST 段偏离基线,超过一定范围,常表示心肌有损伤或冠状动脉供血不足。

2. 心电图与心肌细胞动作电位的关系

心肌细胞的生物电变化是心电图产生的根源,但是心电图的记录曲线与单个心肌细胞的生物电变化曲线有明显的区别。其原因如下。

心肌细胞的电变化是单个心肌细胞在静息或兴奋时膜内外的电位差及其变化;而心电图反映的则是整个心脏在兴奋过程中的综合电变化,心电图上每一瞬间的电位数值都是很多心肌细胞膜外电位变化在体表的综合反映。

用细胞内电极记录心肌细胞的电位变化时,在同一个细胞记录到的图形是恒定的;而心电图的记录电极放置在身体表面的不同部位所记录的心电图波形是不同的。

第三节   血 管 生 理

一、血流与血压

血液在血管系统中流动的力学属于血流动力学,主要研究血流量、血流阻力和血压之间的关系。由于血管是具有可扩张性的弹性管道而不是硬质的管道系统,血液是含有血细胞和胶体等物质的液体而不是理想流体,血流速度又受心脏舒缩活动的影响,因此血流动力学除服从流体力学的一般规律外,还有其自身的特点。

1. 血流量

单位时间内流过血管某一横截面的血量称为**血流量**（blood flow），也称**容积速度**（volume velocity），单位为 mL/min 或 L/min。血流量（Q）与血管两端的压力差（ΔP）成正比，与血流阻力（R）成反比，即 $Q=\Delta P/R$。在封闭的管道系统中，任一截面的流量都是相等的，因此在整个循环系统中，各段血管的血流量都相等，都等于心输出量。

血液在血管中流动有**层流**（laminar flow）和**湍流**（turbulence）两种形式。层流是指液体各质点的流动方向都一致，与血管的长轴平行，而各质点的流动速度不一，在血管轴心的流速最快，越靠近管壁越慢。最快速度约为平均速度的 2 倍。当血液在小血管内以层流的方式流动时，红细胞有向中轴部位移动的趋势，称为轴流，原因是轴心处的血液流速快、压强低。但在较粗的血管中层流的速度梯度较小，所产生的轴向集中力量不足以使红细胞移向中心部位，因此轴流一般不发生于直径大于 1 mm 的血管。当血液的流速加快到一定程度后，各个质点的流动方向不再一致，出现漩涡，称为湍流。在血流速度快、血管口径大、血液黏度低的情况下易产生湍流。在血流遇到障碍，或血液流经血管分叉处和粗糙面时，也易产生湍流。

2. 血流速度

血液在血管内流动的直线速度，即单位时间内一个质点在血流中前进的距离称为**血流速度**，通常以 cm/s 或 m/s 表示。血流速度与血流量成正比，与血管的横截面积成反比（图 9-21）。由于主动脉的横截面积最小、毛细血管的最大，所以血流速度在主动脉最快，约 20 cm/s，在毛细血管最慢，约 0.02 cm/s。由于血液在血管中流动有层流现象，所以血管中血流速度以轴心处最快。血流速度越快，层流现象越明显。

3. 血流阻力

血液在血管内流动所遇到的阻力称为**血流阻力**，是由血液流动时血液与血管壁、血液内部之间的相互摩擦而产生的。正常时，血流阻力中主动脉及大动脉约占 9%，小动脉及其分支约占 16%，微动脉约占 41%，毛细血管约占 27%，静脉系统约占 7%，因此小血管（小动脉和微动脉）是产生阻力的主要部位。生理学上常把心脏和大血管称为循环系统的"中心"部分，小血管则是"外周"部分，因此小血管阻力称为**外周阻力**。根据泊肃叶定律 $Q=\pi\Delta Pr^4/8\eta L$ 和欧姆定律 $Q=\Delta P/R$ 得出血流阻力为 $R=8\eta L/\pi r^4$，式中，η 为血液黏滞度，L 为血管长度，r 为血管半径，影响血流阻力的主要因素是血管半径和血液黏滞度。血液黏滞度常用相对黏度，以水的黏度为 1，则全血的黏滞度为 4.1～4.6，血浆的黏滞度为 1.5～1.7。影响血液黏滞度的因素主要有红细胞比容、血流切变速率、血脂、血管直径。在生理条件下，血管长度和血液黏滞度的变化很小，但是血管的直径易受神经-体液因素的影响而改变，因此主要通过控制各血管的直径而改变外周阻力，从而能有效地调节各器官的血流量。

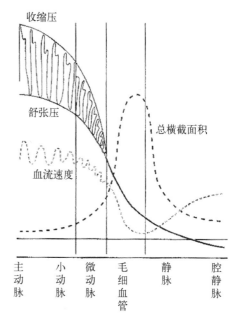

图 9-21　各段血管血压、血流速度与血管总横截面积的关系（自朱文玉，2003）

4. 血压

血管内的血流对于单位面积血管壁的侧压力，即压强，称为**血压**（blood pressure）。根据国际标准单位规定，压强单位为帕（Pa）或千帕（kPa），但通常习惯以毫米汞柱（mmHg）为单位（1 mmHg=0.133 kPa），大静脉内的压力较低，常以厘米水柱（cmH$_2$O）为单位（1 cmH$_2$O=0.098 kPa）。

二、动脉血压与动脉脉搏

动脉内流动的血液对动脉管壁的侧压力称为**动脉血压**（arterial blood pressure）。一般说的血压是指动脉血压,而动脉血压又是指主动脉血压。由于大动脉中血压降落很小,所以通常用在上臂测得的肱动脉压代表主动脉压。

1. 动脉血压的形成原理

(1)足够的血液充盈　整个心血管系统被血液充盈,其充盈程度可用循环系统**平均充盈压**来表示。人的循环系统平均充盈压接近 7 mmHg,其大小取决于血量与血管容积的相对关系。因此,心血管系统内有足够的血液充盈是形成动脉血压的前提。动脉血压形成的其他因素还有心肌收缩、外周阻力和大动脉的管壁弹性。

(2)心肌收缩　心肌收缩是推动血液在血管中流动的原动力。在一个心动周期中,心室收缩期射入动脉的血量多于从动脉流入毛细血管的血量,使脉血管容积增大,血液对动脉管壁施加的侧压力增大,动脉血压升高。在心室舒张期,心室停止射血,在心室收缩期暂时蓄积在大动脉内的血液继续流入毛细血管,动脉中血量逐渐减少,对血管壁的侧压力也逐渐减少,动脉血压下降。

(3)外周阻力　心室射入动脉的血液之所以不能在收缩期中全部流出动脉,是由于血液在血管中流动遇到阻力。小动脉和微动脉对血流的阻力使心室每搏输出的血量大约只有 1/3 在心室收缩期流到外周,其余 2/3 暂时蓄积在主动脉和大动脉内,因而使动脉血压升高。如果仅有心室收缩射血而无外周阻力,则心室收缩所释放的能量将全部表现为动能,射入大动脉的血量将会迅速全部流至外周,因而不能使动脉血压升高。

(4)大动脉的管壁弹性　大动脉管壁的弹性回缩力是心舒期推动血液流动的继发性动力。心室收缩释放的动能,一部分消耗于向外周推动血液流动,另一部分用于扩张大动脉壁,转化为势能储存起来。当心室舒张停止射血时,被扩张的主动脉和大动脉发生弹性回缩,使储存的势能又转变成动能使血液流动,向心侧的血流促使主动脉瓣关闭,向外周侧的血流继续推动血液向前流动(图 9-22),使舒张期动脉血压仍能维持一定高度。因此,大动脉管壁的弹性回缩力是心舒期推动血液流动的继发性动力,同时大动脉管壁的弹性回缩还能缓冲动脉血压的波动。

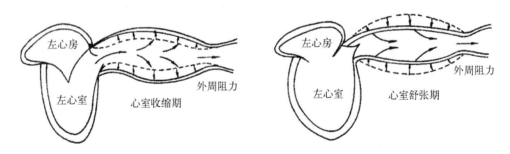

图 9-22　主动脉的弹性作用(自姚泰,2001)

2. 动脉血压的正常值

在一个心动周期中,心室收缩时主动脉血压上升所达到的最高值称为**收缩压**(systolic pressure),心室舒张时主动脉血压下降所达到的最低值称为**舒张压**(diastolic pressure),收缩压与舒张压的差值称为**脉搏压**(pulse pressure),简称脉压。在一个心动周期中动脉血压的平均值称为平均动脉压,大约等于舒张压加 1/3 脉压。临床上习惯写法是收缩压/舒张压。在安静状态下,我国健康青年人的收缩压为 100～120 mmHg,舒张压为 60～80 mmHg,脉压为 30～40 mmHg,平均动脉压为 100 mmHg 左右。正常人双侧上臂的动脉血压存在左高右低的特点,差异可到 5～10 mmHg。大多数人的血压在凌晨 2～3 时最低,上午 6～10 时和下午 4～8 时各有一个高峰,表现出"双峰双谷"的日节律。

高血压(hypertension)是以体循环动脉压增高为主要表现的临床综合征,高血压的标准在不断修订。1998 年世界卫生组织(WHO)和世界高血压联盟(ISH)新修订的高血压诊断标准为:收缩压≥140 mmHg或舒张压≥90 mmHg。我国高血压诊断标准,目前与 1998 年的国际标准一致。2003 年 5 月美国提出**高血压前期**(prehypertensive)的概念:收缩压在 120～139 mmHg,或舒张压在 80～89 mmHg 称高血压前期。

这一概念的提出,目的是加强人们对早期预防高血压重要性的认识。并建议高血压前期者应采用减肥、适度运动、低盐饮食、戒烟限酒等健康生活方式来预防高血压病的发生。收缩压持续超过 160 mmHg 会增加脑卒中、心肌梗死和肾功能衰竭的危险性和死亡率。

常用实验动物的动脉血压(mmHg):兔 95～130/60～90,大鼠 80～120/60～90,小鼠 95～138/67～90;犬 95～136/48～72 mmHg,猫 83～106/49～75;家鸽 120～140/100～115,鸡 150/120;蟾蜍 30～60(平均动脉压)。用这些动物做有关血压的实验时应予以注意。

3. 影响动脉血压的因素

动脉血压的高低主要取决于心输出量和外周阻力,因此凡是能影响心输出量和外周阻力的因素,都能影响动脉血压。

(1)每搏输出量 当每搏输出量增加时,心缩期射入主动脉的血量增多,动脉管壁所承受的压力增大,收缩压明显升高。由于收缩压增高使血流速度加快,在舒张期末存留在大动脉中的血量与每搏输出量增大之前比,增加并不多,故舒张压升高程度较小。因此,当每搏输出量增加而外周阻力和心率变化不大时,动脉血压的升高主要表现为收缩压的升高,舒张压升高不多,所以脉压增大。

(2)心率 心率的变化主要影响舒张压。心率加快时,心舒期缩短,从大动脉流向外周的血量减少,存留在主动脉内的血量增多,使舒张压明显升高。由于舒张期末主动脉内存留的血量增多,致使心缩期内主动脉内血量增多,收缩压也相应升高,但由于血压升高使血流速度加快,在心缩期有较多的血液流向外周,使收缩压升高程度较小,故脉压变小。但如果心率过快(一般超过 180 次/min 时),舒张期过于缩短,使心室充盈不足,导致心输出量减少,动脉血压下降。反之,心率减慢时,舒张压降低的幅度比收缩压降低的幅度大,故脉压增大。

(3)外周阻力 如果心输出量不变而外周阻力加大,则心舒期内血液流入毛细血管和静脉的速度减慢,心舒期末存留在主动脉内的血量增多,舒张压明显升高。在心缩期,由于动脉血压升高使血流速度加快,所以收缩压升高的幅度不如舒张压升高的幅度大,脉压减小。反之,当外周阻力减小时,舒张压降低的幅度比收缩压降低的幅度大,脉压加大。可见,在一般情况下,舒张压的高低主要反映外周阻力的大小。

外周阻力的改变,主要是由于阻力血管直径的改变引起的。原发性高血压的发病主要是由于阻力血管直径变小而造成外周阻力过高所致。

(4)大动脉管壁的弹性回缩力 由于大动脉的弹性储器作用,动脉血压的波动幅度明显小于心室内压的波动幅度。部分老年人由于大动脉管壁有不同程度的硬化,弹性降低,对血压的缓冲作用减弱,主要导致收缩压升高,脉压加大。如果小动脉也发生不同程度的硬化,外周阻力相应增大,舒张压也升高,但升高的幅度较收缩压升高的幅度小,脉压仍较大。

4. 动脉脉搏

在每个心动周期中,随着心脏的收缩和舒张,动脉内的压力和容积发生周期性变化,导致动脉管壁发生周期性的搏动,称为**动脉脉搏**(arterial pulse),简称**脉搏**。脉搏波动开始发生在主动脉起始部,然后沿着动脉血管壁向小动脉传播。身体某些浅表部位(如手腕前面外侧处)的桡动脉脉搏波动较明显,用手指轻按此处可触摸到。这就是中医的"切脉",可据此诊断心血管的某些疾病。

(1)动脉脉搏的形成机制 当左心室收缩时将血液射入主动脉,由于主动脉的顺应性及外周阻力的作用,使心缩期射入主动脉血液有一部分暂时存留在动脉内,故动脉管壁被动扩张;当心室舒张停止射血时,大动脉弹性回位,就形成了血管的搏动。一般说来,脉搏的频率与节律是心搏频率与节律的反映,如心搏快,脉搏也增快;心律失常,脉搏也不规则。脉搏的强弱取决于血管内血液充盈度和脉压的大小,如充盈度高,脉压大,则脉搏强大;反之,则脉搏微弱。

(2)动脉脉搏的波形 用脉搏描记仪记录的浅表动脉脉搏的波形称为脉搏图(图 9-23),一般包括以下几个组成部分。

1)上升支 在心室快速射血期主动脉压迅速升高使管壁扩张形成脉搏图的上升支,在时间上相当于第一心音。如果心输出量少、射血速度慢、阻力大,则上升支的幅度低、斜率小,即上升速度慢;反之,心输出量大、射血速度快、阻力小,则上升支较陡,幅度也较大。

2)下降支 心室进入减慢射血期,射入动脉的血量减少,存留在动脉内的血液向外周流动,动脉血压降低,动脉管壁发生

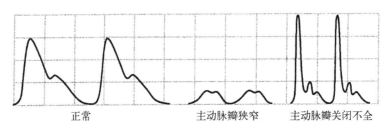

正常   主动脉瓣狭窄   主动脉瓣关闭不全

图 9-23   正常及病理情况下动脉脉搏图(自朱大年,2013)

弹性回缩,形成脉搏图下降支的前段。接着,心室进入舒张期,室内压降低,主动脉内血液向心室方向返流,管壁回缩使下降支急促下降,形成一个小切迹,称为**降中峡**(dicrotic notch)。降中峡发生在主动脉瓣关闭的瞬间,在时间上相当于第二心音。由于此时主动脉瓣已关闭,倒流的血液被主动脉瓣弹回,动脉压再次稍有回升,形成一个短暂的小波,称为**降中波**。随后,动脉内的血液继续流向外周,管壁继续回缩,脉搏波形继续下降,形成下降支后段。动脉脉搏下降支的形状可大致反映外周阻力的高低及主动脉瓣的功能状态,如果外周阻力高,则降支前段下降速度较慢,切迹位置较高;如果外周阻力低,则降支前段下降速度较快,切迹位置较低,降中波以后的降支后段坡度小,较平坦。主动脉瓣关闭不全时,心舒期有部分血液倒流入心室,故下降支很陡,降中波不明显或者消失。

(3)动脉脉搏波的传播速度   脉搏波是沿动脉管壁传播的,而不是由血流传播的,其传播速度远高于血流速度。在一定范围内,血管的顺应性越小,脉搏波的传播速度越快。由于主动脉的顺应性最大,故脉搏波在主动脉的传播速度最慢,为 3~5 m/s,在大动脉的传播速度为 7~10 m/s,到小动脉段可加快到 15~35 m/s。老年人主动脉硬化而使顺应性降低,脉搏波的传播速度加快,可达 10 m/s。

三、静脉血压与静脉血流

(一)静脉血压

1. 静脉血压

体循环血液经过动脉和毛细血管到达微静脉时,血压降至 15~20 mmHg,到下腔静脉时只有 3~4 mmHg,最后进入右心房时最低,接近于 0,即接近于大气压。因此,测定心血管各部分的压力时应以右心房压作为参照水平,即应使被测部位与右心房处于同一水平。通常将右心房和胸腔内大静脉的血压称为**中心静脉压**,3~9 mmHg;而各器官静脉的血压称为**外周静脉压**,成人肝门静脉压约为 9.5 mmHg,颈外静脉和肘前静脉约为 7.5 mmHg。

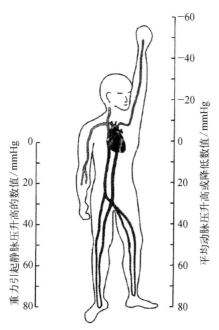

图 9-24   直立位对肢体动脉和静脉血压的影响(自朱大年,2013)

2. 重力对静脉压的影响

血管内的血液因受地心引力的影响,产生一定的静水压。各部分血管静水压的高低取决于人体的体位。因此,实际测定身体各部分血管(包括动脉和静脉)的血压值,除心脏做功形成的那部分外,还要加上该部分血管的**静水压**(图 9-24)。各部分血管静水压的高低,取决于该血管所处位置与右心房水平之间的垂直距离。静水压的数值等于血管与右心房水平之间的垂直距离、血液比重和重力加速度三者的乘积。一般地说,血管位置在右心房水平以下,每降 1 cm,静水压增高 0.74 mmHg。而在右心房水平以上的血管,重力的作用使血压相应降低。例如,在平卧时,身体各部分血管的位置大致都处在和心脏相同的水平,故静水压也大致相同。但当人体改成直立位时,足部血管内的血压比平卧位时高,其增高的部分相当于从足至心脏这段血柱高度形成的静水压,约 80 mmHg。而在心脏以上的部分,血管内的压力较平卧时为低,如颅顶脑膜矢状窦内压可降至 -10 mmHg。又如,在身体直立手臂下垂时,手在心脏水平以下,手背的皮下静脉充盈鼓起;

而将手举过头部时,手背的皮下静脉就塌陷。

因此,我们测量血压时,要尽量使上臂中心部与心脏保持在同一水平面上。

（二）静脉血流

1. 静脉对血流的阻力

在静脉系统中,由微静脉至右心房的压力降落仅约 15 mmHg,可见静脉对血流的阻力很小。大静脉处于扩张状态时,对血流阻力很小;但当管壁塌陷时,因其管腔截面由圆形变成椭圆形,截面积减小,对血流的阻力增大。血管周围组织对静脉的压迫也可增加静脉对血流的阻力。

2. 静脉回心血量的影响因素

单位时间内的静脉回心血量取决于外周静脉压与中心静脉压的差,以及静脉对血流的阻力,凡能影响这三者的因素都能影响静脉回心血量。

（1）体循环平均充盈压　　反映血管系统充盈程度的指标:血管系统充盈程度越高,静脉回心血量就越多。当血容量增多,或交感神经兴奋使容量血管收缩,或全身骨骼肌收缩增强使静脉血管受到骨骼肌挤压时,体循环平均充盈压升高,与右心房压之间的差值增大,静脉回心血量增多;反之,则静脉回心血量减少。

（2）心脏收缩力　　静脉回心血量与心脏收缩力成正比。心脏收缩力增强时,心室收缩期末容积减小,心室舒张期室内压较低,对心房和大静脉中血液的抽吸力也较大,静脉回心血量增多;反之,则回心血量减少。当右心室衰竭时,右心收缩力减弱,心室舒张期中室内压较高,静脉回心血量减少,血液淤积在右心房和大静脉内,患者可出现颈外静脉怒张、肝脾肿大、下肢浮肿等体征。如左心衰竭时,左心房和肺静脉压升高,可引起肺淤血和肺水肿。

（3）体位改变　　当体位改变时可因静脉跨壁压的改变而影响静脉回流。当从平卧变为直立时,身体低垂部分的静脉跨壁压增大,使静脉扩张,静脉的容积增大,可多容纳 400～600 mL 血液,故静脉回心血量减少。静脉回心血量减少使心输出量降低,动脉血压下降,健康人对这种变化会通过颈动脉窦和主动脉弓的压力感受性反射使动脉血压迅速恢复正常而不易察觉。但是,长期卧床或体弱久病的人,由于静脉管壁紧张性较低,可扩张性较大,加之腹壁和下肢肌肉的收缩力量减弱,对静脉的挤压作用减小,故由平卧或蹲位突然站立起来时,大量血液淤滞在下肢,静脉回心血量过少,导致心输出量减少,动脉血压急剧下降,使视网膜缺血出现眼前发黑、脑组织供血不足出现晕厥症状。

（4）骨骼肌的挤压作用　　静脉具有只能向近心方向开放的能防止血液逆流的瓣膜,与骨骼肌一起,对静脉回流起着"泵"的作用,称为**肌肉泵**或**静脉泵**。骨骼肌节律性舒缩时,位于肌肉内和肌肉间的静脉受挤压,由于瓣膜的作用,静脉内的血液被挤向心脏。肌肉泵的这种作用,对于立位情况下降低静脉压和减少血液在下肢静脉内潴留有十分重要的生理意义。例如,在站立不动时,足部的静脉压可达 80 mmHg,而在步行时可降至 25 mmHg 以下。在跑步时,两下肢肌肉泵每分钟挤出的血液可达数升,对心脏泵血起重要的辅助作用。

（5）呼吸运动　　呼吸运动能促进静脉回流,可称**呼吸泵**,与心泵、肌肉泵一起构成促进静脉血回流的三个泵。由于胸膜腔内压低于大气压,即为负压,所以胸腔内大静脉的跨壁压较大,经常处于充盈扩张状态。在吸气时,胸腔容积加大,胸膜腔负压进一步增大,使胸腔内的大静脉和右心房更加扩张,压力也进一步降低,因此有利于外周静脉内的血液回流至右心房。呼气时,胸膜腔的负压值减小,由静脉回流入右心房的血量也相应减少。

四、微循环

微动脉与微静脉之间的血液循环称为**微循环**（microcirculation）,能进行血液与组织之间的物质交换,这是血液循环的最基本功能。

（一）微循环的解剖结构

1. 微循环的组成

一个典型的微循环是由微动脉、后微动脉、毛细血管前括约肌、真毛细血管、通血毛细血管、动静脉吻合支和微静脉7部分组成。**微动脉**(arteriole)的管壁厚度与其内径的比值较大,当管壁外层的环行肌收缩或舒张时,可使管腔内径显著缩小或扩大,起着控制微循环血流量的总闸门的作用。微动脉分支成为管径更细的**后微动脉**(metarteriole),每根后微动脉向一根至数根真毛细血管供血,真毛细血管通常从后微动脉以直角方向分出。在后微动脉发出毛细血管的部位,即真毛细血管的起始端,通常由1或2个平滑肌细胞形成一个环,就是毛细血管前括约肌。毛细血管前括约肌没有神经纤维支配,也没有结缔组织外膜被覆,易受局部代谢产物的调控,其舒缩活动可以控制所属毛细血管网的血流量,在微循环中起分闸门的作用。微动脉、后微动脉都是微循环的前阻力血管。毛细血管壁由单层内皮细胞构成,外面有一薄层基膜包围,总厚度约0.5 μm,内皮细胞之间的相互连接处有微细裂隙,宽6~7 nm,成为沟通毛细血管内外的孔道,因此毛细血管的通透性较大。毛细血管数量多,与组织液进行物质交换的面积大。毛细血管的血液进入微静脉,最细的微静脉管径不超过20~30 μm,管壁没有平滑肌。较大的微静脉管壁有平滑肌,在功能上属于毛细血管后阻力血管,是微循环的后闸门,其舒缩活动可影响毛细血管血压,进而影响毛细血管处的液体交换和静脉回心血量。在肠系膜微循环中常见一种与后微动脉直接相通的较长的毛细血管,称为**通血毛细血管**,在皮肤微循环中还有**动静脉吻合支**。

2. 微循环的血流通路

微循环的血液从微动脉可由3条通路流向静脉(图9-25)。

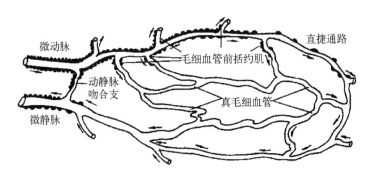

图9-25　微循环组成模式图(自姚泰,2001)

(1)迂回通路　　血液经微动脉、后微动脉、真毛细血管网而汇入微静脉的通路称为**迂回通路**。真毛细血管数量多、迂回曲折,相互交错形成网状,穿插于各细胞间隙。真毛细血管中血流缓慢,是血液与组织液之间进行物质交换的主要场所,所以此通路又称**营养通路**。真毛细血管是交替开放的,其开放数量与器官当时的代谢水平有关。在安静时,真毛细血管网的不同部分是轮流开放的,由毛细血管前括约肌的收缩和舒张来控制,在同一时间大约有20%的毛细血管开放。

(2)直捷通路　　血液经微动脉、后微动脉、通血毛细血管而汇入微静脉的通路称为**直捷通路**,在骨骼肌中较多。直捷通路的血管比较短而直、血流阻力较小、流速较快,经常处于开放状态。其主要功能是使一部分血液迅速通过微循环而由静脉回流到心脏,以保持血流量相对恒定。血液在此通路中也能与组织液进行少量物质交换。

(3)动静脉短路　　血液经微动脉、动静脉吻合支而流入微静脉的通路称为**动静脉短路**,人的皮肤中有较多的动静脉吻合支。动静脉短路的血管壁较厚、流速快,没有物质交换功能,主要参与体温调节。在一般情况下,皮肤的动静脉吻合支经常处于关闭状态,有利于保存体内的热量;当环境温度升高时,动静脉短路开放,使皮肤血流量增加,皮肤温度升高,可增加辐射散热。

(二)微循环的生理特性

(1)血压低　　在正常情况下,毛细血管动脉端的血压为30~40 mmHg,毛细血管静脉端的血压为10~15 mmHg,为组织液在毛细血管处的生成和回流提供了动力。当毛细血管前阻力和毛细血管后阻力的比例为5∶1时,毛细血管的平均血压约为20 mmHg。这一比值增大时,毛细血管血压就降低,比值变小时则毛细血管血压升高。

（2）血流慢　　毛细血管分支多，数量大，总横截面积很大，因而血流最慢，仅为0.3～0.7 mm/s，约为主动脉中血流速度的1/500，为血液与组织细胞之间进行物质交换提供了充分的时间。微循环中有些毛细血管直径约5 μm，小于红细胞的直径，因此红细胞必须变形后才能通过毛细血管，这对维持微循环的正常血流以及保证器官正常的血液灌流量有重要的意义。

（3）交换面积大　　人体全身约有400亿根毛细血管，但不同器官组织中其密度差异很大：心肌、脑、肝、肾的毛细血管密度为2 500～3 000根/mm³组织，骨骼肌为100～400根/mm³组织，骨、脂肪、结缔组织中毛细血管密度较低。假设毛细血管的平均半径为3 μm，平均长度为750 μm，则每根毛细血管的表面积约为14 000 μm²。由于微静脉的起始段也有交换功能，故估计每根毛细血管的有效交换面积为22 000 μm²，全身毛细血管总的有效交换面积将近1 000 m²。

五、组织液的生成原理及其影响因素

组织液（interstitial fluid）存在于细胞间隙内，绝大部分呈胶冻状，不能自由流动，因此不会因重力作用而流至身体的低垂部分。组织液凝胶的基质是胶原纤维和透明质酸细丝。组织液中只有极小部分呈液态，可以自由流动。组织液中各种离子成分与血浆相同，但蛋白质的浓度比血浆低得多。

（一）组织液生成的原理

组织液是血浆中的液体通过毛细血管壁滤过形成的，再由毛细血管重吸收。液体的滤过和重吸收取决于四个因素：毛细血管血压、组织液静水压、血浆胶体渗透压和组织液胶体渗透压，其中，毛细血管血压和组织液胶体渗透压是促进液体从毛细血管内向毛细血管外滤过的力量，组织液静水压和血浆胶体渗透压则是将液体从毛细血管外重吸收入血管内的力量。促进液体滤过与重吸收的压力之差称为**有效滤过压**（effective filtration pressure）（图9-26）。有效滤过压＝（毛细血管血压＋组织液胶体渗透压）－（血浆胶体渗透压＋组织液静水压）。

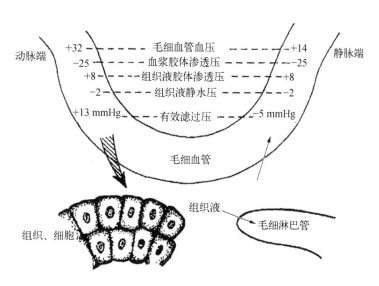

图9-26　组织液生成与回流示意图（自姚泰，2003）

毛细血管不同部位的血压是有差异的，如动脉端为32 mmHg，静脉端为14 mmHg。在皮下组织等比较疏松的组织，组织静水压略低于大气压，即为负压，一般为－2 mmHg；而在有致密包膜的器官，如肾、肌肉、脑等，组织液静水压为正压，如肾脏组织液静水压为6 mmHg。血浆胶体渗透压一般为25 mmHg，组织液的胶体渗透压比血浆胶体渗透压低，一般为8 mmHg。组织静水压若以2 mmHg计算，在毛细血管动脉端的有效滤过压为32＋8－25－2＝13(mmHg)，液体滤出毛细血管，不断形成组织液；而在毛细血管静脉端的有效滤过压为14＋8－25－2＝－5(mmHg)，组织液被重吸收。毛细血管静脉端重吸收的动力虽然比动脉端的小，但是毛细血管静脉端的通透性比动脉端大，所以仍有较多液体被重吸收。在一般情况下，流经毛细血管的血浆，有0.5％～2％在毛细血管动脉端以滤过的方式进入组织间隙，其中约90％被毛细血管静脉端重吸收回血液,其余约10%进入毛细淋巴管成为淋巴液。

（二）影响组织液生成的因素

（1）毛细血管血压　　毛细血管血压降低时,组织液生成量就减少;毛细血管血压升高时,组织液生成量就增多。微动脉扩张、肌肉运动或炎症部位均可发生毛细血管血压升高。右心衰竭时,静脉回流发生障碍,可使毛细血管血压逆行升高,组织液的生成也会增加,并可产生组织水肿。

（2）血浆胶体渗透压　　血浆胶体渗透压降低时,有效滤过压增大,组织液生成增多。肝脏疾病、营养不良或某些肾脏疾病时,由于血浆蛋白生成减少或大量丢失,使血浆胶体渗透压降低,有效滤过压增大,可产生水肿。

（3）毛细血管壁的通透性　　在烧伤、过敏反应时局部组织释放大量组胺,使毛细血管壁的通透性增大,部分血浆蛋白渗出,使组织液胶体渗透压升高,组织液生成增多而回流减少,出现水肿。

（4）淋巴回流　　正常时一部分组织液经淋巴管回流入血液,保持组织液生产量和回流量的平衡。淋巴回流受阻(如丝虫病)时,组织液积聚在受阻淋巴管上游部位组织间隙,可出现水肿。

六、淋巴液的生成原理及淋巴循环的生理意义

组织液进入淋巴管形成**淋巴液**(lymph),简称淋巴。

1. 淋巴液生成的原理

毛细淋巴管相邻的内皮细胞覆瓦状排列,形成只向管内开放的活瓣,组织液及悬浮于其中的微粒(红细胞、细菌等)可通过这种活瓣进入毛细淋巴管而不能倒流。内皮细胞还以胶原纤维细丝与组织中的胶原纤维束相连。当组织液增多时,组织的胶原纤维和毛细淋巴管之间的胶原细丝可将相互重叠的内皮细胞边缘拉开,使内皮细胞之间出现较大的缝隙,便于组织液进入毛细淋巴管。正常成人在安静状态大约每小时有120 mL淋巴液生成,其中约100 mL经由胸导管,20 mL经由右淋巴导管进入血液,每天生成的淋巴液总量为2～4 L。组织液和毛细淋巴管内淋巴液之间的压力差是组织液进入淋巴管的动力,毛细血管血压升高、血浆胶体渗透压降低、组织液胶体渗透压升高、毛细血管壁通透性增加等都能增加淋巴液的生成速度和回流量。毛细淋巴管汇合成集合淋巴管后,集合淋巴管壁平滑肌的收缩活动和淋巴管腔内的瓣膜共同构成"淋巴管泵",能推动淋巴液流动。骨骼肌的节律性舒缩活动、邻近动脉的搏动以及外部物体对组织的压迫和按摩等,均能推动淋巴液的流动。

2. 淋巴循环的生理意义

（1）回收蛋白质　　由毛细血管动脉端滤出的少量血浆蛋白分子,只能通过毛细淋巴管进入淋巴液,再运回至血液,每天由淋巴液带回到血液的蛋白质多达75～200 g,从而能维持血浆蛋白的正常浓度,并使组织液中蛋白质浓度保持较低的水平。

（2）运输脂肪及其他营养物质　　食物中的脂肪80%～90%由小肠绒毛中的毛细淋巴管吸收并运输到血液,因此小肠的淋巴液呈乳糜状。少量胆固醇和磷脂也经淋巴管吸收并被运输进入血液循环。

（3）调节体液平衡　　淋巴管系统是组织液向血液回流的一个重要辅助系统,在调节血浆量与组织液量的平衡中起重要作用。

（4）防御和免疫功能　　当组织受损伤时,可能有红细胞、异物、细菌等进入组织液间隙,这些物质可被回流的淋巴液带走。淋巴液在回流的途中要经过多个淋巴结,在淋巴结的淋巴窦内有大量具有吞噬功能的巨噬细胞,能将红细胞、细菌或其他微粒清除掉。淋巴结还能产生具有免疫功能的淋巴细胞,参与机体的免疫机制。

第五节　心血管活动的调节

在不同的生理状况下,机体各组织器官的代谢强度不同,对血流量的需求也在变化。机体通过神经、体

液和自身调节,协调心血管的功能,合理分配各器官之间的血流量,从而使心血管活动与整个机体的代谢需要相适应。其中最主要的调节方式是神经调节。

一、神经调节

心肌和血管平滑肌接受植物性神经支配。机体对心血管活动的神经调节是通过各种心血管反射实现的。

(一)心脏和血管的神经支配(innervation)

1. 心脏的神经支配

支配心脏的传出神经为**心交感神经和心迷走神经**。

(1)心交感神经及其作用　　**心交感神经**(cardiac sympathetic nerve)的节前神经元位于脊髓第一至第五胸段的中间外侧柱,其发出的节前神经轴突末梢释放的递质是 ACh,与节后神经元膜上的 N_1 型胆碱能受体结合,兴奋节后神经元。心交感节后神经元的胞体位于星状神经节或颈交感神经节,其节后神经元的轴突在心脏附近组成心脏神经丛,支配窦房结、房室交界、房室束、心房肌和心室肌。

心交感节后纤维末梢释放去甲肾上腺素(NE),主要与心肌细胞膜上的 **β_1 受体**结合,使心肌细胞内 cAMP 浓度升高,继而激活蛋白激酶和细胞内蛋白质的磷酸化过程,最终引起以下效应:① 使窦房结 P 细胞 4 期自动去极化速率加快,自律性增高,心率加快。② 增加房室交界细胞的 Ca^{2+} 内流,使其动作电位 0 期上升幅度和速度均增加,故房室传导速度加快。③ 激活工作细胞 Ca^{2+} 通道,使平台期 Ca^{2+} 内流增多,心肌收缩力增强;同时,心肌舒张时,NE 又降低肌钙蛋白与 Ca^{2+} 的亲和力,并促进肌质网膜上的钙泵对 Ca^{2+} 的回收,使胞质内 Ca^{2+} 浓度快速下降,有利于粗、细肌丝分离,加速心肌舒张过程,使心室舒张更完全,有利于心室充盈。总之,心交感神经兴奋导致心率加快(图 9-27),房室交界的传导加快,心房肌和心室肌的收缩能力增强,这些效应分别称之为**正性变时、变传导及变力作用**。

(2)心迷走神经及其作用　　**心迷走神经**是指支配心脏的副交感神经节前纤维和节后纤维,行走于迷走神经干中。节前纤维是从延髓的迷走神经**背核和疑核**发出,节后纤维是从心壁内的副交感神经节发出,支配窦房结、心房肌、房室交界、房室束及其分支,仅有极少数纤维支配心室肌。左、右两侧心迷走神经对心脏的支配有所不同,右侧心迷走神经主要影响窦房结的活动,左侧心迷走神经主要影响房室交界的功能。

当心迷走神经兴奋时,节后纤维末梢释放 ACh,作用于心肌细胞膜上的 **M_2 型胆碱能受体**,抑制腺苷酸环化酶活性,使 cAMP 浓度降低,从而引起以下效应:① 促进窦房结 P 细胞复极过程 K^+ 外流,使 P 细胞 3 期最大复极电位的绝对值增大,到达阈电位所需的时间延长,使 4 期自动去极化速度减慢,自律性降低,心率减慢(图 9-27)。② 抑制房室交界细胞膜 Ca^{2+} 通道,Ca^{2+} 内流减少,使其动作电位 0 期去极化速度和幅度均减小,传导速度减慢。③ 因为 Ca^{2+} 通道受抑制,膜外 Ca^{2+} 内流

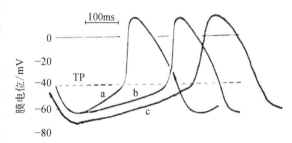

图 9-27　迷走神经与交感神经兴奋对心率的影响
a. 交感神经兴奋　b. 正常心率　c. 迷走神经兴奋　TP:阈电位

和肌浆网 Ca^{2+} 释放减少,使工作细胞胞质内 Ca^{2+} 浓度下降,心肌收缩能力减弱。总之,心迷走神经兴奋导致心率减慢、房室交界的传导变慢、心肌收缩能力减弱,这些效应分别称之为**负性变时、变传导和变力作用**。

一般来说,心交感神经和心迷走神经对心脏的作用具有拮抗性,但二者的作用又是协同的,即当心迷走神经的作用增强时,心交感神经的作用将减弱。在大多数情况下,以心迷走神经的作用为主;在运动或紧张等情况下,心交感神经的活动占优势。

2. 血管的神经支配

除真毛细血管外,其余的血管壁都有平滑肌。几乎所有的血管平滑肌都受植物神经支配,但毛细血管

前括约肌上神经分布很少,其舒缩活动主要受局部代谢产物的影响。引起血管平滑肌收缩的神经纤维称为**缩血管神经纤维**(vasoconstrictor fiber),引起血管平滑肌舒张的神经纤维称为**舒血管神经纤维**,二者合称**血管运动神经纤维**。

(1) 缩血管神经纤维　　所有的缩血管神经纤维都是交感神经纤维,故又称**交感缩血管纤维**。其节前神经元位于脊髓第一胸段至第二或第三腰段的中间外侧柱,纤维末梢释放的递质为 ACh。节后神经元胞体位于椎旁或椎前神经节,节后纤维末梢释放的递质为 NE,可与血管平滑肌上的 α、β₂**肾上腺素能受体**结合。与 α 受体结合导致血管平滑肌收缩;与 β₂ 受体结合导致血管平滑肌舒张。由于 NE 与 α 受体结合的亲和力较与 β 受体的强得多,故交感缩血管纤维兴奋时表现为缩血管效应。

体内几乎所有的血管平滑肌都受交感缩血管纤维支配,但不同部位的血管,缩血管纤维分布的密度不同。皮肤血管中缩血管纤维分布最密,骨骼肌和内脏的血管次之,冠状血管和脑血管分布较少。在同一器官中,各段血管中缩血管纤维分布的密度也不同,动脉的高于静脉的,微动脉中的密度最高。

人体大部分血管只接受交感缩血管纤维单一神经支配。在安静状态下,交感缩血管纤维发放 1～3 次/s 的低频神经冲动,称**交感缩血管紧张性活动**,这种紧张性活动使血管平滑肌维持一定程度的收缩。当支配某一器官血管床的交感缩血管纤维兴奋时,血管平滑肌进一步收缩,可引起以下三方面的效应:① 该器官血管床的血流阻力增高,血流量减少。② 毛细血管前阻力和毛细血管后阻力的比值增大,故毛细血管平均压降低,有利于组织液被吸收入血管内。③ 容量血管收缩,使静脉回流量增加。

正是因为不同部位血管的缩血管纤维分布的密度不同,所以一旦交感缩血管纤维发放频率改变,对各器官的血流量影响不同,引起血液在体内的重新分布。例如,在室温条件下,皮肤的小动脉一直处于交感神经所发放的合适频率的冲动控制之下。如果机体受到刺激如急性失血或是害怕,会使得交感神经放电频率升高,小动脉进一步收缩,导致皮肤、内脏血流量减少,以优先保证心脏、脑的血液供给,从而保护这些生命活动最重要的器官(图 9-28)。相反,如果体温升高,会反射性的抑制交感神经对皮肤血管的放电频率,皮肤小动脉舒张,血流量增多,皮肤充血发红,有助于散热。

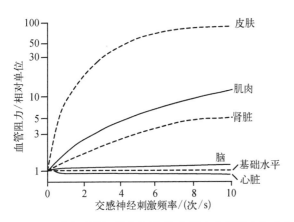

图 9-28　随交感神经紧张性增强,各器官血管阻力的改变
(自网站: http://www.nda.ox.ac.uk/wfsa/html/u10/u10a_p04.htm)

(2) 舒血管神经纤维

1) 交感舒血管神经纤维　　在有些动物,如狗和猫,支配骨骼肌微动脉的交感神经中除有缩血管纤维外,还有舒血管纤维。刺激交感神经可使骨骼肌血管发生先舒张后收缩的双重反应。交感舒血管节后纤维释放的神经递质为 ACh。和缩血管纤维不同,交感舒血管纤维在平时并无紧张性活动,只有在动物处于激动和准备作剧烈肌肉运动等情况下才发放冲动,使骨骼肌血管舒张。在这种情况下,体内其他器官的血管则因缩血管纤维活动加强而发生收缩,因此骨骼肌可得到充分的血液供应。在人体中可能也有交感舒血管纤维存在。

2) 副交感舒血管神经纤维　　有少数器官,如脑、唾液腺、胃肠道腺体和外生殖器等,其血管平滑肌除接受交感缩血管纤维支配外,还接受副交感舒血管纤维支配。面神经中含有支配软脑膜血管的副交感纤维,迷走神经中含有支配肝脏血管的副交感纤维,盆神经中含有支配盆腔器官和外生殖器血管的副交感纤维等。这些神经的节后纤维末梢释放 ACh,与血管平滑肌的 **M 型胆碱能受体**结合,引起血管舒张。副交感舒血管纤维的活动只起调节器官组织局部血流的作用,对循环系统总的外周阻力影响很小。

(二) 心血管中枢

心血管中枢(cardiovascular center)是指在中枢神经系统内,控制心血管活动有关的神经元胞体及其树突集中的部位。

1. 延髓心血管中枢

延髓是心血管活动的基本中枢。动物实验发现：在延髓上缘切断脑干后，动脉血压无明显变化，刺激坐骨神经引起的升压反射也仍存在；但如切断延髓与脊髓的联系，则动物血压立即下降至40 mmHg。说明延髓中存在着调节血压的基本中枢。延髓心血管中枢的神经元有心迷走神经元和控制心交感神经和交感缩血管活动的神经元，这些神经元平时都有紧张性活动，分别称为**心迷走紧张**、**心交感紧张**和**交感缩血管紧张**。在机体处于安静状态时，这些延髓神经元的紧张性活动表现为心迷走神经纤维和交感神经纤维的低频放电活动，其紧张性随呼吸节律改变而改变。而且，心交感中枢与心迷走中枢之间存在交互抑制作用。

延髓心血管中枢至少包括以下4个部位。

（1）延髓头端腹外侧区　　交感缩血管中枢和心交感中枢所在的部位，称**缩血管区**（vasoconstrictor area）。

（2）延髓尾端腹外侧区　　该区神经元兴奋时，可抑制延髓头端腹外侧区神经元的活动，使交感缩血管紧张性降低，血管舒张，故称为**舒血管区**（vasodilator area）。

（3）延髓迷走背核和疑核　　心迷走中枢所在部位，故称为**心抑制区**（cardioinhibitory area）。

（4）延髓孤束核　　心血管反射活动第一级传入神经接替站。孤束核神经元接受颈动脉窦、主动脉弓和心脏感受器经舌咽神经与迷走神经的传入信息，并发出冲动至延髓和中枢神经系统的其他部位，以影响心血管活动。所以孤束核又称为**传入神经接替站**。

2. 延髓以上的心血管中枢

在延髓以上的脑干、下丘脑、小脑和大脑中，都存在与心血管活动有关的神经元。它们影响着延髓心血管中枢的活动，特别表现为对心血管活动和机体其他功能之间复杂的整合作用。因此，当我们情绪激动如兴奋、紧张、气愤时以及运动、逃跑、防御时，交感缩血管中枢和心交感中枢被上述高级中枢激活，交感神经元放电频率增加，肾上腺髓质释放肾上腺素与去甲肾上腺素，结果心率加快，心搏力增强，心输出量增加，皮肤与内脏血管收缩，骨骼肌血管舒张，血压稍有升高。这些心血管反应是与当时机体所处的状态相协调的，可以使骨骼肌、脑、心脏有充足的血液供应，以适应当时行为的需要。相反，当我们练瑜伽或是沉思时，迷走神经紧张性增强，心率变慢。

（三）心血管反射（cardiovascular reflex）

神经系统对心血管活动的调节是通过各种心血管反射实现的。在不同的生理状况下，各种心血管反射会导致心输出量、各器官的血流量以及血压发生相应的改变，以适应当时机体所处的状态，维持内环境的稳定。

1. 颈动脉窦和主动脉弓压力感受性反射（carotid sinus-aortic arch baroreceptor reflex）

（1）动脉压力感受器　　动脉**压力感受器**主要分布于**颈动脉窦**和**主动脉弓**血管外膜下（图9-29），为对牵张刺激敏感的感觉神经末梢。所以压力感受器的适宜刺激是血管壁的机械牵张，并不直接感受血压的变化。只是当动脉血压升高时，动脉管壁被牵张的程度增加，压力感受器发放的神经冲动也就增多，所以称之为压力感受器。在一定范围内，压力感受器的传入冲动频率与动脉管壁的扩张程度或动脉血压的高低成正比（图9-30）。

（2）传入神经和中枢的联系　　颈动脉窦压力感受器的传入神经纤维组成**窦神经**。窦神经加入舌咽神经进入延髓，末梢止于**孤束核**；主动脉弓压力感受器的传入神经组成**主动脉神经**，并入迷走神经干进入延髓，也到达孤束核。兔主动脉弓的传入神经自成一束，与迷走神经伴行，称**主动脉神经**或减压神经。

压力感受器的传入冲动到达孤束核后，可通过延髓内的神经通路使延髓头端腹外侧区的血管运动神经元抑制，孤束核的神经元还与延髓内其他部位的核团以及脑桥和下丘脑的一些神经核团发生联系，最终使得交感神经紧张性减弱，心迷走神经紧张性加强（图9-31）。孤束核神经元也可以抑制下丘脑视上核和室旁核释放血管加压素（vasopressin），使血管舒张，血压降低。

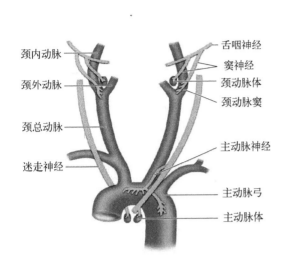

图 9-29　颈动脉窦和主动脉弓压力感受器及主动脉体与颈动脉体的化学感受器示意图

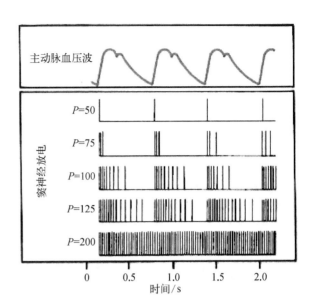

图 9-30　在不同的血压水平来自颈动脉窦的窦神经放电频率的改变

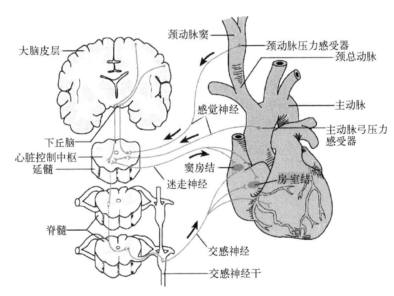

图 9-31　降压反射的反射弧及心脏的神经支配示意图(自 Mader,2002)

（3）反射效应　　当动脉血压升高时,颈动脉窦和主动脉弓压力感受器的传入冲动增多,通过上述的中枢机制,使心交感神经、交感缩血管神经的紧张性活动减弱,心迷走神经的紧张性活动加强(图 9-31),最终导致心率减慢,心缩力减弱,心输出量减少;同时外周血管舒张,阻力减小,血压回降,该反射称**颈动脉窦和主动脉弓压力感受性反射**,又称**降压反射**(depressor reflex)。反之,当动脉血压下降时,压力感受性反射活动减弱,出现血压回升效应。

图 9-32 显示动脉血压与窦神经放电频率之间的关系。曲线的中间部分较陡,两端趋于平坦。说明在正常平均动脉压水平,即 100 mmHg 左右,动脉血压的轻微变动就可以导致压力感受器传入冲动的明显改变。也就是说,在 100 mmHg 血压水平上下变动时,减压反射最为敏感,将偏离正常水平的血压纠正到正常血压水平的能力最大。动脉血压偏离正常水平越远,压力感受性反射纠正血压的能力越小。

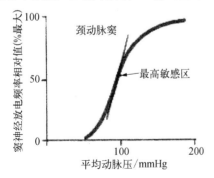

图 9-32　动脉血压与窦神经放电频率之间的关系(自网站 www.physiol.net)

（4）压力感受性反射的生理意义　压力感受性反射是一种**负反馈调节**,其生理意义在于快速调节动脉血压,使动脉血压不致发生过大的波动,而在正常范围之内保持相对稳定。在平时安静状态下,动脉血压已高于压力感受器的阈值水平。因此压力感受性反射在平时就经常地起作用了。通过减压反射,使得心迷走神经的紧张性活动加强,而心交感与交感缩血管神经紧张性降低,从而使心率不致过快,血管阻力不致过高,动脉血压保持在正常水平。当动脉血压突然升高时,压力感受器传入冲动增多,减压反射增强,导致心率减慢,血压回降。反之当动脉血压突然降低时,如当人体从平卧位突然站立时,由于身体低垂部分的静脉跨壁压增大,静脉扩张,血容量增大,回心血量减少。此时心输出量也会降低,血压下降,脑血流量减少,所以有时会感到头晕。而血压的降低会使压力感受器的传入冲动减少,压力感受性反射减弱,故心迷走神经的紧张性减弱,而心交感与交感缩血管神经紧张性加强,引起心率加快,血管阻力升高,血压回升。相应的,上述头晕症状接着便消失。

实验表明,在高血压患者,减压反射依然存在,只是减压反射的工作范围发生改变。在实验性高血压动物中,减压反射的敏感压力不在 100 mmHg 左右,而在更高水平甚至达到 160 mmHg。也就是说,在高血压的情况下,减压反射在高的血压水平上工作,使血压维持于较高水平。这种现象称**减压反射的重调定**,即高血压患者减压反射在较高的血压水平上达到新的平衡。

需要指出的是,减压反射只是对血压的突然改变起重要调节作用,动脉血压的长期调节主要是通过肾脏调节细胞外液的量来实现的。

2. 颈动脉体和主动脉体化学感受性反射

在颈内外动脉分叉处、主动脉弓与肺动脉之间的血管壁外存在一些对血液中 CO_2 分压过高、H^+ 浓度过高、缺氧等化学成分变化敏感的感受装置,分别称为**颈动脉体**和**主动脉体化学感受器**（chemoreceptor）。二者都是由上皮细胞构成的扁平椭圆形小体,有丰富的血液供应和感觉神经末梢分布。颈动脉体和主动脉体兴奋,信号分别经**窦神经**和**迷走神经**传入延髓**孤束核**,换神经元后传入延髓呼吸中枢和心血管中枢,改变它们的活动。

化学感受性反射使交感缩血管中枢紧张性增强,主要表现为骨骼肌、内脏和肾脏等器官的血管收缩,外周阻力增大,血压升高;对心脏活动的效应则受呼吸的影响,在人为地保持呼吸频率和深度不变的情况下,使心迷走中枢紧张性增强,心交感中枢紧张性下降,表现为心率减慢,心输出量减少,但由于外周阻力增大的作用超过心输出量的减少作用,血压仍升高;在保持自然呼吸的情况下,由于化学感受性反射主要使呼吸加深加快,可间接地引起心率加快,心输出量增加。

在正常生理状态,化学感受性反射的作用主要是调节呼吸运动,对心血管活动的影响很小。只有在低氧、窒息、失血、动脉血压过低和酸中毒时才发挥比较明显的作用。因此,化学感受性反射主要参与应急状态时的循环机能调节。

二、体液调节

体液调节是指血液和组织液中的一些化学物质对心肌与血管平滑肌活动的调节作用。

1. 肾上腺素（epinephrine, E）和去甲肾上腺素（norepinephrine, NE）

E 和 NE 在化学结构上都属于**儿茶酚胺**。血液中的 E 和 NE 主要来自**肾上腺髓质**。肾上腺髓质释放的激素中,E 约占 80%,NE 约占 20%。交感神经节后纤维末梢释放的神经递质 NE 也有一小部分进入血液。E 和 NE 对心脏和血管虽然有许多共同点,但由于它们与肾上腺素能受体结合的能力不同,因此作用不完全相同,具体如下。

（1）E 对心血管的作用　E 可与 α 和 β 肾上腺素受体结合。在心脏,E 与 β_1 受体结合,使心跳加快、传导加速、心肌收缩力增强,故心输出量增多。在血管,E 的作用取决于血管平滑肌上 α 和 β 受体分布的情况。在皮肤、肾脏和胃肠道血管主要为 α 受体,E 使这些器官的血管收缩;在骨骼肌、肝脏和冠状血管,β 受体在数量上占优势,小剂量的 E 以兴奋 β 受体为主,引起血管舒张,但大剂量时,E 也能作用于这些血管上的 α 受体,引起血管收缩。在完整机体,生理浓度的 E 使血管的舒张作用稍大于收缩作用,故外周阻力稍有下降,舒张压降低,由于心输出量的增多,收缩压升高,平均动脉血压无显著的变化。在临床上肾上腺素多用作**强心剂。**

（2）NE 对心血管的作用　　　　NE 主要与血管的 **α 肾上腺素能受体**结合,也可与心肌的 β_1 受体结合,但对血管的 β_2 受体作用较弱。

静脉注射 NE 可使全身大多数血管收缩,外周阻力增加,舒张压和收缩压均显著升高;对心脏的作用则有离体和在体的不同,NE 可使离体的心脏收缩力加强,心率加快;对完整机体的心脏则表现为心率减慢。这是由于在整体内,NE 使动脉血压明显升高,**压力感受性反射**活动加强,其对心脏的反射性抑制效应超过 NE 对心脏的直接效应。故在临床上 NE 常用作**升压药**。但由于 NE 有强烈的缩血管作用,所以皮下注射时可引起注射部位血管强烈收缩,导致组织缺血坏死。因此临床上禁止皮下注射 NE。

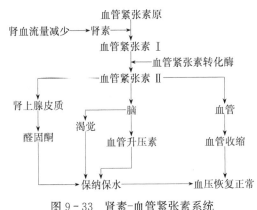

图 9 - 33　肾素-血管紧张素系统

2. 肾素-血管紧张素系统（图 9 - 33）

肾素（rennin）是由肾近球细胞合成和分泌的一种蛋白酶,经肾静脉进入血液循环发挥作用。当各种原因引起肾血流量减少,或血浆中 Na^+ 浓度降低时,肾素分泌都会增加。肾素的分泌受神经和体液调节（详见泌尿系统）。**血管紧张素原**（angiotensinogen）可在肾素的作用下分解,产生十肽的**血管紧张素 Ⅰ**（angiotensin Ⅰ）。血管紧张素 Ⅰ 在血浆和组织中尤其是肺血管内的**血管紧张素转化酶**的作用下水解,产生 8 肽的**血管紧张素Ⅱ**。血管紧张素Ⅱ在血浆和组织中的氨基肽酶作用下水解,成为 7 肽的**血管紧张素Ⅲ**。

对体内多数组织、细胞来说,血管紧张素 Ⅰ 不具有活性。血管紧张素Ⅲ可强烈刺激肾上腺皮质球状带细胞合成和释放**醛固酮**,有较弱的缩血管作用。血管紧张素Ⅱ是已知最强的缩血管物质之一,与血管紧张素受体结合,引起相应的生理效应。

1）作用于血管平滑肌,使全身微动脉收缩,血压升高;使微静脉收缩,回心血量增加。

2）作用于交感缩血管纤维末梢上的血管紧张素受体起接头前调制作用,使交感神经末梢释放去甲肾上腺素增多。

3）作用于脑的室周器,使交感缩血管紧张活动加强;引起渴觉,导致饮水行为;使血管升压素和促肾上腺皮质激素释放增加;抑制压力感受性反射,使血压升高引起的心率减慢效应明显减弱。

4）刺激肾上腺皮质球状带细胞合成和释放醛固酮,后者可促进肾小管对 Na^+、水的重吸收,使细胞外液和循环血量增加。

第六节　器 官 循 环

体内每一器官的血流量取决于两个因素,一是该器官的动脉与静脉之间的压力差;二是该器官的血流阻力即血管的舒缩状态。由于各器官的结构与功能不同,器官内部的血管分布又各有特征,因此器官血流量的调节除服从上述一般规律外,还有其本身的特点。本节仅讨论心脏、脑的血液循环特征。

一、冠脉循环

1. 冠脉循环的解剖特点

心脏的血液供应来自左、右冠状动脉。冠状动脉的主干行走于心脏表面,其小分支则以与心脏表面成直角的方向穿入心肌深层,在心内膜下层分支成网。这种分支方式使冠脉血管很容易在心肌收缩时受挤压。心肌毛细血管分布极为丰富,与心肌纤维平行走行,几乎每一根肌纤维都伴有一条毛细血管,基本形成 1∶1 的供应,因此心肌和冠脉血液之间的物质交换可很快进行。冠脉之间有侧支吻合,在心内膜下的末梢动脉吻合支较多,吻合支较细小,血流量少。因此,当冠状动脉突然阻塞时,不易很快建立侧支循环,极易导致心肌梗死。但如果冠脉阻塞是逐渐形成的,随着吻合支的逐渐扩张,可建立新的侧支循环,起代偿作用。

2. 冠脉血流的特点

(1) 冠脉血流丰富 由于冠状血管开口于主动脉根部,血液经全部冠脉循环回流至右心房仅需几秒钟,因此冠脉循环压力高,途径短,流速快。虽然心脏的质量仅占体重的0.5%,但在安静时冠脉流量占心输出量的4%~5%,每分钟为225 mL。运动时,冠脉流量还可增加4~5倍,以适应心脏活动的需要。

(2) 冠脉血流受心肌节律性收缩的影响 冠脉的大部分分支都深埋于心肌内,心肌收缩时对埋于其内的血管会产生压迫,血流阻力增大,血流量减少。心室舒张时,阻力减小,血流量加大。冠脉血流量在收缩期的流量只有舒张期的20%~30%,所以舒张压的高低与舒张期的长短是影响冠脉血流的主要因素。

在脊椎动物中,人、哺乳动物以及鸟类的心脏由冠状动脉供血。但一些爬行动物(如蛇、蜥蜴)虽有冠状动脉,而营养心肌的血液85%是通过直通心腔的管道输送的,只有15%由冠状动脉输送。两栖类的心脏无冠状循环,心肌细胞可直接从心腔内的血液中得到氧和营养物质。由于两栖类心脏的这种特殊结构,因而是生理学实验的很好材料。在生理学实验中,有一个基本的、重要的实验——蛙类离体心脏灌流,其方法是:用一尖端较细的玻璃管(斯氏插管),内盛任氏液(Ringer's solution),经左主动脉插入心室,使心室内保持有任氏液,心室即可长时间的跳动,用这种方法可观察各种药物、离子等对心肌活动的影响。有文献报道鱼类有冠状动脉,从进化角度看,鱼类有冠状动脉,两栖类更应该有,但两栖类没有,到了爬行类以上的动物又有,这是一个很有趣的现象,从进化上如何解释这一现象,值得探讨。

3. 冠心病(coronary heart disease)简介

如果冠状动脉因为粥样硬化而变窄,导致冠状动脉血流不足,使得心脏缺血、缺氧而引起心脏病即为**冠心病**。一旦心肌缺血严重,心肌大面积损伤而坏死就是**心肌梗死**(myocardial infarction)。其症状包括持续的胸痛,疼痛经常辐射至左臂,恶心呕吐,出汗,虚弱,呼吸短促等。

引起冠心病的主要原因是**冠状动脉粥样硬化**,后者表现为冠状动脉管壁变厚,管腔变窄,血流阻力增大,血流不通畅。管壁变厚则是因为动脉管壁中的平滑肌非正常大量增生,增生部分凸向管腔,另外胆固醇、脂肪也会在冠状小动脉内膜下沉积成为"**斑块(plaque)**",随着胆固醇、脂肪的积累,斑块逐步发展凸向管腔,使得管腔进一步变窄而干扰血流(图9-34)。患者在剧烈活动或情绪激动时,冠状动脉内粥样斑块受到血流的快速冲击引起表面破损、斑块破裂、继而出血、形成血栓或冠状动脉持续痉挛,将引起冠状动脉不完全或完全堵塞,堵塞处下游的心肌因得不到足够的氧气供应而损伤、坏死,导致心肌梗死甚至猝死。冠心病的危险因素有以下几个方面:吸烟、高血脂、高血压、糖尿病、肥胖、平时不活动、长期精神紧张、处于应激状态。所以改变生活方式,远离这些危险因素是防治冠心症的有效手段。例如,平时注意进行有氧运动;合理调整饮食:饮食中尽量减少胆固醇与饱和脂肪酸的摄入,多摄取含单不饱和脂肪酸的食物如橄榄油以及膳食纤维丰富的食物包括粗粮和蔬菜水果;保持理想体重,戒烟,饮酒适量等。

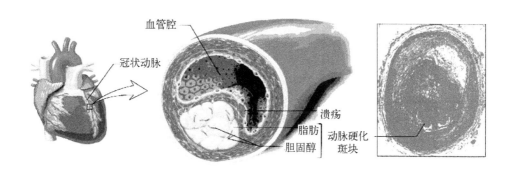

图9-34 冠状动脉粥样硬化(自Mader,2002)

二、脑循环

脑血液供应来自**颈内动脉及椎动脉**(图9-35),二者在脑的底部联成**基底动脉环**(图9-36),由此分支分别供应脑的各部。脑静脉血进入静脉窦,主要通过颈内静脉流回上腔静脉。

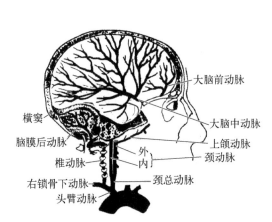

图 9-35　颈内动脉和椎动脉示意图(仿孙久荣,2004)

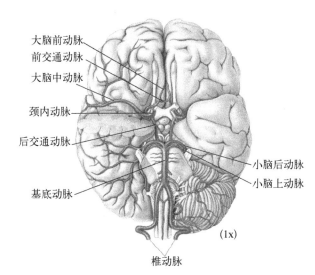

图 9-36　脑的血液供应,主要显示基底动脉环
(Willis 环)(自 Bear,2002)

1. 脑循环的特点

(1) 血流量大、耗氧多　脑组织的代谢水平高,血流量丰富。脑的质量只占体重的2%左右,但安静状况下,整个脑组织的耗氧量约占全身耗氧量的20%,全脑的血流量约为 750 mL/min,约占心输出量的15%左右。因此脑组织对血液供应依赖性大,短时间脑血流停止便可引起意识丧失。

(2) 血流量变化小　脑位于骨性的颅腔之内,因为颅腔的容积是固定的,其内的脑组织与脑脊液又是不可压缩的,故脑血管的舒缩程度受到相当的限制,其血流量的变化主要不是依赖脑血管的舒缩活动而是借助于血流速度的改变。血流速度则决定于动脉血压,如果血压高,血流速度加快,血流量增加。反之,血压降低脑血流量减少。可见维持一定高度的动脉血压对保持脑组织的血液供应具有重要意义。

(3) 血-脑屏障　脑循环毛细血管壁与神经元并不直接接触,二者之间有神经胶质细胞隔开。这样由连续毛细血管内皮、完整的基膜和神经胶质细胞突起形成的胶质界膜便组成了血液和脑组织之间的屏障结构——**血-脑屏障**(blood-brain barrier),这一结构对于物质在血液和脑组织之间的扩散起着屏障的作用。

2. 脑血栓与脑溢血简介

血栓是指在某些因素作用下,血液成分发生凝集现象,形成固体团块,形成的团块叫**血栓**。发生在脑血管中的血栓就叫**脑血栓**。脑血栓一旦形成就会使脑内血管狭窄或闭塞,导致脑血流阻断而使脑组织发生坏死和软化,致使脑功能障碍,引起偏瘫(半身不遂)、半侧肢体障碍、偏盲、失语、口眼歪斜等临床症状。

促使脑血栓形成的因素较多,主要有血脂高、血压高、血糖高、血小板聚集、血黏度高等血液病变,以及动脉粥样硬化斑块形成等血管病变,血液和血管病变的共同作用导致脑局部血管内有血栓形成。与心肌梗死不同,脑血栓多在安静状态下发病。

脑溢血指脑实质内的血管破裂引起出血,约80%发生于大脑半球,其余20%发生于脑干和小脑。高血压和动脉硬化是脑出血的主要因素,患者在情绪激动、体力过度等诱因下,出现血压急剧升高超过其血管壁所能承受的压力时,血管就会破裂出血,形成脑内大小不同的出血灶。临床表现为:意识障碍、头痛与呕吐、去大脑性强直与抽搐等。

脑血栓与脑溢血的临床症状有许多相似之处,极易混淆,但治疗方案截然相反,前者需溶血,后者需凝血。

第七节　胎儿的血液循环

一、胎儿血液循环特点

因为胎儿不用自身的肺完成气体交换,而从位于胎盘处的母亲的血液中获取营养和氧气,即物质交换的场所在胎盘,故胎儿血液循环有以下 4 个与成人不同的特征(图 9-37)。

(1) **卵圆孔**(foramen ovale) 或称**卵圆窗**(oval window),位于房中隔,连通左、右心房。窗孔被一薄层组织覆盖起到瓣膜的作用。

(2) **动脉导管**(ductus arteriosus) 连通肺动脉与主动脉。

(3) **脐动脉**与**脐静脉**(umbilical arteries and vein) 与胎盘相连,负责接收来自胎盘的营养物质,排出胎儿的代谢废物。

(4) **静脉导管**(ductus venosus) 连接脐静脉与下腔静脉。

二、胎儿血液循环途径

现以右心房为起点分析胎儿的血液循环途径。因为右心房的血压高于左心房,所以大部分进入右心房的血液可通过卵圆窗直接进入左心房,再到达左心室;余下的少部分血液则由右心房直接进入右心室,继而被右心室泵入肺动脉。但是因为动脉导管的存在,大部分进入肺动脉的血液又通过动脉导管流到主动脉。也就是说,进入右心房的血液无论沿哪条途径流动,最终大部分血液都会到达主动脉而不是肺。

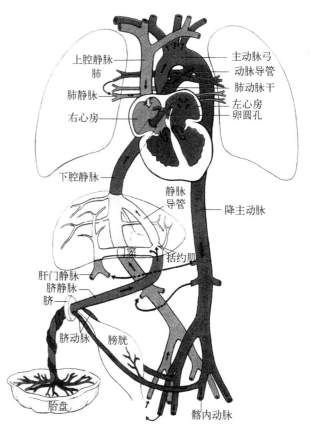

图 9-37 胎儿的血液循环途径(自高英茂,2001)
箭头示血流方向

主动脉中的血液流入各个分支,其中包括髂动脉,髂动脉再与脐动脉相连,而脐动脉通向胎盘。母体与胎儿血液的物质交换就在胎盘进行。脐动脉的血液含氧少,但源于胎盘的脐静脉血液含氧丰富。脐静脉进入静脉导管,静脉导管直接穿过肝脏。然后便加入到含氧量低的下腔静脉,下腔静脉返回右心房。

循环途径如下图所示。

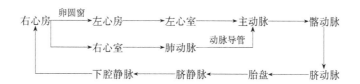

小 结

心壁由心内膜、心肌膜和心外膜构成。心内膜的内皮与血管的内皮连续,内膜突向腔室形成瓣膜,由心纤维骨骼作支架。心房与心室之间有房室瓣,心室与大动脉间有动脉瓣,下腔静脉口前缘有下腔静脉瓣,能防止血液倒流。心脏的节律性搏动和兴奋传导是由特殊分化的心肌纤维构成的特殊传导系统完成的。

大动脉的管壁中富含弹性纤维,为弹性储器血管;中动脉的管壁中平滑肌丰富,为分配血管;小动脉和微动脉的管径小,对血流的阻力大。毛细血管是血液与组织液进行物质交换的场所,为交换血管。静脉管腔大、管壁薄而软、弹性小、易扩张,为容量血管。

心室肌细胞的静息电位约 -90 mV。阈电位为 -70 mV。动作电位幅度可达 120 mV,分 0、1、2、3、4 五个时期。窦房结自律细胞的最大复极电位为 -70 mV、阈电位为 -40 mV,0 期去极化为 Ca^{2+} 内流,无明显的复极化 1 期和 2 期,4 期自动去极化速度快,主要是 Ca^{2+} 内流逐渐增强 K^+ 外流逐渐减弱引起的。

　　心肌细胞兴奋后兴奋性的变化依次为有效不应期、相对不应期和超常期,但无低常期。自律性最高的部位是窦房结,为正常起搏点。浦肯野纤维传导速度最快,使兴奋迅速传遍两侧心室;房室交界的结区传导速度最慢,形成房-室延搁,使心房收缩完毕后再进行心室收缩。心肌收缩为"全或无"式收缩,对细胞外液 Ca^{2+} 的浓度依赖性高,不发生完全强直收缩。细胞外 K^+、Ca^{2+}、Na^+ 浓度的改变,可影响心肌细胞的生理特性。

　　心脏的主要功能是泵血,衡量心脏泵血功能的基本指标是心输出量;每搏输出量受前负荷、后负荷和心肌收缩力的影响。

　　动脉血压的形成因素中,心肌收缩是推动血液在血管中流动的原动力,大动脉管壁的弹性回缩力是心舒期推动血液流动的继发性动力,血液在血管中流动有阻力。动脉血压的高低主要取决于心输出量和外周阻力。

　　微循环有迂回通路、直捷通路和动静脉短路 3 条血流通路。组织液的生成量主要取决于有效滤过压。

　　心血管活动的调节主要通过神经调节和体液调节。支配心脏的传出神经是心迷走神经和心交感神经。控制心血管活动的基本中枢位于延髓,可分为:缩血管区,舒血管区,心抑制区。延髓孤束核,是心血管反射活动第一级传入神经接替站。神经系统对心血管活动的调节是通过心血管反射实现的。有两个重要的反射:颈动脉窦和主动脉弓压力感受性反射、颈动脉体和主动脉体化学感受性反射。

　　参与心血管活动体液调节的激素有多种,主要有 E 和 NE 以及肾素-血管紧张素系统。

　　心脏的血液供应来自冠状动脉,血流相当丰富,占心输出量的 4%～5%。

　　脑的血液供应来自颈内动脉及椎动脉。短时间脑血流停止便可引起意识丧失。

(第一、二、三、四节　闵凡信　艾洪滨;第五、六、七节　于珊珊　艾洪滨)

思考题

1. 名词解释:冠状沟　卵圆窝　乳头肌　心纤维骨骼　室间隔　窦房结　房室结　房室束　肌性动脉　静脉瓣　肝门静脉　毛细淋巴管　胸导管　钙僵　等容收缩期　射血分数　心力储备　异长自身调节　QRS波群　脉压　后微动脉　营养通路　心迷走神经　冠状动脉　脑血栓
2. 说明臀部肌肉注射的药物运输到面部的血液循环途径。
3. 说明由小肠吸收的营养物质运输到肾脏的血液循环途径。
4. 与骨骼肌相比,心室肌细胞动作电位有何特点? 产生机制是什么?
5. 窦房结自律细胞的电生理特性有何特点?
6. 何谓房室延搁? 有何生理意义? 造成延搁的解剖生理基础是什么?
7. 正常生理状态下心肌为什么不能发生完全强直收缩? 其机制是什么?
8. K^+、Ca^{2+}、Na^+ 对心肌生理特性各有何影响?
9. 影响心输出量的因素有哪些? 它们是如何起作用的?
10. 有的人久蹲后猛然站起时会出现头晕眼花,但症状很快消失,这是什么原因?
11. 运用组织液形成的原理解释各种水肿现象。
12. 母体血液中的营养物质经过哪些途径到达胎儿体内的组织细胞的?

第 10 章

呼吸系统

第一节 概 述

一、呼吸的概念及意义

机体与外界环境之间的气体交换过程称为**呼吸**(respiration)。通过呼吸,机体从外界环境摄取新陈代谢所需要的 O_2,排出代谢所产生的 CO_2。

随着动物的进化,机体的呼吸方式也不断进化,单细胞动物和一些小型动物通过细胞或体表直接与水环境进行气体交换;鱼类则开始通过鳃与水环境进行气体交换;两栖类大多数幼体仍然用鳃呼吸,成体则改用肺进行呼吸;爬行类开始有了依靠呼吸肌和胸廓运动进行的肺呼吸;哺乳类的呼吸道及肺发育更完善,不仅有了广阔的气体交换面积,还有了精细的通气结构。

机体在进行新陈代谢过程中,经呼吸系统不断地从外界吸入氧,由循环系统将氧运送至全身的细胞,经过氧化,产生细胞活动所必需的能量,同时在氧化过程中所产生的 CO_2,再通过循环系统运送至呼吸系统排出体外,这样才能保证机体活动的正常进行。

体重为 70 kg 的人,体内储存的 O_2 量约为 1 550 mL,在基础状态下,机体的耗氧量约为 250 mL/min,故体内储存的全部 O_2 仅够维持机体正常代谢 6 min 左右。因此,呼吸是维持机体生命活动所必需的基本生理过程之一,呼吸一旦停止,生命便将终结。

二、呼吸系统的组成

呼吸系统由鼻、咽、喉、气管、支气管和肺等器官组成。根据其结构和机能,可分为导气部和呼吸部。主要起传导气体作用的鼻、咽、喉、气管、支气管和肺内到终末支气管的各级支气管,称为**导气部**(或呼吸道);肺内的呼吸性细支气管、肺泡管、肺泡囊和肺泡是气体交换的部位,称为**呼吸部**。临床上通常将鼻、咽、喉称为**上呼吸道**;气管和各级支气管称为**下呼吸道**(图 10 - 1)。

鼻、咽、喉除了具有温暖、湿润、清洁、传导气体的作用外,分别还具有嗅觉、吞咽和发声功能。肺是容纳气体和进行气体交换的器官。肺除完成气体交换的功能外,还参与体内多种物质的代谢以及排泄过程。

三、呼吸的全过程

在人和高等动物,呼吸的全过程由三个环节组成: ① 外呼吸,即肺毛细血管血液与外界环境之间的气体交换过程。外呼吸又包括肺通气和肺换气两个过程。肺泡与外界环境之间的气体交换过程称为肺通气;肺泡与肺毛细血管血液之间气体交换的过程称为肺换气。② 气体运输,即由循环血液将 O_2 从肺运输到全身组织、细胞以及将 CO_2 从细胞运输到肺的过程。③ 内呼吸,即组织部毛细血管血液与组织、细胞之间的气体交换过程,也称组织换气或细胞换气,有时也将细胞内的生物氧化过程包括在内。呼吸的三个环节相互衔接并同时进行(图 10 - 2)。

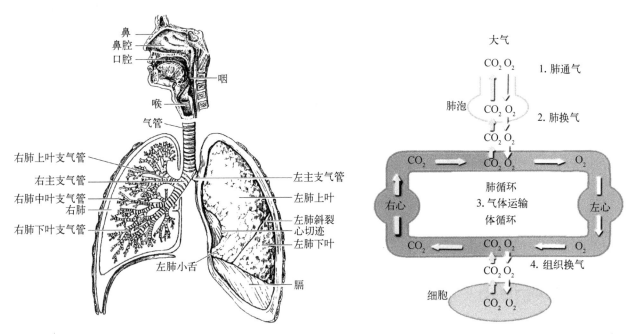

图 10-1　呼吸系统全貌(自柏树令,2013)

图 10-2　呼吸过程示意图(自北京军区医学院生理学教学课件)

第二节　呼吸器官的结构与功能

一、鼻

鼻分为外鼻、鼻腔及鼻旁窦 3 个部分。外鼻(external nose)以骨和软骨为支架,外被皮肤。以其位置和形态分为鼻根、鼻尖、鼻背和鼻翼。鼻翼的游离下缘围成鼻孔。鼻翼、鼻尖处皮肤较厚,皮下组织较少,皮脂腺和汗腺丰富,是痤疮及疖的好发部位。

鼻腔(nasal cavity)被鼻中隔分为左、右两腔,鼻中隔由前部的软骨部和后部的骨部构成。鼻腔前以鼻前孔与外界相通,后以鼻后孔通向鼻咽部。每侧鼻腔外侧壁上有圆弧状隆起为**鼻阈**(nasal limen)(图 10-3)。鼻阈将鼻腔分为前部的鼻前庭和后部的固有鼻腔。**鼻前庭**(nasal vestibule)是鼻翼围成的内腔,内表面覆盖皮肤,生有鼻毛,是过滤吸入空气的第一道屏障。**固有鼻腔**(nasal cavity proper)是鼻阈至后鼻孔之间的腔隙。固有鼻腔的外侧壁有 3 个卷曲的隆起,自上而下分别称为上、中、下**鼻甲**(图 10-3)。由三个鼻甲将固有鼻腔分隔为不完全隔离的上、中、下三个鼻道。固有鼻腔内表面衬以黏膜。上鼻甲及上鼻甲所对应的鼻中隔的黏膜内有嗅细胞,称为**嗅区**。固有鼻腔内除嗅区以外的区域为**呼吸区**,呼吸区的黏膜由假复层纤毛

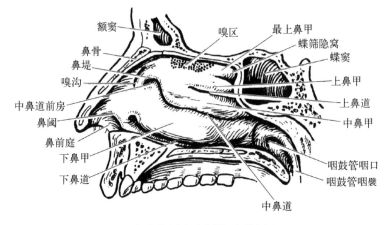

图 10-3　鼻腔外侧壁示意图(自柏树令,2013)

柱状上皮和其深层的固有层构成。假复层纤毛柱状上皮内杯状细胞较多,分泌黏液至上皮的游离面。固有层内富含浆液腺、黏液腺和混合小腺的腺泡,其腺泡分泌的黏液经导管输送到黏膜表面,起湿润、净化吸入气体的作用,而且血管分布丰富,使呼吸部黏膜在活体时呈微红色,有温暖吸入气体的作用。

鼻旁窦(paranasal sinuse)也称**副鼻窦**,是在鼻腔周围含有空气的骨腔隙,包括**上颌窦**、**额窦**、**筛窦**和**蝶窦**(图 10-3、10-4)。各鼻旁窦通过其开口均与鼻腔相通,上颌窦、额窦、筛窦的前群和中群开口于中鼻道,筛窦的后群开口于上鼻道,蝶窦开口于上鼻甲上方的蝶筛隐窝。鼻旁窦腔的内表面衬一层黏膜,该黏膜通过开口处与鼻腔黏膜相连。鼻旁窦参与湿润、温暖吸入的空气,并对发音起共鸣作用。

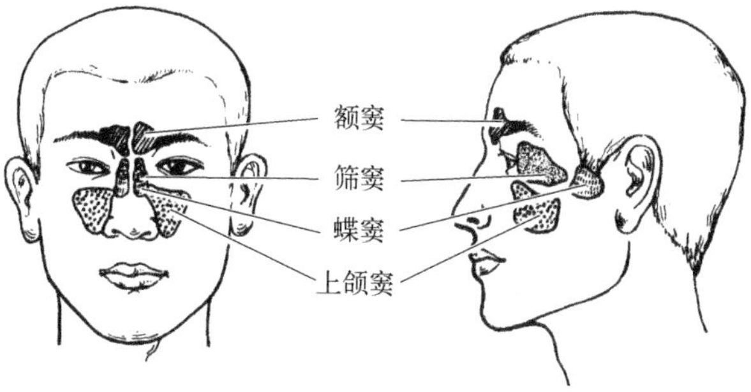

图 10-4　鼻旁窦体表投影示意图(自柏树令,2013)

二、咽

咽的形态结构见消化系统。

三、喉

喉(larynx)既是气体的通道,又是发音器官。喉位于颈前部正中,上方达第 4 颈椎水平,下平对第 6 颈椎续接气管。喉上方借韧带连于舌骨与咽相通,下方与气管相连续。喉是由软骨借韧带和关节构成支架,关节的周围配布喉肌,内表面衬以黏膜构成的一个复杂结构。

喉软骨包括单块的甲状软骨、环状软骨、会厌软骨和成对的杓状软骨等(图 10-5)。**甲状软骨**(thyroid cartilage)是喉软骨中最大的,位于舌骨下方,环状软骨的上方,构成喉的前壁和侧壁的大部分。甲状软骨的左、右两块四方形软骨板在前方互相愈合,连接处向前突出,称**喉结**(prominence laryngeal),成年男子尤为显著。在甲状软骨的后缘分别向上、下伸出一对突起,上方的为**上角**,借韧带连于**舌骨**;下方的为**下角**,与环状软骨形成**环甲关节**。甲状软骨的上缘借**甲状舌骨膜**连于舌骨,甲状软骨的下缘借**环甲韧带**连于环状软骨。**环状软骨**(cricoid cartilage)形似指环,位于甲状软骨下方,起支持呼吸道的作用。**杓状软骨**(arytenoid cartilage)一对,位于环状软骨的上方,呈三角锥形,尖向上,底向下。**会厌软骨**(epiglottic cartilage)形似树叶,位于甲状软骨后上方,下端借韧带连于甲状软骨后内面,上端宽并游离于喉口上方,当吞咽时,咽部肌肉收缩使喉上提,舌肌收缩使舌根抬高,会厌软骨被压向喉口,使喉口关闭,防止食物和唾液误入喉腔和气管。

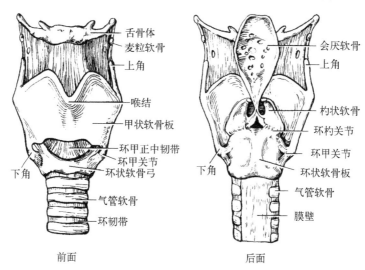

图 10-5　喉软骨及其连接示意图(自柏树令,2003)

喉肌(muscle of larynx)为骨骼肌,是发音的动力器官(图 10-6)。它们均以起止点命名。主要有环杓后肌、环杓侧肌、环甲肌、甲杓肌、甲状会厌肌等。这些肌肉不同程度的舒缩,可使声门裂变大或变小,控制音量的大小,使声带紧张或松弛,控制音调的高低。

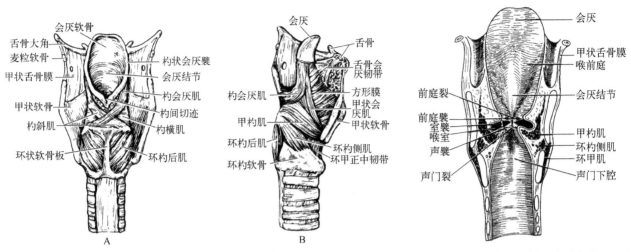

图 10-6　喉肌的分布示意图(自柏树令,2003)

A. 后面观　B. 侧面观

图 10-7　喉腔构造示意图(自张朝佑,2009)

　　喉腔(laryngeal cavity)由软骨、韧带、关节构成支架,关节的周围配布喉肌,内表面衬以黏膜构成管腔(图 10-7)。上通咽,下通气管。喉腔的黏膜上续咽部、下连气管的黏膜,在喉腔侧壁形成两对矢状位的黏膜皱襞,上方的一对为**前庭襞**(又称**室襞**),下方的一对为**声襞**(vocal fold)。左、右两侧声襞之间的裂隙称**声门裂**(fissure of glottis),此处是喉腔内最狭窄的部位。**声带**(vocal cord)由声襞及其所覆盖的韧带和肌肉构成。气体通过声门裂时,振动声带可发出声音。

　　喉的主要功能是发音,也是维持呼吸功能的重要器官。

四、气管和主支气管

　　气管(trachea)和主支气管(bronchus)不仅是气体的通道,还具有调节空气温度、湿度,清除异物等功能。

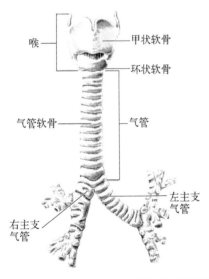

图 10-8　气管和左、右支气管结构示意图
(自 Mader,2002)

　　气管位于食管前方,为后壁略扁平的圆筒状管道。上与喉相连,向下进入胸腔,至第 4、5 胸椎交界处分为左、右主支气管(图 10-8)。气管由 14~16 个半环状的气管软骨和连于其间的环韧带构成,成人的气管长 11~12 cm,横径约 2 cm。气管软骨环的缺口朝向后面,缺口之间有弹性纤维膜联系,其内含有平滑肌。

　　左主支气管细而长,长 4~5 cm,其上方由主动脉弓跨过;右主支气管短而粗,长约 3 cm,呈陡直的位置(图 10-8)。因此,有异物误入气管时,最易坠入右支气管内。主支气管的构造与气管基本相似,左、右主支气管在肺门处分出肺叶支气管,经肺门入肺。

　　气管及主支气管壁自内向外由黏膜层、黏膜下层及外膜 3 层组成(图 10-9)。黏膜层由假复层纤毛柱状上皮和固有层组成,上皮由纤毛细胞、杯状细胞、小颗粒细胞、基细胞等组成。纤毛细胞的纤毛可向咽喉方向摆动,将尘粒与细菌等随黏液一起运送到咽,经咳嗽反射排出;杯状细胞分泌黏蛋白,小颗粒细胞分泌 5-羟色胺和多肽,以调节气管上皮细胞和平滑肌细胞的活动;基细胞是一种未分化的细胞,可分化形成杯状细胞和纤毛细胞。黏膜下层有气管腺,开口于黏膜表面,可分泌黏液,杯状细胞和气管腺的分泌物共同形成黏膜表面的**黏液屏障**。外膜由半环形透明软骨和结缔组织构成,软骨缺口处的平滑肌收缩时,气管管径缩小。

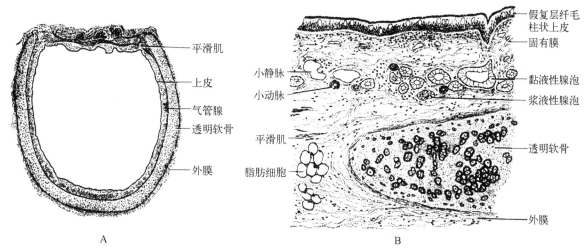

图 10-9 气管组织结构示意图(横切)(自北京师大等,1989)

A. 低倍 B. 高倍

五、肺

(一)肺的位置和形态

肺(lung)为呼吸系统中最重要的器官,位于胸腔内,纵隔的两侧,左、右各一。肺呈海绵状,质软而轻,富有弹性。右肺因膈肌下有肝,较左肺宽而略短;左肺因心脏偏左,较右肺窄而稍长,且左肺前缘下部形成一弧形凹。左、右肺均近似圆锥形,上部为肺尖,高出锁骨内侧上方2~3 cm。下部为肺底,与膈相邻,称膈面。外侧面为肋面。与纵隔相邻的面为肺的纵隔面(内侧面)。纵隔面中央向肺内凹陷形成肺门(hilum of lung)。在肺门处有支气管、血管、神经及淋巴管出入。这些出入肺门的结构被结缔组织包绕形成的束状结构称为肺根(radix of lung)。左肺被其斜裂分为上、下两叶;右肺被其斜裂和水平裂分为上、中、下三叶。肺的颜色随年龄和职业等而不同。初生儿为淡红色,成人因不断吸入尘埃,沉积于肺泡壁内变为深灰色,老年人呈蓝黑色,而吸烟者的肺则呈棕黑色。

(二)肺的组织结构

肺是由表面的浆膜与肺内的实质和间质构成。实质是指肺内的叶支气管及其分支和末端结构(图10-10);间质是指肺内的结缔组织、血管、神经和淋巴等。

肺表面被覆的浆膜(胸膜脏层)属于间皮,光滑透明。

肺实质中的肺叶支气管分支形成内径为1 mm左右的细支气管和内径为0.5 mm左右的终末细支气管,终末细支气管再分支,其管壁上有肺泡的开口,这种支气管称呼吸性细支气管,呼吸性细支气管的分支为肺泡管、肺泡囊、肺泡(图10-10)。其中肺叶支气管至终末支气管主要执行传导气体的功能,称为肺的传导部;自呼吸性细支气管、肺泡管、肺泡囊至肺泡

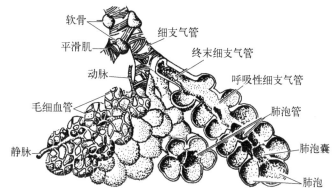

图 10-10 肺小叶模式图(自高英茂,2001)

这一部分具有交换气体的功能,称肺的呼吸部。肺内细支气管及其所属的肺组织构成肺小叶(pulmonary lobule)。肺小叶呈锥体形,其尖部朝向肺门,底部构成肺表面。肺小叶之间有结缔组织分隔,故肺表面呈多边形的网格状。每一个网格中的结构即为一个肺小叶的底部。每个肺有50~80个肺小叶。肺小叶是构成肺的基本结构和功能单位。

肺间质内的血管有两种,其一,是肺动脉和肺静脉及其毛细血管,它的主要功能是完成气体交换,称**功能血管**;其二,是支气管动、静脉及其毛细血管,它的主要功能是为肺内各级支气管等结构提供氧气和营养物质,称**营养血管**。自右心室发出的肺动脉干,分为左、右肺动脉后经肺门入肺,肺动脉伴随肺内支气管反复分支,最后至终末细支气管,在呼吸性细支气管及其分支结构处形成毛细血管网,在肺泡壁上的毛细血管可与肺泡之间进行气体交换。使含二氧化碳较多的**静脉血**变成含氧较多的**动脉血**。该部毛细血管汇集形成的微静脉逐级汇集,经肺静脉出肺门,入左心房。支气管动脉发自胸主动脉或肋间动脉,左右各两条,经肺门入肺,与支气管伴行并在各级支气管壁上形成毛细血管网,以营养各级支气管,该毛细血管汇集成微静脉,一部分汇入肺静脉,另一部分汇集成支气管静脉出肺门,经上腔静脉回右心房。关于支气管动脉形成的毛细血管是否分布于肺泡壁上的问题,目前尚未定论。

1. 肺的传导部

肺传导部的支气管分支次数越多,管腔越细,管壁越薄,其组织结构也发生改变,黏膜逐渐变薄,纤毛和腺体逐渐减少以至消失;外膜的 C 型软骨环逐渐变为不连续的片,并逐渐减少,至细支气管处完全消失,平滑肌则相对增多。平滑肌的舒缩直接影响管腔径的大小,这些平滑肌受副交感神经(行走在迷走神经中)和交感神经的双重支配。副交感神经兴奋时,平滑肌收缩,管腔变小;交感神经兴奋时,平滑肌舒张,管腔变大,这种改变具有控制进入肺泡内气流量的作用。

2. 肺的呼吸部

呼吸性细支气管兼有呼吸通道与气体交换的功能,其管壁的某些部位向外突出形成肺泡。肺泡管是

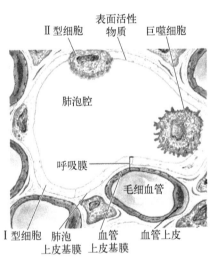

图 10 - 11　肺的组织结构、肺泡示意图
(自 Mader,2002)

呼吸性细支气管的分支,每个呼吸性细支气管可分支形成 2～11 个肺泡管,平均内径为 0.1 mm 左右。肺泡囊是肺泡管的分支,一个肺泡管常分支成 2 或 3 个肺泡囊。肺泡是半球形的囊泡,直径 200～250 μm,气体主要在此进行交换。在电子显微镜下观察,肺泡壁由单层上皮细胞构成,肺泡外面衬有一层基膜。两相邻肺泡之间的组织称为**肺泡隔**(alveolar septum)。构成肺泡壁的上皮细胞依据其形态结构和功能分为Ⅰ型和Ⅱ型两类(图 10 - 11)。肺泡壁的大部分是Ⅰ型细胞构成的,该细胞扁平,核位于中央,核存在区微厚,其余部极薄。Ⅱ型细胞是一类分泌细胞,数量少,立方形,常单个、或 2、3 个成群地镶嵌在Ⅰ型细胞之间,分泌的磷脂在肺泡表面展开形成一层薄膜,称**表面活性物质**。该物质与肺泡内气体之间形成界面,有降低**肺泡表面张力**的作用。

成人每侧肺有 3 亿～4 亿个肺泡,总面积 70～80 m²,深吸气时可达 100 m²。

六、胸膜、胸膜腔和纵隔

胸膜(pleura)属浆膜,分为脏层与壁层。脏层贴在肺的表面,不易剥离;壁层紧贴在胸壁内面、膈肌上面和纵隔的外侧面,脏层胸膜和壁层胸膜在肺门互相移行,因此,在纵隔的两侧,胸膜的脏层和壁层之间各形成一个密闭的腔隙,称**胸膜腔**(cavum pleurae)。正常情况下,胸膜腔只是一个潜在的腔隙,其中只有极少量浆液。由于液体分子之间具有较强的凝聚力,胸膜的脏、壁两层紧密相贴。因此,当胸腔扩大与缩小时,肺也随之扩大与缩小。同时,少量的液体可减少呼吸运动时两层胸膜之间的摩擦。

纵隔(mediastinum)是位于两侧纵隔胸膜之间的器官和结缔组织的总称,其前界为胸骨,后界为脊柱胸段,两侧为纵隔胸膜,上方达胸廓上口,下方到膈。组成纵隔的器官有胸腺、心包、心脏及其大血管、膈神经、气管、食管、胸主动脉、迷走神经、胸导管和奇静脉等,它们借疏松结缔组织相连。

第三节　肺 通 气

肺通气(pulmonary ventilation)是指肺与外界环境之间的气体交换过程。实现肺通气的主要结构基础包括呼吸道、肺泡和胸廓等。呼吸道是肺通气时气体进出肺的通道,同时还具有加温、加湿、过滤和清洁吸入的气体以及引起防御反射(如咳嗽反射和喷嚏反射)等保护功能;胸廓的节律性扩大与缩小是实现肺通气的原动力。

肺通气过程取决于推动气体流动的动力和阻止气体流动的阻力之间的相互作用,动力必须克服阻力才能实现肺通气。

一、肺通气的动力

气体进出肺的直接动力是肺泡与外界环境之间的压力差。在一定的海拔,外界环境的压力(大气压)是相对恒定的,因此,在自然呼吸情况下,肺泡与外界环境之间的压力差是由肺泡内的压力(肺内压)决定的。肺内压的高低取决于肺容积的扩张和缩小,但肺自身并不具有主动扩张和缩小的能力,其扩张和缩小依赖于呼吸肌的收缩和舒张引起的胸廓运动。

呼吸肌的收缩和舒张引起的胸廓节律性扩大和缩小称**呼吸运动**。胸廓扩大导致**吸气运动**,胸廓缩小导致**呼气运动**。主要的吸气肌为膈肌和肋间外肌,主要的呼气肌为肋间内肌和腹肌,此外,还有一些辅助吸气肌,如斜角肌、胸锁乳突肌等。

1. 呼吸运动的过程

平静呼吸时,吸气运动主要由膈肌和肋间外肌的收缩实现(图 10-12),是一个主动过程。膈肌位于胸腔和腹腔之间,构成胸腔的底,静止时向上隆起,形似钟罩;收缩时,隆起的中心下移,从而增大胸腔的上下径。肋间外肌起自上一肋骨的下缘,斜向前下方走行,止于下一肋骨的上缘(图 10-12A)。由于脊椎的位置是固定的,而胸骨则可上下移动,所以当肋间外肌收缩时,肋骨和胸骨上举,同时肋骨下缘向外侧偏转,从而增大胸腔的前后径和左右径。胸腔的上下径、前后径和左右径都增大,引起胸腔扩大,进而肺的容积随之增大,肺内压降低。当肺内压低于大气压时,外界气体流入肺内,这一过程称为**吸气**(inspiration)。平静呼吸时,呼气运动并不是由呼气肌收缩引起的,而是由膈肌和肋间外肌舒张所致,是一个被动过程。膈肌和肋间外肌舒张时,肺依其自身的回缩力而回位,并牵引胸廓,使之上下径、前后径和左右径缩小,从而引起胸腔和

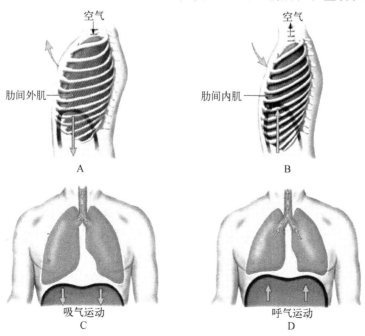

图 10-12　呼吸运动示意图(自 Mader,2002)

肺的容积减少,肺内压升高。当肺内压高于大气压时,气体由肺内流出,这一过程称为**呼气**(expiration)。

用力吸气时,膈肌和肋间外肌加强收缩,辅助吸气肌也参与收缩,胸廓和肺的容积进一步扩大,更多的气体被吸入肺内。用力呼气时,除吸气肌舒张外,还有呼气肌参与收缩,此时呼气运动也是一个主动过程。肋间内肌的走行方向与肋间外肌相反(图 10-12B),收缩时使肋骨和胸骨下移,肋骨还向内侧偏转,使胸腔的前后径和左右径进一步缩小,呼气运动增强,呼出更多的气体;腹肌收缩可压迫腹腔器官,推动膈肌上移,同时也牵拉下部肋骨向下向内移位,从而使胸腔容积缩小,加强呼气。

2. 呼吸运动的型式

依据参与活动的呼吸肌的主次、多少和用力程度不同,呼吸运动可呈现不同的型式。

(1)腹式呼吸和胸式呼吸　　以膈肌舒缩活动为主的呼吸运动称为**腹式呼吸**。以肋间外肌舒缩活动为主的呼吸运动称为**胸式呼吸**。一般情况下,成年人的呼吸运动呈腹式和胸式混合型式,只有在胸部或腹部活动受限时才会出现某种单一的呼吸运动。

(2)平静呼吸和用力呼吸　　安静状态下,正常人的呼吸运动平稳而均匀,每分钟 12~18 次,吸气是主动的,呼气是被动的,这种呼吸运动称为**平静呼吸**。当机体运动或吸入气中 CO_2 含量增加而 O_2 含量减少或肺通气阻力增大时,呼吸运动将加深加快,此时不仅参与收缩的吸气肌数量更多,收缩更强,而且呼气肌也参与收缩,这种呼吸运动称为**用力呼吸**或**深呼吸**。

3. 呼吸过程中肺内压的变化

在呼吸过程中,肺内压呈周期性波动。吸气时,肺容积增大,肺内压下降并低于大气压,外界气体被吸入肺泡;随着肺内气体的增加,肺内压也逐渐升高,至吸气末,肺内压升高到与大气压相等,气流也就停止。呼气时,肺容积减少,肺内压升高并超过大气压,气体由肺内呼出;随着肺内体的减少,肺内压也逐渐降低,至呼气末,肺内压又降到与大气压相等,气流亦随之停止。

在呼吸过程中,肺内压变化的程度与呼吸运动的缓急、深浅和呼吸道是否通畅等因素有关。平静呼吸时,肺内压波动较小,吸气时为 $-2 \sim -1$ mmHg。用力呼吸或呼吸道不够通畅时,肺内压的波动幅度将显著增大,如紧闭声门并尽力做呼吸运动,吸气时肺内压可低至 $-100 \sim -30$ mmHg,呼气时可高达 $60 \sim 140$ mmHg。

4. 呼吸过程中胸膜腔内压的变化

胸膜腔内的压力称为**胸膜腔内压**,简称**胸内压**。平静呼吸时,胸膜腔内压始终低于大气压,即为负压,并随呼吸运动而发生周期性波动。平静呼气末胸膜腔内压为 $-5 \sim -3$ mmHg,平静吸气末为 $-10 \sim -5$ mmHg。肺通气阻力增大时,胸膜腔内压的波动幅度显著增大,呼气时有可能高于大气压。例如,在关闭声门,用力吸气时,胸膜腔内压可降至 -90 mmHg;关闭声门并用力呼气时,由于呼气肌的强烈收缩,胸膜腔内压可升高到 110 mmHg。

胸膜腔内负压的形成与肺和胸廓的自然容积不同有关。在人的生长发育过程中,胸廓的发育比肺快,因此胸廓的自然容积大于肺的自然容积。因为两层胸膜紧紧贴在一起,所以从胎儿出生后第一次呼吸开始,肺即被牵引而始终处于扩张状态。由此,胸膜腔便受到两种力的作用(图 10-13),一是使肺泡扩张的肺内压;二是使肺泡缩小的肺回缩压,胸膜腔压就是这两种方向相反的力的代数和,即胸膜腔内压=肺内压+(-肺回缩压)。在吸气末或呼气末,呼吸道内气流停止,并且呼吸道与外界环境相通,因此肺内压等于大气压,此时,胸膜腔内压=大气压+(-肺回缩压);若以大气压为 0,则胸膜腔内压=-肺回缩压。

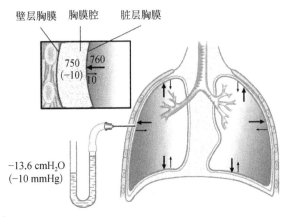

图 10-13　胸膜腔负压产生原理示意图(自北京军区医学院生理学教学课件)

在呼吸过程中,肺始终处于被扩张状态而总是倾向于回缩。因此,在平静呼吸时,胸膜腔内压总是保持负值,只是在吸气时肺扩张程度增大,肺回缩压增大,导致胸膜腔内负压更大;呼气时,肺扩张程度减小,肺回缩压降低,导致胸膜腔内负压减少。用力呼吸或气道阻力增加时,由于肺内压的大幅度波动,吸气时胸膜腔内压更负,而呼气时胸膜腔内压可以为正压。

在外伤或疾病等原因导致胸壁或肺破裂时,胸膜腔与大气相通,空气将立即自外界或肺泡进入负压的胸膜腔内,形成**气胸**。此时胸膜腔的密闭性丧失,胸膜腔内压等于大气压,肺将因其自身的内向回缩力的作用而塌陷,不再随胸廓的运动而节律性扩张和缩小。因此,胸膜腔负压对维持肺扩张状态具有非常重要的意义,而胸膜腔的密闭状态是形成胸膜腔内负压的前提。此外,胸膜腔负压也作用于壁薄而可扩张性大的腔静脉和胸导管等,使之扩张而有利于静脉血和淋巴的回流。因此,气胸时,不仅肺通气功能出现障碍,血液和淋巴回流也将减少。严重气胸可因肺通气功能和血液循环功能障碍而危及生命,必须予以紧急处理。

总之,呼吸肌的收缩和舒张所引起的胸廓扩大和缩小(呼吸运动)为肺通气提供原动力,由于胸膜腔和肺的结构功能特征,肺随胸廓的张缩而张缩,肺容积也随之发生变化,进而建立起肺内压和大气压之间的压力差,为肺通气提供直接动力,推动气体进出肺,从而实现肺通气。

在陆生脊椎动物,肺通气的机制差别较大,如上所述,人和哺乳动物都是靠肺的"吸泵"把外界空气吸入肺内,可以理解为是"负压"通气。鸟类虽然也是靠"吸泵",但它的肺不像人和哺乳动物那样能随着胸廓的扩大与缩小其容积发生大幅度的变化,而是靠着气囊的作用行"双重呼吸"。两栖类动物则更有其特殊之处,由于它们无膈肌和肋间肌,它们的呼吸运动完全不同于人和哺乳动物,是口咽式呼吸,其特点是通过口腔底的运动,使口咽腔内的压力高于肺内的压力,将空气"压入"肺内,而不是吸入肺内,可以理解为是"正压"通气。因此,用蟾蜍或青蛙做某些实验,当打开胸腹腔时,有时会看到肺膨胀出来而不是萎缩下去就是这个道理。

二、肺通气的阻力

肺通气的阻力可分为**弹性阻力**和**非弹性阻力**两类。前者包括肺和胸廓的弹性阻力;后者包括气道阻力、惯性阻力和组织的黏滞阻力。平静呼吸时,弹性阻力约占肺通气总阻力的 70%,非弹性阻力约占 30%。肺通气阻力增大是临床上肺通气障碍最常见的原因。

(一)弹性阻力和顺应性

物体对抗外力作用所引起变形的力称为**弹性阻力**。弹性阻力的大小可用顺应性的高低来度量。**顺应性**(compliance)是指弹性体在外力作用下发生变形的难易程度。在空腔器官,顺应性可用单位跨壁压变化(ΔP)所引起的器官容积变化(ΔV)来表示,单位是 L/cmH_2O,即

$$C = \Delta V/\Delta P (L/cmH_2O)$$

顺应性(C)与弹性阻力成反比关系,即顺应性越大,弹性阻力就越小,在外力作用下容易变形;顺应性越小,则弹性阻力越大,在外力的作用下不易变形。肺和胸廓均为弹性组织,具有弹性阻力,其弹性阻力的大小亦可用顺应性来表示。

1. 肺的弹性阻力和顺应性

肺在被扩张时产生回缩力,对抗外力所引起的肺扩张,是吸气的阻力,但也是呼气的动力。肺的弹性阻力可用肺的顺应性(C_L)表示:

肺顺应性(C_L)=肺容积的变化(ΔV)/ 跨肺压的变化(ΔP)(L/cmH_2O)

式中跨肺压是指肺内压与胸膜腔内压之差。

肺顺应性还受肺总容量的影响,肺总容量较大时,顺应性较大;肺总容量较小时,顺应性也较小。

肺的弹性阻力与肺自身的弹力纤维和胶原纤维等弹性成分有关,当肺被扩张时,这些纤维被牵拉而倾向于回缩。肺扩张越大,其牵拉作用越强,肺的回缩力和弹性阻力便越大;反之,就越小。

肺的弹性阻力除来自肺组织自身的弹性回缩力外,还与存在于肺泡内表面的液体层与肺泡内气体之间的液-气界面所形成的表面张力有关,球形液-气界面的表面张力倾向于使肺泡缩小,因此它也是肺弹性阻力的来源之一。

肺表面活性物质主要由肺泡Ⅱ型细胞产生,为复杂的脂蛋白混合物,肺表面活性物质的主要作用是降低肺泡液-气界面的表面张力,减小肺泡的回缩力。肺表面活性物质的生理意义在于消除上述表面张力对肺通气的不利影响:① 有助于维持

肺泡的稳定性。② 减少肺组织液生成,防止肺水肿。③ 降低吸气阻力,减少吸气做功。

在肺充血、肺组织纤维化或肺表面活性物质减少时,肺的顺应性减小,弹性阻力增加,表现为吸气困难;而在肺气肿时,肺弹性成分大量破坏,肺回缩力减小,顺应性增大,弹性阻力减小,表现为呼气困难。

2. 胸廓的弹性阻力和顺应性

胸廓的弹性阻力来自胸廓的弹性成分。胸廓处于自然容积位置时,肺容量约为肺总容量的67%(相当于平静吸气末的肺容量),此时胸廓无变形,不表现出弹性阻力。当肺容量小于肺总量的67%(如平静呼气或深呼气)时,胸廓被牵引向内而缩小,其弹性阻力向外,是吸气的动力,呼气的阻力;当肺容量大于肺总量的67%(如深吸气)时,胸廓被牵引向外而扩大,其弹性阻力向内,成为吸气的阻力,呼气的动力。所以胸廓的弹性阻力既可能是吸气或呼气的阻力,也可能是吸气或呼气的动力,应视胸廓的位置而定(图10-14)。

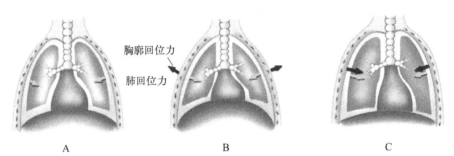

图 10-14　不同情况下肺与胸廓阻力关系示意图(自北京军区医学院生理学教学课件)
A. 平静吸气末　B. 平静呼气末　C. 深吸气时

3. 肺和胸廓的总弹性阻力和顺应性

因为肺和胸廓呈串联排列,所以肺和胸廓的总弹性阻力应是两者弹性阻力之和。

(二)非弹性阻力

非弹性阻力包括惯性阻力、黏滞阻力和气道阻力。惯性阻力是气流在发动、变速、换向时因气流和组织的惯性所产生的阻止肺通气的力。黏滞阻力来自呼吸时组织相对位移所发生的摩擦。平静呼吸时,呼吸频率较低、气流速度较慢,惯性阻力和黏滞阻力都很小。气道阻力是非弹性阻力的主要成分,占80%~90%。健康人平静呼吸时,气道阻力主要发生在鼻(约占总阻力的50%)、声门(约占25%)及气管和支气管(约占15%)等部位,仅10%发生在直径小于2 mm的细支气管。气道管径缩小时,气道阻力将显著增加。因此,气道管径的大小是影响气道阻力的主要因素。气道管径主要受以下四方面因素的影响:跨壁压、肺实质对气道壁的牵引、自主神经的调节及化学因素如儿茶酚胺等的影响。感冒鼻塞时、支气管炎症时,气道阻力都会显著增加,致呼吸困难。

三、肺的容积和肺通气量

(一)肺容积和肺容量

1. 肺容积

肺内气体的容积称为**肺容积**。通常肺容积可分为潮气量、补吸气量、补呼气量和余气量,它们互不重叠,全部相加后等于肺总量(图10-15)。

(1)潮气量或呼吸深度　每次呼吸时吸入或呼出的气体量称为**潮气量**(tidal volume,TV)。正常成人平静呼吸时的潮气量为400~600 mL,平均约为500 mL。潮气量的大小取决于呼吸肌收缩的强度、胸廓和肺的机械特性以及机体的代谢水平。

(2)补吸气量或吸气储备量　平静吸气末,再尽力吸气所能多吸入的气体量称为**补吸气量**(inspiratory reserve volume,IRV)。正常成年人的补吸气量为1 500~2 000 mL。补吸气量反映了吸气量的储备量。

(3)补呼气量或呼气储备量　平静呼气末,再尽力呼气所能多呼出的气体量称为**补呼气量**

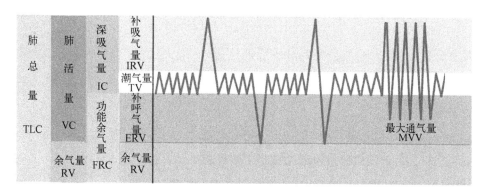

图 10-15 肺容积和肺容量示意图(自北京军区医学院生理学教学课件)

(expiratory reserve volume,ERV)。正常成年人的补呼气量为900~1 200 mL。补呼气量反映了呼气的储备量。

(4) 余气量 最大呼气末尚存留于肺内不能呼出的气体量称为**余气量**(residual volume,RV)。正常成年人的余气量为1 000~1 500 mL。余气量的存在是由于在最大呼气末,细支气管特别是呼吸性细支气管关闭以及胸廓向外的弹性回位力也使肺不可能回缩至其自然容积所致。

2. 肺容量

肺容积中两项或两项以上的联合气体量为肺容量。肺容量包括深吸气量、功能余气量、肺活量和肺总量(图 10-15)。

(1) 深吸气量 从平静呼气末做最大吸气时所能吸入的气体总量称为**深吸气量**(inspiratory capacity,IC)。它是潮气量与补吸气量之和。

(2) 功能余气量 平静呼气末尚存留于肺内的气体量称为**功能余气量**(functional residual capacity,FRC)。功能余气量等于余气量与补呼气量之和,正常成年人约为2 500 mL。

(3) 肺活量、时间肺活量 尽力吸气后,再尽力呼气,所能呼出的最大气体量称为**肺活量**(vital capacity,VC)。肺活量是潮气量、补吸气量与补呼气量之和。肺活量有较大的个体差异,与身材大小、性别、年龄、体位、呼吸肌强弱等有关,正常成年男性平均约为3 500 mL,女性约为2 500 mL。肺活量测定方法简单,重复性好,可反映一次通气的最大能力,是肺功能测定的常用指标。

由于测定肺活量时不限制呼气的时间,在某些肺疾病患者,虽然通气功能已经受损,但如果延长呼气时间,所测得的肺活量仍可正常。因此又提出了**时间肺活量**的概念,即在一次最大吸气后,尽力尽快呼气,于第1、2、3 s末分别呼出的气体量占肺活量的百分比。正常人这 3 个比值分别为83%、96%、99%。

(4) 肺总量 肺所能容纳的最大气体量称为**肺总量**(total lung capacity,TLC),肺总量等于肺活量与余气量之和,其大小因性别、年龄、身材、运动锻炼情况和体位改变而异,成年男性平均约5 000 mL,女性约为3 500 mL。

在肺功能测定中,肺活量、时间肺活量、余气量、功能余气量、肺总量等指标通常受到重视。潮气量、深吸气量和补呼气量是辅助指标,一般不用作肺容量异常的依据。

(二)肺通气量和肺泡通气量

1. 肺通气量

肺每分钟吸入或呼出的气体总量称为**肺通气量**。肺通气量等于潮气量与呼吸频率的乘积。正常成年人平静呼吸时,呼吸频率为每分钟12~18 次,潮气量为500 mL,则肺通气量为6~9 L/min。

在尽力作深、快呼吸时,每分钟所能吸入或呼出的最大气体量为**最大通气量**(maximal ventilatory volume MVV)。最大通气量反映了单位时间内充分发挥全部通气能力所能达到的通气量。测定时,一般只测量10 s 或15 s 的呼出或吸入气量,再换算成每分钟的最大通气量(图 10-15)。最大通气量一般可达

150 L/min。对平静呼吸时的每分通气量与最大通气量进行比较,可了解通气功能的储备能力,通常用通气储量百分比表示:

通气储备量百分比＝(最大通气量－每分平静通气量)／最大通气量×100%,其正常值应等于或大于93%。

2. 无效腔和肺泡通气量

每次吸入的气体,一部分留在鼻与终末细支气管之间的呼吸道内,不参与肺泡与血液之间的气体交换,这部分呼吸道的容积称为**解剖无效腔**。解剖无效腔与体重相关,约为 2.2 mL/kg 体重。体重为 70kg 的成年人,其解剖无效腔约为 150 mL。进入肺泡的气体,也可以因血液在肺内分布不均而不能都与血液进行气体交换,未能发生交换的这一部分肺泡容积称为**肺泡无效腔**。肺泡无效腔与解剖无效腔一起合称**生理无效腔**。健康人平卧时,生理无效腔等于或接近于解剖无效腔。

由于无效腔的存在,每次吸入的新鲜空气不能都到达肺泡与血液进行气体交换。因此,为了计算真正有效的气体交换量,应以肺泡通气量为准。

肺泡通气量是指每分钟吸入肺泡的新鲜空气量。肺泡通气量＝(潮气量－无效腔气量)×呼吸频率。

如果潮气量为 500 mL,无效腔气量为 150 mL,则每次吸入肺泡的新鲜空气量为 350 mL。若功能余气量为 2500 mL,则每次呼吸仅使肺泡内的气体更新 1/7 左右。在潮气量减半和呼吸频率加倍或潮气量加倍而呼吸频率减半时,肺通气量虽保持不变,但是肺泡通气量却发生了明显的变化。可见,对肺换气而言,深而慢的呼吸比浅而快的呼吸更有效。

第四节　呼吸气体的交换与运输

一、气体的交换

呼吸气体的交换包括肺泡和血液之间(肺换气)、血液和细胞之间(组织换气)的 O_2 和 CO_2 的交换。

(一) 肺换气和组织换气的基本原理

当不同区域存在分压差时,气体分子将从分压高处向分压低处发生净转移,这一过程称为气体的扩散。肺换气和组织换气就是以扩散方式进行的。根据 Fick 弥散定律,气体在通过薄层组织时,单位时间内气体扩散的容积与组织两侧的气体分压差成正比,与扩散距离(组织的厚度)成反比,与该气体的扩散系数成正比。通常将单位时间内气体扩散的容积称为**气体扩散速率**。

在混合气体中,每种气体分子运动所产生的压力称为该气体的分压。混合气体的总压力等于各气体分压之和,在温度恒定时,每一气体的分压取决于它自身的浓度和气体总压力,而与其他气体无关。

气体分压＝总压力×该气体的容积百分比

两个区域之间的分压差(ΔP)是气体扩散的动力,分压差越大,扩散速率越大;反之,分压差越小,则扩散速率越小。

(二) 肺换气

1. 肺换气过程

静脉血流经肺毛细血管时,血液中 P_{O_2} 为 40 mmHg,比肺泡气的 102 mmHg 低,O_2 就在分压差的作用下由肺泡气向血液净扩散,使血液 P_{O_2} 很快接近肺泡气的 P_{O_2};静脉血 P_{CO_2} 为 46 mmHg,肺泡气 P_{CO_2} 为 40 mmHg,所以,CO_2 便从血液向肺泡扩散(图 10-16)。O_2 和 CO_2 在血液和肺泡之间的扩散都极为迅速,不到 0.3 s 即可达到平衡。血液流经肺毛细血管的时间约为 0.7 s,所以当血液流经肺毛细血管全长约 1/3 时,肺换气过程即已基本完成。可见,肺换气有很大的储备能力。

在安静状态下,经过肺换气过程,肺毛细血管血液的氧含量由每 100 mL 血液 15 mL 升至 20 mL,CO_2 含量则由每 100 mL 血液 52 mL 降至 48 mL。若按心输出量为 5 L/min 计算,则流经肺毛细血管的血液每分钟可自肺泡摄取 O_2 250 mL,并释出 CO_2 200 mL。

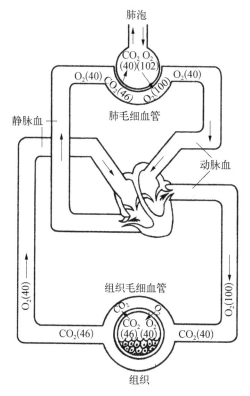

图 10-16　肺换气和组织换气示意图

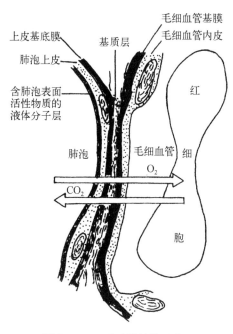

图 10-17　呼吸膜结构示意图

2. 影响肺换气的因素

气体分压差、扩散面积、温度和扩散系数等因素均可影响气体的扩散速率。

(1) 呼吸膜厚度　　肺泡与血液进行气体交换须通过**呼吸膜**才能进行。气体扩散速率与呼吸膜厚度成反比,呼吸膜越厚,单位时间内交换的气体量就越少。呼吸膜(又称**气-血屏障**)由 6 层结构组成(图 10-11、10-17):含肺表面活性物质的液体层、肺泡上皮细胞层、上皮基底膜、肺泡上皮和毛细血管膜之间的基质层、毛细血管基膜、毛细血管内皮细胞层。呼吸膜厚度平均约 0.6 μm,有的部位只有 0.2 μm,气体很容易通过。

(2) 呼吸膜的面积　　气体扩散速率与扩散面积成正比。正常成年人的两肺约有 7 亿个肺泡,总扩散面积达 80 m^2。

(3) 通气/血流比值　　指每分钟肺泡通气量(V_A)和每分钟血流量(Q)之间的比值(V_A/Q)。正常成年人安静时,V_A 约为 4.2 L/min,Q 约为 5 L/min,因此,V_A/Q 约为 0.84。这一比值的维持依赖于气体泵和血液泵的协调配合,一方面,气体泵实现肺泡通气,肺泡气体得以不断更新,提供 O_2,排出 CO_2;另一方面,血液泵向肺循环泵入相应的血液量,及时带走摄取的 O_2,带来机体产生的 CO_2。V_A/Q 值增大或减少,都会妨碍肺换气,导致机体缺氧和 CO_2 潴留,尤其是缺氧。因此,V_A/Q 值可作为衡量肺换气功能的指标之一。

(三) 细胞换气

细胞换气的机制和影响因素与肺换气相似,不同的是气体的交换发生于液相(细胞外液、细胞内液)介质之间,且扩散膜两侧的 O_2 和 CO_2 的分压差随细胞内氧化代谢的强度和组织血流量而异。在细胞中,由于有氧代谢,O_2 被利用,并产生 CO_2,所以 P_{O_2} 可低至 30 mmHg 以下,而 P_{CO_2} 可高达 50 mmHg 以上

（图10-16）。

二、气体在血液中的运输

经肺换气摄取的 O_2 通过血液循环运输到机体各器官供细胞利用；由细胞代谢产生的 CO_2 经细胞换气进入血液后，也经血液循环运输到肺部排出体外。因此，O_2 和 CO_2 的运输以血液为媒介。O_2 和 CO_2 都以物理溶解和化学结合两种形式存在于血液中（图10-18）。主要以化学结合的形式存在，而物理溶解的 O_2 和 CO_2 所占比例极小；虽然血液中以物理溶解形式存在的 O_2 和 CO_2 很少，但很重要，因为必须先溶解才能发生化学结合。

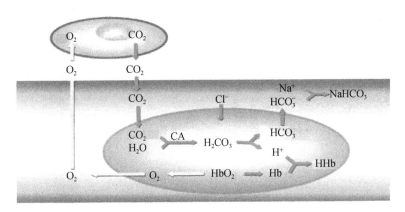

图10-18 气体运输形式示意图（自北京军区医学院生理学教学课件）

（一）O_2 的运输

血液中以物理溶解形式存在的 O_2 含量仅占血液总 O_2 含量的 1.5% 左右，化学结合的约占 98.5%。

1. Hb 与 O_2 结合的特征

（1）快速性和可逆性 Hb 与 O_2 的结合反应快，可逆，不需要酶的催化，但可受 P_{O_2} 的影响。当血液流经 P_{O_2} 高的肺部时，Hb 与 O_2 结合，形成氧合血红蛋白（HbO_2）；当血液流经 P_{O_2} 低的组织时，HbO_2 迅速解离，释出 O_2，成为去氧血红蛋白（Hb）。可用下式表示：

$$Hb + O_2 \underset{P_{O_2} \text{ 低}}{\overset{P_{O_2} \text{ 高}}{\rightleftharpoons}} HbO_2$$

（2）氧合而非氧化 Fe^{2+} 与 O_2 结合后仍是二价铁，所以，该反应是氧合，而不是氧化。

（3）Hb 与 O_2 结合的量 1分子 Hb 可结合 4分子 O_2，在 100% 饱和状态下，1 g Hb 实际结合的最大 O_2 量为 1.39 mL。正常时红细胞中含有少量不能结合 O_2 的高铁 Hb，因此 1 g Hb 实际结合的 O_2 量低于 1.39 mL，通常按 1.34 mL 计算。在 100 mL 血液中，Hb 所能结合的最大 O_2 量称为 **Hb 氧容量**，而 Hb 实际结合的 O_2 量称为 **Hb 氧含量**。Hb 氧含量与氧容量的百分比称为 **Hb 氧饱和度**。例如，血液中 Hb 浓度为 15 g/100 mL 时，Hb 的氧容量约为 20 mL/100 mL（血液），如果 Hb 的氧含量是 20 mL，则 Hb 氧饱和度是 100%；如果 Hb 氧含量是 15 mL，则 Hb 氧饱和度约为 75%。通常情况下，血浆中溶解的 O_2 极少，可忽略不计，因此，Hb 氧容量、Hb 氧含量和 Hb 氧饱和度可分别视为**血氧容量**、**血氧含量**和**血氧饱和度**。HbO_2 呈鲜红色，Hb 呈紫蓝色。当血液中 Hb 浓度达 5 g/100 mL（血液）以上时，皮肤、黏膜呈暗紫色，这种现象称为**发绀**。

2. 氧解离曲线

氧解离曲线或氧合血红蛋白解离曲线是表示血液 P_{O_2} 与 Hb 氧饱和度之间关系的曲线。该曲线既表示在不同 P_{O_2} 下 O_2 与 Hb 的解离情况，同样也反映在不同 P_{O_2} 时 O_2 与 Hb 的结合情况。根据氧解离曲线的 S 形变化趋势和功能意义，可将曲线分为三段（图10-19）。

（1）氧解离曲线上段　氧解离曲线的上段（右段）相当于 P_{O_2} 为 60～100 mmHg 时的 Hb 氧饱和度，是反映 Hb 与 O_2 结合的部分。这段曲线的特点是比较平坦，表明在这个范围内 P_{O_2} 的变化对 Hb 氧饱和度的影响不大。因此，即使在高原、高空或某些呼吸系统疾病时，吸入气或肺泡气 P_{O_2} 有所下降，只要不低于 60 mmHg，Hb 氧饱和度仍能维持在 90% 以上，血液仍可携带足够量的 O_2，不致引起明显的低氧血症。

（2）氧解离曲线中段　氧解离曲线的中段较陡，相当于 P_{O_2} 为 40～60 mmHg 时的 Hb 氧饱和度，是反映 HbO_2 释放 O_2 的部分。P_{O_2} 为 40 mmHg 时，相当于静脉血的 P_{O_2}，Hb 氧饱和度约为 75%，即每 100 mL 血液流经组织时释放 5 mL O_2。血液流经组织时释放出

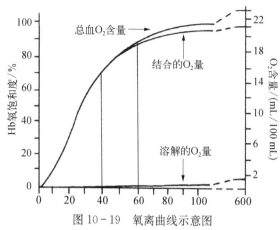

图 10-19　氧离曲线示意图

在血液 pH7.4，P_{CO_2} 40 mmHg，温度 37℃，Hb 浓度为 15 g/100 ml 时测定的

的 O_2 量占主动脉血氧含量的百分数称为**氧利用系数**。安静时，心输出量约为 5 L，Hb 的氧容量为 20 mL/100 mL（血液），每分钟耗氧量约为 250 mL，因此 O_2 的利用系数为 25% 左右。

（3）氧解离曲线下段　氧解离曲线的下段（左端）相当于 P_{O_2} 为 15～40 mmHg 时的 Hb 氧饱和度，也是反映 HbO_2 与 O_2 解离的部分。在细胞活动加强时（如剧烈运动时），细胞中的 P_{O_2} 可降至 15 mmHg，HbO_2 进一步解离，Hb 氧饱和度降至更低水平，血氧含量仅约 4.4 mL/100 mL（血液）。这样，每 100 mL 血液能供给细胞 15 mL O_2，O_2 的利用系数可提高到 75%，是安静时的 3 倍。

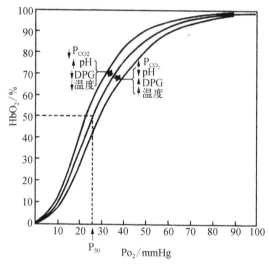

图 10-20　影响氧解离曲线的主要因素示意图

3. 影响氧解离曲线的因素

O_2 与 HbO_2 的结合或解离可受多种因素的影响，使氧解离曲线的位置发生偏移，亦即使 Hb 对 O_2 的亲和力发生变化。通常用 P_{50} 来表示 Hb 对 O_2 的亲和力。P_{50} 是使 Hb 氧饱和度达 50% 时的 P_{O_2}，正常为 26.5 mmHg。P_{50} 增大，表示 Hb 对 O_2 的亲和力降低，需更高的 P_{O_2} 才能使 Hb 氧饱和度达到 50%，曲线发生右移；P_{50} 降低，则表示 Hb 对 O_2 的亲和力增加，达 50% Hb 氧饱和度所需 P_{O_2} 降低，曲线发生左移。影响 Hb 与 O_2 亲和力或 P_{50} 的因素有血液的 pH、P_{CO_2}、温度（T）和有机磷化合物，如 2,3-二磷酸甘油酸（2,3-DPG）（图 10-20）。

（1）pH 和 P_{CO_2} 的影响　pH 降低或 P_{CO_2} 升高时，Hb 对 O_2 的亲和力降低，P_{50} 增大，氧解离曲线右移；而 pH 升高或 P_{CO_2} 降低时，则 Hb 对 O_2 的亲和力增加，P_{50} 降低，氧解离曲线左移。pH 对 Hb 氧亲和力的这种影响也称为**波尔效应**（Bohr effect）。

波尔效应有重要的生理意义，它既可促进肺毛细血管血液的氧合，又有利于毛细血管血液释放 O_2。当血液流经肺时，CO_2 从血液向肺泡扩散，血液 P_{CO_2} 随之下降，H^+ 浓度也降低，二者均使 Hb 对 O_2 的亲和力增大，促进 O_2 与 Hb 的结合，血液氧含量增加。当血液流经细胞时，CO_2 从细胞扩散进入血液，血液 P_{CO_2} 和 H^+ 浓度随之升高，Hb 对 O_2 的亲和力降低，促进 HbO_2 解离，为细胞提供更多的 O_2。

（2）温度的影响　温度升高时，氧解离曲线右移，促进 O_2 的释放；温度降低时，曲线左移，不利于 O_2 的释放。

细胞代谢增强时（如体育运动），局部温度升高，CO_2 和酸性代谢产物增加，氧解离曲线右移，有利于 HbO_2 解离，因此细胞可获得更多 O_2，以适应代谢增强的需要。

（3）2,3-二磷酸甘油酸　红细胞中含有丰富的磷酸盐，如 2,3-二磷酸甘油酸（2,3-DPG）、ATP 等，其中 2,3-DPG 在调节 Hb 对 O_2 的亲和力中具有重要作用。2,3-DPG 浓度升高时，Hb 对 O_2 的亲和力降

低,氧解离曲线右移;反之,曲线左移。

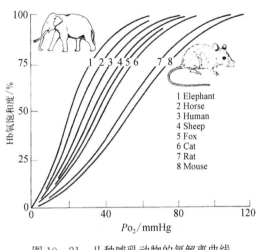

图 10-21　几种哺乳动物的氧解离曲线
（自 F. R. Hainsworth,1981）

2,3-DPG 是红细胞无氧糖酵解的产物。在慢性缺氧、贫血、高山低氧等情况下,糖酵解加强,红细胞内 2,3-DPG 增加,氧解离曲线右移,有利于释放较多的 O_2,改善细胞的缺氧状态。

O_2 与 Hb 的结合还受 Hb 自身性质的影响。如果 Hb 分子中的 Fe^{2+} 氧化成 Fe^{3+},Hb 便失去运 O_2 的能力。CO 可与 Hb 结合,占据 Hb 分子中的 O_2 的结合位点,因此使血液中 HbO_2 的含量减少。CO 与 Hb 的亲和力是 O_2 的 250 倍,这意味着在极低的 P_{CO} 下,CO 即可从 HbO_2 中取代 O_2。

不同的动物,其氧解离曲线的位置也不同。在哺乳动物中,越是体重小的动物其氧解离曲线越右移（图 10-21）。已如上述,曲线右移,在细胞部位同样 PO_2 的情况下,向细胞释放更多的 O_2。这说明越是小动物,细胞需要的 O_2 量越多,这是因为小动物代谢率高(详见第 12 章能量代谢与体温调节)的原因。鸽子的代谢率更高,其氧解离曲线更右移。

（二）CO_2 的运输

血液中物理溶解的 CO_2 约占 CO_2 总运输量的 5%,化学结合的约占 95%。化学结合的形式主要是碳酸氢盐和氨基甲酸血红蛋白,前者约占 CO_2 总运输量的 88%,而后者约占 7%。

1. 碳酸氢盐

血浆中的 CO_2 进入红细胞内与 H_2O 反应生成 H_2CO_3,H_2CO_3 再解离成 HCO_3^- 和 H^+,由此生成的一部分 HCO_3^- 主要与 K^+ 结合,生成 $KHCO_3$,H^+ 主要与 Hb 结合而被缓冲。红细胞内含有较高浓度的碳酸酐酶,在其催化下,CO_2 和 H_2O 结合生成 H_2CO_3 的反应极为迅速,其反应速率可增加 5000 倍,不到 1 s 即达到平衡。在该反应过程中,红细胞内 HCO_3^- 的浓度不断增加,一部分 HCO_3^- 便顺浓度梯度扩散进入血浆,红细胞内负离子因此而减少。因为红细胞膜不允许正离子自由通过,而允许小的负离子通过,所以氯离子便由血浆扩散入红细胞,以保持离子的平衡,这一现象称为**氯离子转移**。

在肺部,反应向相反方向进行。因为肺泡气 P_{CO_2} 比静脉血低,血浆中溶解的 CO_2 首先扩散入肺泡,红细胞内的 HCO_3^- 与 H^+ 生成 H_2CO_3,碳酸酐酶加速 H_2CO_3 分解成 CO_2 和 H_2O,CO_2 从红细胞扩散入血浆,而血浆中的 HCO_3^- 便进入红细胞以补充被消耗的 HCO_3^-,氯离子则扩散出红细胞。这样,以 HCO_3^- 形式运输的 CO_2 便在肺部被释放出来(图 10-22)。

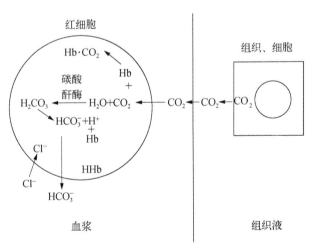

图 10-22　CO_2 在血液中的运输示意图

2. 氨基甲酸血红蛋白

一部分 CO_2 与 Hb 的氨基结合,生成**氨基甲酸血红蛋白**(HHbN-HCOOH),这一反应无需酶的催化,而且迅速、可逆。调节这一反应的主要因素是氧合作用。HbO_2 与 CO_2 结合形成 HHbN-COOH 的能力比 Hb 小。在组织,HbO_2 解离释出 O_2,部分 HbO_2 变成 Hb,与 CO_2 结合成 HHbN-HCOOH。虽以氨基甲酸血红蛋白形式运输的 CO_2 仅占 CO_2 总输出量的 7% 左右,在肺部排出的 CO_2 中却有 17.5% 是从氨基甲酸血红蛋白释放出的。

O_2 与 Hb 结合可促使 CO_2 释放,而去氧的 Hb 则容易与 CO_2 结合,这一现象称为**何尔登效应**(Haldane effect)。可见,O_2 和 CO_2 的运输不是孤立进行的,而是相互影响的。CO_2 通过**波尔效应**影响 O_2 与 Hb 的结合和释放,O_2 又通过**何尔登效应**影响 CO_2 与 Hb 的结合和释放。

第五节　呼吸运动的调节

呼吸运动是呼吸肌的一种节律性舒缩活动,节律性起源于呼吸中枢。呼吸运动的深度和频率可随机体内外环境的改变而发生相应改变,以适应机体代谢的需要。例如,在肌肉活动时,代谢增强,呼吸加深加快,肺通气量增大,机体可摄取更多的 O_2,排出更多的 CO_2。

一、呼吸中枢与节律性呼吸运动的发生机制

1. 呼吸中枢

中枢神经系统内,司呼吸运动的神经元群称为**呼吸中枢**,分布于大脑皮质、脑干和脊髓等,但它们在呼吸节律的产生和调节中所起的作用不同,正常节律性呼吸运动是在各级呼吸中枢的共同作用下实现的。

（1）脊髓　脊髓中有支配呼吸肌的运动神经元,其胞体位于第 3～5 颈段和胸段灰质前角(分别支配肋间肌和腹肌等)。呼吸肌在相应前角运动神经元支配下,发生节律性舒缩运动,即呼吸运动。

（2）脑干　1923 年,英国生理学家 Lumsden 用横切猫脑干的方法发现,在中脑和脑桥之间横断脑干,在迷走神经完整的情况下,呼吸节律无明显变化(图 10-23 中的 A);在延髓和脊髓之间横断,则呼吸运动停止(图 10-23 中的 D),表明呼吸的基本节律产生于脑桥和延髓。如果在脑桥的上、中部之间横断,呼吸将变慢变深(图 10-23 中的 B);如果再切断双侧迷走神经,吸气动作便大大延长,这种形式的呼吸称为**长吸式呼吸**。这一结果提示,脑桥上部有抑制吸气的中枢,称**呼吸调整中枢**;如果在脑桥和延髓之间横断(图 10-23 中的 C),不论迷走神经是否完整,长吸式呼吸都消失,出现不规则的呼吸节律。综合这些实验结果,20 世纪 20～50 年代,形成了所谓三级呼吸中枢学说,即延髓有**基本呼吸节律中枢**,脑桥下部有长吸中枢,脑桥上部有呼吸调整中枢,在三者的共同作用下,形成正常的呼吸节律。后来的研究肯定了关于延髓有基本呼吸节律中枢和脑桥上部有呼吸调整中枢的结论,但未能证实脑桥中下部存在长吸中枢。

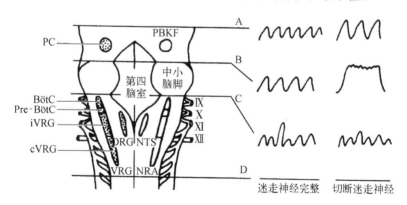

图 10-23　横切脑干对呼吸运动的影响示意图(自姚泰,2003)

Bötc. 包钦格复合体　cVRG. 尾段腹侧呼吸组　DRG. 背侧呼吸组 iVRG. 中段腹侧呼吸组　NRA. 后疑核　NTS. 孤束核　PBKF. 臂旁内侧核和 KF 核　PC. 呼吸调整中枢　Pre-Bötc. 前包钦格复合体　VRG. 腹侧呼吸组;Ⅸ,Ⅹ,Ⅺ,Ⅻ分别为第 9,10,11,12 对脑神经　A,B,C,D. 在脑干不同平面横切

2. 呼吸节律的形成

虽已证明基本的呼吸节律起源于延髓,但其呼吸节律形成的机制迄今尚未完全阐明。目前主要有两种学说,起步神经元学说和呼吸神经元网络学说。

起步神经元学说认为,呼吸节律是由延髓内具有起步作用的吸气神经元的自动节律性兴奋引起的,就像窦房结起搏细胞

的节律性兴奋引起整个心脏产生节律性舒缩那样。有文献认为包钦格复合体(图10-23)可能就是呼吸节律起步神经元的所在部位。

呼吸神经元网络学说认为,呼吸节律的产生依赖于延髓内呼吸神经元之间的相互联系和相互作用。上世纪许多学者提出了多种网络模型,但均不能很好地解释呼吸节律的产生原理。

起步神经元学说的实验依据多来自新生动物,呼吸神经元网络学说的实验依据多来自成年动物。因此,呼吸节律的产生很可能两种机制都起作用,只是在动物的不同发育阶段,两种机制发挥作用的程度不同,很可能在幼年期以起步神经元的活动为主,随着动物的生长发育,呼吸神经元之间的相互作用加强,网络的作用更加重要。根据神经科学目前掌握的资料,即使呼吸节律的产生依赖于起步神经元的活动,呼吸神经元网络的作用对于完整机体节律性呼吸的样式和频率的维持也是必需的。

二、呼吸运动的反射性调节

呼吸节律虽起源于脑,但呼吸运动的频率、深度和样式等都受到来自呼吸器官自身以及其他器官感受器传入冲动的反射性调节。

(一)化学感受性反射

化学因素对呼吸运动的调节是一种反射性活动,称为**化学感受性反射**。化学因素是指动脉血液、组织液或脑脊液中的 O_2、CO_2 和 H^+。机体通过呼吸运动调节血液中 O_2、CO_2 和 H^+ 的水平,而血液中的 O_2、CO_2 和 H^+ 水平的变化又通过化学感受器反射性调节呼吸运动,从而维持机体内环境中这些化学因素的相对稳定和机体代谢活动的正常进行。

根据所在部位的不同,化学感受器分为外周化学感受器和中枢化学感受器。

(1)外周化学感受器 **外周化学感受器**位于颈动脉体和主动脉体,在呼吸运动和心血管活动的调节中具有重要作用。外周化学感受器在动脉血 P_{O_2} 降低、P_{CO_2} 或 H^+ 浓度升高时受到刺激,冲动分别经窦神经(舌咽神经的分支,分布于颈动脉体)和迷走神经分支(分布于主动脉体)传入延髓,反射性地引起呼吸加深加快。

上述三种因素对化学感受器的刺激作用有相互增强的现象,两种因素同时作用比单一因素的作用强。这种协同作用的意义在于,当机体发生循环或呼吸衰竭时,P_{CO_2} 升高和 P_{O_2} 降低常同时存在,它们协同刺激外周化学感受器,共同促进代偿性呼吸增强反应。

(2)中枢化学感受器 摘除动物外周化学感受器或切断其传入神经后,吸入 CO_2 仍能增加肺通气量;增加脑脊液 CO_2 和 H^+ 浓度,也能刺激呼吸。研究表明,在延髓还存在一些不同于呼吸中枢但可影响呼吸活动的化学感受区,这些区域被称为**中枢化学感受器**。

中枢化学感受器位于延髓腹外侧部的浅表部位,左右对称,可分为头、中、尾三个区。头区和尾区都有化学感受性;中间区不具有化学感受性,可能是头区和尾区传入冲动向脑干呼吸中枢投射的中继站。

中枢化学感受器的生理性刺激是脑脊液中的 H^+,而不是 CO_2。但血液中的 CO_2 能迅速通过血-脑屏障,使化学感受器周围细胞外液中的 H^+ 浓度升高,从而刺激中枢化学感受器,再引起呼吸中枢兴奋。由于脑脊液中碳酸酐酶含量很少,CO_2 与水的水合反应很慢,所以对 CO_2 的反应有一定的时间延迟。血液中的 H^+ 不易通过血-脑屏障,故血液 pH 的变动对中枢化学感受器的作用较小,也较缓慢。

中枢化学感受器与外周化学感受器不同,它不感受低氧的刺激,但对 H^+ 的敏感性比外周化学感受器高,反应潜伏期较长。中枢化学感受器的生理功能可能是调节脑脊液 H^+ 的浓度,使中枢神经系统有一稳定的 pH 环境;而外周化学感受器的作用则是在机体低氧时驱动呼吸运动。

(二)肺牵张反射

实验证明,肺扩张或向肺内充气可引起吸气活动的抑制,而肺萎陷或从肺内抽气则可引起吸气活动的加强。这种由肺扩张或肺萎陷引起的吸气抑制或吸气兴奋的反射称为**肺牵张反射**或黑-伯反射。肺牵张反射包括肺扩张反射和肺缩小反射两种。

(1)肺扩张反射 **肺扩张反射**是肺扩张时抑制吸气活动的反射。感受器位于从气管到细支气管的平滑肌中,是牵张感受器,其阈值低,适应慢。肺扩张时,牵拉呼吸道,使呼吸道扩张,于是牵张感受器受到刺激,其传入纤维为有髓纤维,传入冲动沿着迷走神经进入延髓,在延髓内通过一定的神经联系,促使吸气转为呼气。肺扩张反射的生理意义在于加速吸气过程向呼气过程的转换,使呼吸频率增加。

　　(2)肺缩小反射　　**肺缩小反射**是肺萎陷时增强吸气活动或促进呼气转换为吸气的反射。感受器同样位于气道平滑肌内,其性质尚不清楚。肺缩小反射一般在较大程度的肺萎陷时才出现,所以它在平静呼吸时并不参与调节。

三、CO_2、缺 O_2、H^+ 对呼吸运动的影响

1. CO_2 对呼吸运动的调节

CO_2是调节呼吸运动最重要的生理性化学因素。在麻醉动物或人,当动脉血液 P_{CO_2} 降到很低水平时,可出现呼吸暂停。因此,一定水平的 P_{CO_2} 对维持呼吸中枢的基本活动是必需的。

　　吸入气中 CO_2 增加时,肺泡气 P_{CO_2} 随之升高,动脉血 P_{CO_2} 也升高,因而呼吸加深、加快,肺通气量增加。肺通气增加可使 CO_2 排出增加,使肺泡气和动脉血 P_{CO_2} 重新接近正常水平。但当吸入气 CO_2 含量超过一定水平时,肺通气量不能相应增加,使肺泡气和动脉血 P_{CO_2} 显著升高,导致中枢神经系统包括呼吸中枢活动的抑制,引起呼吸困难、头痛、头昏,甚至昏迷,出现 CO_2 麻醉。

　　CO_2 刺激呼吸运动是通过两条途径实现的:一是通过刺激中枢化学感受器再兴奋呼吸中枢;二是刺激外周化学感受器,冲动经窦神经和迷走神经传入延髓,反射性地使呼吸加深、加快,肺通气量增加。中枢化学感受器在 CO_2 引起的通气反应中起主要作用。不过,因为中枢化学感受器的反应较慢,所以当动脉血 P_{CO_2} 突然增高时,外周化学感受器在引起快速呼吸反应中可起重要作用。另外,当中枢化学感受器受到抑制,对 CO_2 敏感性降低或产生适应后,外周化学感受器的作用就显得很重要。

2. 缺氧对呼吸运动的调节

吸入气中 P_{O_2} 降低时,肺泡气和动脉血 P_{O_2} 都随之降低,因而呼吸运动加深、加快,肺通气量增加。通常在动脉血 P_{O_2} 下降到 80 mmHg 以下时,肺通气量才出现可觉察的增加。可见,动脉血 P_{O_2} 的改变对正常呼吸运动的调节作用不大,仅在特殊情况下(如急性高原反应)低氧刺激才有重要意义。长时间的 CO_2 潴留使中枢化学感受器对 CO_2 的刺激作用发生适应,而外周化学感受器对低氧刺激的适应则很慢,此时,低氧对外周化学感受器的刺激就成为驱动呼吸运动的主要刺激因素。

　　低氧对呼吸运动的刺激作用完全是通过外周化学感受器实现的。低氧对中枢的直接作用是抑制性的。低氧通过外周化学感受器对呼吸中枢的兴奋作用可对抗其直接抑制作用。但是,在严重缺氧时,如果外周化学感受器的反射效应不足以克服低氧的直接抑制作用时,将导致呼吸运动的抑制。

四、高级中枢对呼吸运动的调节

　　呼吸运动还受脑干以上中枢部位的影响,如大脑皮质、边缘系统、下丘脑等。大脑皮质可通过皮质脊髓束和皮质脑干束在一定程度上随意控制低位脑干和脊髓呼吸神经元的活动,以保证其他呼吸运动相关活动的完成,例如说话、唱歌、哭笑、吞咽、排便等。一定程度的随意屏气或加深加快呼吸也靠大脑皮质的控制而实现。大脑皮质对呼吸运动的调节是随意的,而低位脑干对呼吸运动的调节则是不随意的,它们的下行通路是分开的。

小　结

　　呼吸系统由呼吸器官组成,包括鼻、咽、喉、气管、支气管和肺。

　　肺通气是指肺与外界环境之间的气体交换过程。实现肺通气的主要结构基础包括呼吸道、肺泡和胸廓等。呼吸道是实现肺通气的通道;肺泡是肺换气的主要场所;胸廓的节律性呼吸运动是实现肺通气的原动力。肺通气过程取决于推动气体流动的动力和阻止气体流动的阻力的相互作用,动力必须克服阻力才能实现肺通气。

　　肺通气过程中,肺内压与胸内压随呼吸周期而发生变化。胸内负压可以使肺泡保持稳定的扩张状态,同时促进静脉和淋巴回流。

　　肺换气和细胞换气是以扩散方式进行的。呼吸气体的交换动力是各自气体的分压差。气体分压差、扩

散面积、温度和扩散系数等因素均可影响气体的扩散速率。

O_2 和 CO_2 在血液中是以化学结合和物理溶解两种形式运输的。血液中以物理溶解形式存在的 O_2 含量仅占血液总 O_2 含量的 1.5% 左右,化学结合(与血红蛋白结合成氧合血红蛋白)的约占 98.5%。血液中物理溶解的 CO_2 约占 CO_2 总运输量的 5%,化学结合的约占 95%,化学结合的形式主要是碳酸氢盐和氨基甲酸血红蛋白,前者约占 CO_2 总运输量的 88%,而后者约占 7%。

表示血液 P_{O_2} 与 Hb 氧饱和度之间关系的曲线称为氧解离曲线,其特点是呈"S"形,可分三段。影响 Hb 与 O_2 亲和力的因素有血液的 pH、P_{CO_2}、温度、有机磷化合物、代谢率等。

酸度对 Hb 氧亲和力的影响称为波尔效应。O_2 与 Hb 结合可促使 CO_2 释放,而去氧 Hb 则容易与 CO_2 结合,这一现象称为何尔登效应。

呼吸中枢是指在中枢神经系统内产生和调节呼吸运动的核团,这些核团分布在中枢神经系统的多个部位。节律性呼吸运动主要是由于延髓吸气神经元自律性活动导致的。脑桥的上部存在着呼吸调整中枢。正常的呼吸有赖于各级中枢间的相互配合。

呼吸的反射性调节包括化学感受性反射,肺牵张反射等。

参与呼吸调节的化学感受器因其所在部位的不同,分为外周化学感受器和中枢化学感受器。颈动脉体和主动脉体是调节呼吸和循环的重要外周化学感受器。延髓腹外侧浅表部位有中枢化学感受器。化学感受器是通过感受血液中 O_2 分压、CO_2 分压和 H^+ 浓度的变化反射性影响呼吸中枢的活动。

(赵敬国　艾洪滨)

思考题

1. 名词解释:内呼吸　肺通气　肺换气　鼻阈　上鼻甲　鼻旁窦　喉　甲状软骨　会厌软骨　气管软骨　喉腔　声襞　声带　肺小叶　表面活性物质　胸膜腔　纵隔　肋间外肌　膈肌　腹式呼吸　胸内压　潮气量　肺活量　时间肺活量　肺通气量　肺泡通气量　无效腔　呼吸膜　通气/血流比值　氧解离曲线　氨基甲酸血红蛋白　氯离子转移　呼吸中枢　起步神经元学说　肺牵张反射

2. 胸内负压有何生理意义? 鸟类及以下的脊椎动物有胸内负压吗?

3. 为什么说在一定范围内深而慢的呼吸比浅而快的呼吸更有效?

4. 血红蛋白的氧解离曲线有哪些特点? 这些特点有何生理意义?

5. 呼吸肌是骨骼肌,无自动节律性收缩,但呼吸运动有自动节律性,其原理是什么?

6. 生理学实验中经常用颈椎脱臼法处死小鼠、大鼠等小型哺乳动物,用学过的知识解释其原理。

7. 结合动物学知识,比较人(包括哺乳动物)、鸟类、两栖类肺通气机制的异同。

8. 根据几种不同哺乳动物血红蛋白氧解离曲线的特点,推测麻雀、蛇的氧解离曲线可能位于人氧解离曲线的哪一侧?

第11章

消化系统

第一节 概　述

有机体生命活动的基本特征之一为新陈代谢,即一方面不断从外界摄取营养,合成自身物质,同时储存能量;另一方面,在体内又不断分解许多自身物质以释放能量。为满足生长发育、组织修复等新陈代谢活动的需要,人体必须不断从外界获取营养物质,这一过程由消化系统来完成。

一、消化系统的组成

消化系统(digestive system)由消化管和消化腺两部分组成(图11-1)。

消化管(digestive canal)是一条自口腔延至肛门的肌性管道,包括口腔、咽、食管、胃、小肠和大肠。其中小肠又分为十二指肠、空肠和回肠;大肠又分为盲肠、阑尾、结肠、直肠和肛管。临床上通常将口腔至十二指肠的一段称为**上消化道**,将空肠以下的部分称为**下消化道**。

消化腺(digestive gland)有小消化腺和大消化腺两种。小消化腺散在于消化管各部的管壁内,包括:食管腺、胃腺、小肠腺、大肠腺等,均直接开口于消化管管腔内。大消化腺位于消化管外,是独立存在的器官,包括唾液腺、肝和胰,它们均借导管将分泌物排入消化管内。

二、消化与吸收的概念及意义

食物中的主要营养物质如蛋白质、脂肪和糖类均为结构复杂的大分子物质,它们不能为人体直接利用,必须先在消化管内转化成小分子物质,如氨基酸、甘油、脂肪酸和葡萄糖等,才能被机体吸收利用。

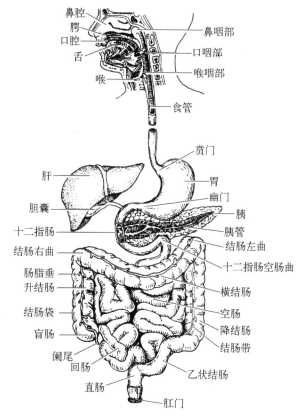

图11-1　消化系统模式图(修改自柏树令,2013)

消化(digestion)是食物在消化管内被分解为能被吸收的小分子物质的过程。经过消化过程,有利于营养物质通过消化管黏膜上皮进入血液和淋巴,从而为机体的生命活动提供能量。消化可分为细胞内消化和细胞外消化。单细胞动物如草履虫摄入的食物在细胞内被各种水解酶分解,称为**细胞内消化**。多细胞动物的食物由消化管的口端摄入,在消化管中被分解,称为**细胞外消化**。细胞外消化由于可消化数量更大和结构更复杂的食物,因而具有更高的效率。

吸收(absorption)是指食物经消化后的小分子物质,以及维生素、无机盐和水分透过消化道黏膜,进入血液和淋巴循环的过程。吸收的方式多种多样,但都是为了供应机体营养和保持机体内环境的稳定。

消化和吸收是两个相辅相成、密切联系的过程。不能被消化和吸收的食物残渣和消化管脱落的上皮细胞等，进入大肠后形成粪便，最终被排出体外。

第二节 消化器官的形态与结构

一、消化管壁的一般组织结构

除口腔外，消化管各段的结构基本相同，自内向外均分为黏膜、黏膜下层、肌层与外膜四层（图 11-2）。

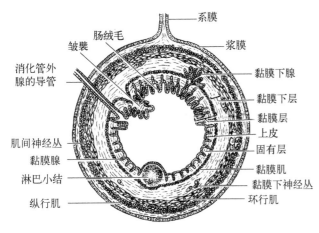

图 11-2 消化管壁组织结构模式图（自左明雪，2009）

1. 黏膜

黏膜（mucosa）位于腔面，其表面经常保持湿润黏滑，利于食物的输送、消化和吸收。黏膜层由上皮、固有层和黏膜肌层三层组成，是消化管各段结构差异最大、功能最重要的部分。

上皮是消化管壁的最内层。上皮的类型依消化管各部位功能的不同而有差异。消化管的两端（口腔、咽、食管及肛管下段）为**复层扁平上皮**，以保护功能为主；其余部分均为**单层柱状上皮**，以消化吸收功能为主。上皮常可陷入固有层或黏膜下层中，形成管壁内的小消化腺，可分泌**黏液**和**消化酶**。上皮之下为固有层，为疏松结缔组织，血管和淋巴管丰富。胃、肠固有层内还富含腺体或淋巴组织。黏膜肌层是黏膜层的最外层，为薄层平滑肌，其收缩可使黏膜活动，促进固有层内腺体分泌物的排出和血液循环，有利于物质的吸收和转运。

2. 黏膜下层

黏膜下层（submucosa）由疏松结缔组织组成，内含小动脉、小静脉和淋巴管。在食管及十二指肠的黏膜下层内分别有食管腺与十二指肠腺。该层中还有**黏膜下神经丛**（submucosal plexus），由多极神经元与无髓神经纤维构成，可调节黏膜肌的收缩和腺体的分泌。在食管、胃和小肠等部位的黏膜与黏膜下层共同向管腔内突起，形成**皱襞**。

3. 肌层

肌层（muscularis）一般分为内环行、外纵行两层，但胃壁则为内斜行、中环行、外纵行三层。除口腔、咽、食管上段和肛门外括约肌为骨骼肌外，其余部分均为平滑肌。在两层平滑肌纤维之间有**肌间神经丛**（myenteric plexus），结构与黏膜下神经丛相似，可调节肌层的运动。肌层的收缩和舒张可使消化液与食物充分混合形成食糜，并不断将食糜向消化管下方推送，利于消化和吸收。通常将上述的黏膜下神经丛和肌间神经丛统称为**壁内神经丛**。

4. 外膜

外膜（adventitia）为消化管壁的最外层。在食管和大肠末段，主要由薄层结缔组织构成，称**纤维膜**，与周围的组织相连接而无明显界线，起连接作用。胃、小肠与大肠处的外膜由薄层结缔组织与间皮共同构成，称**浆膜**，表面光滑，有利于胃肠的运动。

二、消化管

（一）口腔

口腔（oral cavity）是消化管的起始部，其功能为吸吮、咀嚼、吞咽、感受味觉、初步消化食物和辅助发音等。口腔是以骨性口腔为基础形成的,前方的开口叫**口裂**,由上、下唇围成;后方经**咽峡**与咽相通;上为**腭**,下为口底,两侧为**颊**。口腔借助于上、下牙弓和牙龈分隔为前外侧部的**口腔前庭**和后内侧部的**固有口腔**。前者是上、下唇和颊与上、下牙弓和牙龈之间的狭窄腔隙,后者位于上、下牙弓和牙龈所围成的空间,其顶为腭,底由黏膜、舌、舌下腺、肌和皮肤等组成。口腔内有牙齿和舌,并有三对唾液腺开口于口腔黏膜表面(图 11 - 3)。

　　腭(palate)构成口腔的上壁,包括**硬腭**(前 2/3)和**软腭**(后 1/3)两部分。硬腭分隔口腔和鼻腔,以骨为基础。软腭是硬腭向后下方延伸的软组织部分,以肌肉为基础,其后缘游离,垂向后下方呈帆状,又叫**腭帆**,腭帆的中央有一伸向下的突起,称**悬雍垂**(又称**腭垂**)。悬雍垂两侧各有两条弓状黏膜皱襞,前方的一对称**腭舌弓**,向前下延伸续于舌根的侧缘;后方的一对称**腭咽弓**,向后下延伸至咽的侧壁。两弓之间的凹窝,容纳**腭扁桃体**。由软腭后缘、两侧腭舌弓和舌根共同围成的空间叫**咽峡**(isthmus of fauces),它是口腔与咽的分界(图 11 - 3)。

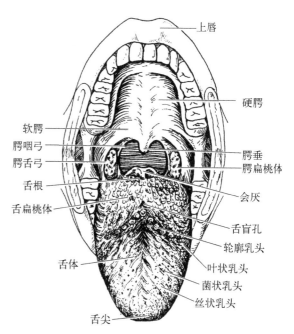

图 11 - 3　口腔、舌及咽峡(自柏树令,2013)

1. 牙

　　牙(teeth)是人体最坚硬的结构,嵌于上、下颌骨的牙槽内。呈弓状排列成上牙弓和下牙弓。牙具有机械加工(咬切、撕裂、磨碎)食物和辅助发音的作用。人类的牙由于杂食而具有不同的形态特点,可分为切牙、尖牙、前磨牙和磨牙。

　　牙在外形上可分为牙冠、牙颈和牙根三部分(图 11 - 4)。露出于口腔内的称**牙冠**,嵌于牙槽内的称**牙根**,牙冠与牙根交界部分称**牙颈**。牙主要由牙质构成。牙冠表面被有光亮坚硬的**釉质**,牙根和牙颈表面被有**牙骨质**。牙质内部的腔隙称**牙腔**,牙腔在牙根内的延续称**牙根管**,其末端的开孔称**牙根尖孔**。牙的神经、血管通过牙根尖孔和牙根管至牙腔,与结缔组织共同组成牙髓。当牙髓发炎时,由于牙腔内压增高,压迫神经末梢,常引起剧烈疼痛。

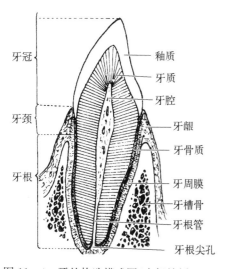

图 11 - 4　牙的构造模式图(自杨桂娇,2006)

　　人的一生中,先后有两组牙萌出。第一组牙称为**乳牙**,一般自出生后 6~7 个月开始萌出,3 岁左右出齐,共 20 颗。第二组牙称为**恒牙**,6~7 岁开始,乳牙逐渐脱落,恒牙萌出。恒牙中首先长出第一磨牙,14 岁左右出齐。只有第三磨牙一般在成年后长出,称为**智齿**,也有终生不萌出者。因此恒牙的数量为 28~32 颗。

2. 舌

　　舌(tongue)位于口腔底,以骨骼肌为基础,表面覆以黏膜而构成。舌有搅拌食物、协助吞咽、感受味觉和辅助发音等功能。

　　舌分为舌尖、舌体和舌根三部分(图 11 - 3)。舌有上、下两面。舌上面又叫**舌背**,在其后部可见"∧"形的沟,称为**界沟**,将舌分为**舌体**和**舌根**。舌下面较舌背短,黏膜光滑而松软,与口底黏膜相续,在正中线上的黏膜皱襞称舌系带。在舌系带根部的两侧,有 1 对圆形隆起,称**舌下阜**,是**下颌下腺**导管和**舌下腺**大导管的开口处。

　　舌背黏膜上有许多小突起,称**舌乳头**,其中,白色丝绒状的**丝状乳头**数量最多,遍布舌体表面。由于其浅层上皮细胞不断角化脱落,并和食物残渣共同附着在舌黏膜的表面形成**舌苔**,健康人舌苔很淡薄;**菌状乳**

头体积较大,数量较少,呈鲜红色散在于丝状乳头之间;**叶状乳头**位于舌外侧缘的后部,呈皱襞状,人类不发达;**轮廓乳头**最大,有7～11个,排列在界沟的前方,乳头顶端特别膨大,呈圆盘状(图11-3)。除丝状乳头外,其他3类乳头均含有**味觉感受器**(味蕾),能感受甜、酸、苦、咸等味觉刺激。

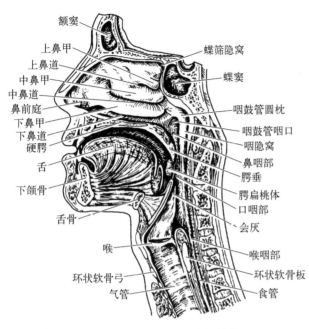

图11-5 头部正中矢状切面(自柏树令,2013)

(二)咽

咽(pharynx)是一个上宽下窄、前后略扁的漏斗形肌性管,上端附着于颅底,下端平环状软骨弓(第6颈椎下缘平面)续于食管,全长约12 cm。依据咽腔与鼻腔、口腔和喉的位置对应关系,咽腔分为**鼻咽部、口咽部和喉咽部**(图11-5)。咽是呼吸道和消化道的共同通道。在鼻咽部的侧壁上有**咽鼓管咽口**,经咽鼓管与中耳鼓室相通。

(三)食管

食管(esophagus)为一前后扁平的肌性管道,位于脊柱前方,上端在第6颈椎下缘平面与咽相续,向下至第10胸椎平面,穿过膈的食管裂孔,下端与胃的贲门相接,全长约25 cm。食管全长粗细不一,有三处较狭窄,这些狭窄区是异物容易滞留的部位,也是食管癌的好发部位。

(四)胃

1. 胃的位置、形态和分部

胃(stomach)是消化管中最膨大的部分,有储存食物、消化食物和内分泌功能。胃上连食管,下接十二指肠。胃大部分位于左季肋区,小部分位于腹上区。胃有两口(贲门和幽门)、两壁(前壁和后壁)和两弯(胃大弯和胃小弯)。上端与食管相续的入口称**贲门**(cardia),下端连接十二指肠的出口称**幽门**(pylorus)。上缘凹向右上方称**胃小弯**(lesser curvature of stomach),在胃小弯的最低处可见一明显的切迹,称**角切迹**,它是胃体与幽门在胃小弯的分界。下缘凸向左下方叫**胃大弯**(greater curvature of stomach)。

胃可分为4部分:**贲门部**(cardiac part)、**胃底**(fundus of stomach)、**胃体**(body of stomach)和**幽门部**(pyloric part)。近贲门的部分称贲门部;贲门平面以上向左上方膨出的部分称为胃底;位于角切迹与幽门之间的部分称为幽门部;胃底和幽门部之间的部分称为胃体(图11-6)。

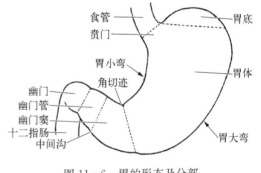

图11-6 胃的形态及分部

2. 胃壁的组织结构特点

胃壁由黏膜、黏膜下层、肌层和外膜构成(图11-7)。胃黏膜表面有许多浅沟,将黏膜分成许多环状不规则的黏膜隆起区,称**胃小区**。胃小区表面有许多小窝,称**胃小凹**(gastric pit)。每个胃小凹的底部有3～5个胃腺开口。胃壁的组织结构特点如下。

(1)黏膜上皮　　为**单层柱状上皮**,可分泌黏液覆盖在黏膜表面,能防止胃液内高浓度的盐酸和胃蛋白酶对黏膜的侵蚀。

(2)胃腺　　胃黏膜上皮细胞向固有膜内凹陷形成的管状腺。根据所在部位不同,胃腺分为**贲门腺**(cardiac gland)、**幽门腺**(pyloric gland)和**胃底腺**(gastric gland)。贲门腺和幽门腺分别位于贲门部和幽门

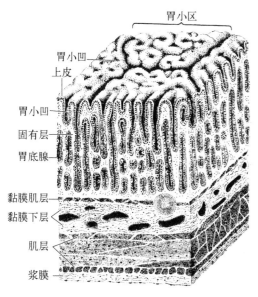
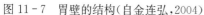

图 11 - 7　胃壁的结构（自金连弘，2004）

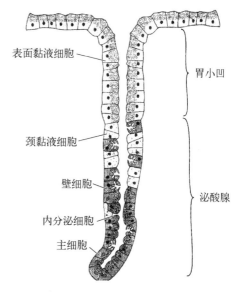

图 11 - 8　胃黏膜泌酸腺组成示意图（自蒋正尧，2005）

部，主要分泌黏液。胃底腺，又称**泌酸腺**，分布在胃底和胃体部，主要由壁细胞、主细胞、颈黏液细胞和内分泌细胞组成（图 11 - 8）。**壁细胞**分泌盐酸和内因子；**主细胞**分泌胃蛋白酶原；颈黏液细胞则分泌黏液；内分泌细胞分泌胃肠激素。胃液是由这三种腺体的分泌物和胃黏膜上皮细胞的分泌物共同构成的。

（3）**肌层**　胃的肌层较厚，由内斜行、中环行和外纵行三层平滑肌组成。

反刍哺乳动物（如牛、羊、骆驼等）的胃适应其消化植物纤维素的功能，其构造较人的复杂得多，分 4 部分：瘤胃、网胃（蜂巢胃）、重瓣胃和皱胃。前 3 部分的组织结构与食管相似，无消化腺，实际上是食管的变形，皱胃胃壁的组织结构与人的相似，有胃腺，是真正的胃。

（五）小肠

小肠（small intestine）是消化管中最长的一段，成人全长 5～7 m。上端从幽门起始，下端在右髂窝与大肠相接。小肠是消化和吸收的主要部位。

1. 小肠的位置、形态和分部

小肠分为十二指肠、空肠和回肠三部分。

（1）**十二指肠**（duodenum）　为小肠的起始段，上起自幽门，后续空肠，长 25～30 cm，相当于十二个手指的指幅，因此得名。小肠全长呈"C"形，包绕胰头，按其位置不同可分上部、降部、下部和升部。降部后侧壁黏膜有乳头状突起，称**十二指肠乳头**，是胆总管和胰导管末端共同开口处（图 11 - 9）。

（2）**空肠**（jejunum）**和回肠**（ileum）　盘曲于腹腔的中、下部，借肠系膜固定于腹后壁，其活动度较大。上段为空肠，上接十二指肠，约占全长的 2/5，主要占据腹腔的左上部；下段为回肠，下端接盲肠，约占全长的 3/5，一般位于腹腔的右下部。空肠和回肠之间并无明显界限，在形态和结构上的变化也是逐渐改变的。

2. 小肠壁的组织结构特点

小肠壁的组织结构同样分为 4 层，但适应其功能又有其自身特点。

（1）**环状襞**　小肠的黏膜层和黏膜下层向肠腔突出形成横行的皱襞，称为**环状襞**。皱襞在小肠上段较发达，扩大了小肠的面积。

（2）**小肠绒毛**　小肠黏膜层的黏膜上皮与固有层向肠腔突起形成许多绒毛样的结构，称**小肠绒毛**（intestinal villus）（图 11 - 10），是小肠特有的结构。绒毛表面上皮主要有吸收细胞和杯状细胞。吸收细胞为高柱状，细胞游离面有大量密集排列的**微绒毛**，称**纹状缘**。每个细胞上约有 1 000～2 000 根微绒毛，有效地增加了消化和吸收的面积。微绒毛表面的细胞衣较厚，其中含有磷脂酶、双糖酶及氨基肽酶等，有助于食物的分解。杯状细胞散在于吸收细胞之间，分泌黏液，对黏膜有保护和润滑作用。固有层组成绒毛的轴心，

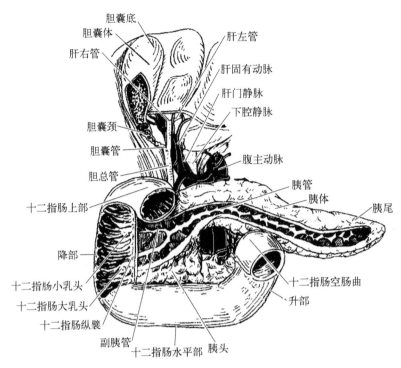

图 11-9　胆道、十二指肠和胰(修改自杨桂娇,2006)

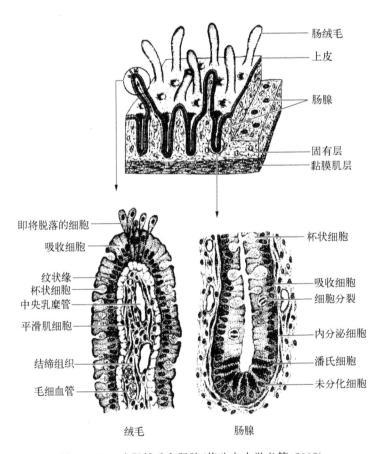

图 11-10　小肠绒毛和肠腺(修改自史学义等,2002)

内有毛细淋巴管称**中央乳糜管**,起始于绒毛顶端,为盲管状,另一端穿过黏膜肌层汇入黏膜下层的淋巴管。中央乳糜管周围有丰富的毛细血管网和纵行排列的平滑肌纤维。经吸收细胞吸收的氨基酸、葡萄糖、水和无机盐等进入毛细血管,而吸收的脂肪物质主要进入中央乳糜管。平滑肌舒缩能促进绒毛内物质的转运。

　　(3)**肠腺**　　小肠上皮向固有层中凹陷形成**肠腺**(图 11-10)。肠腺为管状腺,腺管开口于相邻绒毛根部之间。肠腺分泌液构成了小肠液的主要成分。肠腺由 5 种细胞组成：① 吸收细胞,内含多种酶类,与消化有关;② 杯状细胞,功能同上;③ 潘氏细胞(Paneth cell),常三五成群聚集在肠腺底部,内含溶菌酶和肽酶,具有杀菌和消化作用;④ 未分化细胞,位于肠腺的下半部,是小肠上皮的干细胞,通过不断增殖、分化和迁移,对小肠上皮进行修复和再生;⑤ 内分泌细胞,散在于其他上皮细胞之间,分泌肽类激素。

（六）大肠

大肠(large intestine)是消化管最后的一段,长约 1.5 m。在右髂窝处连于回肠末端,终于肛门,分为盲肠、阑尾、结肠、直肠和肛管 5 部分。大肠的主要机能是吸收水分、维生素和无机盐,将食物残渣形成粪便并排出体外。

大肠的形态特点：① 沿着大肠纵轴有三条平行排列的**结肠带**,是由肠壁纵行肌增厚形成的。② 由于结肠带短于肠管的长度,使肠管皱起,形成有横沟隔成的囊状**结肠袋**。③ 在结肠带附近有许多大小不等的脂肪突起,称**肠脂垂**(图 11-1)。这些特点是区别大肠和小肠的标志,但阑尾和直肠没有这些特点。

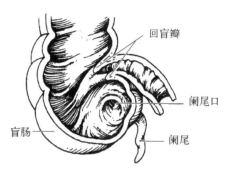

图 11-11　盲肠与阑尾(自高明灿,2003)

1. 盲肠和阑尾

盲肠(cecum)是大肠的起始部(图 11-11),位于右髂窝内,长 6～8 cm,左接回肠,上通升结肠。在回肠进入盲肠壁的入口处有**回盲瓣**,此瓣具有括约肌功能,可以防止大肠内容物反流进入小肠,也可控制食糜不致过快地进入大肠,使食物在小肠内得以充分的消化吸收。

阑尾(vermiform appendix)为盲肠的后内壁伸出的一条细长蚓状突起,其末端游离,一般长 6～8 cm,内腔与盲肠相通。阑尾是盲肠末端在进化过程中退化形成的。阑尾的尖端游离,移动性大,位置多变,但其根部位置比较固定,体表投影位置位于脐与右髂前上棘连线的中、外 1/3 交界处,临床上称为**麦氏**(McBurney)**点**。急性阑尾炎时,该处有明显的压痛,具有一定的诊断价值。

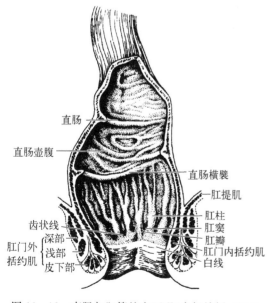

图 11-12　直肠与肛管的内面观(自杨桂娇,2006)

2. 结肠

结肠(colon)围绕在小肠的周围,呈"M"形,始于盲肠,终于直肠。可分为升结肠、横结肠、降结肠和乙状结肠四部分(图 11-1)。

3. 直肠与肛管

直肠(rectum)位于盆腔内(图 11-12),全长 10～14 cm,上接乙状结肠,穿盆膈(盆膈上、下筋膜及其间的肌肉,封闭骨盆下口)续于肛管。直肠内有 2 或 3 个半月形**直肠横襞**,由黏膜及环形肌构成,具有阻挡粪便下移的作用。

肛管(anal canal)是盆膈以下的一段消化管,长 3～4 cm。上端续于直肠,末端终于肛门。肛管被肛门括约肌所包绕,平时处于收缩状态,有控制排便的作用。在肛管的黏膜下和皮下有丰富的静脉丛,病理情况下静脉丛曲张、血液淤滞,形成突起,称为**痔**。

三、消化腺

（一）唾液腺

口腔内有大、小两种**唾液腺**(salivary glands)。小唾液腺散在于各部口腔黏膜内(如唇腺、颊腺、腭腺、舌

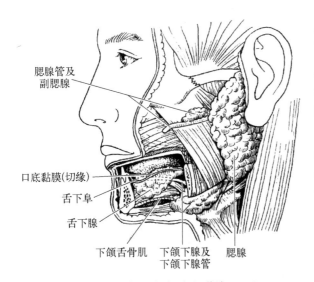

图 11-13　大唾液腺（自左明雪，2009）

腺）。大唾液腺包括腮腺、下颌下腺和舌下腺三对（图 11-13），为管泡状腺，腺泡分泌唾液，经导管排入口腔。**腮腺**（parotid gland）位于耳前下方和咬肌后缘的表面。腮腺发出腮腺管，开口于平对上颌第二磨牙的颊黏膜上。**下颌下腺**（submandibular gland）位于下颌骨内面，下颌下腺管开口于舌下阜。**舌下腺**（sublingual gland）位于口底黏膜深面。其腺管有大、小两种。小导管约有数条，直接开口于口底舌下襞黏膜表面；大导管 1 条，与下颌下腺管汇合，共同开口于舌下阜。

（二）肝

肝（liver）是人体中最大的腺体，成人的肝重约 1 500 g。肝的血液供应丰富，故活体时呈红褐色。肝质地柔软而脆弱，受外力冲击容易破裂，引起腹腔内大出血。肝的功能极为复杂和重要，具有分泌胆汁、参与代谢、解毒及吞噬防御功能，在胚胎时期还有造血功能。肝产生的胆汁经胆管输入十二指肠，参与脂类物质的消化，故通常将肝列为消化腺。

1. 肝的位置和外形

肝大部分位于右季肋区和腹上区，小部分位于左季肋区。肝形似楔形，右侧钝厚而左侧扁窄，可分为上、下两面和前、后、左、右四缘。肝上面膨隆，与膈相接触，又称膈面。肝膈面被镰状韧带分为左、右两叶，右叶大而厚，左叶小而薄。肝的下面朝向左下方，凹凸不平，又称脏面，脏面有"H"形的 3 条沟：左、右两条纵沟和一条横沟。横沟又称**肝门**，为肝管、肝动脉、门静脉、淋巴管和神经出入肝的门户，这些进出肝门的结构被结缔组织包裹，共同构成**肝蒂**。右纵沟的前部有一浅窝，称胆囊窝，容纳胆囊；后部为腔静脉沟，有下腔静脉通过。肝脏面的"H"形沟将肝分为 4 个叶：左纵沟左方的为**左叶**；右纵沟右方的为**右叶**；左、右纵沟之间，横沟前方的为**方叶**，横沟后方的为**尾状叶**（图 11-14、11-15）。

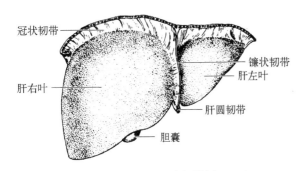

图 11-14　肝（膈面）（自杨桂娇，2006）

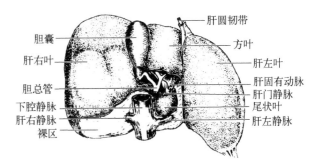

图 11-15　肝（脏面）（自杨桂娇，2006）

2. 肝的组织结构

肝表面覆以致密结缔组织被膜，被膜表面大部分有浆膜覆盖。肝门处的结缔组织随门静脉、肝动脉和肝管的分支伸入肝实质，将实质分隔成许多肝小叶，肝小叶之间各种管道密集的部位称门管区。

（1）肝小叶　　肝小叶（hepatic lobule）是肝的基本结构单位。呈多角棱柱体，长约 2 mm，宽约 1 mm。成人肝有 50 万～100 万个肝小叶。肝小叶中央有一条沿其长轴走行的**中央静脉**，中央静脉周围是大致呈放射状排列的肝细胞和肝血窦。

在肝小叶的横断面上，肝细胞以中央静脉为中心，向四周做放射状排列，形成索状称**肝索**（hepatic cord）。从肝小叶的纵切面上看，肝索排列成不规则的板状结构，称为**肝板**（hepatic plate）。相邻肝板吻合连接。在相邻肝板之间有扩大的窦状毛细血管，称为**肝血窦**，血窦经肝板上的孔互相通连，形成网状管道（图 11-16、11-17）。

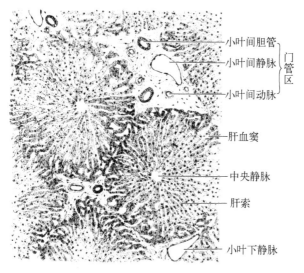

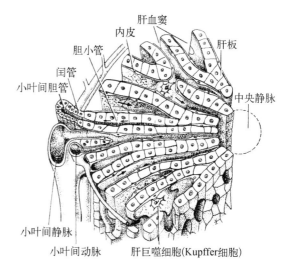

图 11-16　肝的组织结构(自史学义等,2002)　　图 11-17　肝小叶立体模式图(自金连弘,2004)

1) 肝细胞(hepatocyte)　是构成肝小叶的主要成分。肝细胞体积较大,直径 20～30 μm,呈多面体形。每个肝细胞有三种不同的功能面:血窦面、细胞连接面和胆小管面。肝细胞的这三种功能面的结构不同。血窦面和胆小管面有发达的**微绒毛**,使细胞表面积增大。相邻肝细胞之间的细胞连接面有紧密连接、桥粒和缝隙连接等结构。上述结构均有利于肝细胞功能活动的进行。

2) **肝血窦**(hepatic sinusoid)　是相邻肝板之间的腔隙,互相吻合成网状管道,是一种特殊的毛细血管——窦状毛细血管。血窦腔大而不规则,血液从肝小叶的周边经血窦流向中央,汇入中央静脉。血窦壁由内皮细胞组成,细胞扁而薄,胞膜上有窗孔,内皮外无基膜,这些特点有利于肝细胞摄取血浆中的物质和排出其分泌产物。

窦腔内有定居于肝内的**巨噬细胞**,又称库普弗细胞(Kupffer cell)。肝巨噬细胞有变形运动和活跃的吞饮与吞噬能力,构成机体的一道重要防线,在吞噬清除从胃肠进入门静脉的细菌、病毒和异物方面起关键作用。

3) **窦周隙**(perisinusoidal space)　肝血窦内皮细胞与肝细胞之间有宽约 0.4 μm 的狭小间隙称窦周隙,是肝细胞与血液之间进行物质交换的场所。窦周隙内还有一种散在的细胞称**储脂细胞**(fat-storing cell)。储脂细胞的胞质内含有许多大小不一的脂滴,脂滴内含有维生素 A。因此,该细胞的功能之一是储存维生素A。储脂细胞的另一功能是产生细胞外基质,如胶原纤维和网状纤维等。在慢性肝炎、慢性酒精中毒等肝脏疾病中,储脂细胞异常增多,并产生大量纤维,**导致肝硬化**。

4) **胆小管**(bile canaliculi)　相邻两个肝细胞之间细胞膜凹陷形成的微细管道,它们在肝板内互相吻合成网。电镜下观察,胆小管腔面有肝细胞形成的微绒毛突入腔内,胆小管周围的肝细胞膜形成紧密连接、桥粒等连接复合体封闭胆小管。正常情况下,肝细胞分泌的胆汁排入胆小管,胆汁不会从胆小管溢出至窦周隙。但当肝细胞发生变性、坏死或胆道堵塞内压增大时,胆小管的正常结构被破坏,胆汁则溢入窦周隙,继而进入血窦,出现黄疸。

(2) 门管区　从肝门进出肝脏的门静脉、肝动脉和肝管,在肝内反复分支,伴行于肝小叶之间的结缔组织内,分别称为**小叶间静脉**、**小叶间动脉**和**小叶间胆管**,它们所在的这个区域称**门管区**(portal area)(图11-16、11-17)。每个肝小叶周围有 3 或 4 个门管区。

3. 肝血液循环

肝的血液循环较为特殊,进入肝的血管有门静脉和肝动脉。门静脉是肝的功能血管,将从胃、肠吸收的物质输入肝内;肝动脉是肝的营养血管,将含氧丰富的血输入肝脏。门静脉和肝动脉入肝后反复分支,在小叶间结缔组织内分别形成小叶间静脉和小叶间动脉。它们沿途发出分支后,在肝小叶的周边与肝血窦相连。因此,肝血窦内含有门静脉和肝动脉的混合血液。肝血窦的血液,从小叶周边流向中央,汇入中央静脉。若干中央静脉汇合成**小叶下静脉**。小叶下静脉进而汇合成 2 或 3 支**肝静脉**,出肝后注入**下腔静脉**。

4. 胆汁的排出途径

由肝细胞分泌的胆汁进入胆小管内,胆汁在胆小管内从肝小叶的中央流向周边。胆小管于小叶边缘处汇集成若干短小的管道,称**闰管**(图 11 - 17)。闰管与小叶间胆管相连,小叶间胆管内的胆汁向肝门方向汇集,最后汇入左、右肝管出肝,经**肝总管**、**胆囊管**储存于胆囊。

5. 胆囊和输胆管道

胆囊(gallbladder)位于肝门右前方的胆囊窝内,呈梨形,有储存、浓缩胆汁及调节胆道压力的作用。胆

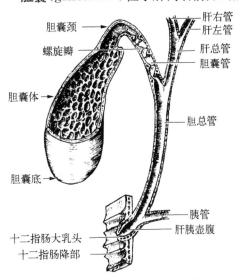

囊借胆囊管与左、右肝管汇合成的肝总管合并形成**胆总管**。胆总管与胰管汇合,共同开口于**十二指肠大乳头**(图 11 - 18)。开口处有**肝胰壶腹括约肌**(Oddi 括约肌)环绕。空腹时此括约肌收缩,由肝细胞分泌的胆汁经肝总管、胆囊管入胆囊储存,胆囊可吸收水分使胆汁浓缩。进食后,在神经、体液因素的调节下,胆囊收缩和 Oddi 括约肌舒张,使胆汁自胆囊经胆囊管、胆总管、十二指肠大乳头排入十二指肠,参与食物的化学消化。因小肠内蛔虫钻入胆总管或者结石在胆道内移动,可导致括约肌和胆道平滑肌痉挛,引起腹上区剧烈疼痛。同时由于结石、蛔虫阻塞或肿瘤压迫等造成胆道阻塞时,使胆汁排出受阻,临床上会出现阻塞性黄疸。

鸟类和哺乳类中有些种类不具胆囊,如鸽、大鼠、马、鹿、象等没有胆囊,浓缩、贮存胆汁的功能由胆总管完成。欲研究某种因素(如药物、神经递质等)对肝胆汁分泌的影响,可用大鼠、鸽等动物。

图 11 - 18　胆囊与输胆管道(自杨桂娇,2006)

(三)胰

胰(pancreas)是人体的第二大腺,由外分泌部和内分泌部组成。外分泌部分泌胰液,胰液中含有多种消化酶(蛋白酶、脂肪酶、淀粉酶等),对消化食物起重要作用,是最重要的消化液。内分泌部即**胰岛**,是一些散在于外分泌部之间的细胞团,它分泌的激素直接进入血液和淋巴,主要参与糖代谢的调节。

1. 胰的位置和外形

胰是一狭长腺体,位于胃的后方,横跨在第 1、第 2 腰椎的前面,质地柔软,呈灰红色。胰可分为头、体、尾 3 部分。

2. 胰的组织结构

胰腺表面覆以薄层结缔组织被膜,结缔组织伸入腺内将实质分隔为许多小叶。腺实质由外分泌部和内分泌部两部分组成。

(1)外分泌部　　外分泌部为复管泡状腺。包括腺泡和导管(图 11 - 19)。腺泡为浆液性腺泡,分泌液富含消化酶。腺泡以泡心细胞与闰管相连。**闰管**为导管的起始部,管径细,管壁由单层扁平或立方上皮围成。闰管逐渐汇合形成小叶内导管。小叶内导管在小叶间结缔组织内汇合成小叶间导管,后者再汇合成一条主导管,贯穿胰腺全长,在胰头部与胆总管汇合,开口于**十二指肠大乳头**。胰导管上皮细胞可分泌水和碳酸氢盐等多种电解质。

(2)内分泌部　　内分泌部由位于外分泌部腺泡之间的大小不等的腺细胞团构成,称为**胰岛**(pancreas

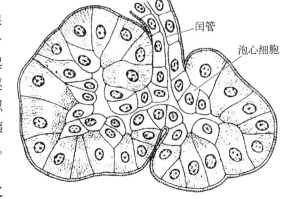

图 11 - 19　胰腺泡(修改自高英茂,2001)

islet)。成人胰腺约有 100 万个胰岛,约占胰腺体积的 1.5%。胰岛的内分泌功能见第 7 章第六节。

四、腹膜

腹膜(peritoneum)是衬于腹、盆腔壁的内面和覆盖在腹、盆腔脏器表面的一层浆膜。依其覆盖的部位不同可分为**壁腹膜**(腹膜壁层)和**脏腹膜**(腹膜脏层)。前者衬于腹、盆壁内面;后者覆盖在腹、盆腔脏器表面。壁腹膜和脏腹膜互相移行。两层之间的腔隙称**腹膜腔**。男性腹膜腔是完全封闭的;女性由于输卵管腹腔口开口于腹膜腔,因而腹膜腔可经输卵管、子宫和阴道而与外界相通,是女性腹膜感染的途径。腹膜腔内含少量浆液。腹膜在腹腔脏器之间、脏器与腹壁之间移行形成**系膜**、**网膜**和**韧带**。

腹膜除对脏器有支持、固定的作用,还能分泌少量浆液,起润滑作用,减少脏器运动时的摩擦。腹膜具有吸收功能,能吸收腹膜腔的液体和空气。腹膜还具有较强的修复和再生能力,它所分泌的浆液可促使伤口的愈合。此外,腹膜还具有防御机能。一方面其本身具有一些防御或吞噬机能的细胞;另一方面,当腹腔脏器感染时,周围的腹膜形成物尤其是大网膜可迅速趋向感染病灶,包裹病灶或发生粘连,使病变局限不致迅速蔓延。

第三节　食物的消化

一、消化方式

消化是食物在消化道内被分解为可吸收的小分子物质的过程。人类的消化方式有两种:① **机械性消化**(mechanical digestion):消化道肌肉的舒缩活动,将食物磨碎,使之与消化液充分混合,并将食物不断地向消化道的远端推送。② **化学性消化**(chemical digestion):通过消化液中的各种消化酶的作用,将食物中的蛋白质、脂肪和糖类等大分子物质分解为可吸收的小分子物质的过程。正常情况下,这两种方式的消化作用同时进行、互相配合,共同完成对食物的消化过程。

有些动物的化学性消化还可通过消化道内寄生的微生物产生的酶对食物进行分解,又称**微生物消化**。如在反刍草食动物(牛、羊、骆驼等)的瘤胃、非反刍草食动物(马、驴、兔等)的盲肠内,食物中纤维素的消化几乎完全靠微生物的分解。在某些鱼类,肠道微生物所分泌的酶有助于食物中多糖、木质素的分解。

二、消化管平滑肌的生理特性

1. 消化管平滑肌的一般生理特性

消化管平滑肌具有肌组织的共同特性,如兴奋性、传导性和收缩性。但与骨骼肌和心肌比较,其生理特性又有其自身的特点。

(1) 兴奋性较低,收缩缓慢　　消化管平滑肌的兴奋性较心肌、骨骼肌低(注意:这是指以电刺激为指标来衡量兴奋性的高低,消化管平滑肌对电刺激不敏感。如果以化学刺激为指标,如给予一定浓度的 ACh、肾上腺素、$BaCl_2$ 等化学物质的刺激,消化管平滑肌是很敏感的,也就是说,兴奋性是很高的)。其收缩的潜伏期、收缩期和舒张期所占的时间比骨骼肌的长得多,而且变异很大。

(2) 自动节律性　　消化管平滑肌离体置于适宜的环境中,仍能进行良好的节律性运动。但其节律缓慢且不规则,通常每分钟数次至十余次,远不如心肌规则。

(3) 具有紧张性　　消化管平滑肌经常处于一种微弱的持续收缩状态,称为紧张性。这种紧张性能使胃、肠等器官保持一定的形状和位置,还可使消化管的管腔内经常保持一定的基础压力。消化管的各种收缩活动也都是在紧张性的基础上发生的。

(4) 富有伸展性　　消化管平滑肌能适应实际的需要而作很大程度的伸展。它使消化管能容纳数倍于自身原初体积的食物,而不发生明显的压力变化,这有利于对食物进行暂时储存。如进食后,胃的容积可比进食前的容积扩大数倍。

(5) 功能合胞体特性　　电镜观察胃肠道的平滑肌,可见其中大约有 12% 的肌膜表面与相邻肌纤维形成融合膜,其余的也很接近,但细胞质并不连续,这些地方的电阻极低,以致细胞的局部电流很容易从一条平滑肌纤维传播到另一条肌纤维。因此,胃肠道平滑肌可看作一个功能合胞体进行活动,起源于一条平滑肌纤维的动作电位可向另一条肌纤维传导(这一特性与心肌相似)。正因为有这一特性,所以,这类平滑肌被称为**一单位平滑肌**,而睫状肌、虹膜肌、立毛肌等平滑肌被称为**多单位平滑肌**(其主要特点是没有自动节律性,类似骨骼肌)。

2. 消化管平滑肌的电生理特性

与体内其他可兴奋组织一样,消化管平滑肌也有生物电现象。主要有 3 种电变化,即静息电位、基本电节律和动作电位。

(1) 静息电位　　消化管平滑肌的静息电位幅值为 $-50 \sim -60$ mV,静息电位的产生主要是由 K^+ 外流形成的 K^+ 的平衡电位,但也与 Na^+、Cl^-、Ca^{2+} 有关。

(2) 基本电节律(慢波)　　消化管平滑肌细胞在静息电位的基础上可产生自发的、节律性的电位波动,由于其发生频率较慢而被称为**慢波**,也称**基本电节律**(图 11-20)。消化管不同部位的慢波频率不同,在人类,胃的慢波频率为 3 次/min,十二指肠为 12 次/min,回肠末端为 $8 \sim 9$ 次/min。慢波的波幅为 $5 \sim 15$ mV,持续时间由数秒至十几秒。

目前认为,慢波起源于纵行肌与环行肌间的一种**间质细胞**——Cajal 细胞(interstitial Cajal cell),它是一种兼有成纤维细胞和平滑肌细胞特性的间质细胞,与两层平滑肌细胞形成**缝隙连接**,通过这些缝隙连接使慢波迅速地传导至纵行肌和环行肌。

慢波的生理意义,过去认为,慢波本身并不直接引起胃肠平滑肌收缩,只有在它的基础上产生了动作电位,动作电位才能引起平滑肌的收缩。现已证实,胃肠平滑肌细胞存在着**机械阈**(mechanical threshold)和**电阈**(electrical threshold) 2 个临界膜电位值。当慢波去极化达到或超过**机械阈**时,Ca^{2+} 也内流,内流的量足以激活肌细胞收缩(收缩幅度与慢波幅度呈正相关),而不一定通过动作电位而引发收缩,但由于 Ca^{2+} 内流量少,只发生轻度收缩。当去极化达到或超过**电阈**(即阈电位)时,则可引发动作电位使更多的 Ca^{2+} 进入胞内,使收缩进一步增强,慢波上出现的动作电位数目越多,肌细胞收缩力就越大(图 11-20)。

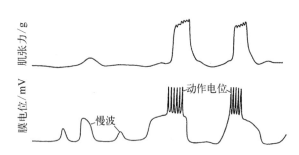

图 11-20　消化管平滑肌的慢波、动作电位与机械收缩波之间的关系示意图(自朱大年,2013)

(3) 动作电位　　当消化管平滑肌的慢波去极化达到阈电位时(-40 mV),就可产生**动作电位**。其动作电位时程较长($10 \sim 20$ ms)而幅值较低($60 \sim 70$ mV)。与神经和骨骼肌细胞的动作电位不同,消化管平滑肌动作电位去极化过程主要不是 Na^+ 内流,而是由 Ca^{2+} 的内流造成的。实验证明,消化管平滑肌的动作电位不受钠通道阻断剂的影响,但可被 Ca^{2+} 通道阻断剂所阻断。平滑肌动作电位的复极化是由于 K^+ 通道开放,K^+ 的外流引起的。

三、口腔内消化

食物在口腔内经过咀嚼被磨碎,并经咀嚼运动和舌的搅拌使食物与唾液混合,形成食团,便于吞咽。由于唾液中消化酶的作用,食物中的某些成分还在口腔内发生初步的化学变化。

1. 唾液的分泌

唾液(saliva)由唾液腺分泌,为无色、无味,近中性(pH $6.0 \sim 7.0$)的低渗液体。唾液中水分约占 99%;有机物主要为黏蛋白,还有免疫球蛋白、唾液淀粉酶和溶菌酶等;无机物有 Na^+、K^+、Ca^{2+}、Cl^-、硫氰酸盐等。

唾液具有的作用:① 湿润与溶解食物,以引起味觉,并利于咀嚼和吞咽;② 清洁和保护口腔,唾液可清除口腔中的残余食物,并可冲淡、中和一些有害物质;③ 杀菌作用,唾液中的溶菌酶和免疫球蛋白具有杀菌或抑菌作用;④ 消化作用,唾液中含唾液淀粉酶,它可使淀粉分解成麦芽糖。唾液淀粉酶发挥作用的最适 pH 在中性范围内。食物进入胃后,唾液淀粉酶还可继续发挥作用,直至 pH 降至 4.5 以下时为止。但狗和猫没有唾液淀粉酶;⑤ 排泄功能,某些进入体内的重金属(如铅、汞)、狂犬病、脊髓灰质炎和艾滋病病毒等都可经唾液排泄或传播。某些药物也可随唾液的分泌进行排泄。

一些动物在受伤时有舔舐伤口的行为,因为唾液中含有十几种生长因子(如表皮生长因子、神经生长因子等),能促进细胞生长、利于伤口愈合。另外,某些动物(如狗、水牛)的汗腺不发达或缺乏,在高温环境下,可分泌大量稀薄唾液,通过水分的蒸发有助于散热。

2. 咀嚼与吞咽

(1) 咀嚼　　咀嚼(mastication)是由各咀嚼肌有顺序地收缩所组成的复杂的反射性动作。口腔通过咀嚼运动对食物进行机械性加工。咀嚼的作用是:① 磨碎、混合食物,形成食团,便于吞咽;同时也可减少大块、粗糙食物对胃肠黏膜的机械性损伤。② 唾液淀粉酶水解淀粉,进行化学性消化。③ 反射性地引起消化管下段和消化腺的活动,为以后的消化过程做好准备。

鸟类、爬行类、两栖类动物口腔无咀嚼功能,囫囵吞食,所以在这些动物,口腔对食物几乎无消化作用。

(2) 吞咽　　吞咽(deglutition)是把口腔内的食团经咽和食管送入胃的过程,是一系列动作组成的复杂的反射活动。根据食团在吞咽时所经过的部位,可将吞咽过程分为由口腔到咽、由咽到食管上端和由食管上端到胃三个时期。

四、胃内消化

胃的消化功能包括胃运动的机械作用和胃液的化学作用。进入胃内的半固体状食物被胃液水解和胃运动研磨,变成糊状,称为**食糜**(chyme),然后由胃逐次少量排入十二指肠。

(一)机械性消化

1. 胃运动的形式

胃内的机械性消化由胃平滑肌的运动来完成。胃的运动有以下3种形式。

(1) 紧张性收缩　　**紧张性收缩**(tonic contraction)是指胃壁平滑肌经常保持一定程度的缓慢持续收缩状态,也是消化管平滑肌共有的运动形式。在充满食物的胃,紧张性收缩使胃腔内保持一定的压力,有助于胃液渗入食物,并协助推动食糜向十二指肠移行。此外,紧张性收缩还有助于保持胃的正常位置,不致出现胃下垂。

(2) 容受性舒张　　咀嚼和吞咽时,食物对咽、食管等处感受器的刺激反射性地引起胃底、胃体部肌肉的舒张,使胃腔容量增加,称为**容受性舒张**(receptive relaxation),是胃特有的一种运动形式。其生理意义是使胃能容纳和储存较多的食物,同时胃内压基本保持不变,从而防止食糜过早排入小肠,有利于食物在胃内的充分消化。该反射活动的传入和传出神经均为迷走神经,即属于迷走-迷走反射。其传出神经末梢释放的神经递质可能是某种肽类物质或一氧化氮(NO)。

(3) 蠕动　　**蠕动**(peristalsis)是消化管的基本运动形式。食物入胃后约5 min,胃蠕动在胃中部出现,并向幽门方向传播。人胃蠕动的频率平均为每分钟3次,约需1 min到达幽门。因此,整个胃通常是一波未平,一波又起(图11-21)。蠕动波开始时较小,在向幽门方向推进的过程中幅度和速度逐渐增强,接近幽门

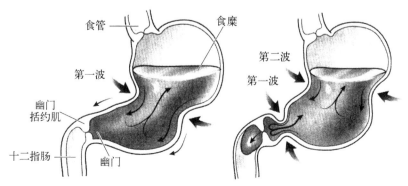

图11-21　胃的蠕动(自梅岩艾等,2011)

时明显增强,可将 1～2 mL 食糜推入十二指肠,故这种作用又被称为"幽门泵"。蠕动波也可以将一部分食糜反向推回到近侧胃窦和胃体,这有利于块状食物在胃内被进一步磨碎。可见,胃蠕动的主要作用是:促进食物与胃液混合,加强化学性消化;将食糜从胃体向幽门推送,并排入十二指肠。

2. 胃排空

食物由胃排入十二指肠的过程称为**胃排空**(gastric emptying)。胃排空的动力是胃运动(主要是蠕动)造成的胃内压和十二指肠内压之差,幽门括约肌起到控制阀的作用。一般在食物入胃后 5 分钟即有部分食糜被排入十二指肠。不同食物的排空速度不同,这和食物的物理性状和化学组成都有关系。稀的、流体食物比稠的或固体食物排空快;切碎的、颗粒小的食物比大块的食物排空快;等渗液体比非等渗液体快。在三大类营养中,糖类排空最快,蛋白质次之,脂肪类排空最慢。对于混合食物,由胃完全排空通常需要 4～6小时。

胃排空受来自胃和十二指肠两方面因素的影响。它们相互配合,共同控制胃排空。

(1) 胃内促进排空的因素　胃的内容物作为扩张胃的机械刺激,通过**迷走-迷走反射**和壁内反射,使胃运动加强,胃排空加快。

(2) 十二指肠内抑制排空的因素　在十二指肠壁上存在多种感受器,当食糜进入十二指肠后,食糜中酸、脂肪、渗透压及机械扩张等,都可刺激这些感受器,反射性地抑制胃运动,引起胃排空减慢。这种反射称为**肠-胃反射**,对酸的刺激特别敏感,当 pH 降到 3.5～4.0 时,反射即可引起,它抑制幽门泵的活动,从而阻止酸性食糜进入十二指肠。另外,当过量的食糜,特别是酸或脂肪由胃进入十二指肠后,可引起小肠黏膜释放**促胰液素**、**缩胆囊素**、**抑胃肽**等,抑制胃的运动,延缓胃的排空。

上述在十二指肠内具有抑制胃运动的各项因素是经常存在的,随着盐酸在肠内被中和,食物消化产物的被吸收,它们对胃的抑制性影响便渐渐消失,胃运动又逐渐增强,因而又推送另一部分食糜进入十二指肠。如此重复,使胃排空较好地适应十二指肠内消化和吸收速度。

3. 呕吐

呕吐(vomiting)是将胃及肠内容物从口腔排出的过程,由一系列复杂的反射活动组成。机械或化学的刺激作用于舌根、咽部、胃肠、胆总管等处的感受器,都可以引起呕吐。视觉和位置觉感受器受到异常刺激时,也可引起呕吐。呕吐前常出现恶心、流涎、呼吸急迫和心跳快而不规则等症状。呕吐开始时,先是深吸气,声门紧闭,随着胃和食管下端舒张,膈肌和腹肌猛烈地收缩,压挤胃的内容物通过食管而进入口腔。呕吐时,十二指肠和空肠上段运动也变得强烈起来,逆蠕动增快,由于胃舒张而十二指肠收缩,平时的压力差倒转,使十二指肠内容物倒流入胃,因此,呕吐物中常混有胆汁和小肠液。呕吐是一种具有保护意义的防御反射,它可把胃内有害的物质排出。但长期剧烈的呕吐会影响进食和正常消化活动,并且使大量的消化液丢失,造成体内水电解质和酸碱平衡的紊乱。

在哺乳动物中,只有偶蹄目的某些反刍动物(如牛、羊、骆驼等)、灵长目动物(如猴、猩猩等)、食肉目的某些动物(如猫、狗等)有呕吐反射。但反刍动物的呕吐,其意义与猫、狗、人的呕吐不同。

(二) 化学性消化

1. 胃液的性质、成分和作用

胃液是一种 pH 为 0.9～1.5 的无色液体。正常人每日分泌量为 1.5～2.5 L。胃液的成分除水外,主要有盐酸、胃蛋白酶原、内因子、黏液和碳酸氢盐等。

(1) 盐酸　盐酸(HCl)也称**胃酸**(gastric acid),由泌酸腺中的壁细胞分泌。盐酸在胃液中以两种形式存在:一种是解离状态的游离酸;另一种是与蛋白质结合的盐酸蛋白盐,称为结合酸。其中游离酸占绝大部分。

1) 盐酸分泌的机制　据测定,胃液中 H^+ 的浓度最高可达 150 mmol/L,比壁细胞胞质中 H^+ 浓度高约300 万倍。由此可知,壁细胞分泌 H^+ 是逆着巨大浓度差进行的主动过程。现已证明,H^+ 的分泌是靠细胞顶膜上的**质子泵**(proton pump)实现的。质子泵兼有转运 H^+、K^+ 和催化 ATP 水解的功能。一般认为,壁细胞中的 H^+ 来自胞质内水的解离,生成 H^+ 和 OH^-。H^+ 在质子泵的作用下,主动分泌到小管内,OH^- 在细胞内有待被中和。由于壁细胞内含有丰富的**碳酸酐酶**(carbonic anhydrase,CA),它能将从血浆中摄取的和细胞代谢产生的 CO_2 与水结合,形成 H_2CO_3。H_2CO_3 随即解离成 H^+ 和 HCO_3^-。H^+ 与 OH^- 中和生成水,HCO_3^- 则与血浆中的 Cl^- 进行交换进入血液,与 Na^+ 形成 $NaHCO_3$。而血浆中的 Cl^- 则进入壁细胞,再通过分泌小管膜上特异性的 Cl^- 通道进入小管腔,在小管内与 H^+ 形成 HCl(图 11-22)。

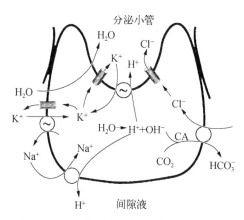

图 11-22 壁细胞分泌盐酸的基本过程
(自蒋正尧,2005)

由于质子泵已被证实是各种因素引起胃酸分泌的最后通路,因此,选择性抑制质子泵的药物(如奥美拉唑)已被临床用来有效地抑制胃酸分泌。

2)胃酸的作用 盐酸的主要作用为:① 杀灭随食物进入胃内的细菌;② 使食物中的蛋白质变性,易于水解;③ 激活胃蛋白酶原,使其转变为有活性的胃蛋白酶,并为其提供必要的酸性环境;④ 盐酸进入小肠后,可引起促胰液素、胆囊收缩素等激素的释放,从而促进胰液、胆汁和小肠液的分泌;⑤ 盐酸所造成的酸性环境有利于铁和钙在小肠内吸收。

(2)胃蛋白酶原 **胃蛋白酶原**(pepsinogen)由主细胞和黏液细胞分泌。在盐酸或酸性条件下,被激活为有活性的**胃蛋白酶**(pepsin),已激活的胃蛋白酶也能促使胃蛋白酶原转变为胃蛋白酶,即自身催化。胃蛋白酶的功能是水解蛋白质,生成蛋白胨、少量多肽及游离氨基酸。胃蛋白酶作用的最适 pH 为 2.0～3.5,当 pH>5 时便失去活性。

(3)黏液和碳酸氢盐 胃的**黏液**(mucus)是由胃黏膜上皮细胞、泌酸腺的颈黏液细胞、贲门腺和幽门腺共同分泌的,其主要成分为**糖蛋白**。胃黏液具有较强的黏滞性和凝胶的特性,形成厚约 500 μm 的凝胶保护层覆盖在胃黏膜表面。胃黏液具有润滑作用,可减轻粗糙食物对胃黏膜的机械损伤。HCO_3^- 主要由胃黏膜的非泌酸细胞分泌,也有少量的 HCO_3^- 是从组织间液渗入胃内的。胃分泌的 HCO_3^- 渗入胃黏液形成的凝胶层中,形成一层厚 0.5～1 mm 的**黏液-碳酸氢盐屏障**(mucus bicarbonate barrier)(图 11-23)。由于黏液的黏稠度高(为水的 30～260 倍),使 H^+ 和 HCO_3^- 等离子在黏液层内的扩散速度明显减慢,因此,在胃腔内的 H^+ 向黏液凝胶深层扩散过程中,不断地与由黏膜上皮细胞分泌并向黏液层表面扩散的 HCO_3^- 相遇,二者在黏液层内发生中和。实验证实,黏液层近胃腔一侧呈酸性,pH 为 2 左右,而近上皮细胞表面一侧则呈近中性,pH 为 7 左右。可见,黏液-碳酸氢盐屏障能有效地阻挡 H^+ 的逆向弥散,保护胃黏膜免受 H^+ 的侵

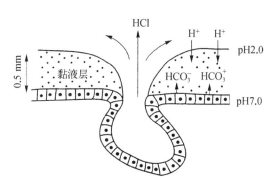

图 11-23 胃黏液-碳酸氢盐屏障模式图
(自张建福等,2007)

蚀;同时,黏液深层的近中性 pH 环境也使胃蛋白酶丧失其活性。这就是胃黏膜处于高酸和胃蛋白酶的环境中,而其自身不被消化的原因。

许多因素如酒精、胆盐、阿司匹林以及耐酸的幽门螺杆菌感染等,均可破坏或削弱黏液-碳酸氢盐屏障,易造成胃黏膜损伤,引起胃炎或胃溃疡。

(4)内因子 **内因子**(intrinsic factor)是由泌酸腺中的壁细胞分泌的一种糖蛋白,相对分子量约 55 000。内因子的作用是与进入胃内的维生素 B_{12} 结合形成复合物,保护维生素 B_{12} 免受小肠内蛋白水解酶的破坏,并促进其在肠内的吸收。当缺乏内因子时,可造成维生素 B_{12} 缺乏症,影响红细胞生成,出现恶性贫血。

2. 消化期的胃液分泌

在空腹时(消化间期),胃液分泌很少(每小时数毫升),且此时的胃液几乎是非酸性的,主要由黏液和少

量的胃蛋白酶原组成,称为基础胃液分泌。进食后,胃液分泌开始增多,即为消化期胃液分泌。一般按接受食物刺激的部位分为 3 个时期:头期(cephalic phase)、胃期(gastric phase)和肠期(intestinal phase)。应当指出的是,3 个时期的划分是人为的,只是为了便于叙述,实际上,这 3 个时期几乎是相互重叠的,可同时发生。

(1) 头期　　此期因引起胃液分泌的传入冲动都来自头部感受器(眼、耳、鼻、口腔、咽等),故称为**头期**。头期胃液分泌的特点是:分泌量约占消化期胃液分泌量的 30%,胃液的酸度及胃蛋白酶含量均很高。

头期胃液分泌的机制曾用**假饲**(sham feeding)实验作了较详细的分析,即用事先进行过食管切断术并

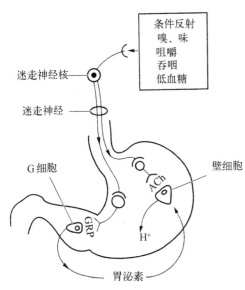

图 11 - 24　头期胃液分泌调节示意图
(自张建福等,2007)

具有胃瘘的狗进行假饲。当食物经过口腔进入食管后,随即从食管的切口处流出体外,食物并未进入胃内,但却引起了胃液分泌。进一步分析后确定,由进食动作所引起的胃液分泌,包括条件反射和非条例反射两种机制。前者是由和食物有关的形象、气味、声音等刺激了视、嗅、听等感受器而引起的;后者则是由咀嚼和吞咽食物时,刺激了口腔、咽等处的化学和机械感受器而引起的。迷走神经是这些反射共同的传出神经。因此,当切断支配胃的迷走神经后,假饲就不再引起胃液分泌。迷走神经兴奋引起胃液分泌的机制有二:一是迷走神经直接作用于壁细胞,刺激其分泌;二是迷走神经作用于 G 细胞和**肠嗜铬样细胞**(enterochromaffin-like cell, ECL cell),通过释放**促胃液素**(gastrin,也称胃泌素)和**组胺**(histamine)而间接刺激胃液分泌。一般情况下,迷走神经刺激以直接作用为主(图 11 - 24)。

(2) 胃期　　**胃期**的胃液分泌是指食物入胃后,通过对胃部的机械性和化学性刺激,继续引起的胃液分泌。因感受食物刺激的部位在胃部,故称胃期。此期胃液分泌的特点是:胃液分泌量大,约占消化期胃液分泌量的 60%,酸度高,但胃蛋白酶的含量较头期少。

胃期胃液分泌的主要机制:① 食物入胃后,机械扩张刺激胃底、胃体部的感受器,通过迷走-迷走长反射和壁内神经丛短反射,直接或间接通过促胃液素,作用于壁细胞,引起胃液分泌;② 扩张刺激胃幽门部,通过壁内神经丛,作用于 G 细胞引起促胃液素的释放;③ 食物的化学成分,主要是蛋白质的消化产物(肽和氨基酸)直接作用于 G 细胞,引起促胃液素的释放。

(3) 肠期　　**肠期**的胃液分泌是指食糜进入十二指肠后继续引起的胃液分泌。此时,感受食物刺激的部位在小肠。肠期胃液分泌的特点是:分泌量少,只占消化期胃液分泌量的 10%,总酸度和胃蛋白酶含量均较低。

切除支配胃的外来神经后,食物对小肠的刺激仍能引起胃液分泌,表明在此期胃液分泌的调节机制中,神经调节并不重要,而主要是通过体液调节。食糜进入小肠后,刺激小肠(主要是十二指肠)黏膜,小肠黏膜释放一种或多种胃肠激素,如**促胃液素**、**肠泌酸素**(entero-oxyntin),通过血液循环作用于胃,引起胃液分泌。

3. 调节胃液分泌的神经和体液因素

(1) 促进胃液分泌的主要因素

1) 迷走神经　　支配胃的大部分迷走副交感神经节后纤维末梢都释放**乙酰胆碱**(ACh)。ACh 可直接作用于壁细胞上的**胆碱能受体**(M_3 型受体),引起壁细胞分泌盐酸。迷走神经也有纤维支配胃泌酸区的 ECL 细胞和幽门部 G 细胞,通过使它们分别释放组胺和促胃液素,间接引起胃酸分泌。其中支配 ECL 细胞的纤维末梢释放 ACh,而支配 G 细胞的纤维末梢释放**促胃液素释放肽**(gastrin-releasing peptide, GRP)。另外,迷走神经中还有传出纤维支配胃和小肠黏膜中的 D 细胞,也是通过释放 ACh 来抑制 D 细胞释放**生长抑素**,消除或减弱生长抑素对 G 细胞或壁细胞的抑制作用,间接促进了胃酸的分泌(图 11 - 25)。ACh 的上述作

用均可被 M 受体拮抗剂阿托品阻断。

2) 促胃液素 **促胃液素**是由胃窦和上段小肠黏膜中的 G 细胞分泌的一种肽类激素。胃肠腔内的化学物质和迷走神经是引起促胃液素释放的有效刺激。促胃液素发挥作用有两条途径：① 直接途径，促胃液素释放后，通过血液循环作用于壁细胞膜上的相应受体，引起胃酸分泌；② 间接途径，促胃液素通过作用于 ECL 细胞，促进 ECL 细胞分泌组胺，再通过组胺刺激壁细胞分泌胃酸(图 11-25)。而间接途径的作用比直接途径的作用可能更为重要。

3) 组胺 **组胺**是由胃黏膜 ECL 细胞分泌的，通过局部扩散到达邻近的壁细胞，与壁细胞上的 H_2 受体结合，引起胃酸分泌。H_2 受体的拮抗剂**西咪替丁**(cimetidine，又称甲氰咪胍)及其类似物可阻断组胺刺激引起的胃酸分泌，有助于消化性溃疡的愈合。另外，促胃液素和 ACh 可通过作用于 ECL 细胞上的相应受体促进组胺分泌而间接调节胃酸分泌(图 11-25)。

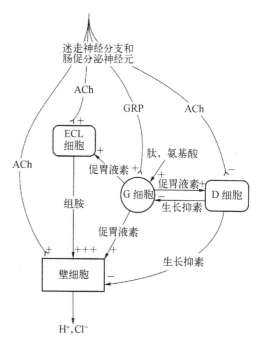

图 11-25 胃酸分泌的调节
(修改自王彬等，2009)

(2) 抑制胃液分泌的主要因素 正常消化期的胃液分泌是兴奋和抑制性因素共同作用的结果。除精神、情绪因素外，抑制胃液分泌的主要因素有盐酸、脂肪和高张溶液。

1) 盐酸 盐酸是胃腺分泌的产物，但当盐酸分泌过多，胃和小肠内 pH 降低到一定程度后，又会对胃酸的分泌产生抑制。实验中发现，当胃窦部 pH 降到 1.2～1.5 时，十二指肠内的 pH 降到 2.5 以下时，均可抑制胃酸的分泌。这是一种负反馈调节机制，对维持胃酸分泌的稳定有重要意义。

盐酸抑制胃酸分泌的机制如下：① 盐酸直接抑制胃窦黏膜 G 细胞释放胃泌素；② 盐酸刺激胃黏膜释放生长抑素，通过生长抑素间接抑制胃泌素和胃液的分泌(图 11-25)；③ 盐酸刺激小肠黏膜释放促胰液素，通过促胰液素抑制胃泌素的分泌而抑制胃酸的分泌；④ 盐酸刺激十二指肠球部释放**球抑胃素**(bullogastrone)，通过球抑胃素抑制胃酸分泌。

2) 脂肪 进入小肠内的脂肪及其消化产物，也可抑制肠期的胃液分泌。我国生理学家林可胜在 20 世纪 30 年代从小肠黏膜中提取出一种能抑制胃液分泌和胃运动的物质，并将其命名为**肠抑胃素**(enterogastrone)。但目前尚不能提纯此激素，近年来认为，肠抑胃素可能不是一种独立的激素，而是几种具有抑制胃功能活动的激素的总称，如**抑胃肽**(gastric inhibitory polypeptide，GIP)、**促胰液素**、**神经降压素**(neurotensin，NT)等。

3) 高张溶液 消化期食糜进入十二指肠内，可使肠腔内出现高张溶液，高张溶液也是抑制肠期胃液分泌的另一重要因素。它通过两种途径来抑制胃液分泌：① 刺激小肠内渗透压感受器，通过**肠-胃反射**(entero-gastric reflex)抑制胃液分泌。肠-胃反射是指十二指肠内的酸、脂肪、渗透压和机械扩张等，刺激十二指肠壁上的多种感受器，反射性地抑制胃运动和胃液的分泌，使胃排空减慢、胃液分泌减少。② 通过刺激小肠黏膜释放多种胃肠激素，抑制胃液分泌。

五、小肠内消化

食糜由胃进入十二指肠后，即开始了小肠内的消化。小肠内消化是整个消化过程中最重要的阶段。在小肠内，食糜受到胰液、胆汁和小肠液的化学性消化以及小肠运动的机械性消化。因此，食物通过小肠，消化过程基本完成。未被消化的食物残渣，从小肠进入大肠。

(一) 胰液的成分和作用

胰液是一种无色透明呈碱性的液体，pH 为 7.8～8.4，渗透压与血浆相等。成人每日分泌量为 1～2 L。胰液的成分包括水、无机物和有机物。无机物有 Na^+、K^+、Cl^- 和 HCO_3^- 等。在无机成分中，HCO_3^- 的含量很高,其主要作用是中和进入十二指肠的胃酸,使肠黏膜免受强酸的侵蚀;同时 HCO_3^- 也为小肠内多种消化酶活动提供了最适宜的 pH 环境(pH 7~8)。胰液中的有机物主要是消化酶。

(1) 蛋白水解酶　　胰液中的蛋白水解酶主要有**胰蛋白酶**(trypsin)、**糜蛋白酶**(chymotrypsin)、**弹性蛋白酶**(elastase)和**羧基肽酶**(carboxypeptidase)等,它们均以不具有活性的酶原形式被分泌。肠液中的**肠激酶**(enterokinase)可以激活胰蛋白酶原,使之变为具有活性的胰蛋白酶。此外,胰蛋白酶本身也能使胰蛋白酶原活化。胰蛋白酶还能激活糜蛋白酶原、弹性蛋白酶原及羧基肽酶原,使它们分别转化为相应的酶。胰蛋白酶和糜蛋白酶能分解蛋白质为多肽和氨基酸,多肽再被弹性蛋白酶和羧基肽酶进一步分解。

(2) 胰淀粉酶　　**胰淀粉酶**(pancreatic amylase)可将淀粉、糖原及大多数其他碳水化合物水解为二糖及少量三糖,但不能水解纤维素。胰淀粉酶作用的最适 pH 为 7.0。

(3) 胰脂肪酶　　**胰脂肪酶**(pancreatic lipase) 是消化脂肪的主要消化酶,最适 pH 为 7.5~8.5。胰脂肪酶在胆盐和**辅脂酶**(colipase)的协同作用下,可分解三酰甘油为脂肪酸、单酰甘油和甘油。

由于胰液中含有消化蛋白质、脂肪和碳水化合物的水解酶,因而是所有消化液中最重要的一种。当胰液分泌障碍时,即使其他消化腺的分泌都正常,食物中的脂肪和蛋白质仍不能完全消化,从而影响蛋白质和脂肪吸收以及脂溶性维生素的吸收,但糖的消化和吸收一般不受影响。

(二) 胆汁的成分和作用

1. 胆汁的性质和成分

胆汁(bile)是一种具有苦味的有色液汁。肝胆汁(由肝直接分泌的胆汁)呈金黄色;而胆囊胆汁(在胆囊中储存过的胆汁)则因被浓缩而颜色变深。肝胆汁呈弱碱性(pH7.4),胆囊胆汁因碳酸氢盐在胆囊中被吸收而呈弱酸性(pH6.8)。正常成人每日分泌量为 600~1 200 mL。

胆汁的成分复杂,除 97% 的水分外,还含有 Na^+、Cl^-、K^+、HCO_3^- 等无机成分和胆盐、胆色素、胆固醇、卵磷脂等有机成分。胆汁中不含消化酶。

胆盐(bile salt)是肝细胞分泌的胆汁酸与甘氨酸或牛磺酸结合形成的钠盐或钾盐,是胆汁参与脂肪消化和吸收的主要成分。胆盐随胆汁排入小肠后,绝大部分(约 95%)仍可由小肠(主要为回肠末端)黏膜吸收入血,通过门静脉回到肝,再合成胆汁而又分泌入肠,这一过程称为胆盐的**肠-肝循环**(enterohepatic circulation of bile salt)。胆色素是血红素的分解产物,是决定胆汁颜色的主要成分,与消化无关;胆固醇是肝脏脂肪代谢的产物。

在正常情况下,胆汁中的胆盐(或胆汁酸)、胆固醇和卵磷脂的适当比例是维持胆固醇成溶解状态的必要条件。当胆固醇分泌过多,或胆盐、卵磷脂合成减少时,胆固醇就容易沉积下来,这是形成胆结石的原因之一。

2. 胆汁的作用

胆汁对于脂肪的消化和吸收具有重要意义。

(1) 促进脂肪的消化和吸收　　胆汁中的胆盐、胆固醇和卵磷脂等都可作为乳化剂,减低脂肪的表面张力,使脂肪乳化成微滴,增加了与胰脂肪酶的作用面积,有助于脂肪的消化。

(2) 促进脂溶性维生素(A、D、E、K)的吸收　　胆汁通过促进脂肪分解物的吸收,对脂溶性维生素的吸收也有促进作用。

(3) 其他作用　　胆汁在十二指肠中还可以中和部分胃酸;胆盐在小肠内吸收后还可直接刺激肝细胞合成和分泌胆汁。

(三) 小肠液的成分和作用

1. 小肠液的性质和成分

小肠液是一种弱碱性液体,pH 约为 7.6,渗透压与血浆相等。成年人每日分泌量 1~3 L,是消化液中分泌量最多的一种。小肠液中除大量水分外,无机成分有 Na^+、K^+、Ca^{2+}、Cl^- 等,有机成分主要有黏蛋白和肠激酶等。

2. 小肠液的作用

(1)保护作用　十二指肠腺分泌的碱性黏稠黏液,可起润滑作用,同时可中和胃酸,保护十二指肠黏膜免受胃酸侵蚀。

(2)消化作用　碱性的小肠液与胆汁等可中和十二指肠内的胃酸,造成碱性环境,为小肠内多种消化酶提供适宜的 pH 环境。一般认为,真正由小肠腺分泌的酶只有肠激酶一种,它能激活胰液中的胰蛋白酶原,使之变有活性的胰蛋白酶,从而有利于蛋白质的消化。小肠本身对食物消化的方式较为特殊,即在小肠上皮细胞的纹状缘和上皮细胞内进行。在肠上皮细胞内含有多种消化酶,如分解多肽的肽酶、分解双糖的蔗糖酶和麦芽糖酶等。

(3)稀释作用　大量的小肠液可稀释小肠内的消化产物,使其渗透压降低,这有利于吸收。

（四）小肠的运动

当食糜进入小肠后,小肠运动即增加。小肠的运动主要是使食糜与小肠消化液充分混合,促进食物的消化,使食物与小肠黏膜充分接触,有利于营养物质的吸收,并以最适的速度将食糜由小肠上段向下段推送。小肠运动形式有以下几种。

(1)紧张性收缩　小肠平滑肌的紧张性收缩是小肠其他运动的基础。当紧张性降低时,肠腔易于扩张,肠内容物的混合和转运减慢;相反,紧张性升高时,小肠的转运作用加快。

(2)分节运动　**分节运动**(segmentation)是一种以肠管环行肌为主的节律性收缩和舒张运动(图 11-26),小肠各段均可发生。在食糜的刺激作用下,小肠的环行肌以一定的间隔交替收缩,将食糜分割形成许多节段。随后收缩处舒张,舒张处收缩,使食糜重新分成许多新的节段,这样反复交替进行。分节运动的作用是使消化液和食糜充分混合,并能增加食糜与肠壁的接触,有利于消化和吸收。此外,它还挤压肠壁,有利于血液和淋巴液的回流。

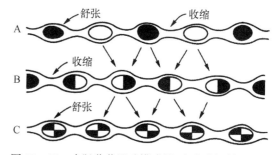

图 11-26　小肠分节运动模式图(自张建福等,2010)

A、B、C 为肠管纵切面,表示不同阶段的食糜节段分割和合拢组合情况

(3)蠕动　小肠的蠕动与食管和胃相似,是环行肌和纵行肌都参与的一种由上而下依次发生的推进性收缩运动。小肠蠕动始于十二指肠,向大肠方向运行,肠内容物即借此向前推送,但蠕动推进速度较慢,为 0.5~2 cm/s。每个蠕动波的运行距离可长可短,通常多数蠕动波只行进 3~5 cm 即消失了。小肠的蠕动常伴随分节运动而进行,使经过分节运动作用后的食糜推进到一个新肠段,再开始分节运动。此外,小肠还有一种快速的蠕动称为**蠕动冲**,它可以推进食糜一直到小肠末端,其速度很快,每秒钟可达 2~25 cm。

六、大肠内消化

人类的大肠内没有重要的消化活动,其主要功能在于吸收水分和无机盐,大肠还为消化后的残余物质提供暂时储存场所。

（一）大肠液及其作用

大肠液是由大肠黏膜表面的柱状上皮细胞及杯状细胞分泌的,其 pH 为 8.3~8.4。大肠液的主要成分为黏液和 HCO_3^-,还含有少量二肽酶和淀粉酶,但作用不大。大肠液中的黏液可润滑粪便,减少食物残渣对肠黏膜的摩擦;黏液还能粘连结肠的内容物,有助于粪便的形成,同时,减少或阻止粪便中的细菌活动对肠壁的影响。

（二）大肠的运动和排便

大肠运动特点是少而慢,且对刺激的反应迟缓。这些特点对于大肠作为粪便的暂时储存场所是合适的。

1. 大肠运动的形式

（1）袋状往返运动　　这是在空腹时大肠最常见的一种运动形式。由环行肌无规律地收缩所引起,类似小肠的分节运动。带状往返运动的作用是使结肠袋中的内容物向两个方向作短距离的移动,但并不向前推进,这有利于研磨和混合内容物,使其与肠黏膜充分接触,促进水和电解质的吸收。

（2）分节或多袋推进运动　　分节推进运动是指环行肌有规则的收缩,将一个结肠袋的内容物推移到邻近肠段。如果在一段结肠同时发生多个结肠袋协同收缩,使其内容物向更远处推送,称为多袋推进运动。这两种形式运动的作用是将其内容物推移至结肠的远端。

（3）蠕动　　与胃肠道其他部位的蠕动相似,大肠的蠕动也是由收缩波及其前方的舒张波组成,通常以1～2 cm/min的速度将内容物向前推进。大肠还有一种进行很快,且前进很远的蠕动,称为集团蠕动。它通常开始于横结肠,可将一部分内容物推送至降结肠或乙状结肠。集团蠕动常于进食后发生。

2. 排便

食物残渣在大肠内停留的时间较长,一般在10 h以上。在这一过程中,食物残渣中的大部分水分被大肠黏膜吸收。同时,经过大肠内细菌的发酵和腐败作用,形成粪便。粪便中除食物残渣外,还包括脱落的肠上皮细胞、大量的细菌和代谢的终产物,如胆色素等。

正常的直肠通常是空的,其内没有粪便。当结肠的蠕动将粪便推入直肠时,刺激了直肠壁内的感受器,冲动传入**脊髓腰骶段**的**初级排便中枢**,同时上传到大脑皮质,引起便意。如果环境许可,皮质发出下行冲动至脊髓初级排便中枢,再经盆神经传出冲动,使降结肠、乙状结肠和直肠收缩,肛门内括约肌、外括约肌舒张,使粪便排出体外。此外,由于支配腹肌和膈肌的神经兴奋,腹肌和膈肌也发生收缩,腹内压增加,促进粪便的排出。如条件不许可,皮质发出冲动,抑制初级排便中枢的活动,则使排便暂时抑制。

由上可知,排便运动易受大脑皮质活动的影响,意识可以加强或抑制排便。如果对便意经常予以制止,会使直肠渐渐地对粪便压力刺激失去正常的敏感性,加之粪便在大肠内停留过久,水分吸收过多而变得干硬,引起排便困难和排便次数减少,称为**便秘**。因此,必须养成定时排便的习惯。

第四节　营养物质的吸收

一、吸收的部位和途径

消化管不同部位的吸收能力及吸收速度是不同的,这主要取决于各部分消化管组织结构的特点,以及食物在各部位被消化的程度和停留时间的不同。在口腔和食管内,食物几乎不被吸收。胃的吸收功能很弱,仅可吸收少量水分和高度脂溶性的物质（如乙醇及某些药物）。小肠是吸收的主要部位,一般认为,糖类、蛋白质和脂肪的消化产物大部分是在十二指肠和空肠吸收,回肠能主动吸收胆盐和维生素B_{12}。对于大部分营养成分而言,当它们到达回肠时,通常已被吸收完毕,因此回肠主要作为吸收功能的储备。小肠内容物进入大肠时已经不含多少可被吸收的营养物了,大肠主要吸收水分和盐类。

小肠在结构和功能上的一些特点对其吸收是相适应的,主要表现为:① 吸收面积大:小肠是消化道中最长的一段,成人达5～7 m,小肠黏膜上有许多**环状皱襞**,皱襞上有大量的**绒毛**,在绒毛的柱状上皮细胞的游离面上有许多**微绒毛**。经环状皱襞、绒毛和微绒毛的几级放大,使小肠的吸收面积增加了约600倍,总面积可达200 m^2（图11-27）。② 小肠绒毛的结构特殊:小肠绒毛内含有毛细血管、毛细淋巴管、平滑肌纤维等结构。平滑肌运动可使绒毛产生节律性的伸缩和摆动,加强绒毛内血液和淋巴液的流动,有助于吸收。③ 食物在小肠内停留时间长3～8 h,使之有充分的时间被消化和吸收。④ 食物在小肠内已被充分消化为可被吸收的小分子物质。

　　营养物质和水可通过两条途径进入血液或淋巴液：① 跨细胞途径，跨细胞途径是指肠腔内的营养物质和水通过绒毛柱状上皮细胞腔面膜进入细胞内，再经细胞的基底-侧膜进入细胞外间隙，最后进入血液或淋巴。② 旁细胞途经，旁细胞途经是指肠腔内的营养物质和水通过细胞间的紧密连接，进入细胞间隙，再进入血液或淋巴。营养物质通过细胞膜的机制包括被动转运、主动转运和入胞与出胞等。

二、几种主要营养物质的吸收作用

1. 糖类

　　糖类主要以单糖的形式被吸收，二糖的吸收量很少。各种单糖的吸收速率差别很大，半乳糖和葡萄糖的吸收最快，果糖次之，甘露糖最慢。

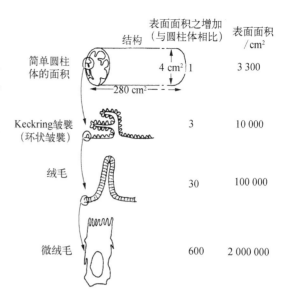

图 11-27　小肠结构与黏膜表面积增大示意图
（自姚泰，2001）

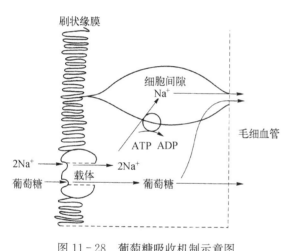

图 11-28　葡萄糖吸收机制示意图
（自张建福等，2007）

　　单糖的吸收是逆着浓度差进行的主动转运过程，能量来自钠泵，属于**继发性主动转运**（图 11-28）。首先，肠上皮细胞的基底侧膜上的钠泵将胞内的 Na^+ 主动转运出胞，导致胞内 Na^+ 浓度较低，在小肠黏膜上皮细胞管腔面上有**钠依赖载体**（sodium dependent carrier），在肠腔中 Na^+ 浓度较高时，载体便与 Na^+ 结合，结合后的载体对葡萄糖的亲和力最大，载体便又与葡萄糖结合。因此，葡萄糖便与 Na^+ 一同被转运入胞内。在细胞内，葡萄糖再以**易化扩散**的方式通过细胞的基底侧膜出胞。一般认为，一个钠依赖载体可与两个 Na^+ 和一个葡萄糖分子结合。由此可见，钠对单糖的主动转运是必需的，用抑制钠泵的哇巴因，或用能与 Na^+ 竞争载体的 K^+，均能抑制单糖的吸收。各种单糖与载体的亲和力不同，从而导致吸收的速率也不同。

2. 脂肪

　　在小肠内，脂类的消化产物是甘油、脂肪酸和单酰甘油。由于长链脂肪酸及其单酰甘油为非水溶性的，它们先要与胆盐结合形成水溶性的混合**微胶粒**，然后透过小肠绒毛膜面的非流动水层到达微绒毛，释放出其内的脂肪酸和单酰甘油，后两者再顺浓度梯度扩散入细胞，胆盐则留在肠腔内，形成新的混合微胶粒，反复转运脂类消化产物。

　　长链脂肪酸及单酰甘油被吸收进入上皮细胞后，在滑面内质网中被重新合成为三酰甘油，并与细胞中的**载脂蛋白**结合，形成**乳糜微粒**（chylomicron）。乳糜微粒一旦形成即进入高尔基复合体中，被进一步包装成分泌颗粒，然后迁移到基底侧膜，通过出胞作用进入细胞间隙，再扩散入绒毛内的乳糜管中（图 11-29）。

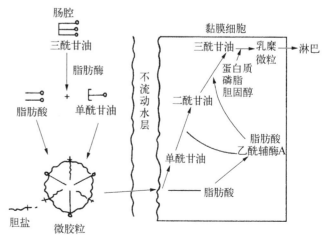

图 11-29　脂肪在小肠内消化和吸收的
主要方式（自姚泰，2001）

中、短链脂肪酸及其单酰甘油因是水溶性的,可以直接通过扩散进入血液而不入淋巴。

3. 蛋白质

食物中的蛋白质经消化分解为氨基酸后,几乎全部被小肠吸收。氨基酸的吸收类似于葡萄糖,也是通过 Na^+ 依赖性转运系统以继发性主动转运的方式进行吸收。在小肠绒毛上皮细胞的顶端膜上,存在有多种 Na^+-氨基酸同向转运体,它们分别转运中性、酸性、碱性氨基酸和亚氨基酸。进入细胞的氨基酸,经过基底侧膜上的氨基酸转运体以易化扩散的方式进入细胞间隙,然后进入血液。一般来讲,中性氨基酸比酸性或碱性氨基酸的转运速度快。

曾经认为,蛋白质只有水解成氨基酸后才能被吸收。现已证明,小肠的纹状缘上还存在二肽和三肽的转运系统,称为 **Na^+-肽同向转运体**。因此,许多二肽和三肽也可完整地被小肠上皮细胞吸收,而且肽的转运系统吸收效率可能比氨基酸更高。进入细胞内的二肽和三肽,可被细胞内的二肽酶和三肽酶进一步分解为氨基酸,再进入血液循环。

完整的蛋白质是否可被人的小肠上皮细胞吸收? 许多实验证明,少量的食物蛋白可完整地进入血液,由于吸收的量很少,从营养的角度来看是无意义的;相反,它们常可作为抗原而引起过敏反应或中毒反应,对人体是不利的。

4. 水

成人每日摄入的水为 $1\sim2$ L,由消化腺分泌的液体可达 $6\sim8$ L,所以每日由消化管吸收的水约 8 L,随粪便排出的水仅为 $0.1\sim0.2$ L。水的吸收是被动的(图 11-30)。各种溶质,特别是 NaCl 的主动吸收所产生的渗透压梯度是水分吸收的主要动力。由于细胞膜和细胞间的紧密连接对水的通透性都很大,所以,水可以通过跨细胞和旁细胞两条途径而被吸收。

5. 无机盐

一般说,单价碱性盐类如钠、钾、铵盐的吸收很快,多价碱性盐类则吸收很慢。凡能与钙结合而形成沉淀的盐则不能被吸收,如硫酸盐、磷酸盐、草酸盐等。

(1) 钠的吸收　　小肠每天吸收 $25\sim30$ g 钠,其中每日摄入 $5\sim8$ g,其余为消化液中的钠。

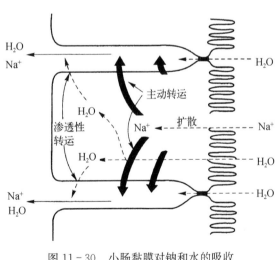

图 11-30　小肠黏膜对钠和水的吸收
(自张建福等,2007)

小肠对钠的吸收是主动的。在肠上皮细胞的基底侧膜上有钠泵,由于钠泵的活动将胞内的 Na^+ 主动转运入血液,使胞内的 Na^+ 浓度降低。肠腔内的 Na^+ 借助于纹状缘上的载体,通过易化扩散的方式进入细胞内(图 11-30)。由于这类载体是与单糖或氨基酸共用载体,所以钠的主动吸收为单糖或氨基酸的吸收提供动力。钠的吸收也与水的吸收关系密切。

(2) 钙的吸收　　食物中的钙仅有一小部分被吸收,大部分随粪便排出。钙的吸收是主动过程,且只有在水溶状态才能被吸收。小肠黏膜对 Ca^{2+} 的吸收通过跨细胞途径和旁细胞途径两种形式进行。十二指肠通过跨细胞途径吸收 Ca^{2+},而空肠和回肠主要通过旁细胞途径吸收 Ca^{2+},且可能以后一种吸收形式为主。影响钙吸收的因素主要有: ① 机体对钙的需要: 儿童、孕妇和乳母对钙的需求量大,因而钙的吸收增多;② 维生素 D: 有促进小肠对钙吸收的作用;③ 肠腔内的酸度: 对钙的吸收有重要影响,在 pH 约为 3 时,钙呈离子化状态,吸收最好。

(3) 铁的吸收　　人每日吸收的铁约为 1 mg,仅为膳食中含铁量的 1/10。铁主要在十二指肠和空肠被吸收。铁的吸收与机体对铁的需求有关。当服用相同剂量的铁后,缺铁的患者可比正常人的铁吸收量高 $2\sim5$ 倍。食物中的铁绝大部分是以三价的高铁形式存在,不易被吸收,故须还原为亚铁后,方能被吸收。维生素 C 能将高铁还原为亚铁而促进铁的吸收。铁在酸性环境中易溶解而便于被吸收,故胃液中的盐酸有促进铁吸收的作用,胃大部切除的患者,常常会伴有缺铁性贫血。

第五节　消化器官活动的调节

消化系统的各部分具有不同的结构和功能特点,它们相互配合、协调一致地进行活动,并与整体活动相适应,为机体代谢提供物质和能量,这是在神经和体液调节下实现的。

一、神经调节

1. 消化器官的神经支配及其作用

支配消化器官的神经由外来神经(extrinsic nerve)和内在神经(intrinsic nerve)两部分组成。外来神经包括交感神经和副交感神经。内在神经包括黏膜下神经丛和肌间神经丛。

(1) 外来神经　消化器官除口腔、食管上段及肛门外括约肌外,都受交感神经和副交感神经的双重支配(见第 5 章神经系统图 5-83 植物性神经分布示意图)。

交感神经起源于脊髓胸 5 到腰 3 节段,在腹腔神经节和肠系膜上、下神经节换元后,节后纤维组成神经丛,随血管分布到胃肠各部分。交感神经兴奋时,其末梢释放 NE,与效应器细胞膜上相应受体结合后,能抑制胃肠运动,使其紧张性降低,蠕动减弱或停止,使括约肌收缩,减慢胃肠内容物的推进速度;能使消化腺分泌减少;还可抑制胆囊的收缩,促进 Oddi 括约肌收缩,减少胆汁排出。

副交感神经主要来自迷走神经,但支配远端结肠和直肠的副交感神经是盆神经,唾液腺受面神经和舌咽神经的副交感纤维支配。副交感神经节前纤维进入消化器官管壁后,先与壁内神经丛中的节后神经元发生突触联系,然后发出节后纤维支配消化管的平滑肌和腺体。副交感神经兴奋时,其末梢释放 ACh,能促进胃肠运动,使其紧张性增强,蠕动加强加快,括约肌舒张,加快胃肠道内容物的推进速度;能使消化腺的分泌增加,如引起唾液、胃液、胰液和胆汁的分泌;还可使胆囊收缩,Oddi 括约肌舒张,胆汁排出量增加。

(2) 内在神经　内在神经又称**壁内神经丛**(intramural plexus),是由从食管中段至肛门的大部分消化管壁内的神经纤维交织成网形成(图 11-31)。它们由许多互相形成突触联系的神经节细胞和神经纤维组成,有的神经元与胃肠壁的机械、温度或化学感受器发生联系(感觉神经元),有的则与平滑肌和腺体发生联系(运动神经元),更多的神经元位于上述两种神经元之间(中间神经元),从而构成一个完整的局部神经反射回路。食物对消化管壁的机械、温度或化学的刺激,可直接通过壁内神经丛,引起消化道运动和腺体分泌,称为局部反射,其对胃肠活动调节具有重要的作用。因而,壁内神经丛又被称为"肠脑"(gut brain)。当切断外来神经后,局部反射仍然存在。但正常情况下,外来神经对壁内神经丛具有调节作用。

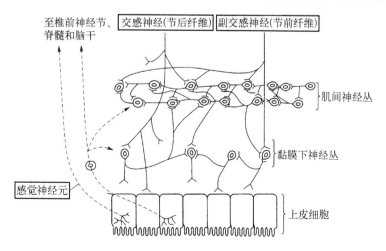

图 11-31　胃肠壁内的神经丛示意图(自张建福等,2007)

2. 消化器官活动的反射性调节

调节消化器官活动的神经中枢存在于延髓、下丘脑和大脑皮质等处。当食物或与食物有关的刺激作用于机体的某些内、外感受器时，可引起反射性调节活动，包括非条件反射和条件反射两种。

（1）非条件反射性调节　食物对口腔黏膜的机械、温度或味觉感受器刺激时，除能反射性地引起唾液分泌外，还能引起胃的容受性舒张以及胃液、胰液和胆汁的分泌。食物对胃肠的刺激，可反射性地引起胃肠的运动和分泌。当胃内的酸性食糜排入十二指肠后，能反射性地抑制胃的运动和排空，使胃排空的速度与小肠内消化和吸收的速度相适应。通过上述反射活动，使消化器官各部分的活动相互影响，密切配合，更好地完成消化功能。

（2）条件反射性调节　在进食前或进食时，食物的形状、颜色、气味，以及进食环境和有关的语言、文字，都能反射性地引起胃肠运动和消化腺分泌的改变，这些则属于条件反射性调节。它使消化器官的活动更加协调，并为食物的消化作好充分准备。因此，良好的情绪与饮食环境、色、香、味、形俱佳的食物等，均有利于引起食欲，对食物的消化也是有利的（详见第 5 章神经系统关于巴甫洛夫条件反射的内容）。

二、体液调节

消化器官的活动，还受体液因素的调节。在胃肠道的黏膜层中，不仅存在多种外分泌腺，还含有 40 多种内分泌细胞，这些内分泌细胞分泌的激素，统称为**胃肠激素**（gastro-intestinal hormone）。由于其化学结构上均属肽类，故又称**胃肠肽**（gastro-intestinal peptides）。这些内分泌细胞数量大，其总数远超过体内所有内分泌腺细胞的总和，可见，胃肠道不仅是人体内的消化器官，而且也是体内最大、最复杂的内分泌器官。多数胃肠激素也存在于神经系统中，这种在胃肠道和神经系统双重分布的肽类物质称为**脑-肠肽**（brain-gut peptide）。胃肠激素的生理作用非常广泛，主要有以下三方面：① 调节消化腺的分泌和消化道的运动；② 调节其他激素的释放，如抑胃肽有促进胰岛素分泌的作用；③ 营养作用，许多胃肠激素有刺激消化道组织代谢和生长的作用，如促胃液素促进胃黏膜细胞增生。

目前已发现和鉴定的胃肠激素有 20 余种，它们通过血液循环或以局部扩散的方式作用于消化器官的靶细胞，调节其功能活动。其中最主要的有促胃液素、缩胆囊素、促胰液素、抑胃肽等。

小　结

消化系统由消化管和消化腺两部分组成。消化管包括口腔、咽、食管、胃、小肠和大肠，是食物进行消化和吸收的场所。消化腺分为小消化腺和大消化腺两种。小消化腺散在于消化管各部的管壁内，直接开口于消化管管腔内，包括：食管腺、胃腺、小肠腺、大肠腺等。大消化腺位于消化管外，是独立存在的器官，它们均借导管将分泌物排入消化管内，包括：唾液腺、肝和胰腺。消化腺分泌消化液，对食物进行化学分解，并协助吸收。

胃内的机械性消化靠胃的运动来完成，胃的运动形式有紧张性收缩、容受性舒张和蠕动。胃通过分泌胃液来实现其化学性消化。胃液的成分包括盐酸、胃蛋白酶、黏液、HCO_3^- 和内因子。胃液中的 H^+ 是由壁细胞分泌的，浓度约为血浆的 300 万倍。胃黏膜表面有一层黏液-碳酸氢盐屏障，对胃黏膜有重要的保护作用。小肠是消化和吸收最主要的部位。小肠的运动形式有：紧张性收缩、分节运动和蠕动，通过这些运动来完成机械性消化。小肠内的化学性消化通过小肠内的各种消化液共同作用来完成。小肠内的消化液有胰液、胆汁和小肠液。其中，胰液主要含有胰蛋白酶、糜蛋白酶、胰淀粉酶和胰脂肪酶等，是最重要的消化液。胆汁中虽不含消化酶，但其对脂肪的消化和吸收有重要意义。

消化管不同部位吸收的能力和速度不同，这取决于消化管的组织结构、食物被消化的程度及停留时间等。小肠是营养物质吸收的最主要的部位。糖类以单糖，蛋白质以氨基酸及二肽、三肽的形式被主动转运吸收，且都与 Na^+ 的吸收相偶联。脂肪以脂肪酸和单酰甘油的形式在胆盐的帮助下被吸收。

消化器官之间相互协调，密切配合，共同完成消化和吸收功能，这是在神经和体液调节下来实现的。神经调节包括外来神经和内在神经的作用。外来神经有副交感神经和交感神经,两者作用相反。副交感神经通常促进消化管的运动和消化腺的分泌,而交感神经则起抑制作用。壁内神经丛主要完成局部反射。体液调节主要由胃肠激素来完成,主要的有促胃液素、胆囊收缩素、促胰液素、抑胃肽等。

(万军利　艾洪滨)

思考题

1. 名词解释:腭　悬雍垂　腭扁桃体　咽峡　舌系带　丝状乳头　咽　幽门　胃小凹　泌酸腺　壁细胞　十二指肠乳头 小肠绒毛　中央乳糜管　肠脂垂　回盲瓣　直肠横襞　腮腺　肝蒂　肝小叶　肝板　肝血窦　胆小管　胆总管　腹膜腔　消化　慢波电位　胃的容受性舒张　胃排空　黏液-碳酸氢盐屏障　胃泌素　促胰液素　紧张性收缩　分节运动　胆盐的肠-肝循环　肠激酶

2. 什么叫牙根管? 牙痛时痛觉信息经哪条脑神经传入脑?

3. 肝细胞分泌的胆汁到达十二指肠肠腔经过哪些途径?

4. 肝脏的血液循环有哪些特点?

5. 比较消化管平滑肌、心肌、骨骼肌三种肌细胞生理特性的异同。

6. 壁细胞是怎样将 H^+ 分泌到胃液中去的?

7. 胃液中含有大量的胃酸和胃蛋白酶,为什么不对胃黏膜进行自身消化?

8. 说明阿托品、西咪替丁抑制胃酸分泌的机制。

9. 行胃大部切除术的患者可出现贫血,为什么?

10. 小肠黏膜上皮细胞是怎样将肠腔中的葡萄糖吸收进血液的?

第 12 章

能量代谢与体温调节

第一节　能　量　代　谢

新陈代谢是生命活动的基本特征。在新陈代谢过程中,物质的变化与能量的转移是密切相关的。

人体摄入糖类、脂肪、蛋白质三大营养物质后,经消化转变成为可吸收的小分子营养物质而被吸收入血。在细胞中,这些营养物质或者经过**合成代谢**,构筑机体的组成成分或更新衰老的组织;或者经过**分解代谢**分解为代谢产物。合成代谢和分解代谢是物质代谢过程中互相联系、不可分割的两个方面。

在分解代谢过程中,营养物质蕴藏的化学能释放出来,经过转化成为机体各种生命活动的能源,所以说分解是代谢的放能反应。而在合成代谢过程中,需要供给能量,因此是吸能反应。通常将生物体内伴随物质代谢所发生的能量释放、转移、储存和利用的过程,称为**能量代谢**(energy metabolism)。

一、能量的来源和去路

机体所需的能量来源于食物中的糖、脂肪和蛋白质。这些物质分子结构中的碳氢键蕴藏着化学能,在氧化过程中碳氢键断裂,生成 CO_2 和 H_2O,同时释放出蕴藏的能量(常用食物蕴藏的能量及主要营养成分见表 12-1)。这些能量的 50% 以上迅速转化为热能,主要用于维持体温,并向体外散发。其余不足 50% 则以高能磷酸键的形式储存于体内,供机体利用。

表 12-1　常用食物蕴藏的能量及主要营养成分(每百克的含量)

食物名称	能量/kJ	碳水化合物/g	脂肪/g	蛋白质/g	膳食纤维/g	钙/mg	铁/mg	锌/mg	硒/mg	视黄醇当量/mg	维生素E/mg	硫胺素/mg
稻　米	1 448	77.2	0.8	7.4	0.7	13	2.3	1.7	2.23	13.3	0.46	0.11
小　米	1 499	73.5	3.1	9	1.6	41	5.1	1.87	4.74	11.6	3.63	0.33
玉　米	1 402	66.6	3.8	8.7	6.4	14	2.4	1.7	3.52	13.2	3.89	0.21
小　麦	1 327	64.4	1.3	11.9	10.8	34	5.1	2.33	4.05	10	1.82	0.4
黄　豆	1 503	18.7	16	35	15.5	191	8.2	3.34	6.16	10.2	18.9	0.41
黑　豆	1 595	23.4	15.9	36	10.2	224	7	4.18	6.79	9.9	17.36	0.2
绿　豆	1 323	55.6	0.8	21.6	6.4	81	6.5	2.18	4.28	12.3	10.95	0.25
馒　头	925	45.7	1.1	7	1.3	38	1.8	0.71	8.45	43.9	0.65	0.04
面　条	1 189	61.1	0.7	8.3	0.8	11	3.6	1.43	11.74	28.5	0.59	0.22
米　饭	486	25.6	0.3	2.6	0.3	7	1.3	0.92	0.4	70.9	0	0.02
面　包	1 323	51.3	8.4	8.8	0	49	2.9	0.74	17	30.9	0.65	0.01
煎　饼	1 407	74.7	0.7	7.6	9.1	9	7	1.62	3.75	6.8	0	0.1
油　条	1 616	50.1	17.6	6.9	0.9	6	1	0.75	8.6	21.8	3.19	0.01
小米粥	193	8.4	0.7	1.4	0	10	1	0.41	0.3	89.3	0.26	0.02
土鸡蛋	578	5.6	6.4	14.4	0	76	1.7	1.28	11.5	72.6	1.36	0.12
鸭　蛋	753	3.1	13	12.6	0	62	2.9	1.67	15.68	70.3	4.98	0.17
鲤　鱼	456	0.5	4.1	17.6	0	50	1	2.08	15.38	76.7	1.27	0.03

续　表

食物名称	能量/kJ	碳水化合物/g	脂肪/g	蛋白质/g	膳食纤维/g	钙/mg	铁/mg	锌/mg	硒/mg	视黄醇当量/mg	维生素E/mg	硫胺素/mg
草鱼	473	0	5.2	16.6	0	38	0.8	0.87	6.66	77.3	2.03	0.04
鲫鱼	452	3.8	2.7	17.1	0	79	1.3	1.94	14.31	75.4	0.68	0.04
对虾	389	2.8	0.8	18.6	0	62	1.5	2.38	33.72	76.5	0.62	0.01
瘦猪肉	599	1.5	6.2	20.3	0	6	3	2.99	9.5	71	0.34	0.54
瘦牛肉	444	1.2	2.3	20.2	0	9	2.8	3.71	10.55	75.2	0.35	0.07
猪肝	540	5	3.5	19.3	0	6	22.6	5.78	19.21	70.7	0.86	0.21
猪小肠	272	1.7	2	10	0	7	2	2.77	7.22	85.4	0.13	0.12
酸奶	301	9.3	2.7	2.5	0	118	0.4	0.53	1.71	84.7	0.12	0.03
鸡	699	1.3	9.4	19.3	0	9	1.4	1.09	11.75	69	0.67	0.05
苹果	218	12.3	0.2	0.2	1.2	4	0.6	0.19	0.12	85.9	2.12	0.06
香蕉	381	20.8	0.2	1.4	1.2	7	0.4	0.18	0.87	75.8	0.24	0.02
梨	184	10.2	0.2	0.4	3.1	9	0.5	0.46	1.14	85.8	1.34	0.03
菠萝	172	9.5	0.1	0.5	1.3	12	0.6	0.14	0.24	88.4	0	0.04
干枣	1 105	61.6	0.5	3.2	6.2	64	2.3	0.65	1.02	26.9	3.04	0.04
红糖	1 628	96.6	0	0.7	0	157	2.2	0.35	4.2	1.9	0	0.01
海参	327	2.5	0.2	16.5	0	285	13.2	0.63	63.93	77.1	3.14	0.03
干贝	1 105	5.1	2.4	55.6	0	77	5.6	5.05	76.35	27.4	1.53	0
干海带	322	17.3	0.1	1.8	6.1	348	4.7	0.65	5.84	70.5	0.85	0.01
豆腐	339	3.8	3.7	8.1	0.4	164	1.9	1.11	2.3	82.8	2.71	0.04
豆浆	59	0	0.7	1.8	1.1	10	0.5	0.24	0.14	96.4	0.8	0.02
马铃薯	318	16.5	0.2	2	0.7	8	0.8	0.37	0.78	79.8	0.34	0.08
四季豆	117	4.2	0.4	2	1.5	42	1.5	0.23	0.43	91.3	1.24	0.05
黄豆芽	184	3	1.6	4.5	1.5	21	0.9	0.54	0.96	88.8	0.8	0.04
豌豆苗	142	2.7	0.8	4	1.9	40	4.2	0.77	1.09	89.6	2.46	0.05
豆角	126	4.6	0.2	2.5	2.1	29	1.5	0.54	2.16	90	2.24	0.05
芹菜	84	3.3	0.2	1.2	1.2	80	1.2	0.24	0.57	93.1	1.32	0.02
大白菜	71	2.4	0.1	1.5	0.8	50	0.7	0.38	0.49	94.6	0.76	0.04
胡萝卜	180	8.9	0.2	1.4	1.3	32	0.5	0.14	2.8	87.4	0	0.04
青萝卜	130	6	0.2	1.3	0.8	40	0.8	0.34	0.59	91	0.22	0.04
青辣椒	96	3.7	0.3	1.4	2.1	15	0.7	0.22	0.62	91.9	0.88	0.03
茄子	88	3.6	0.2	1.1	1.3	24	0.5	0.23	0.48	93.4	1.13	0.02
黄瓜	63	2.4	0.2	0.8	0.5	24	0.5	0.18	0.38	95.8	0.49	0.02
菠菜	101	2.8	0.3	2.6	1.7	66	2.9	0.85	0.97	91.2	1.74	0.04
小油菜	46	0.9	0.2	1.3	0.7	153	3.9	0.87	0	96	0.76	0.01
地瓜	230	12.6	0.1	0.9	0.4	21	0.6	0.23	0.16	85.2	0.86	0.03
干核桃	2 625	9.6	58.8	14.9	9.5	56	2.7	2.17	4.62	5.2	43.21	0.15

体内最主要的高能磷酸键化合物是**腺苷三磷酸**(ATP)。ATP 广泛存在于人和动物体的细胞内,它的分子中蕴藏着大量的能量:在体外 pH7.0、25℃条件下,1 mol ATP 断裂一个高能磷酸键转变成**腺苷二磷酸**(ADP)时释放的能量为 30.5kJ;而在生理条件下可释放 51.6kJ。ATP 的消耗由营养物质的氧化来补充。此外,体内的高能磷酸键化合物还有**磷酸肌酸**(creatine phosphate,CP),主要存在于肌肉组织中。CP 可将储存的能量再转移给 ADP 生成新的 ATP,以补充 ATP。ATP 的合成与分解是体内能量转换和利用的关键环节。

ATP 可为体内物质的合成和转运、生物电的产生、肌肉的收缩、腺体的分泌等提供能量。能量在人体内的转化是复杂的,除骨骼肌运动需要一定量的机械功(外功)以外,其他形式的能量最后都转化为热能。例如,心肌收缩所产生的势能(动脉血压)与动能(血液流动),均因血液在血管内流动过程中,克服血流阻力而转化为热能。在人体内,热能是最"低级"形式的能,热能不能转化为其他形式的能,不能用来做功(图 12-1)。

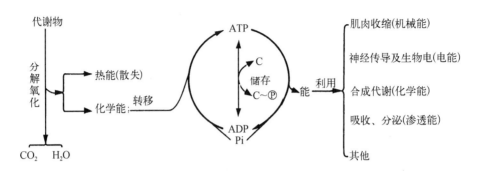

图 12-1 体内能量的储存、转移和利用(自王玢和左明雪,2009)

C 为肌酸 C~Ⓟ 为磷酸肌酸 Pi 为无机磷酸

如果能量在体内过度积蓄会导致肥胖。现在由于生活水平的提高、体力劳动的减少,体重超重和肥胖的人越来越多。超重尤其是肥胖影响身体健康,甚至可引发多种疾病。因此,对于评估超重和肥胖的标准的研究具有重要意义。目前国际上接受的评估指标为体重指数(body mass index,BMI),BMI=体重(kg)/[身高(m)]²。2000 年 8 月,中国肥胖问题工作组成立,开始组织 10 多个有相关研究数据的单位,根据大量统计获得的结果建议:中国人的体重指数在 18.5~23.9 为正常,24~27.9 为超重,≥28 为肥胖。

二、能量代谢的测定原理和方法

机体的能量代谢也遵循能量守恒规律,即在整个能量转化过程中,机体所利用的蕴藏于食物中的化学能与最终转化成的热能和所做的外功,按能量来折算是完全相等的。因此,测定在一定时间内机体所消耗的食物,或者测定机体所产生的热量与所做的外功,都可测算出整个机体的能量代谢。在生理学上,一般通过控制并消除肌肉对外做功,测量产热量来测定能量代谢。

测定整个机体在单位时间内发散的总热量,通常有两类方法:直接测热法和**间接测热法**。

1. 直接测热法

直接测热法是将受试者置于一特殊的检测环境中,收集受试者在一定时间内释放的总热量。直接测热法装置复杂,因此,研究能量代谢一般都采用间接测热法。

2. 间接测热法

在一般化学反应中,反应物的量与产物量之间成一定的比例关系,这就是定比定律。定比定律也适用于人体内营养物质氧化供能的反应,并成为能量代谢间接测热法的重要依据。

间接测热法的基本原理就是利用这种定比定律,通过对一定时间内整个机体中氧化分解的糖、脂肪、蛋白质的量推算出该段时间内整个机体所释放出来的热量。为此,必须解决两个问题:一是某种营养物质氧化分解时产生的能量有多少(食物的热价);二要分清三种营养物质各自氧化了多少。

(1) 食物的热价 1 g 食物氧化(或在体外燃烧)时所释放出来的能量称**食物的热价**(thermal equivalent)。食物的热价有物理热价和生物热价之分。前者指食物在体外燃烧时释放的热量,后者指食物经过生物氧化所产生的热量。糖和脂肪的物理热价和生物热价是相等的。蛋白质的生物热价小于它的物理热价,因为蛋白质在体内不能被彻底氧化分解,有一部分以尿素的形式从尿中排泄。

(2) 食物的氧热价 食物氧化要消耗氧,氧的消耗量和物质氧化的产热量之间有一定的关系。通常将某种食物氧化时消耗 1 L 氧所产生的热量称该**食物的氧热价**(thermal equivalent of oxygen)。

(3) 呼吸商 机体依靠呼吸从外界摄取氧,以供各种营养物质氧化分解的需要,同时也将代谢终产物 CO_2 呼出体外。一定时间内机体的 CO_2 产量与 O_2 耗量的比值称**呼吸商**(respiratory quotient,RQ)。

糖、脂肪和蛋白质氧化时,它们的 CO_2 产量与耗氧量各不相同,三者的呼吸商也不一样。人体在特定时间内的呼吸商取决于主要的供能物质：若供能主要是糖类,呼吸商接近于 1.00;若主要是脂肪,呼吸商接近于 0.71。一般情况下,摄取混合食物时,呼吸商常在 0.82 左右。

有关糖、脂肪和蛋白质三者的热价、氧热价及呼吸商等数据见表 12-2。

表 12-2　三种营养物质氧化时的几种数据　　　　　　　　　　　　　（自朱大年,2008）

营养物质	物理热价/(kJ/g)	生物热价/(kJ/g)	O_2消耗量/(L/g)	CO_2产量/(L/g)	氧热价/(kJ/L)	呼吸商
糖	17.2	17.2	0.83	0.83	21.1	1.00
脂 肪	39.8	39.8	2.03	1.43	19.6	0.71
蛋白质	23.4	18.0	0.95	0.76	18.9	0.80

一般情况下,体内能量主要来自糖和脂肪的氧化,蛋白质的氧化可忽略不计。为了计算方便,可根据糖和脂肪按不同比例混合氧化时所产生的 CO_2 量以及耗 O_2 量计算出相应的呼吸商,即非蛋白呼吸商(nonprotein respiratory quotient,NPRQ)。非蛋白呼吸商是估算非蛋白代谢中糖和脂肪氧化的相对数量的依据。研究者已经根据 0.71～1.00 的非蛋白呼吸商,算出糖和脂肪两者各自氧化的百分比及氧热价(表 12-3)。

表 12-3　非蛋白呼吸商和氧热价

非蛋白呼吸商	氧化的/%		氧热价/(kJ/L)	非蛋白呼吸商	氧化的/%		氧热价/(kJ/L)
	糖	脂肪			糖	脂肪	
0.71	0	100.0	19.62	0.86	54.1	45.9	20.41
0.80	33.4	66.6	20.10	0.90	67.5	32.5	20.61
0.82	40.3	59.7	20.20	0.95	84.0	16.0	20.87
0.85	50.7	49.3	20.36	1.00	100.0	0.0	21.13

间接测热法的测算步骤包括：① 测出机体在一定时间内的 O_2 消耗量和 CO_2 产量。② 测出机体在一定时间内的尿氮排出量。③ 根据尿氮量(1 g 尿氮相当于氧化分解 6.25 g 蛋白质)算出蛋白质的氧化量及蛋白质的产热量。④ 由蛋白质氧化量算出蛋白质代谢的 O_2 消耗量和 CO_2 产量,从总 O_2 消耗量和 CO_2 产量中扣除蛋白质氧化代谢的份额,计算出 NPRQ。⑤ 由表 12-3 查出 NPRQ 所对应的氧热价,进而算出非蛋白代谢产热量。⑥ 算出总产热量,即蛋白代谢产热量和非蛋白代谢产热量之和。

计算举例：测得某受试者 24 h 的耗 O_2 量是 400 L,CO_2 产生量是 340 L,尿氮排出量为 12 g。问该受试者 24 h 的能量代谢值(产热量)。计算如下：

① 蛋白质代谢：消耗量 = 12 g×6.25 = 75 g
　　　　　　 产热量 = 18.0 kJ/g×75 g = 1 350 kJ
　　　　　　 耗 O_2 量 = 0.95 L/g×75 g = 71.25 L
　　　　　　 CO_2 产量 = 0.76 L/g×75 g = 57 L

② 非蛋白代谢：耗 O_2 量 = 400 L − 71.25 L = 328.75 L
　　　　　　 CO_2 产量 = 340 L − 57 L = 283 L
　　　　　　 NPRQ = 283 L÷328.75 L = 0.86

③ 根据 NPRQ 的氧热价计算非蛋白代谢的产热量：查表 12-3,NPRQ 为 0.86 时,氧热价为 20.41 kJ/L。因此,非蛋白代谢产热量 = 328.75 L×20.41 kJ/L = 6 709.8 kJ

④ 该受试者 24 h 的产热量：1 350 kJ + 6 709.8 kJ = 8 059.8 kJ

间接测热法测算步骤相对有些繁琐,临床上常用**简略法**,即测得一定时间内的耗 O_2 量和 CO_2 产量,求出呼吸商,作为 NPRQ(不考虑蛋白质代谢部分),根据表 12-3 查出 NPRQ 对应的氧热价,然后将氧热价乘以耗 O_2 量,便得出该时间内的产热量。另一种更简便的方法是测出受试者 6 min 的耗 O_2 量。由于受试者一般都吃混合食物,所以通常将非蛋白呼吸商定为 0.82,相应的氧热价为 20.20 kJ。因此,产热量就等于 20.20 与 O_2 消耗量的乘积。

三、影响能量代谢的主要因素

影响能量代谢的主要因素有肌肉活动、精神活动、食物的特殊动力效应和环境温度等。

1. 肌肉活动

肌肉活动对能量代谢的影响最为显著。机体任何轻微的活动都可提高代谢率,剧烈运动时产生的热量可达安静状态的 10～20 倍。从表 12-4 可以看出劳动或运动时能量代谢的增长情况。

表 12-4　不同状态下的能量代谢值 （自朱大年,2008）

机体的状态	产热量[kJ/(m² · min)]	机体的状态	产热量[kJ/(m² · min)]
静　卧	2.73	扫　地	11.37
开　会	3.40	打排球	17.50
擦　窗	8.30	打篮球	24.22
洗　衣	9.89	踢足球	24.98

2. 精神活动

当人体处于精神紧张状态时,代谢率比安静时明显增多。一方面是因为精神紧张增加了骨骼肌的紧张性活动,使耗氧量和产热量增加;另一方面精神紧张时会引起一些激素类物质(如肾上腺素)分泌增多,也会增加代谢率。

3. 食物特殊动力效应

人体在进食后一段时间内(进食后 1 h 左右开始,延续到 7～8 h),即使处于与进食前同样的安静状态,产热量也比进食前多。食物能刺激机体"额外"产热的现象称为**食物特殊动力效应**。若进食蛋白质食物,额外产热量可增加 30% 左右;若进食糖类或脂肪食物,额外增加的产热量为 4%～6%。这种现象的机制尚未完全了解,动物实验观察到,将氨基酸经静脉注入后仍可有这种现象,但在切除肝脏后此现象即消失,因而人们认为食物特殊动力效应与食物在消化道内的消化和吸收无关,可能主要与肝脏处理氨基酸或合成糖原等过程有关。

4. 环境温度

人体安静时的能量代谢在 20～30℃ 的环境中最为稳定。实验证明,当环境温度低于 20℃ 时,代谢率开始有所增加,在 10℃ 以下,代谢率显著增加。环境温度低时,代谢率增加,主要是由于寒冷刺激反射性地引起寒战以及骨骼肌肌紧张增强所致。在 20～30℃ 时代谢稳定,主要是由于肌肉放松的结果。当环境温度超过 30℃ 时,代谢率又会逐渐增加,是因为体内化学反应速率加快,同时发汗功能旺盛以及呼吸、循环功能增强等因素的作用。

四、基础代谢与基础代谢率

1. 基础代谢

基础代谢是指基础状态下的能量代谢。所谓基础状态,是指受试者禁食 12 h 之后,在室温 20～25℃ 的环境中处于清醒、静卧、精神放松的状态。在这种状态下,体内能量的消耗只用于维持基本的生命活动,能量代谢比较稳定,所以把这种状态下的能量代谢称为**基础代谢**。

2. 基础代谢率

基础代谢率(basal metabolic rate,BMR)是指在基础状态下,单位时间内的能量代谢。临床上常用单位时间单位平方米体表面积的产热量为指标评估基础代谢率,其单位是 kJ/(m² · h)。在测量或计算体表面积时经常采用下列 Stevenson 公式:

体表面积$(m^2)=0.006\,1×$身长$(cm)+0.012\,8×$体重$(kg)-0.152\,9$

另外,体表面积还可根据图12-2直接求出。其用法是:将受试者的身高和体重在相应的两条标尺上的两点连成一直线,此直线与中间的体表面积标尺的交点就是受试者的体表面积。

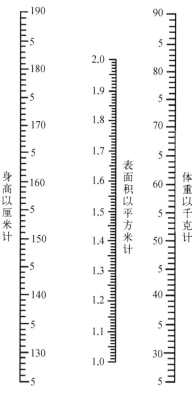

图12-2　体表面积测算用图

基础代谢率与性别、年龄等有关。一般男性的基础代谢率比女性的高;儿童比成年人高;成年人比较稳定;老年人有所降低。我国男女各年龄组正常基础代谢率的平均值如表12-5所示。

表12-5　正常人基础代谢率的平均值[kJ/(m²·h)]　(自朱大年,2008)

年　龄	11~15	16~17	18~19	20~30	31~40	41~50	51以上
男　性	195.5	193.4	166.2	157.8	158.6	154.0	149.0
女　性	172.5	181.7	154.0	146.5	146.9	142.4	138.6

一般说来,BMR的实际数值同上述正常的平均值比较,若相差在$10\%\sim15\%$,均为正常;若相差超过20%时,才有可能是病理变化。例如,甲状腺功能低下时,BMR可比正常值低$20\%\sim40\%$;甲状腺功能亢进时,BMR可比正常值高出$25\%\sim80\%$。

值得一提的是,哺乳动物中如果以单位体表面积的基础代谢率[kJ/(m²·h)]进行比较,则许多不同种动物的代谢率比较接近,如猪为187.4、狗为181.3、小鼠为207.3。但若以单位体重的基础代谢率[kJ/(kg·h)]进行比较,则会发现一个规律,即体重大的动物代谢低,体重小的动物代谢率高,如猪为3.3、狗为9.0、小鼠为114.1。这一规律在鸟类也存在,一般鸟类的代谢率比哺乳类还高。

第二节　体温及其调节

一、人体的正常体温及其生理性变动

生理学所说的体温是指机体深部的平均温度,即**体核温度**。

（一）人体的正常体温

人类的体温在正常条件下稳定在 37℃ 左右。在实际测量时，通常用直肠、口腔（舌下部）和腋窝等处的温度来代表体温。其中，**直肠温度**为 36.9～37.9℃，**口腔温度**为 36.7～37.7℃，**腋窝温度**为 36.0～37.4℃。

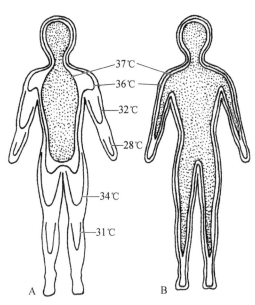

图 12-3　在不同环境温度下人体体温
分布图（自朱大年，2008）
A. 20℃　B. 35℃

体表各部位之间温度差别较大，四肢末梢低，越近躯干、头部，其温度越高。气温高时，皮肤各部位温差将减小，在寒冷的环境中，各部位温差增大（图 12-3）。

（二）体温的正常变动

人的体温是相对恒定的，这并不意味着其数值是一成不变的。在生理情况下，体温可随昼夜周期、年龄、性别等因素而变化，但变化的幅度一般不超过 1℃。

1. 昼夜周期性变化

在一天内，随着人体代谢水平的昼夜变化，体温也呈周期性波动。一般清晨 2～6 时体温最低，午后 2～8 时最高，体温的昼夜波动幅值一般不超过 1℃。体温的这种昼夜周期性波动称为**昼夜节律**。体温的昼夜节律同肌肉活动以及 O_2 消耗量等没有因果关系，而是由一种内在的生物节律所决定的。下丘脑的视交叉上核很可能是生物节律的控制中心。

2. 年龄的影响

体温也与年龄有关。一般说来，儿童的体温较高，新生儿和老年人的体温较低。新生儿由于体温调节机制发育还不完善，调节能力差，体温容易受环境温度的影响而变动。老年人则由于基础代谢降低，体温偏低，体温调节能力也较差。

3. 性别的影响

女子的体温比男子略高。妇女的基础体温随月经周期呈现规律性的波动，即月经期和月经后的前半期体温低，后半期则明显增高，排卵日体温最低（图 12-4）。一般认为，妇女基础体温的这种周期性变化与性激素（尤其是孕激素）的变化有关。

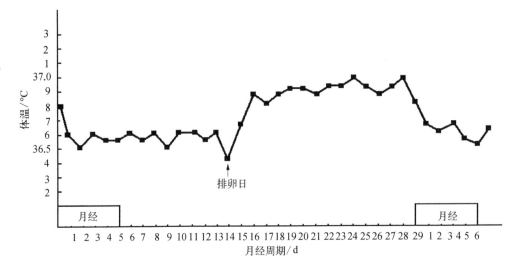

图 12-4　女子的基础体温曲线

此外,肌肉活动、情绪变化、进食等因素都会影响体温,但以上这些因素造成的体温变化都是生理范围内的正常变动。

在恒温动物中,人的直肠温一般在 36.9~37.9(平均 37.4)℃ 的范围内。其他常见哺乳动物的直肠温一般比人的略高一些,例如:马 37.2~38.6(37.9)、牛 37.5~39.0(38.3)、绵羊 38.5~40.5(39.5)、猪 38.0~40.0(39.0)、狗 37.0~39.0(38.0)、兔 38.5~39.5(39.0)、猫 38.0~39.5(38.8)、大鼠 38.5~39.5(39.0)、小鼠 37.0~39.0(38.0);鸟类的直肠温一般比人和哺乳动物的高 2~4℃,例如:鸡 40.6~43.0(41.8)、鸭 41.0~42.5(41.8)、鹅 40.0~41.3(40.7)。鸟类比哺乳动物更能耐受高体温,许多鸟类的致死体温为 46.0~47.0℃,而一般哺乳动物的为 42.0~44.0℃。当用这些动物的器官、组织做实验时应该考虑到这些问题。

二、产热机制和散热机制

人体具有产热和散热两个生理过程,在体温调节机构的控制下,产热和散热两个生理过程处于动态平衡,因此人体能维持相对恒定的体温。

(一)产热

体内的总产热量主要包括基础代谢,食物特殊动力效应和肌肉活动等所产生的热量,归根到底是由三大营养物质在各组织器官中进行分解代谢时产生的。基础代谢高,产热量多;基础代谢低,产热量少。从影响整体体温的角度看,人体主要的产热器官是肝和骨骼肌。肝是人体内代谢最旺盛的器官,产热量最大。安静状态下,骨骼肌的产热量并不大,但骨骼肌具有巨大的产热潜力。骨骼肌的紧张度稍有增强,产热量即可发生明显的改变:轻度运动时,其产热量可比安静时增加 3~5 倍;剧烈运动时,可增加 40 倍之多。

在寒冷环境中,机体通过**战栗产热**(shivering thermogenesis)和**非战栗产热**两种形式来增加产热量以维持体温。战栗是骨骼肌发生的不随意的节律性收缩,由于屈肌和伸肌同时收缩,所以不做外功,但产热量很高。非战栗产热又称代谢产热,以褐色脂肪组织的产热量为最大。

参与产热活动调节的既有体液因素也有神经因素,其中,甲状腺激素是调节产热活动的最重要的体液因素。

(二)散热

人体产生的热量大部分经皮肤散到外界;小部分则随呼出气、粪、尿等排泄物而散发。皮肤散热的方式包括辐射、传导、对流和蒸发。

1. 辐射

辐射散热是指人体以热射线(红外线)的形式将热量传给外界较冷物质的一种散热形式。辐射散热量同皮肤与环境间的温度差以及机体有效辐射面积等因素有关。皮肤温度比气温高得越多,或机体有效辐射面积越大,辐射的散热量就越多。

2. 传导

传导散热是机体的热量直接传给同它接触的较冷物体的一种散热方式。机体深部的热量以传导方式传到机体表面的皮肤,再由后者直接传给同它相接触的物体,如床或衣服等。人体脂肪的导热度较低,因此皮下脂肪可减少散热作用。水的导热度较大,根据这个道理可利用冰囊、冰帽给高热患者降温。

3. 对流

对流散热是指通过气体或液体交换热量的一种方式。对流是传导散热的一种特殊形式。人体周围总是绕有一薄层同皮肤接触的空气,人体的热量传给这一层空气,由于空气不断流动,便将体热发散到空间。对流所散失的热量的多少,受风速影响极大。风速越大,对流散热量也越多;相反,风速越小,对流散热量也越少。

辐射、传导和对流的散热效率主要取决于皮肤和环境之间的温度差。当外界温度低于皮肤温度并且相差较大时,人体主要以这几种方式散热。当外界温度很高,接近于皮肤温度(如 35℃),上述几种散热方式的散热效果就不大,而几乎全靠蒸发的方式来散失体热。

4. 蒸发

蒸发散热是机体通过体表水分的蒸发来散失体热的一种形式。据测定,体表每蒸发 1 g 水要吸收 2.43 kJ 热量。蒸发散热分为**不感蒸发**和**发汗**两种形式。

人即使处在低温环境中,皮肤和呼吸道仍有水分渗出而被蒸发掉,这种水分蒸发一般不为人们所察觉,称为不感蒸发或不显汗。据测定,室温 30℃ 以下时,人体每昼夜不感蒸发量一般为 1 000 mL 左右,其中通过皮肤蒸发的为 600~800 mL。

发汗是通过汗腺主动分泌汗液的过程,又称为**可感蒸发**。汗液是低渗液体,水分占 99%,固体成分中大部分为 NaCl,也有少量 KCl 及尿素等。汗液蒸发可有效地带走热量。人在安静状态下,当环境温度达 30℃ 左右时便开始发汗。如果空气湿度大,而且着衣较多时,气温达 25℃ 便可引起人体发汗。发汗速度受环境温度和湿度影响。环境温度越高,发汗速度越快;湿度越大,汗液不易蒸发,体热不易散失。

发汗是一种反射活动。在中枢神经系统中有管理发汗的反射中枢,起主要作用的是下丘脑的发汗中枢。人体汗腺主要接受交感胆碱能纤维支配,所以乙酰胆碱有促进汗腺分泌的作用。手、足及前额等处的汗腺有一些是受肾上腺素能纤维支配,所以,温热刺激和精神紧张都能引起发汗,分别称为**温热性发汗**和**精神性发汗**。温热性发汗见于全身各处,主要参与体温调节;精神性发汗主要见于手掌、足跖和前额等部位,与体温调节关系不大。

三、体温调节

人和其他恒温动物的体温,在体温调节中枢的控制下,通过调节产热和散热的途径,如增减皮肤的血流量、发汗、战栗等生理反应,可维持在一个相对稳定的水平。通常将通过人体生理活动变化而调节体温的形式称**自主性体温调节**,而将人在不同环境中的姿势和行为,特别是人为保温和降温所采取的措施,如增减衣物等称**行为性体温调节**。

自主性体温调节是体温调节的基础,是由体温自身调节系统来完成的。体温调节经过一系列神经反射和神经-体液调节过程,也是一个典型的自动控制过程。

1. 温度感受器

对温度敏感的感受器称为温度感受器,温度感受器分为外周温度感受器和中枢温度感受器两类。

外周温度感受器存在于皮肤、黏膜和内脏中,均为游离神经末梢。温度感受器又可分为冷感受器和热感受器。当局部温度升高时,热感受器兴奋;反之,冷感受器兴奋。这两种感受器各自对一定范围内的温度敏感。外周温度感受器对皮肤温度变化速率更敏感。

中枢温度感受器存在于中枢神经系统内,是对温度变化敏感的神经元。在脊髓、脑干网状结构以及下丘脑中都含有这样的温度敏感神经元。温度升高时冲动发放频率增加的称为**热敏神经元**,温度降低时冲动发放频率增加的称为**冷敏神经元**。这两种神经元对温度变化很敏感,当温度仅变动 0.1℃ 时,神经元放电频率就会变化。

2. 体温调节中枢

体温调节中枢在脑和脊髓中都有分布。据多种恒温动物脑的分段切除实验证明,只要保持下丘脑及其以下的神经结构的完整,动物虽然在行为方面可能出现一些欠缺,但仍具有维持恒定体温的能力,这说明调节体温的基本中枢是在下丘脑。实验表明,**视前区-下丘脑前部**(preoptic-anterior hypothalamus area,PO/AH)在体温调节中占有非常重要的地位,它是体内各部位温度传入信息的汇聚处,通过对传入信息的整合,再传出信息调节机体的产热和散热过程。

3. 体温调定点学说与体温恒定

体温调定点学说认为,体温的调节类似于恒温器的调节,在下丘脑体温调节中枢中有个温度**调定点**,即规定的体温数值(如 37℃)。通常认为,PO/AH 中的温度敏感神经元可能在体温调节中起着确定调定点的作用,调定点实际上就是热敏神经元和冷敏神经元对温度变化反应的交叉点。图 12-5 显示的是 PO/AH 区热敏神经元与冷敏神经元对局部脑温变化反应的半对数曲线。这两种神经元温度反应曲线的交点所对应的脑温可能就是体温调定点的设定值。如体温高于 37℃,热敏神经元冲动发放频率就增加;体温低于 37℃,冷敏神经元冲动发放频率就增加。

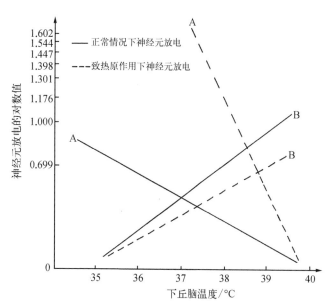

图 12-5　PO/AH 区温度敏感神经元的单位放电频率对局部脑温变化的半对数曲线(自姚泰,2003)
A. 冷敏神经元　B. 热敏神经元

　　体温调节是生物自动控制系统的实例。下丘脑体温调节中枢,属于控制系统。它的传出信息控制着产热器官(如肝、骨骼肌)以及散热器官(如皮肤、汗腺)等受控系统的活动,使受控对象—机体深部温度维持在一个稳定水平。输出变量—体温总是会受到内、外环境因素的干扰(如运动、气温、湿度、风速等),此时通过温度检测器—皮肤及深部温度感受器(包括中枢温度感受器)将干扰信息反馈至调定点,并将与调定点之间的信号偏差值输给控制系统。经过体温调节中枢的整合,再调整受控系统的活动,对机体产热和散热过程进行调节,使体温维持在相对稳定的水平。

四、体温调节障碍

1. 发热

　　发热(又称发烧),是体温过高的一种特殊形式。发热时机体依然能调节体温,只是由于下丘脑温度调节中枢重新调整,使其处于一个较高的调定点。发热的原因很多,包括感染、肿瘤、内分泌失常、免疫扰乱、组织损伤、毒物和药物作用等,其中感染最为常见。在感染和发炎时,单核细胞和巨噬细胞将释放**内源性致热原**(endogenous pyrogen,EP)。EP 使热敏神经元的温度反应阈值升高,而冷敏神经元的阈值降低,导致调定点上移(如 39℃)。因此,发热反应开始先出现恶寒战栗等产热反应,直到体温升高到 39℃时才出现散热反应。只要致热因素不消除,体温就会维持在较高水平。在体内起 EP 作用的化学物质包括**白细胞介素-1**、**肿瘤坏死因子**和**白细胞介素-6**等。

2. 中暑

　　中暑是指在高温和热辐射的长时间作用下,体内热积蓄过多或体温调节障碍,水、电解质代谢紊乱及神经系统功能损害症状的总称,是热平衡机能紊乱而发生的一种急症。中暑一般以出汗停止导致身体排热不足、体温升高、脉搏加速、虚脱及昏迷等为特征。除了高温、烈日曝晒外,工作强度过大、时间过长、睡眠不足、过度疲劳等均为常见的诱因。

3. 体温过低

　　一般将低于 36℃的体温称为**体温过低**或低体温,人处在寒冷环境或浸泡在冷水中时,散热量大于产热量容易引起体温过低。严重外伤后也可发生体温过低。

　　动物实验和临床观察证明,寒冷对高等动物和人的作用首先是激活体温调节中枢,引起对寒冷的反应(如战栗)。随之出现脑的抑制,从而发生昏迷,即进入低温麻醉。最后,低温可直接作用于心脏而使心搏停止。被冻死的人,直肠温通常已降到 26~30℃。

小　结

　　新陈代谢包括物质代谢和能量代谢两个相互联系的过程,前者是指物质的分解与合成,后者是指物质代谢过程中的能量储存、转移、释放和利用。

　　物质代谢过程中产生的能量,除一部分用于肌肉收缩对外做功外,其余的最终都转变为热能。通过直接或间接方法测定人体的产热量可以反映出人体的能量代谢情况。间接测热法依据食物的热价、食物的氧热价、三种营养物质的呼吸商。能量代谢主要受肌肉活动、精神活动、进食和环境温度等因素影响。一般测量能量代谢是在基础状态下进行的,并以单位时间内单位体表面积的产热量作为基础代谢率。测定的基础代谢率与正常平均值相差±(10~15)%以内均为正常。

　　人的体温是相对恒定的,正常体温在37℃左右。在多种神经和体液因素作用下,通过调节人体的产热和散热环节,使两个生理过程处于动态平衡从而维持体温恒定。体温调定点学说认为,温度调定点预先设定了体温数值(如37℃),当体温偏离调定点时,经温度敏感神经元将信息传到体温调节中枢,引起机体产热或散热装置活动的变化,最终使体温维持在相对稳定的水平。通常认为,视前区-下丘脑前部的温度敏感神经元可能在体温调节中起着确定调定点的作用,调定点实际上就是热敏神经元和冷敏神经元对温度变化反应的交叉点。

(徐金会　沙爱龙　艾洪滨)

思考题

1. 名词解释:能量代谢　食物的热价　食物的氧热价　呼吸商　非蛋白呼吸商　食物特殊动力效应　基础代谢率　体温调定点学说
2. 影响能量代谢的因素有哪些?
3. 如何用间接测热法测定能量代谢?
4. 人体的体温是怎样维持相对恒定的?
5. 发热时体温上升,但常出现寒战反应,如何解释?

第13章
泌尿系统

泌尿系统由肾、输尿管、膀胱及尿道组成(图13-1),其主要功能是**排泄**(excretion)。所谓排泄是指排出机体代谢过程中产生的代谢终产物、多余的水和无机盐,以及进入体内的异物(毒物、药物等)。通过泌尿系统的排泄作用,调节机体的体液总量、电解质浓度和酸碱平衡,维持内环境的稳态。如肾功能发生障碍,代谢终产物蓄积体内,可致内环境的稳态严重破坏,从而影响机体各种细胞的正常活动。严重时可出现尿毒症,危及生命。

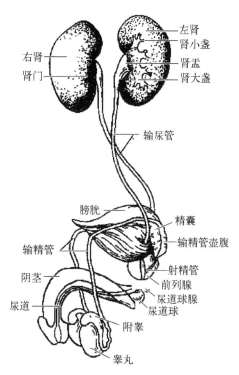

图13-1 男性泌尿生殖系统(自丁炯,2006)

第一节 肾脏的结构

一、肾脏的位置、形态和大体结构

肾(kidney)位于腹后壁脊柱两侧,成人相当于第11胸椎到第3腰椎的高度,左、右各一,右肾较左肾稍低。肾表面光滑、有结缔组织膜包围,称**纤维囊**。肾形似蚕豆,长约11.5 cm,平均质量为120~150 g。肾内侧缘中部凹陷,深入肾内形成一个空腔,称**肾窦**。肾窦的开口称**肾门**,是肾血管、肾盂、淋巴管及神经等进出肾的部位(图13-2)。

肾是实质性器官。将肾作额状剖面,可分为表层的皮质和深部的髓质。**肾皮质**位于肾的外侧部,包围在髓质的周围,厚约0.5 cm,主要由**肾小体**与**肾小管**构成,有血管分布,呈红褐色。肾髓质位于皮质的深部,约占肾实质的2/3,血管较少,呈淡红色。髓质由15~20个**肾锥体**组成,锥体之间有皮质深入髓质,称**肾柱**。肾锥体呈圆锥形,结构致密有光泽,可看到许多颜色较深的放射条纹,主要由直的肾小管构成。锥体的基部

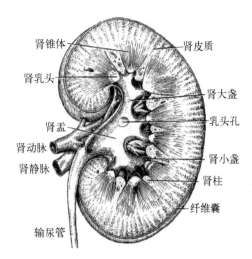

较宽大,接皮质,尖端为钝圆形呈乳头状,每个肾有 7～12 个**肾乳头**。在肾乳头上有许多(10～30 个)肉眼不易看见的**乳头孔**。每 1～3 个肾乳头被漏斗状的膜性短管包绕,此短管称**肾小盏**。每个肾有 7 或 8 个肾小盏,每 2 或 3 个肾小盏再合并为一个**肾大盏**。2 或 3 个肾大盏再集合成扁漏斗状的**肾盂**。肾盂出肾门后逐渐变窄,连接于**输尿管**(图 13－2)。

二、肾脏的组织结构

1. 肾单位

肾单位(nephron)是肾的基本功能单位,与**集合管**(collecting duct)共同完成泌尿功能。每个肾脏约有 100 万个肾单位,每个肾单位由**肾小体**(renal corpuscle)和与之相连的**肾小管**(renal tubule)组成(图 13－3)。肾小管汇合入集合管。

图 13－2　肾额状切面(自俞诗源,2007)

(1) **肾小体**　　呈球形,直径约 200 μm。肾小体分布在肾皮质和肾柱中,包括**肾小球**(renal glomerulus)和**肾小囊**(renal capsule)两部分(图 13－4)。肾小球是一个毛细血管盘曲而成的血管球,其两端分别与**入球小动脉**和**出球小动脉**相连。入球小动脉进入肾小体后,分成 4 或 5 支,然后反复分支形成许多袢状毛细血管小叶,毛细血管间又相互吻合形成血管球。最后各小叶的毛细血管再汇合成出球小动脉离开肾小体。肾小球的包囊即肾小囊,有内外两层上皮细胞。内层称**脏层**,紧贴在肾小球毛细血管壁上。外层称**壁层**,与近曲小管上皮相连。两层细胞之间为**肾小囊腔**。肾小囊腔与近曲小管管腔相通。

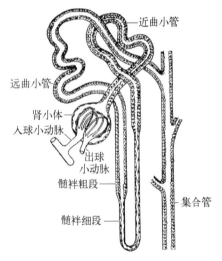

图 13－3　肾单位示意图

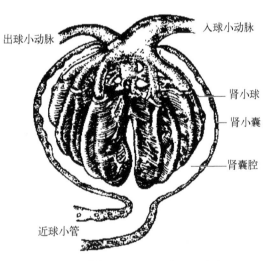

图 13－4　肾小体模式图(自王玢和左明雪,2001)

(2) **肾小管**　　肾小管管壁由单层上皮细胞构成。长 30～50 mm,全长可分为:① **近球小管**(proximal tubule),包括**近曲小管**和**髓袢降支粗段**。近曲小管上连肾小囊腔,是肾小管中最粗的一段,盘曲在所属肾小体周围。管壁由单层立方上皮细胞构成,游离面有刷状缘。② **髓袢细段**,由降支和升支组成一"U"形小管,管径细,管壁薄,由扁平上皮细胞构成。③ **远球小管**(distal tubule)包括**髓袢升支粗段**和**远曲小管**。远曲小管较短,迂曲盘绕在所属肾小体附近,管径变大,管壁由立方形上皮细胞组成。远曲小管末端与集合管相连。

肾单位组成如下。

```
        ┌肾小体┌肾小球(毛细血管球)
        │      └肾小囊
        │      ┌近球小管┌近曲小管
肾单位 ─┤      │        └髓袢降支粗段┐
        │      │        ┌髓袢降支细段│
        └肾小管┤髓袢细段┤髓袢升支细段├髓袢
               │        └髓袢升支粗段┘
               └远球小管┤髓袢升支粗段
                        └远曲小管
```

2. 皮质肾单位和髓旁肾单位

肾单位按其所在位置不同,可分为**皮质肾单位**和**髓旁肾单位**两类。

(1) 皮质肾单位　　主要分布在肾的外皮质层和中皮质层,占肾单位总数的 85%～90%。这类肾单位入球小动脉的直径比出球小动脉粗,出球小动脉离开肾小体后再分成毛细血管网,几乎全部分布在皮质部分的肾小管周围。这类肾单位的髓袢很短,只达髓质外层,有的甚至不到髓质(图 13-5)。

(2) 髓旁肾单位　　分布在靠近肾髓质的内皮质层,占肾单位总数的 10%～15%。这类肾单位的肾小球体积较大,髓袢很长,可深入到内髓质,甚至到达乳头部。入球小动脉和出球小动脉直径无明显差异。出球小动脉离开肾小体后分成两种小血管:一种是**网状毛细血管**,缠绕在邻近的近曲小管和远曲小管周围;另一种分成许多细长的"U"形**直小血管**,深入到髓质,与髓袢伴行。这些特点与尿的浓缩和稀释密切相关(图 13-5)。

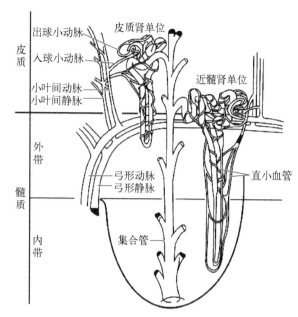

图 13-5　皮质肾单位和髓旁肾单位以及
肾血管示意图(自徐斯凡,2003)

3. 集合管

集合管是由皮质走向髓质锥体乳头孔的小管,每一集合管沿途接受远曲小管,管径逐渐变大,管壁逐渐变厚,管壁由立方或柱状上皮构成。许多集合管汇入**乳头管**,最后,形成的尿液汇入**肾盏**。集合管虽不包括在肾单位内,但在功能上与肾小管密切相关。它在尿生成过程,特别是尿的浓缩过程中起重要作用。

4. 肾小球旁器

肾小球旁器(juxtaglomerular apparatus)是位于肾小球附近的特殊细胞群,由三种细胞组成(图 13-6)。

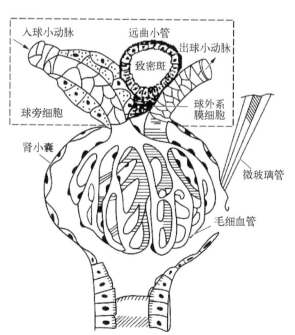

图 13-6　肾小球、肾小囊和球旁器示意图
(自徐斯凡,2003)

① **球旁细胞**,位于靠近肾小球的一小段入球小动脉上,由小动脉管壁中层的一些平滑肌细胞特殊分化的上皮样细胞,细胞质内有分泌颗粒,分泌颗粒内含**肾素**(renin)。目前认为它是分泌肾素的细胞。② **致密斑**(macula densa),位于远曲小管的起始部,其上皮细胞变得狭而高,细胞核密集地聚在一起,染色较浓,细胞形成一个椭圆盘状隆起,故称致密斑。这些细胞可感受肾小管液中 Na^+ 含量的变化,并将信息传至近球细胞,调节肾素的释放。③ **球外系膜细胞**(extraglomerular mesangial cell),位于入球小动脉、出球小动脉和致密斑之间的三角地带,目前功能不清,可能具有吞噬和收缩等功能。

三、肾脏的血液循环特点

肾的血液供应直接来自腹主动脉分出的左、右**肾动脉**,因此,肾血流量很大。正常成人安静时每分钟有 1 200 mL 血液流过两肾,相当于心输出量的 1/5～1/4。如此大的血流量并非肾代谢所需,而是与肾的功能密切相关。

　　肾动脉在肾门处入肾,分出数支**叶间动脉**,沿髓质与皮质交界线再分成多条**弓状动脉**,由弓状动脉纵向发出**小叶间动脉**呈放射状进入肾皮质,每条小叶间动脉沿途发出**入球小动脉**,进入肾小体形成**血管球**(第一级毛细血管网)。血管球再汇成**出球小动脉**离开肾小体,再一次形成**球后毛细血管网**(第二级毛细血管网),缠绕于肾小管和集合管周围;或形成**直小血管**,与髓祥相伴而行。因此,肾血液供应要经过两段小动脉(入球小动脉和出球小动脉)和两级毛细血管网,然后汇成静脉,由**小叶间静脉**→**弓形静脉**→**叶间静脉**→**肾静脉**。

　　肾小球毛细血管网介于入球小动脉和出球小动脉之间,且皮质肾单位的入球小动脉直径比出球小动脉大,因此,肾小球毛细血管血压较高,有利于肾小球的滤过作用;而肾小管和集合管周围的毛细血管网血压低于一般毛细血管血压,有利于肾小管和集合管的重吸收作用。

第二节　尿的生成过程及原理

一、尿的理化性质

　　正常人每昼夜排出的尿量为 1 000~2 000 mL,平均 1 500 mL。尿量的多少取决于摄入的水量和经其他途径(如出汗)排出的水量。尿量太多,则体内失水过多导致脱水;尿量太少,代谢终产物不能及时排出,聚积在体内,给机体带来不良影响;无尿的后果则更为严重。

　　尿的组成中 95%~97% 是水分,3%~3.5% 是溶质。溶质的主要成分是电解质和非蛋白含氮化合物。电解质中以 Cl^-、Na^+、K^+ 较多,硫酸盐和磷酸盐次之。非蛋白含氮化合物中以**尿素**最多,肌酐、尿酸、氨等较少(表 13-1)。

表 13-1　正常成年人尿中的主要化学成分及排出量

无机成分	24 h 排出量/(g·日)	有机成分	24 h 排出量/(g·日)
Cl^-	5~9	尿素	10~30
Na^+	3~5	肌酐	1.0~2.0
K^+	2~4	尿酸	0.1~1.0
Ca^{2+}	0.1~0.3	马尿酸	0.1~1.0
Mg^{2+}	0.1~0.2	氨	0.3~1.2
硫*	0.6~1.0	糖	0.13~0.5
磷*	0.7~1.5	高级脂肪酸	0.002~0.003
		尿胆素原	0.03~0.13

　　*　无机盐中的硫和磷。

　　尿的比重随尿量而变动,一般为 1.015~1.025,最大变动范围为 1.001~1.035。尿的酸碱度因食物性质而不同,pH 变动范围为 5.0~7.0,最大变动范围可达 4.5~8.0。吃混合食物时,尿液多呈酸性,因为蛋白质分解后产生的**酸根**(硫酸根和磷酸根)较多;长期素食者,则因果蔬类食物中的苹果酸和柠檬酸等化合物在体内氧化分解而转变为碳酸氢盐排出,使尿液酸性降低,甚至呈弱碱性。

二、肾小球的滤过作用

　　尿的生成过程包括三个基本环节:肾小球的滤过作用、肾小管和集合管的重吸收作用及其分泌和排泄作用。通过肾小球的滤过作用,血浆中水分和小分子溶质可透过肾小球毛细血管壁滤出到肾小囊囊腔内形成滤液,是尿生成的第一步。

(一)滤液的形成

　　肾小囊囊腔内的滤出物也称**原尿**。用微穿刺法实验证明,肾小囊的滤出液就是血浆的滤液。

　　20 世纪 20 年代后期,应用显微穿刺法,即利用显微操纵仪将外径 6~10 μm 的微细玻璃管插入两栖类

（蛙或蝾螈）或哺乳类（鼠或豚鼠）的肾小囊中，直接抽取囊腔中的液体进行微量化学分析。结果发现，除了蛋白质含量极少之外，其他成分如葡萄糖、氯化物、磷酸盐、尿素、尿酸、肌苷等的含量均与血浆基本一致，渗透压和酸碱度也与血浆相近（表13-2）。由此证实，肾小囊内液是血浆流经肾小球毛细血管时滤出的滤液。

表13-2 正常人血浆、滤液和尿液成分比较

成 分	血浆/(g/100 mL)	滤液/(g/100 mL)	尿/(g/100 mL)	尿中浓缩倍数
水	90	98	96	1.1
蛋白质	8	0.03	0	—
葡萄糖	0.1	0.1	0	—
Na^+	0.33	0.33	0.35	1.1
K^+	0.02	0.02	0.15	7.5
Cl^-	0.37	0.37	0.6	1.6
$H_2PO_4^-$、HPO_4^{2-}	0.004	0.004	0.15	37.5
尿素	0.03	0.03	1.8	60.0
尿酸	0.004	0.004	0.06	12.5
肌酐	0.001	0.001	0.1	100.0
氨	0.000 1	0.000 1	0.04	400.0

单位时间内（每分钟）两肾生成的滤液量称**肾小球滤过率**（glomerular filtration rate）。一般成年人的肾小球滤过率为125 mL/min，因此，两侧肾一昼夜从肾小球滤出的原尿总量高达180 L。肾小球滤过率与肾血浆流量的比值称为**滤过分数**。正常成年人的肾血浆流量为660 mL/min，则滤过分数为：125/660×100%=19%。滤过分数表明，流经肾的血浆约有1/5滤出到肾小囊。

（二）滤过膜及其通透性

肾小体的毛细血管内血液与肾小囊腔之间的隔膜是一种筛样的滤过膜，它容许水和小分子溶质通过，而大分子的血浆蛋白和血细胞不能通过。肾小球的滤过作用主要取决于两方面的因素：滤过膜的通透性和滤过面积、有效滤过压。

1. 滤过膜及其通透性

肾小球滤过膜由三层结构：① 肾小球毛细血管的内皮细胞层，其厚度约为40 nm，电子显微镜下，可见内皮细胞层有**窗孔**，孔径为50～100 nm。② 基膜层，厚度约为300 nm，是由水合凝胶构成的微纤维网结构，微纤维网孔的大小决定肾小球滤过膜的通透性。③ 肾小囊脏层的上皮细胞层（图13-7），其上皮细胞有许多足状突起，称**足细胞**（podocyte）。在足细胞的突起之间有裂隙，上有一层薄膜，膜上有直径4～14 nm的小孔，一些较小分子的物质能透出基膜，却被足细胞的裂隙膜阻隔。足细胞裂隙膜的主要蛋白质成分是nephrin，其作用是防止蛋白质的漏出。缺乏

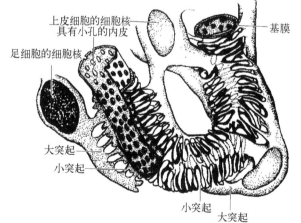

图13-7 肾小球微细结构示意图
（自王玢和左明雪，2001）

nephrin，尿中将出现蛋白质。因此，足细胞的裂隙膜被认为是肾小球滤过的最后一道屏障。血液内的物质流经肾小球毛细血管时，必须通过毛细血管有孔的内皮、基膜、足细胞小突起间的裂孔，才能到达肾小囊，上述三层结构构成滤过膜或滤过屏障。血液经滤过膜滤出，到达肾小囊腔的液体称**原尿**或**肾小球滤液**。因此，滤过膜又称**血-尿屏障**。

物质通过肾小球滤过膜的通透性取决于被滤过物质的分子质量大小及其所带的电荷。小分子物质，有效半径小于1.8 nm，如葡萄糖（分子量180，有效半径为0.36 nm）可以自由通过；有效半径大于3.6 nm的大

分子物质,如血浆球蛋白(分子质量大于 90 000)则几乎不能通过。有效半径小于 3.6 nm 的物质,随着其半径的增加,被滤过的量逐渐减少。血红蛋白的分子质量为 64 500),仅 3%能被滤过。这一事实提示,滤过膜存在大小不同的孔道,相对分子质量越小的物质越容易通过滤过膜。

　　滤过膜的通透性还取决于被滤过物质所带的电荷。用带不同电荷的右旋糖苷进行的实验观察到,即使有效半径相同,带正电荷的右旋糖苷较容易被滤过,而带负电荷的右旋糖苷则较难通过。这一现象被认为与滤过膜上含有的一种**唾液蛋白**有关。唾液蛋白是一种带负电荷的酸性糖蛋白。由于同性电荷的相斥作用,使带负电荷的物质不易通过滤过膜。虽然血浆白蛋白(相对分子质量约 69 000)的有效半径为 3.5 nm,由于其带负电荷,而被限制滤过。当患急性肾小球肾炎时,滤过膜上带负电荷的唾液蛋白减少或消失,可导致血浆蛋白滤过量显著增加,而出现蛋白尿。

2. 滤过面积

　　人体两侧肾全部肾小球毛细血管总面积约 1.5 m² 以上,如此大的滤过面积有利于血浆的滤过。正常情况下,两肾的总滤过面积保持稳定,但在**急性肾小球肾炎**时,由于肾小球毛细血管管腔变窄或阻塞,有滤过功能的肾小球数量减少,有效滤过面积也因此减少,导致肾小球滤过率降低,出现少尿或无尿。

(三) 滤过的动力——有效滤过压

　　肾小球滤过作用的动力是**有效滤过压**。
　　肾小球的有效滤过压 ＝肾小球毛细血管血压－(血浆胶体渗透压＋肾小囊内压)。
　　由于肾单位的结构和肾血液供应的特点,肾小球内血压较高,因而在肾小球毛细血管与肾小囊腔之间有足够的压差。肾小球毛细血管血压是推动血浆从肾小球滤出的动力,而**血浆胶体渗透压**和**肾小囊内压**是滤过的阻力(图 13-8)。

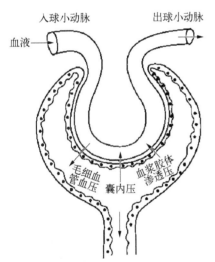

图 13-8　有效滤过压示意图

　　根据微穿刺法测得的大鼠肾小球毛细血管血压平均为 45 mmHg,相当于主动脉平均压的 45%,大大高于其他器官的毛细血管压。大鼠毛细血管血浆的胶体渗透压,在入球端约为 25 mmHg,随着水和小分子物质的滤出,血浆胶体渗透压逐渐升高,到出球端可升至 35 mmHg。肾小囊内的滤液蛋白质含量极低,其胶体渗透压可忽略不计,对滤过作用没有影响。由于肾小囊与近曲小管相连,肾小囊内压接近于近曲小管内压,约为 10 mmHg。因此,根据有效滤过压的计算公式,肾小球入球小动脉端的有效滤过压＝45－(25＋10)＝10(mmHg),而出球小动脉端的有效滤过压＝ 45－(35＋10)＝0(mmHg)。

　　由计算结果表明,随着肾小球滤过作用的进行,有效滤过压从入球小动脉端开始逐渐降低;当靠近出球小动脉时,有效滤过压为零,滤过作用消失。

(四) 影响肾小球滤过的因素

　　影响肾小球滤过的因素主要有:滤过膜和有效滤过压的变化。

1. 滤过膜的改变

　　正常人肾小球滤过膜的通透性比较稳定,因而对滤过率的影响不大。但在某些病理情况下,肾小球滤过膜的通透性会发生较大变化。如肾组织缺氧或急性肾炎时,滤过膜的通透性增大,血浆蛋白可以大量滤出,因而尿中可出现蛋白质;当炎症引起滤过膜缺损时,则体积较大的红细胞可渗出到滤液中去,这样不仅出现蛋白尿,还将出现血尿。此外,处于活动状态的肾小球数量直接影响滤过膜的总有效滤过面积。正常情况下,人的肾小球一般都处于活动状态;当急性肾小球肾炎时,处于活动状态的肾小球数量减少,导致滤过率降低。

2. 有效滤过压的变化

决定有效滤过压的三个因素是：肾小球毛细血管血压、血浆胶体渗透压与肾小囊内压。因此能影响这三者之一的任何因素，都可影响肾小球的滤过作用。

（1）肾小球毛细血管血压　　全身动脉压在一定范围内（80～180 mmHg）变化时，由于肾血流量具有自身调节的机制，肾小球毛细血管血压常保持稳定，使肾小球滤过率基本维持恒定，不至影响尿量。但在大失血等情况下，如平均动脉压降至 70 mmHg 或更低时，肾小球毛细血管血压亦随之降低，肾小球滤过率下降，出现少尿或无尿。如果动脉血压不变，入球小动脉舒张（如服咖啡碱后），将使肾小球内血流量增加、肾小球毛细血管血压升高、滤过率增加、尿量增多；反之，入球小动脉收缩可使肾小球毛细血管血压降低，从而使滤过率减少、尿量减少。出球小动脉收缩可使肾小球毛细血管血压升高，导致滤过率增加。

（2）肾小囊内压　　在正常情况下，肾小囊内压比较稳定。当输尿管或肾盂由于结石或肿瘤引起尿路梗阻时，梗阻上端尿积聚，使囊内压升高，致使有效滤过压降低，肾小球滤过率因此减少。有些药物如果浓度过高，可在肾小管液中析出结晶，也会导致囊内压升高而影响肾小球的滤过作用。

（3）血浆胶体渗透压　　正常情况下，人体血浆胶体渗透压变动很小。在某些病理情况下，如慢性肾炎，机体的血浆蛋白浓度显著降低时，血浆胶体渗透压下降，此时有效滤过压升高，肾小球滤过率也随之增加。静脉快速注射生理盐水时，肾小球滤过率增加的原因之一可能与血浆胶体渗透压降低有关。

三、肾小管和集合管的重吸收作用

人两侧肾脏每天经肾小球滤过生成的滤液约为 180 L，但是排出体外的终尿仅为 1.5 L 左右。这表明滤液经过肾小管与集合管时，约有 99% 的滤液被管壁细胞吸收回血液，只有约 1% 被排出体外。比较原尿和终尿的成分（表 13-2），可发现各种物质在终尿中浓度与原尿不同，表明原尿在流经肾小管和集合管时，肾小管和集合管具有重吸收和分泌功能。

（一）重吸收的特点

1. 选择性重吸收

肾小管和集合管对不同物质的重吸收有选择性。应用肾小管微穿刺、截流及微量分析等技术，已证实滤液中的葡萄糖全部被肾小管重吸收回血；水和电解质包括 Na^+、Cl^-、Ca^{2+}、Mg^{2+}、K^+ 等大部分被重吸收；而尿素、尿酸、SO_4^{2-}、PO_4^{3-} 等代谢终产物仅少量被重吸收；肌酐等代谢产物和进入体内的异物（如药物），则不被重吸收而全部排出体外。这种选择性重吸收作用，既保留了对机体有用的物质，又清除了对机体有害的和过剩的物质，实现了对人体内环境的净化。

2. 有限性重吸收

肾小管的重吸收功能有一定限度，当血浆中某物质浓度过高时，滤液中该物质含量超过肾小管的重吸收限度，尿中便出现该物质。如当血糖浓度过高，滤液中葡萄糖含量超过肾小管重吸收限度时，尿中即出现葡萄糖，称为**糖尿**。

3. 各段肾小管的重吸收能力不同

肾小管各段和集合管都具有重吸收功能，但**近球小管**重吸收的物质种类最多，数量最大，是重吸收的主要部位。这与近球小管的一些结构和功能特点有关。如近球小管上皮细胞的管腔膜有大量密集的微绒毛形成的**刷状缘**，使吸收面积大大增加；管腔膜对 Na^+、Cl^-、K^+ 等的通透性大；上皮细胞的管腔膜上有大量的载体，管周膜和基底侧膜上的钠泵数量多，有利于物质的转运。正常情况下，小管液中的葡萄糖、氨基酸等营养物质，几乎全部在近球小管重吸收；绝大部分的 Na^+、Cl^-、K^+、HCO_3^- 和水等也在此重吸收。余下的水和盐类的绝大部分在髓袢细段、远球小管和集合管重吸收，少量随尿排出；虽然在这些部位重吸收的量较近球小管少，但却与机体内水盐和酸碱平衡的调节密切相关。

（二）肾小管对几种主要物质的重吸收

1. Na⁺的重吸收

每天从肾小球滤过的 Na^+ 可达 500 g 以上，但每日由尿排出的 Na^+ 仅为 3～5 g，说明滤液中的 Na^+ 有 99%以上被肾小管和集合管重吸收了。这对机体维持细胞外液中 Na^+ 浓度和渗透压的相对稳定起重要作用。

肾小管各段和集合管对 Na^+ 的重吸收能力是不一样的。大约有 70%的 Na^+ 在近球小管的前半段重吸收，约有 20%在髓袢和集合管重吸收，约有 10%在远曲小管重吸收。

近球小管前半段对 Na^+ 的重吸收是个主动过程，需消耗能量。肾小管管壁相邻的各细胞之间有细胞间隙，但在细胞间隙靠近小管腔的一侧，相邻细胞膜紧密相贴形成紧密连接，它将细胞间隙与管腔隔开。由于小管液中 Na^+ 浓度大大高于管壁细胞，且小管腔内的电位为 $-3～+3$ mV，而细胞内电位为 -70 mV，Na^+ 就从管腔顺着浓度差和电位差被动扩散进入细胞内。但 Na^+ 由小管细胞内透到管周细胞间隙时，则是逆着电化学梯度，依赖细胞侧膜上的 Na^+ 泵主动转运。这样，一方面保证细胞内较低的 Na^+ 浓度，促使小管中的 Na^+ 不断地扩散到管壁细胞内；另一方面促使细胞间隙中的 Na^+ 浓度和渗透压升高，促使小管液中的水渗透进入细胞间隙。由于细胞间隙的紧密连接结构，Na^+ 和水的进入使细胞间隙的压力升高，促使 Na^+ 及水通过基膜进入管周毛细血管；同时也可促使 Na^+ 和水通过紧密连接漏回小管腔内，这一现象称为**回漏**（backleak）。所以，Na^+ 的重吸收量等于主动重吸收量减去回漏量（图 13-9）。

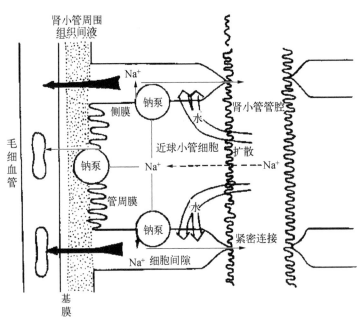

图 13-9　Na^+ 的主动重吸收示意图（自王玢和左明雪，2001）

远曲小管对 Na^+ 的重吸收也是主动转运过程，靠小管细胞膜上的 Na^+ 泵将 Na^+ 主动重吸收回血，其重吸收量受肾上腺皮质激素（主要是**醛固酮**）的调节。由于远曲小管上皮细胞间隙的紧密连接对 Na^+ 的通透性较低，漏回管腔的 Na^+ 量少，使管内外 Na^+ 浓度差和电位差更大。在远曲小管，Na^+ 的重吸收常伴有负离子的重吸收，还可以与 H^+ 或 K^+ 交换。

肾小管髓袢各段和集合管对 Na^+ 的重吸收不尽相同。由于内髓组织间液的 Na^+ 浓度高，Na^+ 可扩散进入髓袢降支细段的管腔内；而髓袢升支细段对 Na^+ 高通透，主要以顺浓度差被动扩散的方式重吸收。髓袢升支粗段对 Na^+ 及 Cl^- 的重吸收机制比较复杂，为 Na^+ 泵参与的主动重吸收，将 Na^+ 从管腔转运至管周间隙。这一段的 Na^+ 重吸收与 Cl^- 及 K^+ 协同转运。集合管也具有主动重吸收 Na^+ 的功能。

2. Cl⁻的重吸收

Cl^- 的重吸收大部分是伴随着 Na^+ 的主动重吸收而被动重吸收回血。在近球小管，由于 Na^+ 的主动重吸收,肾小管内外形成了电位差,小管内比管外低 4 mV,Cl^- 就顺着电位差而被动重吸收;并且近球小管液中 Cl^- 的浓度比管周组织间液高 1.2~1.4 倍,因此,Cl^- 还可顺浓度差而被动重吸收。

在髓袢升支粗段,Cl^- 的重吸收是由于 Na^+ 主动重吸收导致的继发性主动重吸收过程。有证据表明,髓袢升支粗段管腔内为正电位(+2~+10 mV),因此,Cl^- 的重吸收必然是逆电位梯度进行。Cl^- 进入管壁细胞后,由于浓度差经管周膜扩散到组织间液。

3. 水的重吸收

从肾小球滤过的原尿,在流经肾小管和集合管时有 99% 的水分被重吸收,仅有 1% 的水分被排出体外。如果水的重吸收减少 1%,最后的尿量可增加 1 倍,说明水的重吸收直接关系到尿量的多少。

肾小管各段和集合管对水的重吸收都是通过渗透作用,随溶质的吸收而被动重吸收,但各段管壁细胞对水的通透性不同。一般滤液中 65%~70% 的水分在近球小管重吸收,10% 在髓袢,10% 在远曲小管,10%~20% 在集合管重吸收。集合管对水的重吸收量变化最大。在近球小管,小管液中的 Na^+ 主动重吸收后,小管液的渗透压降低,水就不断从小管液渗透入上皮细胞,继而进入周围组织间隙,使组织间隙的静水压升高;加上管周毛细血管内静水压较低,而胶体渗透压较高,促使水由组织间隙进入邻近的毛细血管而被重吸收。一般情况下,近球小管对水的重吸收率比较恒定,与机体是否缺水无关,主要取决于小管液中溶质的浓度;而远曲小管和集合管对水的重吸收,可因机体含水量的多少有所不同,机体缺水时重吸收增多,不缺水时重吸收减少。因此,远曲小管和集合管的重吸收作用对尿量的影响较大,脑垂体后叶释放的抗利尿激素(ADH)参与这一调节过程。

4. K^+ 的重吸收

正常成年人每天从肾小球滤过的 K^+ 约为 35 g,而由终尿排出的 K^+ 为 2~4 g,相当于滤过量的 7% 左右。微穿刺实验证明,滤液中的 K^+ 约 67% 在近球小管被重吸收,其余的在远曲小管和集合管重吸收,而终尿排出的 K^+ 主要由远曲小管和集合管分泌而来。

K^+ 在近球小管的重吸收是一个主动转运过程,因为管腔内的电位比管周液低 4 mV,管腔中 K^+ 浓度(4 mmol/L)也低于细胞内(150 mmol/L)。因此,K^+ 重吸收是逆着电位差和浓度差进行的。但 K^+ 在近球小管的主动重吸收机制目前尚不清楚。

5. HCO_3^- 的重吸收

正常成年人每日从肾小球滤出的 HCO_3^- 约为 300 g,而由终尿排出的仅为 0.3 g 左右。肾小球滤过的 HCO_3^- 有 80%~85% 在近球小管重吸收,而且比 Cl^- 优先重吸收。血浆中 HCO_3^- 主要以 $NaHCO_3$ 形式存在,$NaHCO_3$ 滤过到肾小囊腔进入肾小管后,可解离成 Na^+ 和 HCO_3^-。小管中的 HCO_3^- 不易透过管腔膜,因而与肾小管各段细胞分泌的 H^+ 结合生成 H_2CO_3,后者再分解成 H_2O 和 CO_2。CO_2 是脂溶性物质,能迅速通过管腔膜进入细胞,在碳酸酐酶的催化下又生成 H_2CO_3。H_2CO_3 进而解离成 H^+ 和 HCO_3^-。H^+ 分泌入管腔;而 HCO_3^- 则与 Na^+ 一起被转运回血(图 13-10)。因此,肾小管重吸收 HCO_3^- 是以 CO_2 的形式,而不是直接以 HCO_3^- 的形式进行。

6. 葡萄糖的重吸收

实验证明,正常人肾小球滤液的葡萄糖浓度与

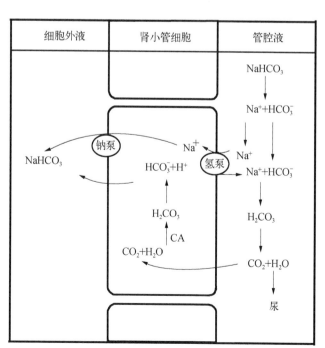

图 13-10　肾小管和集合管泌 H^+ 和重吸收 HCO_3^- 过程示意图(自王玢和左明雪,2001)

CA 为碳酸酐酶

血浆中是一致的,但终尿几乎不含葡萄糖。这表明葡萄糖随滤液流经肾小管时全部重吸收回血。葡萄糖的重吸收部位主要在近曲小管,而其他各段肾小管均没有重吸收葡萄糖的能力。葡萄糖的重吸收是一个主动转运过程,与 Na^+ 重吸收密切相关,借助 Na^+ 的主动重吸收而实现。在近球小管的刷状缘上,有能分别与 Na^+ 及葡萄糖相结合的载体蛋白的位点,当载体蛋白与葡萄糖、Na^+ 相结合而形成复合体后,它就迅速地将葡萄糖和 Na^+ 从管腔膜外侧运到膜内,这称为**协同转运**。

肾小管对葡萄糖的重吸收随血液中糖浓度的升高而增加,但是有一定限度。当血中葡萄糖浓度超过一定值时,滤液中葡萄糖含量就会超过肾小管重吸收的限度,此时尿中即出现葡萄糖,这个限度即为**葡萄糖的最大转运量**(transport maximum of glucose, TMG)。当血糖浓度超过 $160\sim180$ mg/100 mL 时,部分近曲小管重吸收葡萄糖的能力已达饱和,尿中开始出现葡萄糖,该值即为**肾糖阈**。血糖浓度超过最大转运量时,形成**糖尿**(glycosuria)。肾脏之所以有葡萄糖重吸收限量,主要与肾小管细胞膜的载体蛋白含量有关。当所有载体蛋白与葡萄糖结合时,小管液中过多的葡萄糖就不能再被转运而从尿中排出。但葡萄糖重吸收极限量并不是固定不变的,它随生理或病理情况不同而有所变化。例如,近曲小管对 Na^+ 重吸收减少时,葡萄糖重吸收极限量也将降低。

7. 其他物质的重吸收

滤液中含有极少量的蛋白质和多肽,其中氨基酸的重吸收与葡萄糖的重吸收机制相同。它也需要与 Na^+ 伴随而重吸收,但是载体蛋白不同。滤液中的少量蛋白质,则是通过近曲小管上皮的吞饮作用而被重吸收。滤液中的尿素有 $30\%\sim40\%$ 被肾小管重吸收,其余则随尿排出。尿素的重吸收是一个顺着浓度梯度的被动扩散过程,吸收部位主要在近球小管、远曲小管和集合管。

四、肾小管和集合管的分泌作用及其对酸碱平衡的调节

尿中有一部分物质由肾小管和集合管上皮细胞分泌或排泄到管腔中,随尿液排出。这些物质包括血中的新陈代谢产物,如肌酐、K^+、H^+ 和磷等;肾小管上皮细胞本身合成的物质,如氨、马尿酸以及进入机体的外来物质,如药物或异物。

1. K^+ 的分泌

微穿刺实验表明,K^+ 能被肾小管重吸收又能从肾小管分泌。肾小管滤出的 K^+ 一般在近曲小管和髓袢几乎被全部重吸收回血,而尿液中排出的 K^+ 主要从远曲小管和集合管分泌到管腔中。K^+ 的分泌是以主动还是被动过程为主,目前尚不能确定,以离子泵消耗能量进行的主动转运和顺电化学梯度进行的被动扩散可能均具有重要作用,两者都与 Na^+ 的主动重吸收密切相关。目前认为,离子泵在主动转运 Na^+ 时能够同时反方向主动转运 K^+,这可能是 K^+ 分泌的机制之一。另外,Na^+ 的重吸收会在小管内外造成电位差,促使 K^+ 从组织间液扩散到小管液中,这是被动转运的过程。但无论 K^+ 的主动或被动转运过程,K^+ 的分泌都是与 Na^+ 的重吸收相关联,分泌一个 K^+,就重吸收一个 Na^+,故称为 K^+-Na^+ 交换。这一过程受肾上腺皮质分泌的醛固酮调节,从而促进 Na^+ 的重吸收作用。

2. H^+ 的分泌

在肾小管的全长以及集合管,都可以分泌 H^+,但主要分泌部位是在近曲小管,约有 84% 的 H^+ 是由近曲小管分泌。H^+ 的分泌是个主动过程,主要以 H^+-Na^+ 交换的方式进行。肾小管细胞内的 CO_2 和 H_2O 在碳酸酐酶催化下生成 H_2CO_3,而后 H_2CO_3 快速解离生成 H^+ 和 HCO_3^-,H^+ 由肾小管细胞主动分泌入管腔,而 HCO_3^- 留在细胞内,形成一定的电位梯度,使小管液中的 $NaHCO_3$ 解离出 Na^+,并被动扩散入细胞内以维持胞内的离子平衡。这一过程被称为 H^+-Na^+ 交换(图 13-10)。进入细胞的 Na^+ 经细胞管周膜上的离子泵主动转运进入组织间液,细胞内产生的 HCO_3^- 也顺电化学梯度扩散到组织间液,然后回血。进入小管液的 H^+ 则与小管液中的 HCO_3^- 结合生成 H_2CO_3,后者再分解成 CO_2 和水。CO_2 可迅速扩散进入细胞,成为细胞内合成 H_2CO_3 来源的一部分。小管细胞每分泌一个 H^+,就可吸收一个 Na^+ 和一个 HCO_3^- 回血,对维持体内的酸碱平衡有重要意义。

一般情况下,小管细胞内的 CO_2 主要由细胞本身代谢产生,此外,小管液中和组织间液也有一部分 CO_2 扩散到细胞内。因此,细胞内可不断地生成 H_2CO_3,而不断地分泌出去 H^+。小管细胞分泌的 H^+ 足以使肾小球滤液中 $NaHCO_3$ 解离的 Na^+ 全部得到交换而重吸收,所解离的 HCO_3^- 则与 H^+ 结合而后分解为 CO_2 和水,故正常尿中很少含有 $NaHCO_3$。

在远曲小管和集合管处,除了 $H^+ - Na^+$ 交换外还有 $K^+ - Na^+$ 交换,两者是相互竞争的。即 K^+ 分泌多,则 H^+ 分泌少;反之,H^+ 分泌多,则 K^+ 分泌少。例如,在酸中毒情况下,小管细胞内碳酸酐酶活性增强,H^+ 生成增加,于是 $H^+ - Na^+$ 交换增加而 $K^+ - Na^+$ 交换减少,从而导致尿中 H^+ 浓度增加和血液中 K^+ 浓度升高。因此,酸中毒时常伴有血钾过高现象。

3. NH_3 的分泌

远球小管和集合管上皮细胞代谢可不断产生 NH_3,其中大部分 NH_3 由谷氨酰胺脱氨而来,其余来自其他氨基酸。NH_3 是一种脂溶性物质,能通过细胞膜扩散进入周围组织间液和小管腔液。由于小管腔液的 H^+ 浓度较高,所以有利于 NH_3 向小管液中扩散。可见,NH_3 的分泌与 H^+ 的分泌密切相关。NH_3 分泌到小管液中,与其中的 H^+ 结合生成铵盐,利于 H^+ 的继续分泌;生成的 NH_4^+ 还可与小管液中的强酸盐(如 $NaCl$ 等)的负离子结合,生成酸性的铵盐(如 NH_4Cl)随尿排出。强酸盐的正离子(如 Na^+)则与 H^+ 交换进入细胞内,和 HCO_3^- 一起转运回血。因此,NH_3 的生成和铵盐排出与 $H^+ - Na^+$ 交换相关联。不仅促进排酸,还增加 $NaHCO_3$ 的重吸收,对维持体液酸碱平衡起重要作用(图 13-11)。正常情况下,NH_3 的分泌发生在远球小管和集合管。在酸中毒情况下,近球小管也可分泌 NH_3。

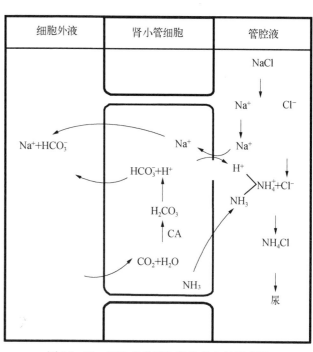

图 13-11　NH_3 的分泌与铵盐排出的示意图
(自王玢和左明雪,2001)
CA 为碳酸酐酶

五、影响肾小管功能的因素

1. 小管液的溶质浓度

肾小管液的溶质浓度增加,则小管液渗透压升高,不利于肾小管对水的重吸收,较多的水即随终尿排出。这种现象叫做**渗透利尿**。有些药物如甘露醇注入血液后,随血浆自由滤出到肾小囊,由于它溶于水且不被肾小管重吸收,因此造成小管液的渗透压升高,阻止水的重吸收,产生利尿作用。临床上用于利尿消除水肿。糖尿病患者的多尿也是由于糖在肾小管液中浓度升高所造成,属于渗透利尿。

2. 肾小球滤过率对肾小管机能的影响

肾小球滤过率和肾小管重吸收量均可影响尿量的多少。但是滤过率又可直接影响肾小管的重吸收,两者互相关联。一般重吸收百分率为滤过率的 $65\% \sim 70\%$。当肾小球滤过量增多,近曲小管重吸收增加;滤过量减少,近曲小管重吸收减少。通常肾小球的滤过作用与肾小管的重吸收作用保持一个平衡状态,这个现象叫做**球-管平衡**。球-管平衡现象与近曲小管对 Na^+ 有相对恒定的重吸收比例有关。当滤过率增加时,从肾小球出球小动脉流出的血浆量减少,血浆蛋白浓度相对升高,即近曲小管旁的毛细血管血压下降而胶体渗透压升高,促使其组织间液加速进入毛细血管,导致组织间隙的静水压下降,最后导致肾小管对 Na^+ 和水的重吸收量增加。此外,肾小管重吸收机能的改变也可能反过来引起滤过率发生相应的变化。例如,近曲小管重吸收量减少使肾小球滤过率也相应减少,这也是一种球-管平衡现象。

3. 肾小管上皮机能的变化

肾小管上皮重吸收水和电解质的机能受神经体液调节,具体详见尿生成的调节。

第三节   尿液的浓缩与稀释

尿的**浓缩**和**稀释**是指与血浆的渗透浓度相比,尿的渗透浓度可因体内缺水或水过剩而出现大幅度变化。当体内缺水时,机体排出渗透浓度明显高于血浆渗透浓度的高渗尿,即尿被浓缩;而当体内水过剩时,排出渗透浓度明显低于血浆渗透浓度的低渗尿,即尿被稀释。正常人尿液的渗透压可在 $50\sim1\,200$ mOsm/L 波动。因此,根据尿液的渗透浓度可以了解肾对尿液的浓缩和稀释能力。肾对尿液的浓缩和稀释能力在维持体液平衡和渗透压恒定中有极其重要的作用,如水的重吸收率减少 1%,尿量将增加 1 倍。

陆生动物与水生动物在保持机体水平衡方面有其各自的特点。水生动物,特别是淡水动物,保持机体渗透压相对恒定和水平衡的一个重要机制是及时排出体内过多的水分。因此,它们的尿往往都是稀释尿(低渗尿)。而陆生动物因生活环境的原因,有时水的获取相对困难,而水的丧失又比较容易。因此,陆生动物保持机体水平衡所面临的主要问题,除摄水外还有保水。一般情况下,鸟和哺乳动物排出的尿基本上都是浓缩尿(高渗尿),缺水时可排出高度浓缩的尿。其生物学意义即在于充分保存体内的水分,以维持机体的水平衡。

一、肾髓质组织液的渗透压梯度

尿液的稀释主要是小管液中的溶质被重吸收,而水不易被重吸收引起,主要发生在髓袢升支粗段。这段肾小管能主动重吸收 Na^+ 和 Cl^-,但对水不通透,因而水不被重吸收,造成这段小管液的低渗。体内水过剩,抑制了抗利尿激素的释放,使集合管对水的通透性极低。因此,髓袢升支粗段的小管液流经远曲小管和集合管时,NaCl 继续被重吸收,而水不被重吸收,使小管液渗透浓度进一步下降,形成低渗尿,造成尿的稀释。

肾脏浓缩尿的能力为人和哺乳类动物所特有(某些鸟类也有)。通过重吸收小管液中的水而保留溶质造成浓缩尿。水重吸收的动力来自肾髓质渗透梯度的建立,即髓质渗透浓度从髓质外层向乳头深入而不断升高。通过测定鼠肾的渗透梯度,可见肾皮质部的组织间液(包括细胞外液和细胞内液)渗透浓度与血浆的渗透浓度之比为 1.0,表明皮质部组织间液与血浆等渗。而髓质部的组织间液与血浆浓度之比,随着髓质由外层向乳头部的深入而逐渐升高,分别达 2.0、3.0、4.0(图 13 - 12)。表明肾髓质的渗透浓度由外向内逐步升高,具有明显的渗透梯度。在抗利尿激素存在时,远曲小管和集合管对水的通透性增加,小管液从外髓集合管向内髓集合管流动时,由于渗透作用,水便不断进入高渗的组织间液,使小管液不断被浓缩而变成高渗液,最后形成**浓缩尿**。由此可见,髓质组织液高渗梯度的建立是浓缩尿的必要条件。其中,髓袢是形成髓质渗透梯度的重要结构,只有具有髓袢的肾才能形成浓缩尿。髓袢愈长,尿液浓缩能力亦愈强。例如,沙鼠的肾髓质内层特别厚,它的肾脏能产生 20 倍于血浆渗透压的高渗尿。猪的髓袢较短,只能产生 1.5 倍于血浆渗透浓度的尿液。人的髓袢具有中等长度,最多能产生 4~5 倍于血浆渗透浓度的尿液。

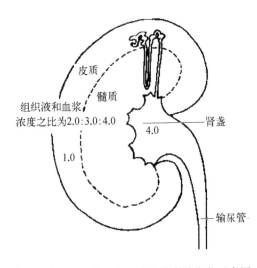

图 13 - 12   肾皮质与髓质渗透浓度的变化示意图
(自王玢和左明雪,2001)

二、髓袢的逆流倍增作用

髓质渗透梯度是如何形成的? 一般用**逆流倍增**原理来解释。如图 13 - 13 所示,设一"U"形管,含钠盐的溶液从 A 管口流入,由降支通过管下端的弯曲部分折回,经升支从 B 管口流出,构成一个**逆流系统**。若此逆流系统的降支与升支之间的膜(M_1)是不通透的,则溶液流过两支管时,渗透浓度不发生变化。但若此 M_1 膜能主动地将 Na^+ 单方向地由升支转运到降支,而对水的通透性却相对较低,当降支中的溶液由上向下流动时,由于不断接受升支经 M_1 膜转运过来的 Na^+,降支中的 Na^+ 浓度就逐渐升高,造成降支内渗透压自上向下的递增,到下端顶点时可达最高值。然后,溶液折回由升支向上流动,由于 M_1 不断地将其中的 Na^+ 转运出去,溶液渗透压由下向上逐渐降低。这样,就形成了逆流系统的渗透浓度梯度,渗透压从上向下逐渐递增。

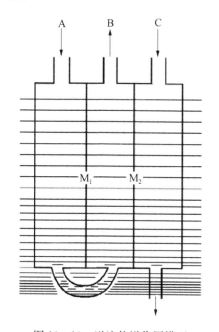

图 13-13 逆流倍增作用模型
(自王玢和左明雪,2001)

M_1 膜能将 B 管中 Na^+ 泵入 A 管,而对水不易通透
M_2 膜对水易通透

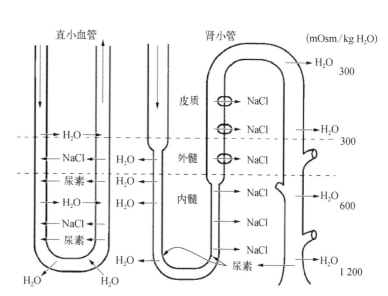

图 13-14 尿浓缩机制示意图(自徐斯凡,2003)

圆圈加箭头表示主动重吸收 Na^+ 和 Cl^-

髓袢也是"U"形管结构,其中液体也是逆向流动。髓袢降支管壁的通透性很高,H_2O 和 NaCl 可以自由通透。髓袢升支粗段能主动重吸收 Na^+,并继发性主动重吸收 Cl^-;但对水的通透性很低,不易通透,故升支粗段的小管液向皮质方向流动时,管内 NaCl 浓度逐渐降低。伴随髓袢升支粗段 NaCl 逐渐向管外组织间液的转移,组织间液浓度增高变成高渗,而小管液的渗透浓度则越向皮质方向越低,最后变成低渗溶液。组织间液渗透浓度升高后,促使一部分 NaCl 顺着浓度差扩散进入降支管内,因而降支内液体在向肾乳头方向流动时,由于不断接受扩散进来的 NaCl,其渗透浓度又逐渐升高,这就形成了**逆流倍增**作用。结果是在髓袢的升支和降支以及周围的组织间液中形成渗透压差,越近皮质渗透压越低,越近髓质渗透压越高(图 13-14)。

髓袢升支粗段位于外髓,它对 NaCl 的重吸收造成了外髓部的渗透压梯度。但升支粗段不伸入内髓,位于内髓间的升支部分是细段,目前尚无证据证明升支细段有主动重吸收 NaCl 的能力,因而 NaCl 的转运不能解释内髓部渗透梯度的形成原因。目前一般认为内髓部渗透压梯度的形成与尿素的再循环密切相关。如图 13-14 所示,当远曲小管液由集合管的皮质部分向乳头方向流动时,由于抗利尿激素的作用,水分不断被重吸收,使其中尿素的浓度逐渐升高,到接近肾乳头时小管液的渗透浓度可增至 300 mOsm/L 以上。小管液进入内髓部集合管时,管壁对尿素通透性增大,尿素由集合管向内髓部组织间液扩散。造成了内髓部组织间液中尿素浓度增加,因而渗透压升高。又由于髓袢降支细段对尿素的通透性比较低,尿素不易进入降支内。因此,内髓组织间液的尿素通过渗透作用使降支内的水分向管外渗出进入内髓部组织间液。结果在降支内的小管液向乳头方向流动过程中,NaCl 的浓度越来越高,在降支顶点折返处,NaCl 浓度达最高值。随后,小管液流入髓袢升支细段时,此段对水相对不通透。而对 NaCl 通透性较高,故 NaCl 由髓袢升支细段管内扩散到管外组织间液,从而进一步提高了内髓部组织间液的渗透梯度。由此可知,内髓部集合管扩散出来的尿素和髓袢升支细段扩散出来的 NaCl 是形成内髓部组织间液渗透压梯度的原因。总之,是髓袢降支与升支构成的逆流倍增系统,使肾髓质组织间液形成了渗透压梯度。

三、直小血管的逆流交换作用

逆流倍增作用造成了肾髓质高渗的渗透梯度,那么这种高渗状态又是如何得以维持的? 一般用直小血管的**逆流交换**机制来解释。什么是逆流交换机制? 先用逆流交换的物理模型加以说明。假设一容器内盛有 100℃ 的热水和一个简单的"U"形管(图 13 - 15),管下端弯曲部浸在热水中,使冷水从"U"形管的降支流入后经升支逆向流出。在图 A 中,"U"形管的升降支之间不能进行热量交换,降支中的冷水在流到热源之前得不到加温,升支中的水温在离开热源以后也不能降温。这样,冷水流过"U"形管时,便从热源中带走相当多的热量,热源温度很快下降。而 B 图中"U"形管的升支和降支之间能够交换热量,降支中的冷水在进入热源之前就被来自升支的热源加热,而升支中的热量则大部分由降支的水重新带回热源方向,从而形成了一个热量的短途循环,冷水流经"U"形管时,从热源带走的热量就很有限,热源损失的热量就很少。

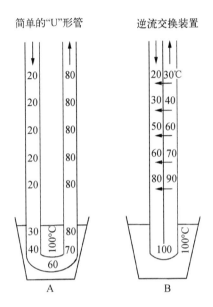

图 13 - 15　逆流交换作用示意图

已如前述,髓旁肾单位的出球小动脉离开肾小体后,分成两种小血管,即球后毛细血管网和直小血管(图 13 - 5)。其中的直小血管与髓袢并行,血管壁对水、NaCl 和尿素等都可以通透。直小血管降支的血液最初是等渗的,流入髓质后由于髓质组织间液中的 NaCl 和尿素浓度高,NaCl 和尿素即扩散进入降支;降支中的水同时渗出到组织间液,使直小血管降支的血液渗透浓度升高,且越向乳头方向延伸渗透浓度越高,到降支顶点折返处达最高值(图 13 - 15)。然后,血液由升支向皮质方向流动,此时血液中溶质浓度高,故 NaCl 和尿素又由血液扩散到组织间液,进而扩散到降支内。这样就形成了溶质从组织间液→直小血管降支→直小血管升支→组织间液的循环。这种逆流交换作用使血液从升支离开髓质时,带走的溶质量较少。水分则相继进入升支血液然后返回体循环,升支血液到达皮质部时又变成等渗。因此,直小血管通过逆流交换作用,一方面使肾髓质的溶质不被大量带走,另一方面将集合管和髓袢降支重吸收的水运回体循环,从而保持肾髓质的高渗梯度。

四、浓缩尿或稀释尿的最后形成

在大量饮用清水后,抗利尿激素释放减少,远曲小管和集合管上皮细胞对水的通透性降低甚至不通透,水的重吸收量减少,但对 Na^+ 仍保持主动重吸收作用。因此,由髓袢升支粗段来的低渗小管液流经远曲小管和集合管时,钠盐被重吸收,而水却很少甚至不被重吸收,使低渗的小管液进一步被稀释,形成稀释尿,稀释尿的渗透浓度可降到 60～30 mOsm/L。

在大量出汗、严重呕吐或腹泻等情况下,机体大量失水,血浆晶体渗透压升高,加强对下丘脑视上核渗透压感受器的刺激,可促进抗利尿激素的释放,从而显著增大远曲小管和集合管管壁对水的通透性。因此,从髓袢升支粗段来的低渗小管液,流经远曲小管时水被逐渐重吸收,小管液逐渐变为等渗。此等渗的小管液再流经集合管时,由于髓质组织间液的高渗,集合管内的水可迅速渗透出集合管,从而使小管液的渗透浓度逐渐升高,最后形成浓缩尿进入肾盏,尿量大大减少。

因此,一些影响髓袢逆流倍增机制和直小血管逆流交换机制的因素,均可影响尿的浓缩和稀释。利尿药速尿和利尿酸就是通过抑制髓袢升支粗段对 Na^+、Cl^- 的主动转运,使髓袢组织间液的高渗梯度难以形成,从而减少水的渗透性重吸收,引起稀释尿大量排出。

肾疾病患者的尿浓缩能力减弱。如慢性肾盂肾炎引起肾髓质纤维化,肾囊肿引起的髓质萎缩等,都将使髓质(特别是乳头部组织)的逆流系统遭到不同程度的破坏,减弱尿的浓缩能力。婴儿的尿液多而稀,是由于髓袢尚未发育成熟,髓袢过短,致使逆流倍增的效率很低。

尿毒症是肾脏发生病变而失去净化血液的功能,使体内代谢废物和过多的水分不能通过肾脏产生尿液而排出体外,机体内部生化过程紊乱,是肾功能衰竭晚期所发生的一系列症状的总称,也称为肾功能衰竭综合征,主要症状体现为有害物质积累引起的中毒。尿毒症症状可以缓慢发生,长期隐蔽而不被发现。引起尿毒症的原因很多,如心脏衰竭,血管内水分容积不足;肾毒物质造成肾脏细胞坏死或纤维化,肾小球肾炎,慢性肾盂肾炎,或一些全身性疾患,如高血压、糖尿病控制不良造成肾脏小动脉硬化或糖尿病肾病变;尿道结石或泌尿道肿瘤等因素造成的泌尿道阻塞也可能引发尿毒症。

第四节　肾泌尿功能的调节

原尿通过肾小球的滤过作用、肾小管和集合管的重吸收及分泌作用形成终尿。正常条件下,肾小球的滤过率主要取决于肾小球毛细血管血压,而这又与肾血流量相关。肾小管和集合管的重吸收和分泌活动,则主要受其管壁上皮细胞的机能状态所制约,同时也与肾血流量有关。因此,机体对肾泌尿功能的调节,主要是通过对肾血流量的调节以及对肾小管和集合管上皮细胞机能活动的调节来进行。

一、肾血流量的调节

肾血流量的调节主要有两方面:一是肾血流的自身调节;另一是肾血流的神经和体液调节。通过这两方面的调节使肾脏既能在一般血压变动范围内经常保持比较稳定的肾血液供应,又能在机体特殊活动条件下使肾的血流量与全身循环血量的重新分配相适应。

1. 肾血流量的自身调节

肾血流量的自身调节表现为动脉血压在一定范围内变动时,肾脏能通过本身内部的活动变化来保持肾血流量处于相对稳定的状态。

离体肾实验发现,当肾动脉的灌注压由 20 mmHg 提高到 80 mmHg 的过程中,肾血流量随肾灌注压的升高而成比例增加;而当肾灌注压在 80～180 mmHg 变动时,肾血流量并没有明显改变而保持在一个相对稳定的水平;当进一步加大灌注压时,肾血流量随肾灌注压的升高而增加(图 13 - 16)。这种不依赖于肾外神经支配,肾流量在一定血压变动范围内能保持不变的现象,表明肾内有着某种维持肾血流量相对恒定的机制。

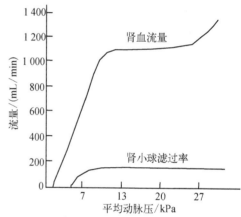

图 13 - 16　肾血流量和肾小球滤过率的自身调节
(自王玢和左明雪,2001)

关于肾血流量自身调节的机制,目前较为认同的是肌源学说。此学说认为,入球小动脉管壁平滑肌紧张性的改变是肾血流量自动调节的关键。当肾灌注压升高时,血管平滑肌受到牵张刺激,使平滑肌的紧张性加强,血管直径缩小,血流阻力便随之增大,保持血流量相对稳定;而当灌注压减小时则发生相反变化。由于在灌注压低于 80 mmHg 时,平滑肌已达到舒张的极限,而灌注压高于 180 mmHg 时,平滑肌又达到收缩的极限,因此,灌注压在 80 mmHg 以下和 180 mmHg 以上时,肾血流量的自身调节不能发挥作用,肾血流量即随血压的波动而变化;只有在 80～180 mmHg 的血压变化范围内,入球小动脉平滑肌发挥自身调节作用,保持肾血流量的相对稳定。如果将水合氯醛或罂粟碱注入肾动脉,抑制肾内血管平滑肌的紧张性收缩,肾血流的自身调节现象也就消失。肾血流量自身调节的意义在于维持肾小球毛细血管血压的相对稳定,从而使肾小球滤过率保持相对恒定。

2. 肾血流量的神经和体液调节

支配肾脏的神经有交感神经和副交感神经。交感神经主要分布于肾内各种血管的平滑肌上,特别在入球和出球小动脉上的分布密度较大,具有明显的缩血管作用。支配肾的副交感神经为迷走神经,对肾血管无明显作用,对肾的泌尿功能也无影响。关于迷走神经对肾脏的作用尚待继续研究。所以,神经对肾血管的调节,主要是缩血管作用。在急性实验中,切除一侧肾交感神经,可使该侧肾血管舒张;但在慢性实验条件下,切除一侧的内脏神经或肾神经,肾血流量和泌尿量仍能保持相对稳定,这是因为安静状态下,肾的自身调节发挥主要作用。

在体液调节因素中,肾上腺素和去甲肾上腺素是促进肾血管收缩的主要激素。两者均能使肾血管收缩,肾血流量减少。在整体内,交感神经系统兴奋时,一方面使交感节后神经末梢释放去甲肾上腺素,另一方面还可促进肾上腺髓质分泌肾上腺素和去甲肾上腺素,从而加强交感神经兴奋的效应。

长时间静立、剧烈肌肉运动、情绪紧张、疼痛刺激、大出血、缺氧及休克等情况,都将引起肾血管收缩和肾血流量减少,从而导致尿量减少。可见在剧烈活动或超出肾自身调节范围的应急状态下,以神经与体液对肾的调节为主,使肾血流量适应机体循环血量的重新分配,以加强或改善诸如肌肉(剧烈运动时)、脑、心脏等的血供。故肾血流量的神经与体液调节的意义,主要是使肾血流量与全身的血量重新分配相适应。

二、肾小管及集合管机能的调节

肾小管的重吸收机能经常受到神经-体液因素的调节,其中下丘脑通过神经垂体释放的抗利尿激素和肾上腺皮质分泌的醛固酮起重要作用。

1. 抗利尿激素的分泌及作用

抗利尿激素(antidiuretic hormone,ADH)是下丘脑**视上核**和**室旁核**神经元分泌的一种激素,合成后经**下丘脑-垂体束**运输到神经垂体。在适宜刺激作用下,ADH 由神经垂体释放入血液。ADH 与远曲小管和集合管上皮细胞管周膜的受体结合,激活膜内的腺苷酸环化酶,使细胞内 cAMP 增加,后者激活管腔膜上的蛋白激酶,使膜蛋白磷酸化而改变蛋白构型,提高了膜对水的通透性,促进肾小管和集合管对水的重吸收,使尿液浓缩,尿量减少。

ADH 释放的有效刺激主要是血浆晶体渗透压的增高、循环血量的减少和动脉血压的改变。

(1) 血浆晶体渗透压对抗利尿激素的调节 当机体缺水时(如大量发汗或严重的腹泻、呕吐等),血浆晶体渗透压升高,刺激了下丘脑视上核及其周边区的渗透压感受器,可引起 ADH 释放增加,使肾小管和集合管对水的重吸收增加,减少排尿量,保留体内的水分。反之,大量饮清水后,血液被稀释,血浆晶体渗透压降低,减少对渗透压感受器的刺激,于是 ADH 释放减少,肾小管和集合管对水的重吸收减少,排尿量增多,排出体内多余的水分。大量饮清水后尿量增多的现象称**水利尿**。

(2) 循环血量对抗利尿激素的调节 左心房和胸腔大静脉处存在着容量感受器。当血量过多时,心房和腔静脉扩张,刺激容量感受器,传入冲动经迷走神经传入中枢,抑制垂体后叶释放 ADH,从而引起利尿,排出水分以恢复正常血量;血量减少时(如失血时),则发生相反的变化。

血浆晶体渗透压、循环血量的变化引起 ADH 释放的改变,而 ADH 释放量的改变可影响肾对水的排出,从而使血浆晶体渗透压、循环血量得以恢复正常,于是 ADH 的释放量也恢复正常水平,这也是一种反馈性调节(图 13-17)。

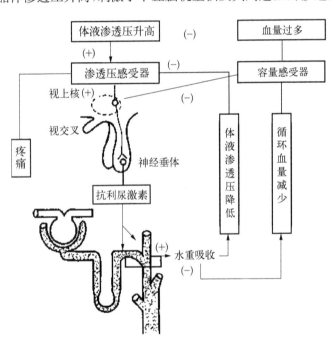

图 13-17 血浆渗透压和循环血量对抗利尿激素分泌的影响(自王玢和左明雪,2001)

2. 醛固酮的作用

醛固酮是由肾上腺皮质球状带分泌的一种激素,其作用是促进远曲小管和集合管对 Na$^+$ 的主动重吸收,同时促进 K$^+$ 的排出,即有保钠排钾的作用。醛固酮促进 Na$^+$ 主动重吸收的机制,目前认为,醛固酮进入远曲小管和集合管的上皮细胞后,与胞质受体结合形成激素-胞质受体复合物,然后进入核内与核受体结合形成激素-核受体复合物,促进 mRNA 的表达,通过诱导蛋白质合成,促进生物氧化以提供 ATP、增加 Na$^+$ 泵转运和管腔膜对 Na$^+$ 的通透性等以加强 Na$^+$ 的主动重吸收,由此造成小管腔内的负电位又导致 K$^+$ 的被动分泌,即 Na$^+$-K$^+$ 交换。由于 Na$^+$ 重吸收增加,导致 Cl$^-$ 和水的重吸收也随之增加,结果细胞外液量增加。

醛固酮在维持细胞外液的 Na$^+$、K$^+$ 浓度和细胞外液量相对恒定方面都具有重要意义。如果醛固酮分泌减少,则由于 Na$^+$、Cl$^-$ 和水大量丢失,K$^+$ 在体内潴留,造成血浆中 Na$^+$ 和 Cl$^-$ 浓度降低,K$^+$ 浓度升高,从而引起血量减少、血压下降、Na^+、K^+比例失调等现象,严重时甚至可危及生命。反之,醛固酮分泌过多,造成体内 Na^+、水潴留,细胞外液量增多而导致水肿。

影响醛固酮分泌的因素很多,如循环血量和细胞外液量的减少(如失血)、Na^+摄入减少和 K^+摄入增加等,都可刺激醛固酮分泌增加。目前认为,这些因素的作用途径主要是通过肾素-血管紧张素系统及血浆中 Na^+、K^+浓度的改变对肾上腺皮质的直接作用而完成。

(1) **肾素-血管紧张素系统**　肾素是肾小球近球细胞分泌的一种蛋白水解酶,当肾素释放入血后,能催化血浆中的血管紧张素原生成血管紧张素 I(十肽)。经血液和肺组织中的转换酶作用,使血管紧张素 I 降解为血管紧张素 II(八肽),血管紧张素 II 具有强烈的生理活性,它主要有两方面的作用:一是较强的缩血管作用,使小动脉收缩,动脉血压升高;二是直接刺激肾上腺皮质球状带分泌醛固酮。

肾素的分泌受多方面因素的调节,主要有:① 肾血流量,当肾动脉压显著下降,肾血流量减少时,入球小动脉管壁被牵张的程度减弱,从而促进近球细胞释放肾素;同时由于肾血流量减少,肾小球滤过率随之下降,滤的 Na^+ 量也因此减少,致使流过致密斑的 Na^+ 量减少,激活致密斑感受器转而促进近球细胞释放肾素增加。② 肾交感神经兴奋,近球细胞受肾交感神经终末支配,肾交感神经兴奋时肾素释放量增加。③ 肾上腺素和去甲肾上腺素可直接刺激近球细胞,促进肾素分泌(图 13-18)。

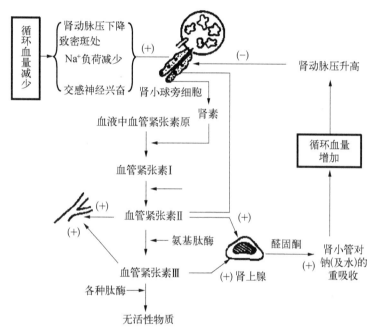

图 13-18　肾素-血管紧张素-醛固酮系统作用示意图(自王玢和左明雪,2001)

(+)刺激作用　(—)抑制作用

(2) **血浆 K^+ 和 Na^+ 浓度**　当血浆 K^+ 浓度略超过正常水平(如提高 0.5~1.0 mEq/L)或 Na^+ 浓度降低,均可刺激肾上腺皮质分泌醛固酮,特别是血 K^+ 对醛固酮分泌的调节更为显著。当血浆醛固酮浓度增加后,促进肾脏对 K^+ 的排泄,从而使血 K^+ 水平回降。

第五节　排尿活动及其调节

肾脏的尿生成是连续不断的,终尿经肾盂、输尿管流入膀胱内暂时储存。尿液在膀胱内储存达一定量时,能引起反射性排尿活动。膀胱的排尿活动受中枢神经系统的调节,并受意识控制。

一、膀胱和尿道括约肌的神经支配

膀胱与尿道连接处有两种括约肌,紧连着膀胱的为内括约肌,是平滑肌;其下部位的是外括约肌,是横纹肌。膀胱的平滑肌称为**逼尿肌**(detrusor muscle),肌层极为发达,具有紧张性、适应性和伸展性等生理特征。正常情况下,它们受脑和脊髓的调节,共有三对传出神经与排尿活动有关。支配膀胱壁和内括约肌的是盆神经中的副交感纤维和腹下神经中的交感纤维。副交感纤维兴奋能使膀胱壁(逼尿肌)收缩、内括约肌松弛,因而促成排尿;交感纤维兴奋能使膀胱壁松弛、内括约肌收缩,因而有促使膀胱储尿的作用。支配外括约肌的是阴部神经(躯体神经),兴奋时能引起外括约肌收缩,有阻止排尿的作用。

二、膀胱的储尿机能与生理性容量

当膀胱内尿量增加时,会因膀胱伸展而使内压基本不变。只有当膀胱内尿液储积到一定容量时,膀胱内压才显著上升,当升高到一定程度时,逼尿肌开始节律性收缩,从而引起排尿活动。当尿量增加至 400～500 mL 时,膀胱内压会急剧上升,这时膀胱内压可超过 7 mmHg。

正常成人膀胱内尿量达到 100～150 mL 时,可引起膀胱充盈的感觉;尿量达到 150～200 mL 时,出现尿意;尿量达到 250～450 mL 时,则引起排尿活动,这时的尿量是膀胱所能耐受而无不适感的最大容量,称为膀胱生理性容量。膀胱生理性容量随年龄及精神因素而异。新生儿为 20～50 mL,一岁时增加 4 倍,成人可高达 600 mL。若膀胱内尿量增加到 700 mL 以上,膀胱处于过度扩张状态,可出现痛感。

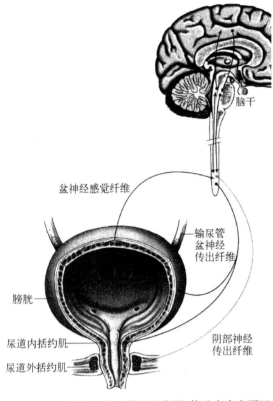

脑干

盆神经感觉纤维

输尿管
盆神经
传出纤维

膀胱

尿道内括约肌

尿道外括约肌

阴部神经
传出纤维

图 13-19　排尿反射反射弧示意图(修改自南京军区医学院生理教研室,2002)

三、排尿反射

排尿活动是一个反射活动。当膀胱尿量充盈到一定程度时(400～500 mL)膀胱壁的牵张感受器受刺激而兴奋,冲动沿盆神经中的传入纤维传入,到达骶髓的排尿反射中枢。同时冲动还上传至大脑皮质,并产生排尿欲。**排尿反射**进行时,冲动沿盆神经传出,引起膀胱逼尿肌收缩,尿道内括约肌松弛,尿液进入后尿道。这时尿液又可刺激尿道的感受器,冲动沿阴部神经传入排尿中枢,进一步加强排尿中枢的活动,并且反射性地抑制阴部神经的传出活动,使尿道外括约肌松弛,于是在膀胱收缩产生的强大内压(可高达 110 mmHg)下,尿液从尿道排出体外(图 13-19)。尿液对尿道的刺激进一步反射性地加强排尿中枢的活动,这是一种正反馈作用,它使排尿反射一再加强,直至尿液排完为止。在排尿末期,由于尿道海绵体肌的收缩,可将残留于尿道的尿液排出体外。此外,在排尿时腹肌、膈肌的强力收缩,也能产生较高的腹内压,协助克服排尿的阻力。

排尿结束后,尿道外括约肌立即收缩,内括约肌紧张性缓慢增强,膀胱逼尿肌舒张,内压降低到零,于是再度充盈尿液。

四、高级中枢对排尿的控制作用

脊髓的排尿中枢受大脑皮质的控制和调节。大脑皮质对脊髓骶段的排尿中枢经常给予抑制性影响,因此在膀胱逐渐充盈时并不引起膀胱收缩,只有充盈达到一定容量时,大脑皮质才有膀胱胀满需要排尿的感觉。在成年人,排尿可受大脑的随意控制,如在没有合适的场所或时机时,能够主观控制而继续憋尿(可以毫无痛苦地憋尿 600 mL),并抑制排尿;也可以在膀胱充盈不足时先有意识引起排尿,排尿过程中也可以随意中断排尿。如果破坏大脑皮质的 4 区及 6 区,随意排尿功能便丧失。双侧大脑皮质损伤时,抑制被解除,排尿反射表现亢进。

幼儿大脑皮质尚未发育完善,对初级排尿中枢的控制较弱,故小儿排尿次数多,且易发生夜间遗尿现象。随着幼儿发育成长,大脑机能逐渐发育完善,对排尿的控制作用也将会逐渐完善。老年人大脑皮质的功能衰退时,或某些病理缘故,也有可能发生尿频或尿失禁等现象。

小　结

泌尿系统由肾、输尿管、膀胱及尿道组成,对维持机体内环境相对稳定和电解质平衡起重要作用。肾脏是排泄的重要器官,肾单位是肾脏的基本功能单位,与集合管共同完成泌尿功能。

尿的生成过程包括三个基本环节:肾小球的滤过作用,肾小管和集合管的重吸收及分泌作用。肾小球滤过作用的动力——有效滤过压＝肾小球毛细血管血压－(血浆胶体渗透压＋肾小囊内压)。肾小管和集合管对不同物质的重吸收有选择性,滤液中的葡萄糖全部被重吸收回血;水和电解质大部分被重吸收;而尿素、肌酐等代谢终产物仅少量或不被重吸收。肾小管的重吸收功能有一定限度,当血浆中某物质浓度超过肾小管的重吸收限度时,尿中便出现该物质。如当血糖浓度超过肾糖阈时,出现糖尿。各段肾小管的重吸收能力不同,近球小管重吸收的物质种类最多,数量最大,是重吸收的主要部位;而髓袢细段、远球小管和集合管虽然重吸收量少,但与机体内水盐和酸碱平衡的调节密切相关。

髓质渗透梯度的形成和维持,主要靠髓袢的逆流倍增作用和直小血管的逆流交换作用。尿的渗透浓度可因体内缺水或水过剩而出现大幅度变化。

机体对肾泌尿功能的调节,主要通过对肾血流量以及对肾小管和集合管上皮细胞机能活动的调节来进行。动脉血压在一定范围内变动时,肾脏能通过自身调节保持肾血流量相对稳定,肾小管的重吸收机能经常受到神经-体液因素的调节,其中下丘脑通过神经垂体释放的抗利尿激素和肾上腺皮质分泌的醛固酮起重要作用。

(徐晓虹　艾洪滨)

思考题

1. 名词解释:肾皮质　肾锥体　肾小盏　肾盂　髓旁肾单位　球旁细胞　致密斑　球后毛细血管网　肾小球　滤过率　滤过分数　滤过膜　肾小球有效滤过压　球-管平衡　肾血流量的自身调节　肾糖阈　Na^+-H^+交换　Na^+-K^+交换　渗透性利尿　逆流倍增现象　抗利尿激素　醛固酮　排尿反射
2. 什么是肾单位? 肾单位由哪几部分组成?
3. 影响肾小球滤过的因素有哪些?
4. 口服大量生理盐水或清水后,尿量各有何变化? 为什么?
5. 正常人血浆渗透压是多少 mOsm/L? 终尿的渗透压最多可达多少 mOsm/L?
6. 夏天出汗多又得不到水喝时,尿量会减少,其原理是什么?
7. 为什么说肾在维持内环境的平衡中起重要作用?
8. 联系学过的动物学知识,脊椎动物除了肾脏之外还有哪些排泄器官?

第 14 章

免疫系统

免疫系统(immune system)是脊椎动物和人类的防御系统,是机体执行免疫应答、发挥免疫功能的一个重要系统,是在系统发生过程中长期适应外界环境而形成的,主要由免疫器官、免疫组织、免疫细胞(如造血干细胞、淋巴细胞、抗原提呈细胞、粒细胞、肥大细胞、红细胞等)及免疫分子(如免疫球蛋白、补体、各种细胞因子和膜表面分子等)组成。免疫系统各组分功能的正常是维持机体免疫功能相对稳定的保证,任何组分的缺陷或功能的亢进都会给机体带来损害。

免疫器官(immune organ)按其发生和功能不同,可分为中枢免疫器官和外周免疫器官,二者通过血液循环及淋巴循环互相联系。中枢免疫器官发生较早,由骨髓及胸腺组成,是免疫细胞发生及分化、发育、成熟的场所。外周免疫器官发生较晚,由淋巴结、脾及黏膜相关淋巴组织等组成,是成熟免疫细胞定居并接受抗原刺激产生免疫应答的场所。

免疫组织(immune tissue)又称淋巴组织(lymphoid tissue),含有大量淋巴细胞及其他免疫细胞。淋巴组织是胸腺、脾、淋巴结等免疫器官的主要组分;另外,在呼吸道、肠道及泌尿生殖道的黏膜上皮细胞下,分布有大量无包膜的淋巴组织,这些淋巴组织或较为弥散地分布于小肠固有层,或形成完整的淋巴滤泡,在黏膜局部抗感染免疫中发挥重要作用。

淋巴细胞和单核细胞等免疫细胞经血液循环和淋巴循环进出外周免疫器官和组织,构成免疫系统的完整网络,既能及时动员免疫细胞,使之聚集于体表及内脏各处病原体等抗原存在部位,又能使这些部位的抗原经抗原提呈细胞摄取并携带至相应外周免疫器官或组织,进而活化 T 细胞和 B 细胞,从而发挥特异性免疫应答及效应作用。

第一节　免疫系统的组成

免疫系统执行机体的免疫功能,是机体发生免疫应答的物质基础。它由免疫器官和组织、免疫细胞和免疫分子等组成。

一、免疫器官

免疫器官根据发生的早晚和功能差异,可分为**中枢免疫器官**和**外周免疫器官**两部分。

（一）中枢免疫器官

中枢免疫器官又称初级淋巴器官,是免疫细胞发生、分化、发育和成熟的场所。人和哺乳动物的中枢免疫器官包括骨髓和胸腺。

1. 骨髓

骨髓是存在于长骨(如肱骨、股骨)的骨髓腔和扁平骨(如髂骨、肋骨、胸骨、脊椎骨等)的骨松质网眼内的一种海绵状的组织,能够产生血细胞的骨髓称之为**红骨髓**,红骨髓是包括白细胞在内的所有血细胞的发源地。儿童时期红骨髓充满全身骨髓腔和骨松质网眼内,成年后红骨髓只存在于胸骨、椎骨、肋骨、盆骨及股骨和肱骨的末端。

　　骨髓中存在的造血干细胞能够发育分化为中性粒细胞、嗜酸性粒细胞、嗜碱性粒细胞、淋巴细胞和单核细胞等免疫细胞。其中淋巴细胞又可分化为 B 淋巴细胞和 T 淋巴细胞,骨髓不仅是 B 淋巴细胞的发源地,同时也是 B 淋巴细胞成熟的场所。而 T 淋巴细胞虽然来源于骨髓,但却是在胸腺中发育成熟。

2. 胸腺

　　胸腺(thymus)位于人体的胸腔前纵隔内、胸骨后。胸腺分为左右两叶,表面覆盖有一层结缔组织被膜,被膜伸入胸腺实质形成小梁,将实质分为若干胸腺小叶(图 14-1)。胸腺小叶的外层为**皮质**,内层为**髓质**,相邻的小叶髓质彼此相连。人的胸腺随年龄不同而有明显差别,新生期胸腺质量为 15～20 g;以后逐渐增大,青春期可达 30～40 g,其后随着年龄增长而逐渐萎缩退化;老年期胸腺明显缩小,大部分被脂肪组织所取代。胸腺是 T 细胞分化、成熟的场所,其功能状态直接决定机体的细胞免疫功能,并间接影响体液免疫功能。

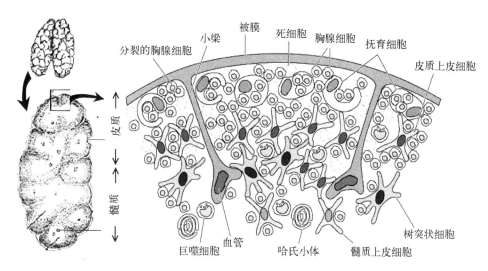

图 14-1　胸腺的结构(自 Thomas et al,2006)

　　胸腺内的细胞分为淋巴细胞和非淋巴细胞两类。淋巴细胞包括始祖 T 细胞向成熟 T 细胞分化过程中各种不同阶段的细胞,统称**胸腺细胞**(thymocyte);胸腺细胞是胸腺内的主体细胞,其分布从皮质到髓质逐渐减少。非淋巴细胞包括上皮细胞、巨噬细胞、树突状细胞、抚育细胞和网状细胞等。这些细胞一方面构成胸腺组织的支架,另一方面构成胸腺细胞营养和分化的微环境,统称**胸腺基质细胞**。

　　胸腺是 T 细胞发育的主要器官,从骨髓迁入的始祖 T 淋巴细胞,在与独特的胸腺微环境基质细胞的相互作用下,经过复杂的分化发育过程,最终产生功能性成熟 T 淋巴细胞,输出胸腺,定位于外周淋巴器官及组织。如胸腺细胞不能发育,不能产生功能性 T 细胞,则外周免疫器官中无成熟 T 细胞存在。无胸腺的裸鼠就是由于发育障碍,不能产生胸腺上皮细胞所致的缺陷,此种鼠无成熟 T 细胞存在,不具有细胞免疫功能。人胸腺发育不全导致 DiGeorge 综合征,造成 T 细胞发育障碍,无细胞免疫功能,婴儿极易感染死亡。

（二）外周免疫器官与组织

　　外周免疫器官也称次级淋巴器官或二级淋巴器官,在个体发育中出现相对较晚,是成熟 T 细胞、B 细胞等免疫细胞定居的场所,同时也是接受抗原刺激产生免疫应答的部位。外周免疫器官主要包括淋巴结、脾脏和黏膜相关淋巴组织。

1. 淋巴结

　　淋巴结(lymphatic nodule)是淋巴组织的集合体,沿全身各处的淋巴管分布,呈近乎圆形的网状结构,表面有一层结缔组织被膜,略凹陷处为门,有输出淋巴管和血管出入。被膜向外延伸有许多输入淋巴管,向内

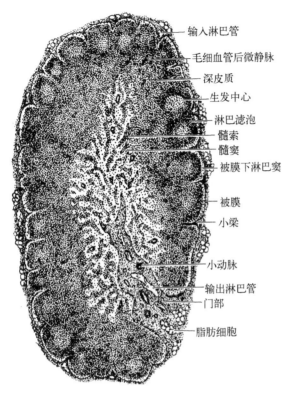

图 14-2 淋巴结的组织结构模式图(自高英茂,2001)

伸入实质形成许多小梁,将淋巴结分成许多小叶。淋巴结中近被膜的部分为皮质,中央部分为髓质。皮质内主要包括被膜下窦、淋巴滤泡、深皮质。髓质由**髓索**和**髓窦**组成(图 14-2)。

淋巴结中富含各种类型的免疫细胞,利于捕捉抗原、传递抗原信息和细胞活化增殖。淋巴结中的**淋巴滤泡**是 B 细胞积聚区,B 细胞受刺激活化后,高速分化增殖,生成大量的浆细胞形成生发中心;受到抗原刺激后,T 细胞也可在淋巴结内的**深皮质区**(又称副皮质区,属于弥散淋巴组织)分化增殖为**致敏淋巴细胞**。不管发生哪类免疫应答,都会引起局部淋巴结肿大。这就是为什么当感染开始时,淋巴结就会肿大的原因。淋巴经与被膜相连的输入淋巴管入被膜下窦,经小梁周窦、髓窦、输出淋巴管出淋巴结。通过淋巴窦内吞噬细胞的吞噬作用以及体液中抗体等免疫分子的作用,可以杀伤病原微生物,清除异物,从而起到净化淋巴液,防止病原体扩散的作用。因此,淋巴结除产生淋巴细胞外,还是淋巴液的有效滤器;另外,淋巴结还是血液中的淋巴细胞进入淋巴系统完成淋巴细胞再循环的主要部位。

2. 脾脏

脾脏(spleen)是人体最大的免疫器官,具有造血、储血和过滤作用,也是具有免疫活性的 T、B 淋巴细胞移居和接受抗原刺激后产生免疫应答的主要场所。

(1)**脾的形态位置** 脾略呈椭圆形,位于左季肋区(左腹上区),其长轴与第十肋一致。脾分为上、下两缘,脏、膈两面。膈面隆突,与膈相邻,脏面凹陷,近其中央为脾门,有神经、血管等结构出入。下缘钝厚,上缘较锐,有 2 或 3 个切迹,是临床触诊的标记。正常情况下,在肋弓下不能触及。活体时,脾为暗红色,质软而脆。当受到暴力撞击时,脾易破裂,因大出血危及生命。

(2)**脾的组织结构** 脾脏表面有结缔组织被膜,被膜向实质内延伸,形成若干**小梁**。脾脏实质主要由**红髓**和**白髓**组成(图 14-3)。红髓量大,包绕于白髓,二者交界处为边缘区,也称移行区。

白髓是周围淋巴组织,包括动脉周围淋巴鞘(弥散淋巴组织)和脾小结(淋巴滤泡)。**动脉周围淋巴鞘**是环绕在中央动脉周围、呈长筒样结构的弥散淋巴组织,当发生细胞免疫时,该结构明显变厚。**脾小结**即脾内的淋巴滤泡,常位于动脉淋巴鞘的一侧,主要由 B 细胞构成。健康人脾小结很少,受到抗原刺激后,脾小结增多、变大,也出现生发中心。

红髓位于被膜与白髓之间,由脾索和脾窦构成。**脾索**是富含各种血细胞的索状淋巴组织。脾索内有网状细胞、网状纤维、巨噬细胞及各种血细胞。**脾窦**为相互联通的不规则血窦。窦壁由长梭形或杆状的内皮细胞排列而成,细胞间常有 $0.2 \sim 0.5\ \mu m$ 宽的间隙,血细胞可经此穿越。脾窦内含有各种血细胞。

(3)**脾的血液循环及滤血功能** 脾动脉经脾

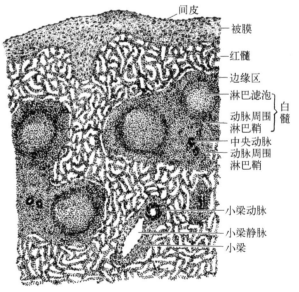

图 14-3 脾脏的组织结构(自高英茂,2001)

门入脾,在脾小梁内走行为小梁动脉,小梁动脉的分支进入白髓的动脉周围淋巴鞘内为中央动脉,中央动脉沿途分出许多小支供应白髓,中央动脉的主干穿出白髓进入脾索形成一些直行的小分支,称**笔毛动脉**。大部分笔毛动脉开放于脾索,小部分笔毛动脉开放于脾窦(图 14-4)。脾窦汇集成髓静脉、小梁静脉、脾静脉出脾。经笔毛动脉进入脾索的血细胞可变形穿越脾窦壁,进入脾窦,从而进入下一个循环周期。若血细胞变形能力低,难以穿越脾窦的壁,即被脾索中的巨噬细胞吞噬。同时,血液中的抗原、异物等也会被脾索中的淋巴细胞、白细胞清除。当脾肿大或功能亢进时,红细胞被破坏过多,而致贫血;切除脾后,血内衰老及异形红细胞增多。

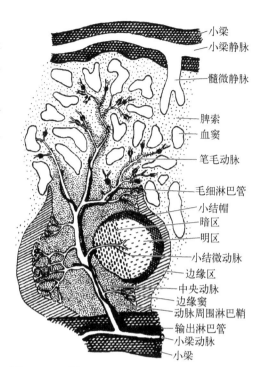

图 14-4　脾的血液通路模式图(自高英茂,2001)

3. 黏膜相关淋巴组织

黏膜相关淋巴组织(mucosal-associated lymphoid tissue, MALT)指存在于呼吸道、肠道和泌尿生殖道黏膜上皮下的散在淋巴组织和一些带有淋巴滤泡的器官化的淋巴滤泡(图 14-5),其中最重要的是胃肠道黏膜相关淋巴组织(GALT)和呼吸道黏膜相关淋巴组织(BALT)。GALT 包括阑尾、肠集合淋巴结和大量的弥散淋巴组织;BALT 包括咽部的扁桃体和弥散淋巴组织,构成消化道和呼吸道入口处的防御机制。

与淋巴结和脾不同,黏膜相关淋巴组织没有包膜,不构成独立的器官,主要由 T 细胞、B 细胞、巨噬细胞和树突状细胞组成,接受抗原刺激后可出现**生发中心**。由黏膜相关淋巴组织中的 B 细胞合成分泌的抗体主要是 IgA 或 IgE 类抗体,抗体经过上皮细胞转运到黏膜表层的黏液中,形成分泌性抗体,发挥免疫保护作用。

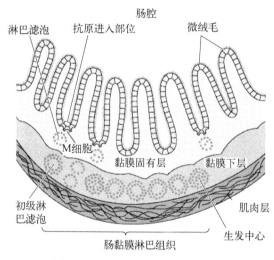

图 14-5　肠黏膜淋巴组织示意图
(自 Thomas et al,2006)

二、免疫细胞

免疫细胞泛指所有参与免疫应答或与免疫应答有关的细胞,主要包括淋巴细胞、单核/巨噬细胞及其他抗原提呈细胞、粒细胞、肥大细胞等。各种免疫细胞均来源于造血干细胞。

1. 淋巴细胞

淋巴细胞(lymphocyte)来源于淋巴系干细胞,是一个复杂不均一的细胞群体,它包括许多形态相似而功能不同的亚群。主要包括 T 淋巴细胞、B 淋巴细胞及自然杀伤细胞。

(1) T 淋巴细胞　　**T 淋巴细胞**是由来自胚肝或骨髓的 T 淋巴细胞前体细胞,在胸腺内分化发育为成熟的淋巴细胞,故称**胸腺依赖性淋巴细胞**(thymus dependent lymphocyte),简称 **T 细胞**。成熟 T 细胞表面具有特异性识别抗原并与之结合的分子结构,称 **T 细胞受体**(T cell receptor,TCR)。T 细胞主要分为**辅助性 T 细胞**(helper T cell,Th)和**细胞毒性 T 细胞**(cytotoxic T cell,Tc)两大类。

(2) B 淋巴细胞　　**B 淋巴细胞**是由骨髓中产生的始祖 B 淋巴细胞,在人和哺乳类动物骨髓中发育分化成熟的淋巴细胞,故称**骨髓依赖性淋巴细胞**(bone marrow dependent lymphocyte),简称 **B 细胞**。同 T 细胞一样,B 细胞表面也有抗原受体,简称 **B 细胞受体**(B cell receptor,BCR)。BCR 是镶嵌于膜类脂质分子中的免疫球蛋白,称**膜表面免疫球蛋白**(surface membrane immunoglobulin,SmIg)。SmIg 与血清中抗体的免疫球蛋白结构相似,能够特异性识别抗原并与之结合,两者不同之处是 SmIg 具有跨膜区,锚定于质膜上,而血清中抗体不具跨膜部分,而是分泌于细胞外。

(3) 自然杀伤细胞　　**自然杀伤细胞**(natural killer cell,NK)是一类无典型 T、B 细胞表面标志和特征的淋巴细胞,来源于骨髓,主要存在于血液和淋巴组织。由于其胞质中含嗜天青颗粒,故又称**大颗粒淋巴细胞**。与毒杀性 T 细胞不同,它们没有特异性抗原受体,能非特异性杀伤肿瘤细胞和被病毒感染的靶细胞,其杀伤作用不受 MHC 分子的限制,故称**自然杀伤细胞**。

2. 单核/巨噬细胞

单核-巨噬细胞包括存在于血液中的**单核细胞**和组织中的**巨噬细胞**。它们是机体的重要免疫细胞,具有抗感染、抗肿瘤、参与免疫应答和免疫调节等多种生物学功能,因具有黏附玻璃和塑料表面的特性,因此又称为**黏附细胞**(adherent cell)。

末梢血单核细胞占白细胞总数的 $2\%\sim10\%$,在血液中仅存留数小时至数日,然后移行至全身各组织并发育成熟为巨噬细胞。巨噬细胞寿命可长达数月以上。巨噬细胞分为游走和固定两种类型,前者可在组织间隙中自由移动,后者定居在不同组织器官中,它们有不同的名称,如在肝脏中称为**肝巨噬细胞**(库普弗细胞),在神经组织中称为**小胶质细胞**,在皮肤和结缔组织中称为**组织细胞**,在关节中则称为**滑膜 A 型细胞**。

巨噬细胞具有很强的吞噬功能,能杀伤侵入体内的病原体以及衰老的细胞,在机体非特异性免疫中起着重要的作用。特别是结合了抗体或补体的病原微生物更容易被巨噬细胞吞噬。被**肿瘤坏死因子**(TNF)、**干扰素**(IFN)、**白细胞介素-2**(IL-2)激活的巨噬细胞则能杀伤细胞内寄生菌和肿瘤细胞,成为细胞免疫的重要效应细胞。巨噬细胞还是体内最重要的一类抗原提呈细胞,外来抗原、异物经巨噬细胞摄取、加工、处理后以抗原肽-**主要组织相容性复合物Ⅱ**(major histocompatibility complex class Ⅱ,MHCⅡ)类分子复合物形式提呈给 T_h 细胞,并激活 T_h 细胞、启动特异性免疫应答。巨噬细胞可通过抗原提呈作用及分泌具有免疫增强活性的因子(如 IL-1 等)而促进或增强免疫应答。

3. 粒细胞

各种粒细胞在非特异性免疫中也起着重要的作用。这些粒细胞富含溶酶体、过氧化物酶体和杀菌物质,具有很强的吞噬功能和杀伤病原体的作用。它们存活时间短、生成快、数量大,作为效应细胞能迅速被动员起来吞噬病原体(详见第 8 章)。

4. 肥大细胞(详见第 1 章)

5. 抗原提呈细胞

抗原提呈细胞(antigen-presenting cell,APC)是指参与免疫应答,能够捕获、加工、处理抗原,并将抗原提呈给抗原特异性淋巴细胞的一类免疫细胞。典型的抗原提呈细胞除单核细胞、巨噬细胞外,还包括位于淋巴滤泡内的**树突状细胞**(DC)、位于淋巴组织内的**并指状细胞**(IDC)及位于表皮和胃肠上皮层内的**朗格汉斯细胞**(LC)等。B 细胞是具有免疫活性的淋巴细胞,同时也是一种特殊的抗原提呈细胞。

抗原提呈细胞表面不具有 T、B 淋巴细胞所具有的特异性抗原识别受体,但具有丰富的 MHC Ⅰ、Ⅱ类分子,其中绝大多数细胞表面还具有 IgG Fc 受体及补体受体。因此它们能有效捕获以免疫复合物形式存在的抗原,并在加工处理后将抗原提呈给周围的 T、B 淋巴细胞,产生免疫应答。

第二节　机体的免疫功能

一、天然免疫

天然免疫(innate immunity)是机体天然存在、与生就有、没有抗原特异性的非特异性的防御机制,也称为**非特异性免疫**(nonspecific immunity)。人体通过屏障作用、炎症反应、自然杀伤细胞及防御蛋白4种机制发挥非特异性免疫防御。

1. 屏障作用

人体皮肤及呼吸道、消化道、泌尿生殖道黏膜能够作为机械屏障阻止如细菌、病毒等病原体的入侵。皮肤表面分布有脂腺,它能够分泌抑菌或杀菌物质。上呼吸道内表面的纤毛细胞能够使黏液及其捕获颗粒进入咽部,以吞咽或咳出方式排出体外。另外,胃部的酸性环境能抑制或杀死多种类型细菌。分布于阴道或其他部位的有益微生物也具有阻止病原体侵染的作用。

2. 炎症反应

当组织受到损伤或受到微生物侵染时,将导致以血管反应为主要特征的**炎症反应**(inflammatory reaction)的发生,炎症区域出现红、热、肿、疼等几种炎症症状。炎症反应见图14-6。存在于结缔组织中的肥大细胞是炎症反应的主要参与者之一,肥大细胞在结构和功能上类似于血液中的嗜碱性粒细胞。

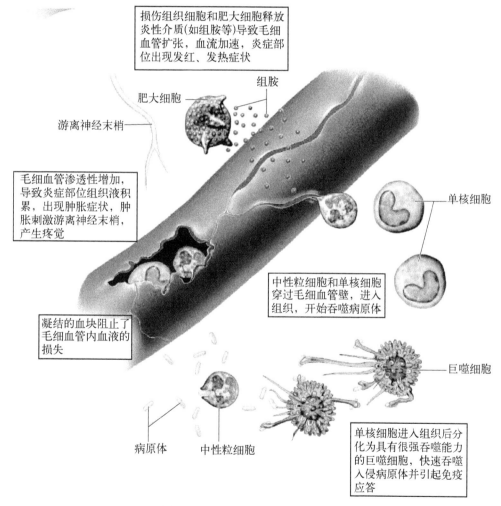

图14-6 炎症反应(自 Saladin,2003)

炎症反应呈现的红、热、肿、疼等症状是由于组织损伤区域毛细血管的变化所致。当发生组织损伤或受到病原微生物侵染时,一些损伤的组织细胞和肥大细胞释放**组胺**(histamine),导致损伤部位毛细血管扩张,通透性增加,血流加速,从而导致炎症部位发红、发热。同时,由于毛细血管通透性的增强,血浆蛋白外渗到组织中,引起炎症部位组织肿胀。肿胀区域组织液压力持续升高,则会刺激神经末梢,产生痛感。

炎症反应发生时,还会产生中性粒细胞、单核细胞等吞噬细胞的迁移。中性粒细胞和单核细胞形似变形虫,可挤压通过毛细血管壁进入组织液中。单核细胞进入组织后分化为体积较大的**巨噬细胞**,巨噬细胞是一种体积较大的吞噬细胞,吞噬大量病原体后仍能长时间存活(详见第1章)。

当炎症反应持续过长时,将出现长期炎症反应。长期炎症反应可通过应用抗炎症药物如阿司匹林、布洛芬、可的松等进行治疗。这些药物具有抵抗炎症部位白细胞分泌的化学物质的作用。

炎症反应发生时,通常还会伴随着其他对病原体的杀伤机制。如抗原沿着化学信号梯度能够穿过组织液和淋巴,进入附近的淋巴结,导致特异性免疫应答的发生。

3. 自然杀伤细胞

自然杀伤细胞通过细胞与细胞之间接触的方式杀死被病毒感染的细胞或肿瘤细胞。自然杀伤细胞可非特异性的杀伤靶细胞,这种天然杀伤活性既不需要预先由抗原致敏,也无需抗体参与。其杀伤活性是由其活化后释放出的毒性分子介导,如穿孔素、颗粒酶和TNFα等。

4. 防御蛋白

补体系统(complement system),常称为**补体**,是由一组血浆蛋白构成,这类蛋白以字母C加数字或字母进行命名。一种补体蛋白被激活后,它会进一步继续激活其他补体蛋白,产生一系列级联激活反应。级联反应只需活化少量的蛋白质,这是由于级联反应过程中每一种蛋白质均能激活下游多种蛋白质。

当病原体侵入机体后,补体系统被激活。补体正如它的名字一样,是免疫系统的重要的补充。例如,补体通过吸引吞噬细胞到达炎症部位参与和扩大炎症反应。还有一些蛋白能够与已被抗体覆盖的病原体结合,促进病原体被中性粒细胞或巨噬细胞吞噬。

另有一些补体蛋白参与形成**膜攻击复合体**(membrane attack complex,MAC),导致细菌细胞膜上产生孔洞,细菌细胞内外贯通,细菌细胞质外泄,致使细菌死亡。

干扰素(interferon)由病毒感染细胞产生。干扰素与未被感染细胞表面的相应受体结合,从而激活未被感染的细胞产生抗性物质,干扰病毒的复制,预防病毒感染。干扰素具有种属特异性,只有人的干扰素能用于人体治疗。

二、适应性免疫

适应性免疫是个体出生后,在生活过程中与病原体及其毒性代谢产物等抗原分子接触后产生的一系列免疫防御功能。这种免疫功能是在出生后形成的,并且只对接触过的特定抗原发生反应,故也称**特异性免疫**。此类免疫主要是由可特异性识别抗原的淋巴细胞(T细胞和B细胞)所承担,在机体免疫防御机制中发挥主导作用。

适应性免疫包括体液免疫和细胞免疫两大类。体液免疫是以存在于人体的血液、淋巴液、组织液、分泌液等体液中特异性抗体起主要作用的免疫应答反应。细胞免疫是以淋巴细胞中的T细胞为核心的免疫应答反应。适应性免疫具有特异性、记忆性等特点。

(一)B细胞与抗体介导的免疫

B细胞与特异性抗原结合后被活化,细胞经过多次分裂,大多数细胞分化为**浆细胞**(plasma cell),浆细胞是成熟B淋巴细胞,能够产生大量针对特异性抗原的抗体。**克隆选择理论**阐明了抗原对B细胞的选择及产生带有相同抗原受体的浆细胞克隆的过程。如图14-7所示,注意图中不同的抗原受体用不同深浅度表示。图中显示,由于特异性抗原与深色受体结合,并激活细胞,导致带有深色受体的B细胞克隆扩增,并在辅助性T淋巴细胞分泌的细胞因子协助下分化形成浆细胞。克隆中的一些细胞成为记忆细胞,由于记忆细胞的存在,使特异性免疫保持较长时间。当相同抗原再次进入体内时,记忆B淋巴细胞能够迅速分裂,产生更多能够快速分泌抗体的浆细胞。

一旦感染消除,免疫系统就终止产生新的浆细胞,现存浆细胞发生**凋亡**(apoptosis)。凋亡是一种细胞的程序性死亡。由于不同类型的B淋巴细胞产生了抗体,因而B淋巴细胞参与的免疫防御又称抗体介导的免疫。由于抗体存在于血液和淋巴中,有时也称**体液免疫**(humoral immunity)。

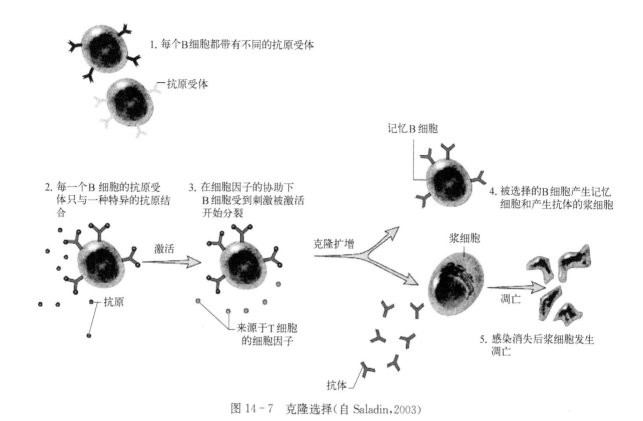

1. 每个B细胞都带有不同的抗原受体

——抗原受体

2. 每一个B细胞的抗原受体只与一种特异的抗原结合

3. 在细胞因子的协助下B细胞受到刺激被激活开始分裂

记忆B细胞

4. 被选择的B细胞产生记忆细胞和产生抗体的浆细胞

激活

克隆扩增

浆细胞

抗原

来源于T细胞的细胞因子

凋亡

5. 感染消失后浆细胞发生凋亡

抗体

图 14-7　克隆选择(自 Saladin,2003)

1. IgG 的结构

最具代表性的抗体就是 IgG。IgG 的结构见图 14-8。IgG 为呈 Y 字形的蛋白质分子,由两条完全相同的重链和两条完全相同的轻链以二硫键连接而成。每条链又分为**恒定区**(C 区,constant region)和**可变区**(V 区,variable region),在同一物种内抗体分子的恒定区都具有相同或几乎相同的氨基酸序列,而不同抗体分子可变区具有不同的氨基酸序列。抗体与抗原结合的部位即抗原结合位点位于可变区内,具有与抗原互补的结构,能够特异性与抗原结合。

抗原与抗体结合形成抗原-抗体复合物,又称**免疫复合物**。这种免疫复合物实际上是为抗原标注了需要破坏的标记。例如,抗原抗体复合物能被中性粒细胞和巨噬细胞吞噬,同时还可以激活补体,使病原体更易被吞噬。

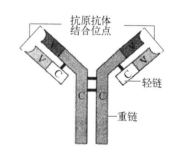

抗原抗体结合位点

轻链

重链

图 14-8　抗体的一般结构模式图(IgG)(自 Thomas et al,2006)

2. 其他类型抗体

人类共有 5 种免疫球蛋白。IgG 是血液抗体的主要存在形式,在淋巴液和组织液中也有少量存在,具有与病原体结合或中和毒素的能力。IgM 抗体由 5 个 Y 字形免疫球蛋白单体组成,为五聚体形式。IgM 在感染的早期发挥抗感染作用,同时 IgM 还具有很强的激活补体的作用。IgA 抗体为单体形式或二聚体形式,主要存在于消化道、呼吸道黏膜黏液等分泌液中,这些分泌性抗体在病原体进入血液之前能够与抗原结合,阻止病原体进入血液中。IgD 分子的主要功能是作为成熟 B 淋巴细胞的抗原受体发挥作用。IgE 抗体介导过敏反应。

硬骨鱼中首先出现 IgM。随着淋巴网状系统的发展完善,两栖类出现了 IgM 和 IgG,爬行类和鸟类有 IgM、IgG 和 IgA,而所有哺乳动物都具有 4 类主要 Ig,即 IgM、IgG、IgA 和 IgE。

（二）T 细胞和细胞介导的免疫

当 T 细胞发育成熟离开胸腺时,像 B 细胞一样每个 T 细胞表面只带有一种抗原受体。但不同于 B

细胞,T 细胞不能直接识别抗原,必须先经过抗原提呈细胞的处理。抗原提呈细胞将处理的病毒、肿瘤细胞等抗原成分与自身主要组织相容性复合体结合并展示在细胞表面,呈递给 T 细胞,被 T 细胞抗原受体识别。

人 MHC 蛋白又称 HLA(human leukocyte-associated antigen),HLA 为特定个体的细胞标记自身蛋白。不同个体之间进行组织或器官移植时所发生的移植排斥反应,就是由于不同个体组织细胞表面带有不同的 HLA 所致。换句话讲,供体与受体之间是相容(不排斥)还是不相容(排斥)是由不同个体组织器官细胞表达的 HLA 所决定。

图 14 - 9 显示了巨噬细胞提呈抗原给特异性 T 淋巴细胞并启动细胞免疫的过程。T 淋巴细胞与抗原结合被激活后,能够产生细胞因子并进行克隆扩增。细胞因子是一种小分子化学信号分子,能够刺激其他多种免疫细胞,如巨噬细胞、B 淋巴细胞和 T 淋巴细胞等,发挥免疫功能。经过克隆扩增,产生很多激活 T 淋巴细胞的拷贝,它们能够杀伤带有与提呈抗原相同的抗原成分的病毒感染细胞或肿瘤细胞。

1. 每个T细胞带有不同的抗原受体 2. 巨噬细胞处理抗原后通过HLA提呈抗原 4. 毒杀性 T 细胞攻击带有相同抗原的被感染细胞或肿瘤细胞

病毒感染细胞或肿瘤细胞

抗原受体

毒杀性T细胞

细胞因子激活

HLA 自身抗原和提呈抗原

克隆扩增

T 淋巴细胞

3. T 细胞抗原受体与抗原结合后被激活开始分裂增殖

凋亡

记忆细胞

5. 一些毒杀性T细胞成为记忆细胞,还有一些毒杀性T细胞发生凋亡

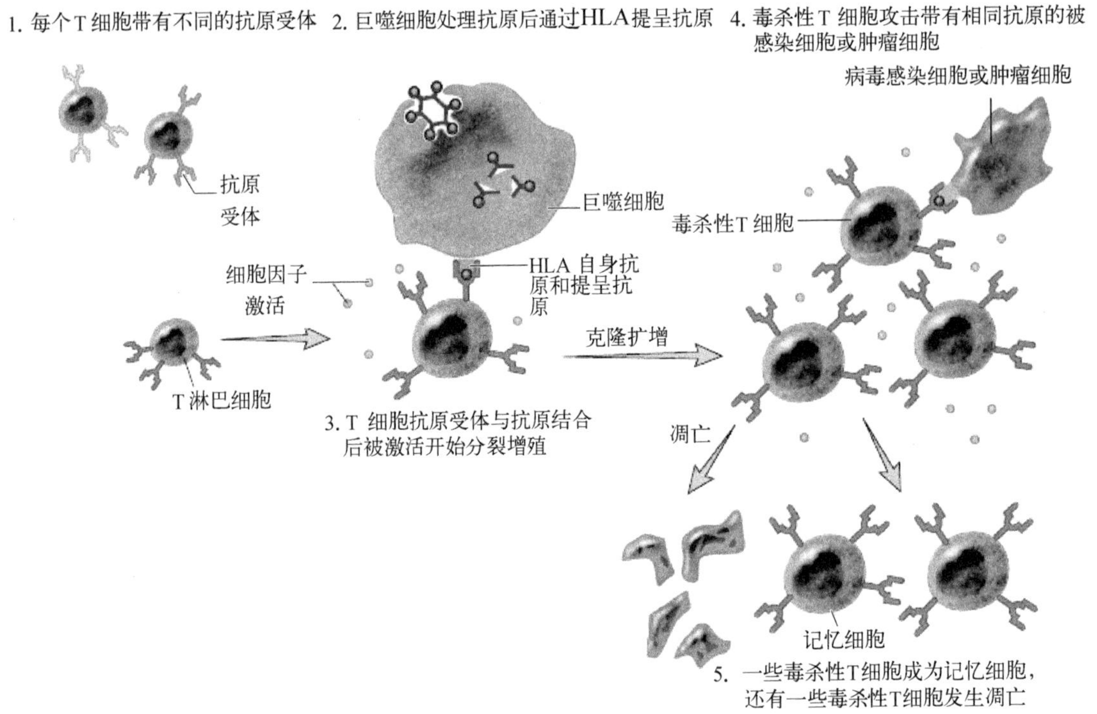

图 14 - 9   T 淋巴细胞和细胞免疫(自 Saladin,2003)

当抗原被清除后,免疫反应减弱,细胞因子产生量降低。此时,激活的 T 淋巴细胞变得对凋亡敏感,开始发生凋亡。通过凋亡降低 T 淋巴细胞数目,保持免疫平衡,以免体内产生过度免疫反应。T 淋巴细胞在胸腺内发育成熟过程中,凡是带有能够识别自身成分受体的 T 淋巴细胞在发育过程中都将发生凋亡,这样避免了免疫系统对自身成分免疫应答的发生。

1. T 淋巴细胞类型

T 淋巴细胞主要分为**辅助性 T 淋巴细胞**和**毒杀性 T 淋巴细胞**两种类型。毒杀性 T 淋巴细胞能对带有非自身抗原的细胞造成破坏,如被病毒感染的细胞或肿瘤细胞(肿瘤细胞同样带有非自身蛋白)。毒杀性 T 淋巴细胞的颗粒内储存有穿孔素等。穿孔素能够破坏靶细胞的细胞膜,在细胞膜上形成孔洞,最终导致靶细胞破裂而死亡。毒杀性 T 淋巴细胞参与的免疫反应也称**细胞免疫**。T 细胞参与的细胞免疫过程见图 14 - 10。辅助性 T 淋巴细胞通过分泌细胞因子增强其他免疫细胞的免疫能力。由于引起 AIDS 的 HIV 病毒能够感染破坏辅助性 T 淋巴细胞和免疫系统的其他一些特定细胞,因而能够造成机体免疫应答降低或缺失。

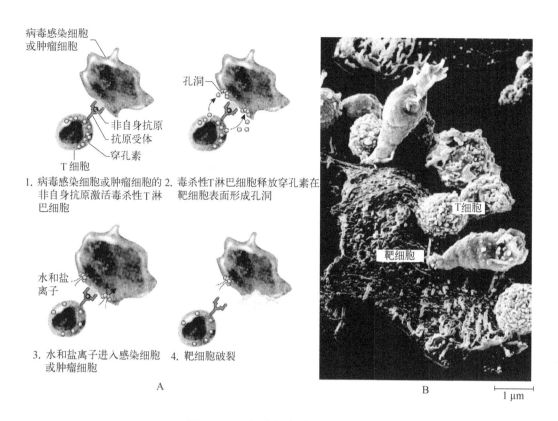

病毒感染细胞
或肿瘤细胞

孔洞

非自身抗原
抗原受体
穿孔素

T细胞

1. 病毒感染细胞或肿瘤细胞的 2. 毒杀性T淋巴细胞释放穿孔素在
非自身抗原激活毒杀性T淋 靶细胞表面形成孔洞
巴细胞

水和盐
离子

3. 水和盐离子进入感染细胞 4. 靶细胞破裂
或肿瘤细胞

A

T细胞

靶细胞

B 1 μm

图 14-10 细胞免疫(自 Saladin,2003)

A. 毒杀性 T 淋巴细胞对靶细胞的攻击 B. 电镜照片

2. 细胞因子和免疫

细胞因子(cytokines)是指由免疫细胞(如 T_h 细胞)和某些非免疫细胞(血管内皮细胞、表皮细胞等)经刺激而合成并分泌的一类生物活性分子,它们介导细胞之间的信息交换与相互调节,参与免疫应答和炎症反应过程,还与伤口愈合、造血干细胞再生和分化密切相关。至今发现的细胞因子已达 100 多种,多为分子质量为 6 k~60 kDa 的蛋白质多肽或者糖蛋白。细胞因子通过**内分泌**方式对远距离细胞发挥作用;通过**旁分泌**形式作用于邻近细胞;以**自分泌**形式作用于分泌细胞自身。

细胞因子通常以非特异方式发挥作用,即细胞因子对靶细胞的作用无抗原特异性,也不受 MHC 限制;细胞因子与相应受体结合具有很高的亲和力,只需极少量就能产生明显的生物学效应;一种细胞因子可对多种靶细胞作用,产生多种生物学效应,并且不同细胞因子可对同一种靶细胞起作用;细胞因子的作用不是孤立存在的,它们之间可通过合成分泌的相互调节、受体表达的相互控制、生物学效应的相互影响而组成细胞因子网络。

第三节 免 疫 预 防

免疫预防(immunoprophylaxis)是根据特异性免疫原理,采用人工方法将抗原(疫苗、类毒素等)或抗体(免疫血清、γ-球蛋白等)制成各种制剂,接种于人体,使其获得特异性免疫能力,达到预防某些疾病的目的。前者称**主动免疫**,主要用于预防;后者称**被动免疫**,主要用于治疗和紧急预防。

一、主动免疫

主动免疫分为自然主动免疫和人工主动免疫。**自然主动免疫**是在自然条件下,人体被病原体感染后所获得的免疫力。这种免疫可以通过得传染病获得,也可经过隐性感染获得。例如,儿童患麻疹、伤寒后可获得抗麻疹、伤寒的抵抗力;**人工主动免疫**是指用人工接种的方法向机体输入抗原性物质,使机体自己产生特异性免疫力。如向机体注射破伤风类毒素,可使机体产生抗破伤风的免疫力,例如,儿童服用脊髓灰质炎减毒活疫苗后,在体内可形成由该疫苗引起的隐性感染,从而获得抗小儿麻痹症的抵抗力。这种免疫力出现较慢,人工接种后需经1~4周诱导期方可产生;但维持时间较长,可半年到数年不等,主要用于传染病的特异性预防。用于人工主动免疫的制剂大部分用病原微生物制成,称**疫苗**。也可用细菌外毒素脱毒制成,称**类毒素**。

传统疫苗通常是将病原体本身或其产物经过灭活,消除其毒性后制得。而目前通常是采用基因工程技术大量生产病原微生物蛋白作为疫苗。这种方法已经用于生产病毒性疫病疫苗(如乙肝疫苗)及寄生虫疫苗(如疟疾)等。

应用疫苗后,可以通过测定体内抗体生成量(抗体滴度)判断免疫效果。当第一次接触到疫苗时,几天后将有抗体生成。这种抗体含量低,维持时间短。这种现象称**初次免疫应答**。在初次免疫应答中,血清抗体以 IgM 为主,IgG 出现相对较晚。初次免疫应答后,当抗体下降恢复正常时,再用相同抗原进行免疫,则抗体产生的潜伏期明显缩短,抗体含量大幅度上升,且维持时间长久。这种现象称**再次免疫应答**。再次免疫应答,IgM 产生的数量和在体内持续的时间与初次应答时大致相同,而 IgG 类抗体出现较初次应答时快,且含量显著升高(图 14-11)。此类抗体与抗原的结合强度较高,为高亲和性抗体。免疫应答的这一规律已广泛应用于传染性疾病的预防。例如,有些疫苗在初次免疫一段时间后,进行再次免疫,其目的就是刺激机体产生再次应答,从而获得对某种传染病更强更持久的免疫力。免疫系统之所以具有这样的初次免疫应答与再次免疫应答规律,主要是由于记忆 B 淋巴细胞与记忆 T 淋巴细胞的存在。

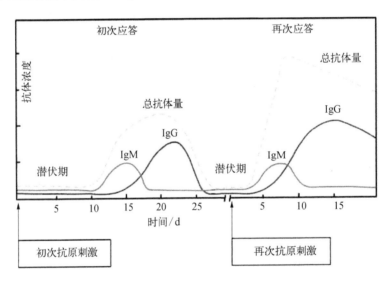

图 14-11　初次及再次免疫应答抗体产生的一般规律(自陈慰峰,2004)

婴儿出生 6 个月以后,来自母体的抗体免疫逐渐消退,抵抗力会逐渐减弱和消失,此时若接触病毒、细菌等病原体,婴儿就容易受一些传染病的传染。为了提高儿童抵抗传染病的能力,预防传染病的发生,就需要有计划地按时给儿童进行预防接种,以保护儿童健康地成长。

二、被动免疫

被动免疫是指通过转移抗体如抗毒素、γ-球蛋白等免疫效应分子,使机体立即获得某种特异性免疫力的方法。被动免疫既可以人工进行,也可以自然获得。如胎儿在母体内可通过胎盘从母体获得抗体。出生几个月后,这些抗体将逐渐消失,因而婴儿在这些时期易被感染。但出生后的母乳喂养,可以使婴儿从母乳中获得抗体,同样也是一种被动免疫的形式。

被动免疫是通过被动输入方式获得,而不是由受者自身免疫系统产生,所以被动免疫后免疫效应分子虽可立即发挥免疫效应,但作用维持时间较短,通常只有 2~3 周。因此人工被动免疫临床上多用于治疗或紧急预防。患者可以从其他得过相同疾病康复者体内获得 γ-球蛋白。过去是利用免疫过的马血清制备所需要的抗体,用于白喉病、波特淋菌中毒及破伤风的治疗。但不幸的是,由于这些抗体是异种动物的蛋白质,能够引起受体免疫系统的应答,导致患者在接受这些抗体治疗疾病时也易被这些抗体致病,如血清病等。

第四节　免疫耐受及变态反应

由于正常情况下免疫系统能够区分"自身"与"非己"物质,对自身物质产生免疫耐受,对"非己"物质发生免疫应答,因而免疫系统能够保护我们免受外界病原体的侵害。然而当有机体发生超敏反应、组织移植排斥或其他自身免疫性疾病时,免疫应答就会对有机体发生伤害。

一、变态反应

变态反应(allergy)是指免疫系统对一些对机体无危害性的物质如花粉、动物皮毛等过于敏感,发生免疫应答,对机体造成伤害。这些引起变态反应的物质称**变应原**(allergen)。变态反应主要有 4 种类型,在此主要讨论**速发型超敏反应**(immediate allergic response)与**迟发型超敏反应**(delayed allergic response)两种类型。

1. 速发型超敏反应

速发型超敏反应在接触到变应原之后反应发生迅速,可以在数秒钟之内发生反应。速发型超敏反应由 IgE 类抗体引起(图 14-12)。初次接触变应原导致体内产生 IgE 抗体,IgE 抗体与组织中肥大细胞膜表面 IgE 受体或血液中嗜碱性粒细胞表面 IgE 受体结合,使机体处于**致敏状态**。当机体再次接触到同一变应原时,变应原与肥大细胞或嗜碱性粒细胞表面的 IgE 抗体结合,激活肥大细胞或嗜碱性粒细胞,释放组胺或其他过敏性介质,引起超敏反应。当对花粉过敏时,组胺刺激鼻黏膜流鼻涕及刺激眼睛流泪,出现花粉热症状。超敏反应还会造成呼吸道受刺激持续收缩,呼吸困难,造成哮喘症。对食物过敏时,容易造成呕吐和腹泻等症状。

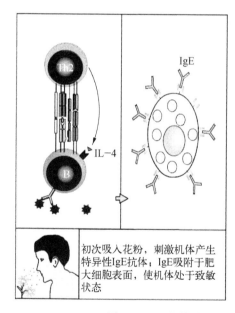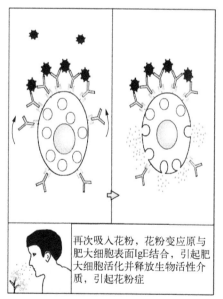

图 14-12　花粉引起的过敏反应(自陈慰峰,2004)

当变应原进入血液时,易发生**超敏性休克**(anaphylactic shock)。如对青霉素过敏造成的过敏性休克,就是由于青霉素进入血液引起过敏反应所致。应用肾上腺素可延迟过敏性休克的发生。

对那些能够检出而难以避免接触的物质(如植物花粉或尘螨等),可采用小量、较长间隔(6～10 天)、多次反复皮下免疫注射的方法达到减敏治疗的目的。其作用机制可能与诱导机体产生特异性 IgG 类循环抗体有关。此类抗体可通过与再次进入体内的相应变应原的结合,封闭或阻断变应原与致敏靶细胞表面 IgE 抗体之间的结合,从而达到阻止速发型超敏反应发生的目的。

2. 迟发型超敏反应

迟发型超敏反应是机体再次接触相应变应原刺激,在 24～48 h 后发生反应,其发生机制是致敏的 T 细胞再次接触相同的变应原而引起的机体损伤。

有一种检测细胞免疫功能的皮肤试验,就是根据迟发超敏反应发生机制建立起来的。即将一定量的抗原如结核菌素注入皮内,经过 48~72 h 观察结果。局部皮肤出现红肿、硬结,直径大于 0.5 cm 者为阳性反应,通常细胞免疫功能正常者皮试为阳性。细胞免疫功能低下者,反应微弱或皮试阴性。

二、免疫耐受与自身免疫性疾病

前面提到淋巴细胞在发育过程中,凡是所带受体能与自身抗原成分结合的,在发育过程中都将会发生凋亡,这样免疫系统就不会对自身抗原成分发生反应,只针对外来抗原发生免疫应答,这种情形称**免疫耐受**。正常生理状态下,机体会保持对自身成分的免疫耐受。但在异常情况下,如长期感染、物理或化学因素刺激等,免疫耐受遭到破坏,免疫系统针对自身抗原发生免疫应答,造成机体正常组织的破坏或引起生理功能的紊乱,并有相应临床表现时将发展为自身免疫疾病。

重症肌无力(myasthenia gravis)是一种常见的自身免疫性疾病,由于自身免疫导致肌肉与神经联系异常,肌细胞不能正常收缩所致。**多发性硬化症**(multiple sclerosis)是由于中枢神经系统中包绕神经纤维的髓鞘受到破坏,产生大小不一的块状髓鞘脱落而产生的症状。所谓"硬化"指的是这些髓鞘脱落区由于组织修复过程产生瘢痕而变硬。这些硬化可能会有好几个,随着时间的进展,新的硬块也可能出现,所以称作"多发性硬化症"。**系统性红斑狼疮**(systemic lupus erythematosus)是一种较常见的累及多系统多器官的自身免疫性疾病,由于细胞和体液免疫功能障碍,产生多种自身抗体,形成免疫复合物所致。**类风湿性关节炎**(rheumatoid arthritis)是一种以关节滑膜炎为特征的慢性全身性自身免疫性疾病。滑膜炎持久反复发作,可导致关节内软骨和骨的破坏,关节功能障碍。另外,风湿性心脏病、Ⅰ型糖尿病等也列入自身免疫性疾病。目前,对自身免疫性疾病还没有有效治疗措施,但是能够利用药物加以控制。

三、免疫缺陷

免疫缺陷(immune deficiency)是免疫系统先天发育不全或后天因素所致的免疫功能降低或缺失。**获得性免疫缺陷综合征**(acquired immunodeficiency syndrome,AIDS)即艾滋病,是一种 HIV 病毒感染引起的后天获得的免疫缺陷病。该病的特点是细胞免疫严重缺陷、机会性感染、恶性肿瘤发生率增高并伴有中枢神经系统损害。该病流行广泛,病死率很高,至今无有效的治疗方法。免疫缺陷病也可以由先天遗传所得。如有一种罕见的**严重联合免疫缺陷**,就是由于先天遗传因素所致新生儿细胞免疫和体液免疫功能同时丧失的**遗传性综合征**。患者表现为出生后 6 个月内反复发生多种病原微物感染,多数患儿常在 1 岁内因无法控制的感染而死亡。

小　结

免疫系统主要由免疫器官、免疫组织、免疫细胞及免疫分子组成。各组分功能的正常是维持机体免疫功能相对稳定的保证,任何组分的缺陷或功能的亢进都会给机体带来损害。

根据免疫形成和作用特点不同,可将免疫分为天然免疫和适应性免疫两大类,天然免疫是机体天然存在、与生就有、没有抗原特异性的非特异性的防御机制。人体通过屏障作用、炎症反应、自然杀伤细胞及防御蛋白 4 种机制发挥非特异性免疫防御。适应性免疫是免疫系统识别抗原表面分子并产生针对抗原的特异性免疫反应。正常情况下免疫系统并不对自身细胞起反应,即免疫系统能够区分"自身"物质与"外来"物质。

淋巴细胞通过细胞膜表面的抗原受体与抗原结合而识别抗原。机体受抗原性异物刺激后,体内免疫细胞发生一系列反应以排除抗原异物的生理过程称免疫应答,免疫应答根据其效应机制,可分为 B 细胞介导的体液免疫和 T 细胞介导的细胞免疫两种类型,特异性免疫应答具有免疫记忆的特点。

免疫预防是根据特异性免疫原理,采用人工方法将抗原或抗体制成各种制剂,接种于人体,使其获得特异性免疫能力,达到预防某些疾病的目的。前者称主动免疫,主要用于预防;后者称被动免疫,主要用于治疗和紧急预防。正常情况下免疫系统能够保护身体免受外界病原体的侵害。然而当有机体发生超敏反应、组织移植排斥反应或其他自身免疫性疾病时,免疫应答就会对有机体发生伤害。

（孙海基　杨桂文）

思考题

1. 名词解释：免疫器官　胸腺　淋巴结　脾脏　T淋巴细胞　B淋巴细胞　NK细胞　抗原提呈细胞　天然免疫　适应性免疫　变态反应
2. 天然免疫的防御机制有哪些?
3. 变态反应主要有哪两种类型? 各有什么特点?
4. 什么是免疫耐受? 什么是免疫缺陷? 列举几种由于免疫耐受遭到破坏而发生的自身免疫性疾病的例子。

第 V 单元

生殖与发育
Reproduction and Development

第 15 章

生殖系统

生殖(reproduction)是指生长发育成熟的生物体能够产生与自己相似的子代个体的功能,它是生命活动的最基本特征之一。作为生物个体而言其生命是有限的,而通过生殖活动则可以繁衍后代,并使该种族的生命得以延续。哺乳动物和人类是通过专门的生殖系统来完成生殖功能的。**生殖系统**(reproductive system)是指产生生殖细胞、繁衍后代、分泌激素和维持第二性征的器官的总称,分为男性生殖系统和女性生殖系统。根据解剖位置男性生殖系统和女性生殖系统均包括内生殖器和外生殖器。内生殖器包括产生生殖细胞和分泌激素的**生殖腺**、运送生殖细胞的**生殖管道**和**附属腺体**,外生殖器则是使两性生殖细胞相结合的性交器官(表 15-1)。

表 15-1　生殖系统的组成

		男性生殖系统	女性生殖系统
内生殖器	生殖腺	睾丸	卵巢
	生殖管道	附睾、输精管、射精管、男性尿道	输卵管、子宫、阴道
	附属腺	精囊、前列腺、尿道球腺	前庭大腺
外生殖器		阴囊、阴茎	外阴

第一节　男性生殖系统

一、男性生殖系统的结构

男性内生殖器(male internal genital organ)包括睾丸、输精管道和附属腺。睾丸是生殖腺,是产生精子和分泌男性激素的器官;输精管道包括附睾、输精管、射精管和男性尿道,精子产生后先储存于附睾,当射精时,精子经输精管、射精管和尿道排出。附属腺包括精囊、前列腺和尿道球腺,其分泌液参与精液的组成,供给精子营养并利于精子活动。**男性外生殖器**(male external genital organ)包括阴茎和阴囊(图 15-1)。

(一) 内生殖器

1. 睾丸

微扁的椭圆形**睾丸**(testis)位于阴囊内(图 15-1),左右各一,表面光滑,分前、后缘,上、下端和内外侧面。胎儿时期睾丸位于腹腔中,至其发育的后两个月下降至阴囊中,如果睾丸不下降,通常称为隐睾症。隐睾症患者因腹腔内温度较高,不利于精子的发生,如果不加以治疗或通过手术使睾丸下降,通常会导致不育。睾丸随着性成熟而迅速生长,进入老年逐渐萎缩变小。

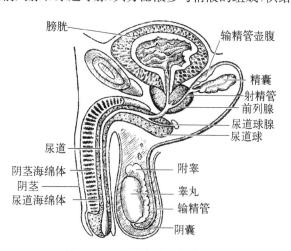

图 15-1　男性生殖系统模式图
(自王培华和张峰,2007)

　　睾丸表面覆以浆膜形成的**鞘膜脏层**,其深部是致密结缔组织构成的**白膜**,二者合称为被膜。被膜内为睾丸实质,主要由生精小管和间质组成。白膜在睾丸后缘增厚形成**睾丸纵隔**。纵隔的结缔组织呈扇形伸入睾丸实质形成**睾丸小隔**,将睾丸实质分隔为100～200个**睾丸小叶**。每个小叶内有2～4条盘曲的生精小管(图15-2)。**生精小管**(seminiferous tubule)是产生精子的地方,其管壁由支持细胞、生殖细胞和肌样细胞组成。其中支持细胞形成的紧密连接构成屏障,限制体液和细胞间质中的大分子进入生精小管的管腔。支持细胞及其紧密连接与生精小管之间的毛细血管上皮及其基膜共同构成**血-生精小管屏障**(blood-seminiferous tubule barrier),也称为**血-睾屏障**(blood-testis barrier)。该屏障可阻止血液中的某些物质进入生精小管,以保证生精小管内微环境的相对稳定,以利于精子的形成。生殖细胞处于连续分裂和分化的不同阶段,由生精小管基底面的**精原细胞**经过分裂向管腔推进,依次为**初级精母细胞**、**次级精母细胞**和**精子细胞**(图15-3)。精子细胞进一步分化形成精子。生精小管在近睾丸纵隔处汇合成精直小管,进入睾丸纵隔形成**睾丸网**。从睾丸纵隔发出15～20条输出小管由睾丸后缘上部出睾丸进入附睾(图15-2)。

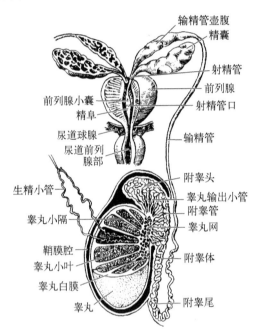

图15-2　睾丸、附睾的结构及排精路径
(自柏树令和应大君,2004)

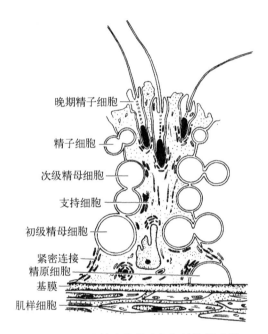

图15-3　生精小管管壁组织结构模式图
(自高英茂,2001)

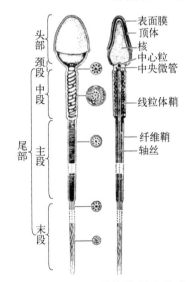

图15-4　精子超微结构模式图(修改自北京师大等,1989)
左.立体结构图　中.横断面图
右.纵断面图

　　成熟的**精子**形似蝌蚪,长约60 μm,可分为头、尾两部分。头部正面观呈卵圆形,侧面观呈梨形,主要是细胞核染色质高度浓缩形成。头部前端覆以顶体,其中富含顶体酶,帮助精子与卵子结合。尾部是精子的运动装置,又称**鞭毛**,分为颈段、中段、主段和末段。中心粒构成鞭毛中心的轴丝,线粒体在中段形成线粒体鞘为精子活动提供能量(图15-4)。
　　在生精小管之间的结缔组织构成睾丸间质,其中有间质细胞及丰富的血管和淋巴管。**间质细胞**(interstitial cell)能分泌雄激素。

2. 附睾

　　附睾(epididymis)是精子储存及进一步发育成熟的场所,也是精子输送的管道。附睾呈新月形,位于睾丸的后上方,由一条长约6 m的管道盘旋弯曲形成,分为头、体、尾三部分(图15-2)。附睾是结核的好发部位。

3. 输精管和射精管

　　输精管(ductus deferens)是附睾管的直接延续,长约50 cm,起自附睾尾,出阴囊,经阴茎根部两侧的皮下上行,随精索穿过腹股沟管进入盆腔,再向内下至膀胱底后面膨大成输精管壶腹。其末端与精囊的排泄管汇合成**射精管**(图 15-1)。输精管在活体触摸时呈坚实的圆索状,在阴茎根部两侧皮下的位置较浅,是计划生育手术实行输精管结扎的部位。从腹股沟管腹环经腹股沟管至睾丸的上端,有一对柔软的圆索状结构,称为**精索**(spermatic cord)。精索内有输精管、睾丸血管、输精管血管、淋巴管和神经等。

射精管(ejaculatory duct)由输精管的末端与精囊的排泄管汇合而成,长约 2 cm,向下穿过前列腺实质,开口于尿道的前列腺部(图 15-1)。

4. 精囊

精囊(seminal vesicle)又称精囊腺,位于膀胱底的后方,输精管壶腹的外下方,是一对长椭圆形的囊状器官(图 15-1)。其分泌液是精液的重要组成部分,在精液中所占比例最大。

5. 前列腺

前列腺(prostate)是男性生殖器官中最大的腺体,位于膀胱颈部下方,包绕尿道的前列腺部,形如前后略扁的栗子(图 15-1)。幼年时前列腺很小,随着性成熟迅速增大,老年时逐渐萎缩。如中老年人前列腺内结缔组织增生,则造成前列腺肥大,严重时压迫尿道,引起排尿疼痛、困难。前列腺分泌的液体是精液的主要组成部分。

6. 尿道球腺

尿道球腺(bulbourethral gland)位于尿道膜部两侧,是一对豌豆大小的球形腺体。腺体通过长 30～40 mm 的排泄管开口于尿道球部(图 15-1)。其分泌液参与精液的组成。

精囊、前列腺和尿道球腺的分泌液均呈弱碱性,适于精子的生存和活动。其与精子共同组成乳白色的**精液**。

(二) 外生殖器

1. 阴茎(penis)

阴茎分为头、体、根三部分,其根部固定于耻骨下支和坐骨支。阴茎主要由两条阴茎海绵体和一条尿道海绵体组成,外包筋膜和皮肤(图 15-5)。两条阴茎海绵体在背侧,尿道海绵体在腹侧,其前端膨大形成阴茎头,后端膨大形成尿道球。海绵体是勃起组织,其

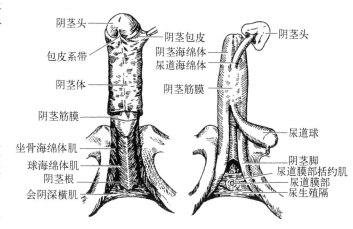

图 15-5　阴茎的外形和结构(自聂绪发,2006)

内部的腔隙与血管直接相通,当处于性兴奋状态时,海绵体即充血涨大,变粗变硬而勃起。

2. 阴囊(scrotum)

阴囊是位于阴茎后下方的囊袋状结构,其内容纳睾丸、附睾及精索等结构。阴囊壁由皮肤和肉膜组成,肉膜形成的阴囊中隔将阴囊分为左右两个囊。肉膜为浅筋膜,内含平滑肌纤维可随外界温度的变化而舒缩,以调节阴囊内的温度,利于精子的生存和发育。

二、男性生殖系统的功能

男性生殖系统的功能包括三个主要方面:产生精子,分泌激素调节生殖功能,完成性活动。

(一) 睾丸的生精作用

睾丸的生精小管是产生精子的场所,其中的生殖细胞周期性地经分裂分化发育为成熟的精子。进入青

春期后,在睾丸分泌的雄激素和腺垂体分泌的卵泡刺激素的作用下,精原细胞经过减数分裂形成初级精母细胞、次级精母细胞、精子细胞,最终变态形成精子,这个过程称为**生精周期**。

(二) 睾丸的内分泌作用

睾丸间质细胞分泌雄激素,支持细胞可分泌抑制素和雄激素结合蛋白。

1. 雄激素

睾丸间质细胞分泌产生的**雄激素**(androgen)主要有睾酮、脱氢表雄酮、雄烯二酮和雄酮等,其中以睾酮作用最强,是最主要的雄激素。在间质细胞的线粒体内,胆固醇经羟化、侧链裂解,形成孕烯醇酮,再经羟化和去侧链生成睾酮。睾酮可在靶器官被 5α-还原酶作用转变成双氢睾酮。睾酮也可在芳香化酶作用下转变为雌二醇。正常男性每日分泌睾酮 4~9 mg。雄激素的生理作用主要有以下几方面。

1) 影响胚胎的分化。含有 Y 染色体的胚胎在第 7 周时分化出睾丸,并能分泌雄激素,可诱导男性内、外生殖器的分化。如果胚胎时期睾酮含量过低,则可能导致男性假两性畸形。

2) 促进精子的生成。间质细胞分泌的睾酮经生精小管的基膜进入小管,与生精细胞的相应受体结合促进精子的生成和发育。

3) 促进男性附性器官的生长发育。

4) 激发男性副性征的出现并维持之,产生并维持性欲。

5) 影响机体的代谢活动。睾酮主要是促进蛋白质合成,尤其是促进肌肉、骨骼和生殖器官的蛋白质合成;增加骨中钙、磷沉积;刺激红细胞生成。

2. 抑制素

抑制素(inhibin)是睾丸支持细胞分泌的一种糖蛋白激素,能选择性地抑制垂体分泌**卵泡刺激素**(FSH),对**黄体生成素**(LH)的分泌也有明显的影响。

3. 雄激素结合蛋白

睾丸支持细胞在 FSH 的作用下分泌一种与雄激素有极强亲和力的蛋白质,称为**雄激素结合蛋白**(androgen binding protein,ABP)。ABP 通过与雄激素结合,作用于生精小管,能提高小管中雄激素的浓度,利于精子的发生。

(三) 睾丸功能的调节

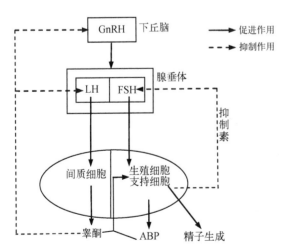

图 15-6 下丘脑-腺垂体-睾丸轴的调节
作用示意图(自夏强,2006)

GnRH:促性腺激素释放激素 FSH:卵泡刺激素
LH:黄体生成素 ABP:雄激素结合蛋白

睾丸的生精作用和内分泌功能均受下丘脑-腺垂体的调节。下丘脑分泌**促性腺激素释放激素**(GnRH)经**垂体门脉系统**达到腺垂体,促进腺垂体合成和分泌**促性腺激素**,包括 FSH 和 LH。FSH 和睾酮共同作用于生精小管促进精子的生成。FSH 还可以刺激支持细胞产生 ABP,提高和维持雄激素在生精小管的局部浓度。LH 可作用于睾丸间质细胞促进睾酮的分泌,从而促进精子生成,FSH 能增强 LH 的作用。

血液中的睾酮对下丘脑和腺垂体具有反馈作用,当血液中睾酮的浓度达到一定水平时,反馈性抑制 GnRH 和 LH 的分泌。另外支持细胞产生的抑制素对 FSH 的分泌具有负反馈调节作用。通过这些反馈调节使血液中的睾酮浓度保持在一个相对稳定的水平(图 15-6)。

此外,睾丸的支持细胞、生殖细胞、间质细胞还可以旁分泌或自分泌的方式,分泌各种激素和因子实现睾丸功能的局部调节。

第二节　女性生殖系统

一、女性生殖系统的结构

女性内生殖器(female internal genital organ)包括生殖腺（卵巢）、生殖管道（输卵管、子宫和阴道）和附属腺（前庭大腺）（图 15-7）。卵巢是产生卵子和分泌雌激素的器官。卵子产生并发育成熟后经输卵管运送，在输卵管壶腹部与精子结合为受精卵。受精卵游移到子宫，植入子宫内膜并发育成胎儿。子宫也是定期产生月经的场所。阴道则是胎儿娩出和月经排出的器官。**女性外生殖器**总称外阴，又称**女阴**(vulva)，包括阴阜、大阴唇、小阴唇、阴道前庭等（图 15-8）。

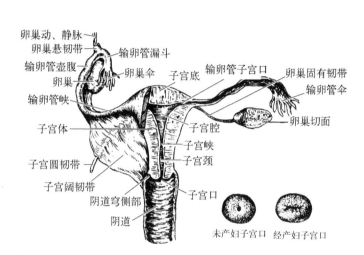

图 15-7　女性内生殖器（冠状面）（修改自柏树令和应大君，2004）

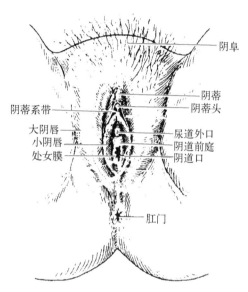

图 15-8　女性外生殖器（自左明雪，2003）

（一）内生殖器

1. 卵巢

卵巢(ovary)（图 15-7）为一对实质性器官，位于髂内、外动脉所夹的卵巢窝内。卵巢呈扁椭圆形，灰红色，分为内、外两侧，前、后两缘和上、下两端。成年女子卵巢重 5～6 g，卵巢的大小和形状因年龄不同而有所变化。性成熟前，卵巢表面光滑。随着性成熟及多次排卵，卵巢体积增大，表面出现瘢痕；35～40 岁卵巢开始缩小，50 岁左右绝经后逐渐萎缩。

卵巢上皮在胚胎时期为立方上皮，成年后变成扁平上皮。上皮深面为一层致密结缔组织的被膜。被膜内为**卵巢实质**，分为浅层的皮质和深层的髓质。皮质中含有数以万计的不同发育阶段的卵泡，**卵泡**由中央的**卵母细胞**和周围的**卵泡细胞**组成。髓质由疏松结缔组织、血管、淋巴管和神经等组成（图 15-9）。

2. 输卵管

输卵管(oviduct)是一对长 10～14 cm 的肌性管道，一端连于子宫底两侧，另一端扩大形成伞状，开口于腹腔。它由子宫侧向卵巢侧分为**子宫部**、**峡部**、**壶腹部**和**漏斗部**（图 15-7）。

3. 子宫

子宫(uterus)位于骨盆中央，膀胱和直肠之间，下端接阴道。子宫呈倒梨形，分为底、体、颈三部分。**子宫底**为输卵管子宫口水平以上的部分，子宫底两侧与输卵管相连的部位称**子宫角**。子宫下端较窄且呈圆柱状的部分为**子宫颈**。子宫底与子宫颈之间为**子宫体**。子宫体与子宫颈相连处狭窄的部分称**子宫峡**（图

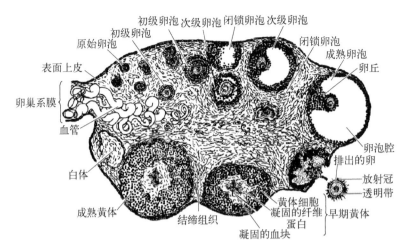

图 15 - 9 卵巢结构模式图(修改自高英茂,2001)

15-7)。子宫壁由外向内依次为外膜、肌层和内膜。成年女性子宫内膜周期性地增生、脱落形成月经。

4. 阴道

阴道(vagina)是连接子宫与外生殖器的肌性管道(图 15 - 7),是女性的性交器官,也是月经排出和胎儿娩出的通道。阴道位于直肠和膀胱之间,下端以阴道口开口于阴道前庭。

5. 前庭大腺

前庭大腺(greater vestibular gland)位于大阴唇后部,前庭球后端深面,形状像豌豆,被球海绵体覆盖。前庭大腺开口于阴道前庭,分泌液可润滑阴道。

(二)外生殖器(图 15 - 8)

1. 阴阜(mons pubis)

为耻骨联合前面的皮肤隆起,皮下脂肪丰富,性成熟以后,皮肤上长有阴毛。

2. 大阴唇(labium majus)

为一对纵长隆起的皮肤皱襞,皮肤上长有阴毛。

3. 小阴唇(labium minus)

位于大阴唇内侧一对较薄的皮肤皱襞,表面光滑无毛。

4. 阴道前庭(vestibule of vagina)

位于小阴唇之间的裂隙,此处有 4 个开口,分别是前部的尿道外口,后部的阴道口和阴道口两侧各一个前庭大腺开口。

5. 阴蒂(clitoris)

位于耻骨联合前下方,由两个阴蒂海绵体组成。阴蒂头富有感觉神经末梢,感觉敏锐。

乳房

乳房(mamma,breast)或乳腺(mammary gland)为人和哺乳动物特有的结构。乳房位于胸前部,胸大肌的表面。男性乳房不发达,女性乳房发达并具有泌乳功能。成年未哺乳女性乳房呈半球形,紧张而有弹性。哺乳期乳房增大,停止哺乳后发生萎缩,老年女性乳房进一步萎缩。乳房中央为乳头,是乳腺管的开口。其周围颜色较深的环形区域为乳晕。乳房由 15～20 个乳腺叶组成,每个乳腺叶分为若干个乳腺小叶,每个乳腺叶通过一条排泄管开口于乳头(图 15 - 10)。正常乳房表面皮肤光滑,患乳腺癌时,乳房表面皮肤凹凸不平,呈橘皮样,此特征有助于乳腺癌的发现和诊断。

二、女性生殖系统的功能

女性生殖系统的功能主要包括生卵作用和内分泌作用,由卵巢完成。在输卵管、子宫、阴道和外生殖器的共同参与下可以完成受精、妊娠和分娩等功能。

1. 卵巢的生卵作用

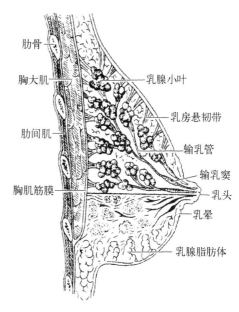

图 15-10 女性乳房矢状切面(自左明雪,2003)

卵子是由卵原细胞在卵泡中生长发育形成的。其发育经历了**原始卵泡**(primordial follicle)、**初级卵泡**(primary follicle)、**次级卵泡**(secondary follicle)和**成熟卵泡**(mature follicle)几个阶段(图 15-9)。出生前后,卵巢中的卵原细胞发生减数分裂并停在第一次减数分裂的前期,形成初级卵母细胞。原始卵泡由**初级卵母细胞**(primary oocyte)和周围的单层**卵泡细胞**(follicular cell)构成。随着卵泡的发育,初级卵母细胞体积增大,卵泡细胞不断增殖,由单层变为多层,称为颗粒细胞。在初级卵母细胞和卵泡细胞之间出现一层嗜酸性的膜,称为**透明带**(zona pellucida)(图 15-11),透明带是颗粒细胞和初级卵母细胞共同分泌的产物。此时的卵泡为初级卵泡。颗粒细胞继续增殖,在卵泡中出现卵泡腔,其中容纳大量卵泡液,由于卵泡液的不断增多和卵泡腔的扩大,将初级卵母细胞及其周围的颗粒细胞挤到卵泡的一侧,形成一个突入卵泡腔的隆起,称为**卵丘**(cumulus oophorus)(图 15-9)。紧靠初级卵母细胞的一层颗粒细胞增大成柱状,放射状整齐排列在初级卵母细胞周围,称**放射冠**(corona radiata)(图 15-11)。此时的卵泡为次级卵泡。初级卵泡和次级卵泡合称为**生长卵泡**。成熟卵泡是卵泡发育的最后阶段。在 LH 的作用下,颗粒细胞分泌的卵泡液激增,使卵泡的直径达到 1.5~2 cm,并向卵巢表面突出。在排卵前 36~48 h,初级卵母细胞完成第一次减数分裂,形成一个较大的**次级卵母细胞**(secondary oocyte)和一个较小的**第一极体**(first polar body)。次级卵母细胞即进入第二次减数分裂,并停止于分裂的中期。随着卵泡液的增多,卵泡腔变大,卵泡壁变薄,卵泡内的压力增大,成熟卵泡的卵泡壁破裂,次级卵母细胞和周围的透明带、放射冠同卵泡液一起排出卵泡,称为**排卵**(ovulation)(图 15-9)。排出的次级卵母细胞在 24 h 之内若遇不到精子则发生退化,如果遇到精子则完成第二次减数分裂,形成较大成熟的**卵子**(ovum)和一个较小的**第二极体**(secondary polar body)。

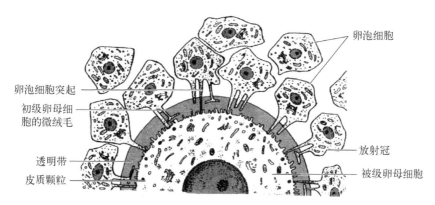

图 15-11 透明带和放射冠超微结构模式图(自邹仲之和李继承,2013)

排卵后的卵泡内充满血液,形成**血体**。随后卵泡细胞增大,细胞质中出现黄色颗粒,形成**黄体**(corpus luteum)。黄体能分泌雌激素和孕激素,为受精卵的植入做好准备。排出的卵子受精后,黄体继续生长形成妊娠黄体,维持妊娠。如果卵子未受精,则在排卵后的 10 天黄体开始退化,被结缔组织代替,形成**白体**(corpus albicans)(图 15-9)。

出生时女性双侧卵巢共有 30~40 万个原始卵泡,进入青春期(13~14 岁)后,卵巢中仅存有 4 万个原始卵泡,性成熟后每月有 10~20 个卵泡发育,但仅有 1~2 个优势卵泡发育成熟并排卵。其余大部分卵泡均在不同时期先后退化为**闭锁卵泡**(atresic follicle)(图 15-9)。从青春期到绝经期(15~50 岁)有 400~500 个次级卵母细胞排出。

2. 卵巢的内分泌功能

卵巢颗粒细胞、内膜细胞和黄体细胞主要分泌两种类固醇激素——雌激素和孕激素,此外卵巢门处的细胞还分泌少量雄激素。卵巢激素的合成,由胆固醇先形成孕烯醇酮,再经 $\triangle^4$ 和 $\triangle^5$ 两条途径合成雄激素、雌激素和孕激素等。排卵前的卵泡期,卵巢主要分泌雌激素。内膜细胞在 LH 的作用下产生雄烯二酮和睾酮进入颗粒细胞,在 FSH 的刺激下颗粒细胞芳香化酶活性增强,将雄烯二酮转变为雌酮,睾酮转变为雌二醇。卵泡内膜细胞和颗粒细胞共同参与完成雌激素的合成。排卵后的黄体期由黄体细胞分泌大量孕酮,主要通过 $\triangle^4$ 途径使孕烯醇酮转化为孕酮。

(1) 雌激素　　卵巢分泌的雌激素主要是**雌二醇**(estradiol,E_2),雌激素的主要功能包括如下几个方面。

1) 对生殖器官的作用

● 雌激素是卵泡发育成熟和排卵不可缺少的调节因素。

● 雌激素可促进月经周期和妊娠期子宫内膜和腺体的增生,腺体分泌增加,利于精子通过。它还可以提高子宫肌的兴奋性,提高其对催产素的敏感性,利于分娩。

● 雌激素可促进输卵管上皮细胞增生,促进输卵管的分泌和运动,有利于精子和卵子的运送。

● 促使阴道上皮增生,糖原含量增加,表层细胞角质化。糖原分解使阴道呈酸性,增强阴道抵抗力。

2) 对乳腺和副性征的作用　　雌激素可刺激并维持乳房发育以及女性第二性征,维持性欲。

3) 对其他系统的作用

● 促进肾小管对钠的重吸收,发挥保水、保钠的作用。

● 加强成骨细胞的活动,抑制破骨细胞的活动,促进钙、磷沉积,加速骨的生长和成熟。

● 降低血浆胆固醇,减少动脉硬化的发生。

● 促进神经细胞的生长、分化、存活和再生、突触形成,调节神经肽和递质的合成、释放与代谢。雌激素缺乏是阿尔兹海默病的重要病因之一。

(2) 孕激素　　孕激素在 LH 作用下由黄体产生,主要为**孕酮**(progesterone)。孕激素主要作用于子宫内膜和平滑肌,为受精卵的着床做好准备,并维持妊娠。由于靶细胞内孕酮受体的含量受雌激素调节,所以孕酮必须在雌激素作用的基础上发挥作用。孕激素的主要功能如下:

1) 对子宫的作用　　孕酮可以使雌激素作用下处于增生期的子宫内膜进一步增厚,并发生分泌期的改变,为受精卵子宫内生存和着床提供适宜的环境。着床后,孕酮促进子宫内膜基质细胞转化为蜕膜细胞,提供胚泡生长的活性物质。孕酮还能降低子宫肌细胞的兴奋性及子宫肌对催产素的敏感性,抑制子宫收缩,保持胚胎生长的环境。此外,孕酮还能使宫颈黏液分泌减少,黏度增加,在宫颈口形成栓塞,阻止精子穿行。

2) 对乳腺的作用　　孕酮可以在雌激素作用的基础上,促进乳腺的发育,并为分娩后的泌乳做好准备。

3) 产热作用　　孕酮可能通过作用于下丘脑体温调节中枢发挥产热作用。女性基础体温在排卵后升高约 0.5℃,黄体期体温维持该水平,随着黄体萎缩,体温逐渐下降。临床上常以此基础体温变化作为判断排卵的标志之一。绝经后或卵巢摘除后,基础体温的此变化特点消失。注射孕酮可提高基础体温。

3. 卵巢周期及其调节

卵巢中卵细胞的发育、成熟和排放呈周期性变化,此周期是在下丘脑-腺垂体-卵巢轴的作用下完成的(图 15-12)。青春期前,卵巢分泌的激素量较少,这些激素对下丘脑 GnRH 的释放具有反馈抑制作用,因此腺垂体 FSH 和 LH 的分泌及卵巢的功能也处于低水平。进入青春期后,下丘脑 GnRH 神经元发育成熟,对卵巢激素的反馈作用的敏感性明显降低,GnRH 分泌增加,FSH 和 LH 的分泌量也增加,卵巢功能相应地开始活跃。在 GnRH、FSH、LH 和卵巢激素周期性变化的作用下,卵泡细胞发育,卵巢也发生月周期性变化,此周期称为**卵巢周期**,通常分为卵泡期、排卵期和黄体期。

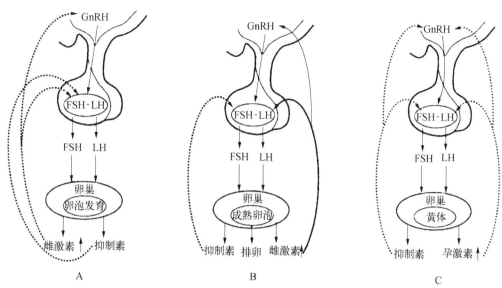

图 15-12　下丘脑和腺垂体对卵巢功能的调节(自姚泰,2005)

──→ 促进,----→ 抑制

卵泡期(follicular phase)是指原始卵泡经初级卵泡和次级卵泡发育成成熟卵泡的时期。在卵泡期初期,血液中雌激素和孕激素处于低水平,对垂体促性腺激素分泌的反馈抑制作用较弱,FSH 和 LH 分泌增加。在 FSH 的作用下,颗粒细胞增生,在 LH 的共同作用下,卵泡分泌雌激素进入血液。血液中雌激素在低浓度时对下丘脑-腺垂体轴具有抑制作用,而高浓度的雌激素作用恰好相反。在排卵前一周雌激素浓度升高,当达到某一临界值时对下丘脑和腺垂体产生正反馈作用。下丘脑分泌 GnRH 增加,从而促进腺垂体分泌 FSH 和 LH 增加,LH 增加更明显。在排卵前一天,血液中雌激素浓度达到高峰,在其作用下 LH 分泌也达到高峰。

在 LH 峰出现以前,初级卵母细胞已经基本发育成熟。卵泡的颗粒细胞分泌一种**卵母细胞成熟抑制因子**(oocyte maturation inhibitor,OMI)使初级卵母细胞停在第一次减数分裂的前期。当 LH 峰出现时,高浓度的 LH 抵消了 OMI 的作用,初级卵母细胞完成第一次减数分裂,并停在第二次减数分裂的中期。进而 LH 促使成熟卵泡发生**排卵**(ovulation)。实验证明 LH 分泌量达到峰值是控制排卵发生的关键因素。

排卵后卵泡细胞形成黄体,进入**黄体期**(luteal phase)。在 LH 的作用下,黄体分泌大量的雌激素和孕激素。血液中雌激素浓度出现第二次高峰。雌激素能增加黄体细胞上 LH 受体的数量,LH 作用于黄体,促进孕激素的合成和分泌,为受孕做好准备。随着血液中雌激素和孕激素浓度升高,同时由于卵巢分泌抑制素,使下丘脑分泌 GnRH、腺垂体分泌促性腺激素都减少,黄体萎缩,不再有新的卵泡发育。

排卵后,如卵未受精,则黄体逐渐退化形成白体。随之血液中各种卵巢激素的浓度也明显下降,其对下丘脑-腺垂体轴的抑制作用也降低,下丘脑的分泌活动开始恢复,卵巢进入了新的周期。如果卵受精,则胎盘分泌类似 LH 的激素——**人绒毛膜促性腺激素**,维持黄体的内分泌功能,满足妊娠需要。

4. 月经周期

从青春期开始,女性在整个生殖年龄期间,子宫内膜周期性剥落、血管破裂出血,称为**月经**(menses)。月经具有周期性,约每月一次,此周期称为**月经周期**(menstrual cycle)。正常月经周期为 21～35 天,平均 28 天。子宫内膜的这种周期性变化是卵巢功能的外在表现。按子宫内膜的变化,月经周期可分为月经期、增生期和分泌期三个时期(图 15-13)。以 28 天为例,在子宫:月经期为第 1～5 天,增生期为第 6～14 天,分泌期为第 15～28 天。

(1) 月经期(menstrual phase)　　　**月经期**相当于卵泡期早期。卵子如果未受精,黄体就会逐渐萎缩,血液中雌激素和孕激素的水平大幅下降,血管因缺血痉挛性收缩,溶酶体释放蛋白水解酶,血管破裂,内膜细胞脱落,由阴道排出体外,形成月经。由于子宫内膜细胞能产生纤溶酶,正常月经血不会发生凝固。

(2) 增生期(proliferative phase)　　　**增生期**相当于卵泡期的中晚期。增生期由上次月经结束开始至卵巢排卵日止,子宫内膜在雌激素的作用下增生,内膜细胞增生,内膜肌层增厚,血管增生,腺体增加。

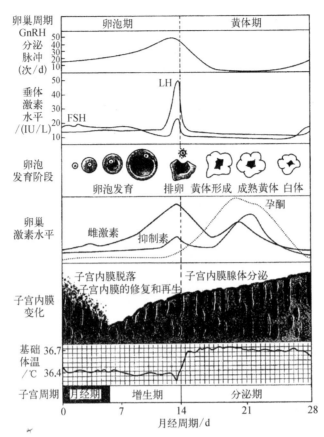

图 15-13　月经周期中激素含量和子宫内膜的变化示意图(自姚泰,2003)

GnRH:促性腺激素释放激素　　FSH:卵泡刺激素　　LH:黄体生成素

(3) 分泌期(secretory phase)　　分泌期为排卵日至月经来潮,相当于卵巢黄体期。在雌激素和孕激素的作用下,子宫内膜继续增生并达到最大值,腺体分泌,为受精卵的植入和发育做好准备。

第三节　生殖过程

生殖是生物延续后代的活动,在人类,男女两性性交是生殖过程的开始。整个生殖过程包括精子和卵子相遇并受精、受精卵着床并在子宫内生长发育、胎儿娩出及授乳。女性是生殖活动的主要承担者。

一、受精

受精(fertilization)是精子和卵子结合形成受精卵的过程。女性在每个月经周期一般可产生 1 个成熟的卵子,而正常成年男性一次射精 2~5 mL,含精子 3 亿~5 亿个。性交后,精液射入阴道穹隆,很快凝固,避免外溢并保护精子免受阴道酸性环境的杀灭。精子依靠自身鞭毛的摆动,并在阴道、子宫和输卵管的协助下,运行到受精部位——输卵管壶腹部。最终仅有数十个精子到达受精部位,一般只有一个精子使卵子受精。精子表面覆盖着精浆物质,阻止精子与卵子结合,因此精子必须在女性生殖道内停留一段时间才能使卵子受精,此过程称之为精子的获能。获能后的精子随即发生顶体反应。顶体反应是指精子释放顶体中的特异性酶,使精卵质膜融合,精子能够进入卵细胞中,发生雌雄原核融合,形成受精卵(图 15-14)。受精卵在输卵管的蠕动和纤毛作用下,逐渐向子宫腔运行,同时受精卵通过卵裂形成胚泡。

二、着床

着床(imbed)是胚泡植入子宫内膜的过程。受精后 7~8 天子宫内膜处于分泌期,是胚泡着床的最佳时期。着床成功关键在于胚泡的发育及到达子宫的时间与子宫内膜的发育同步。在着床过程中,胚泡不断发送信息,使母体不断调整以适应着床的要求。胚泡表面的滋养层细胞上的微绒毛与子宫内膜绒毛交织成

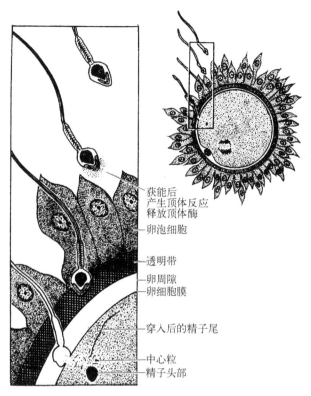

图 15 - 14　精子顶体反应与受精示意图（自高英茂，2001）

左图为右图方框内部分的放大

网，使胚泡植入子宫内膜（图 15 - 15）。

三、妊娠的维持

受精卵着床后，胚胎与母体之间逐渐形成**胎盘**，实现母体与胎儿之间的实质性联系，为胎儿发育提供必要的物质和能量。同时胎盘还通过分泌大量的激素，维持正常的妊娠。在妊娠早期，胎盘分泌**绒毛膜促性腺激素**（HCG）维持并延长黄体的功能。受精后第 12 天左右可以从尿液中检测出 HCG，作为早孕诊断的依据。妊娠晚期，胎盘分泌雌激素和孕激素代替卵巢的功能，维持子宫内膜的结构，适应胚胎发育的需要。此

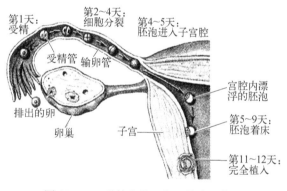

图 15 - 15　受精卵的运行及着床示意图

（自朱大年和王庭槐，2013）

外，胎盘还分泌**人绒毛膜生长素**（HCS），调节母体与胎儿的糖、脂肪和蛋白质的代谢，促进胎儿的生长。妊娠期间，在雌激素和孕激素的作用下，子宫明显增大，适应胎儿的生长。乳腺也明显发育增大，为哺乳做好准备。

四、分娩

人类的妊娠期约为 280 天，一般是从末次月经第一天开始计算，严格说应该从受精那一刻开始计算。因为末次月经时间比较容易掌握，所以常用此时间点来计数妊娠期。预产期的计算一般是从末次月经的第一天算起，按孕期 280 天计算，计算方法：末次月经日期的月份加 9 为预产期的月份，天数加 7 为预产期日。例如，某孕妇末次月经的时间是 7 月 15 日，那么她的预产期是下一年的 4 月 22 日。由于每位女性月经周期长短不一，所以推算的预产期与实际预产期有 1~2 周的误差是正常的。到分娩期胎儿已经发育成熟。**分娩**是成熟胎儿从母体子宫自然产出的过程，可分为三个阶段：**子宫颈扩张期**，子宫肌节律性收缩推动胎头紧抵子宫颈；**胎儿娩出期**，胎儿由宫腔经子宫颈和阴道排出母体；**胎盘娩出期**，胎盘与子宫分离并排出母体。

胎儿从母体子宫自然娩出的主要动力来源于子宫的节律性收缩。妊娠末期，子宫肌兴奋性提高，开始

出现不规则的收缩,逐渐成为节律性收缩,它使子宫颈开大并推动胎头紧抵子宫颈。由此正反馈性引起子宫收缩进一步加强,继续将胎儿推向子宫颈口。胎儿对子宫颈的压迫正反馈性引起垂体催产素的释放,子宫收缩更强。在子宫收缩及腹肌和膈肌的协助下,胎儿顺利娩出。随后胎盘娩出,完成分娩过程。

五、授乳

婴儿娩出后 6～12 h,母体即可开始授乳。最初产生的是富含蛋白质的初乳,以后逐渐变为常乳。母乳营养丰富,利于婴儿消化吸收,同时母乳中含有免疫球蛋白,可增强婴儿的免疫力。因此母乳喂养对婴儿的正常发育非常重要。

乳腺的分泌受神经-体液机制调节。婴儿吮吸乳头的刺激信号经传入神经传到中枢神经系统,引起下丘脑分泌**催产素**,经神经垂体释放入血液。同时下丘脑分泌**催乳素释放因子**,促使腺垂体分泌并释放**催乳素**。在催乳素和催产素的作用下,乳腺肌样上皮细胞和导管平滑肌细胞收缩,引起乳汁分泌,此为**泌乳反射**。

小　结

生殖系统是产生生殖细胞,繁衍后代,分泌激素和维持第二性征的器官的总称。男性生殖系统主要由睾丸和附性器官组成。睾丸具有生精和内分泌功能。睾丸间质细胞分泌雄激素,主要是睾酮。支持细胞可分泌抑制素和雄激素结合蛋白。睾酮能够促进精子的生成、机体的代谢、附性器官的发育及副性征的出现。女性生殖系统主要由卵巢和附性器官组成。卵巢具有生卵和内分泌的功能。卵细胞发育经过原始卵泡、初级卵泡、次级卵泡和成熟卵泡几个阶段,最终由卵巢排出。卵巢可分泌雌激素和孕激素。雌激素主要促进女性生殖器官的发育和副性征的出现。孕激素和雌激素共同作用促使子宫内膜发生周期性变化,准备好受精卵着床和胚胎生长发育的条件。卵巢周期受下丘脑-腺垂体-卵巢轴及血液中卵巢激素的反馈调节,LH浓度达到峰值是排卵的关键因素。

生殖过程包括受精、着床、妊娠、分娩和授乳等环节。精子和卵细胞发育成熟后,通过两性性交及精子的运动,在输卵管壶腹部相遇,发生受精作用,形成受精卵。受精卵在向子宫运动的过程中发生卵裂形成胚泡。胚泡植入子宫内膜即着床。着床后胚胎和母体之间形成胎盘,为胎儿发育提供营养物质。同时,胎盘还分泌绒毛膜促性腺激素等维持妊娠并促进胎儿的生长发育。胎儿发育成熟后,在子宫强大的收缩作用及腹肌和膈肌的协助下,由母体排出,即分娩,同时也引起母体的乳腺分泌,开始授乳。

(张锡贞　祝建平)

思考题

1. 名词解释:生殖　睾丸小叶　生精小管　血-睾屏障　精原细胞　精索　前列腺　GnRH　卵泡　卵丘　透明带　放射冠　黄体　雌激素　孕激素　排卵　月经周期　受精　顶体反应　绒毛膜促性腺激素
2. 睾酮、雌激素和孕激素各有哪些主要生理作用?
3. 说明月经周期的产生原理。
4. 说明卵细胞发育的过程。
5. 下丘脑-腺垂体-卵巢轴如何调节卵巢功能?
6. 什么是生殖,其基本过程有哪些?

第 16 章

生长、发育和衰老

第一节 概　　述

一、生长和发育的概念

生长（growth）是指生物体内细胞数量增多，细胞内蛋白质积累而使体积增大以及细胞间质的增加。人体生长表现为全身各部分、各器官、各组织的体积、长度及重量的增加，有相应的测量值，是机体量的变化。生长还包括组织的更新和修复。**发育**（development）是指身体各系统、器官、组织的分化与成熟，表现为构造和机能从简单到复杂的变化过程，是机体质的变化。从广义上讲，发育还包括心理、智力和行为的改变。尽管概念上有所区别，但生命的整个过程是量变和质变的统一，因此生长和发育是生命过程中不可分割的两个方面，健康的体格生长通常伴随良好的功能发育，而生长异常和发育障碍也是一对孪生兄弟。生长和发育的相关事件通常交织在一起。

生长和发育伴随生命的全部过程，即从受精卵开始，直至个体或组织的衰老和死亡为止。成熟是生长发育到一个比较完善的阶段，标志着个体发育在形态、生理和心理上已达到成人的阶段。例如，在身高、体重等方面，已达到了稳定的水平；骨骼、牙齿的钙化已基本完成，性发育的成熟使机体具备了繁殖后代的能力。

二、人体生长发育的年龄分期

人的生长发育可以分为出生前期和出生后期两大阶段。出生前期指胚胎期和胎儿期。出生后期包括成长期，成年期和衰老期。

1. 胚胎期和胎儿期

从受精卵形成到胎儿出生为止，共 40 周，从受精卵形成到妊娠 8 周称为**胚胎期**（embryonic period），自第 9 周起称**胎儿期**（fetal period）。胎龄通常按周计算。该期生长占优势，机能分化少。

2. 成长期

从初生儿到成人时期。该期生长发育快，生长和功能分化基本达到平衡。成长期又分为 5 个阶段，分别是婴儿期（出生后至 1 周岁）、幼儿期（1 周岁至 3 周岁）、学龄前期（3 周岁至 6~7 周岁）、学龄期（6~7 周岁至青春期前）和青春期。青春期是儿童生长发育到成人的过渡期，是从第二性征开始出现，经历性成熟、生长突增至体格发育完全的一段时期。青春期年龄段，世界卫生组织规定为 10~20 岁，男孩进入青春期较女孩晚 1~2 年。具体在世界各地稍有差别。

3. 成年期

从 20 岁左右到 60~65 岁，是青春期结束以后到老年期前的阶段，此期绝大部分组织、器官生长仅局限于对损伤和废弃组织的修复和更新以及疾病后的康复。

4. 老年期

60～65 岁以后为老年期,该期各种功能缓慢衰退,机体的形态结构和功能呈现明显的衰老特征。

三、人体生长发育的一般特点

1. 整体生长发育的阶段性

人的生长发育从受精卵开始,直至长大成人,是持续不断进行的,但整体的生长速度却有速有缓,呈现阶段性。在人的生长发育过程中有两个明显的生长突增时期:第一个时期是从受精卵发育开始至 1 岁左右,包括胎儿期和婴儿期;第二个时期是在 10～20 岁,即青春期。在哺乳动物中,只有灵长类动物的生长发育过程与人的类似,其他动物的生长发育特点是持续不断地增长,没有明显的生长突增时期。在青春期,人体的形态、生理、心理和行为等都发生很大的变化,这些变化又易受环境等各种因素的影响。人的青春期比灵长类动物的长,性成熟也较晚,可能与人类需要更多的养育和学习时间以适应复杂的社会生活有关。

2. 身体各部分生长发育的不均衡性

生长过程中,各系统的生长发育也各异,按照年龄和生长发育的速度关系,基本上可以分为 4 种类型(图 16-1)。

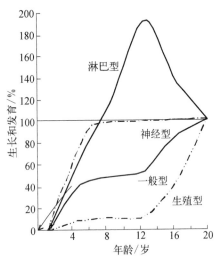

图 16-1　人体各器官、系统生长和发育的 4 种主要
　　　类型曲线图(自王玢和左明雪,2001)

（1）一般型　体现身体总的发育特征,以运动系统的骨骼和肌肉最为典型,还包括呼吸系统、消化系统、循环系统和泌尿系统的大部分器官的发育,特点是生长发育曲线呈 S 形,反映出在出生前后和青春期具有两个生长高峰的特点。

（2）神经型　这类器官包括脑、脊髓和眼球等。其发育曲线特点是“先快后慢”,出生后迅速生长,很快接近成人水平。如出生时,婴儿脑重已达成人时期的 25%,而此时体重仅为成人体重的 5%。1 岁幼儿已完成出生后脑的发育的 50%,2 岁时达到 70%,6 岁时脑部的发育已接近成人脑重的 90%。

（3）淋巴型　淋巴系统(包括胸腺、淋巴结、肠淋巴集结)的生长发育与身体总的生长发育完全不同。其发育曲线特点是“先快后萎缩”。如胸腺,在 7 岁时即达到成人大小,但还继续生长,至 12 岁时达到一生中最高水平,约为成年人大小的 200%,以后随着全身免疫机能的完善,当身体其他部分继续生长时,则萎缩变小,至 20 岁时,萎缩至成人大小,到老年时更加衰退。

（4）生殖型　男女生殖系统各器官的发育曲线特点是“先慢后快”,出生后极慢,青春期突飞猛进地增长,迅速达到成人水平。

3. 生长发育的性别差异

男女两性在生长发育过程中也表现出不同的特点,尤其在经过青春期的生长突增以后,男女之间表现出来的形态、功能差异更加明显,主要体现在身高、体重、心肺功能、运动能力以及性发育等方面,详细内容将在青春期的生长发育一节中介绍。

四、影响生长发育的因素

生长发育受到先天和后天的多种因素的影响,主要有以下几个方面。

1. 遗传因素

遗传因素是影响生长发育的基本因素。父母双方的遗传因素一定程度上决定了子女生长发育的特征、潜力、趋向、限度等。种族、家族的遗传信息影响深远，如皮肤、头发的颜色、面型特征、身材高矮、性成熟的迟早、对营养素的需要量、对传染病的易感性等。一些严重影响生长的遗传代谢缺陷病、内分泌障碍、染色体畸形等，直接与遗传有关。如何改善自身的身体素质并能健康地遗传，得到优良后代，对提高人口素质有重要意义。

2. 营养和锻炼因素

生长过程中，尤其是在生长突增阶段，充足的营养供给是正常生长发育的保证。当营养素供给比例恰当，加之适宜的体育锻炼，可使生长潜力得到最好的发挥。

宫内营养不良的胎儿不仅体格生长落后，严重时还影响脑的发育；生后营养不良，特别是第1～2年的严重营养不良，可影响体重、身高及智能的发育，使身体免疫、内分泌、神经调节等功能低下。青春期对热量的需要比成人期多25%～50%，新陈代谢的同化作用大于异化作用，膳食中应有足够的热量、蛋白质、钙、铁、锌等无机盐及各种维生素。如膳食中长期缺乏一些营养素，不仅会妨碍正常的生长发育，还会导致各种营养缺乏症，降低机体的抵抗力。

"生命在于运动"，体育锻炼不仅可以促进机体的新陈代谢，增强呼吸、循环系统的功能发育，还可提高体格（尤其是骨骼和肌肉）发育的水平。青少年时期，骨成分中钙含量少，有机物较多，骨富有弹性，易于弯曲。为防止驼背及胸部变形，除了适当补充钙，还应当养成正确的坐、立、行姿势，积极参加体育锻炼。

3. 生态因素

自然生态因素与人类的生存、发展密切相关。阳光、空气、水分、食物等是人类赖以生存的物质基础。这些自然生态因素也影响人类的生长发育。它们对人类的身高、肤色、鼻型、发型和头型有较大影响，与人体胸廓的发育、眼睑、面型、瞳孔颜色、肢体比例也有相关关系。例如，有统计资料表明，离赤道越远，即从低纬度向高纬度过渡时，人类身体有增高的趋势。而地理环境对人类肤色的影响表现在，黑种人多居住在热带地区，白人则多居住在少见太阳的西、北欧，这主要与受到的太阳辐射有关。

4. 疾病及社会因素

疾病对生长发育的阻扰作用十分明显。急性感染常使体重减轻；长期慢性疾病则影响体重和身高的发育；内分泌疾病常引起骨骼生长和神经系统发育迟缓；先天性疾病，如先天性心脏病时生长迟缓；有的传染性疾病可导致大脑皮质功能失常，造成严重后遗症，如病毒性脑炎；大量寄生虫如蛔虫、蛲虫等感染人体后，不仅体内营养物质被大量消耗，释放的毒素还影响蛋白质的消化、吸收。因此，对于疾病的预防和治疗是保证正常生长和发育的关键环节。

另外，地区社会经济状况的差异、城乡差异、战争、工业化等社会因素都会对生长发育产生深远的影响。第二次世界大战后，许多国家，特别是发达国家人群的身材一代比一代高大，性成熟明显提前，脑力工作能力也明显增长。这和社会经济水平的发展、战乱的停息等众多社会因素变化是分不开的。

第二节　青春期的生长发育特点

一、青春期的生长突增

青春期是人的第二个生长突增时期。此时人体的生长和发育速度大大加快，涉及全身骨骼、肌肉和绝大多数内脏器官。全身骨骼的增长速度并不完全相同，因此，生长突增后改变了人体的整个骨骼框架，躯干和四肢长度的对比、肩宽和盆宽的对比变化最为突出（图16-2）。

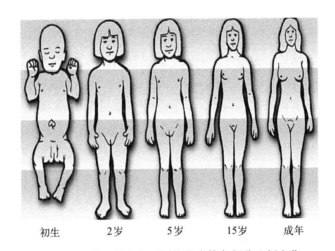

初生   2岁   5岁   15岁   成年

图16-2   人体生长发育不同阶段身体各部分比例变化

（自宾夕法尼亚州立大学生物系课程资料，http：//courses. bio. psu. edu/fall2005/biol110/tutorials/tutorial3. htm）

1. 身高突增

女孩的身高生长突增一般从 10～11 岁开始，男孩在 12～13 岁开始。因此，女孩在 11 岁左右身高往往大于同龄男孩，在按年龄绘制的身高曲线图上形成第一次交叉。男孩则在 13～15 岁时达到身高生长突增高峰。而此年龄阶段的女孩大多已进入生长缓慢时期，这时男孩的身高大多越过同龄女孩，在身高曲线图上形成第二次交叉（图 16-3）。在整个青春期，男孩身高平均增长 28 cm，在生长突增阶段，平均每年增高 7～9 cm，最多可达 10～12 cm。女孩在整个青春期身高平均增长 25 cm，生长突增时每年平均可长 5～7 cm，最多可达 9～10 cm。由于男孩生长突增比女孩开始晚，开始生长突增时的男孩比开始突增时的女孩要高一些；男孩每年生长幅度比女孩多一些，停止生长的年龄也比女孩的晚，因此，男孩成年后的身高一般要比女孩成年后的身高高 10 cm 左右。

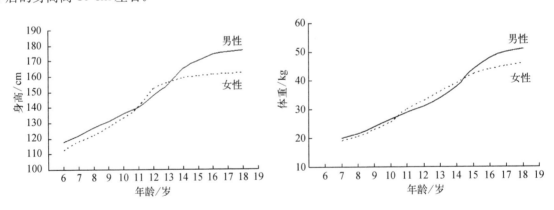

图16-3   按年龄绘制的身高/体重曲线示意图（仿王玢和左明雪，2001）

2. 体重突增

青春期体重的生长突增高峰不如身高的明显，但增长时间长，可持续增长至性成熟后。增长幅度也较大，每年可增加 5～6 kg，生长较快的可增加 8～10 kg。体重的增长与骨骼、肌肉和脂肪的增长有关。青春期肌肉的增长非常突出，8～15 岁时，肌肉质量仅占全身的 5.4％，而在 15～17、18 岁时，由于增长迅速，肌肉质量占到全身质量的 11.6％。男子肌肉一般持续增长到 20 多岁才达到高峰。由于相同的原因，和身高类似，男女体重的增长曲线也有两次交叉（图 16-3）。

3. 外形的显著变化

首先，由于骨骼的增长，大约在 18 岁时，男性的身高、体重、肩宽、胸围和小腿长等的绝对值均较同龄女性的高,身高和肩宽的差距尤为明显;其次,女性在青春期,皮下脂肪的增长是持续的,分布以乳房、臀部、上臂内侧等处为多;而男性则在身高、体重等生长突增后,脂肪的增长逐渐减少。因此,成年男子身体健壮、肩部较宽,而成年女子身体丰满、髋部较宽。这种不同男女体态即**二性体态**(sexual dimorphism)(图 16-4)。

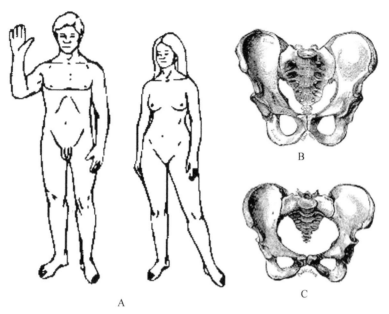

图 16-4　成年男女外形的差异(自 Sagan et al,1972)

二性体态 A,成年男性骨盆 B 和成年女性骨盆 C

4. 青春期的功能发育

(1)心肺功能　　青春期心肺功能不断发育增强,表现为各年龄组的心率和呼吸频率的均值随年龄增长而下降;肺活量随年龄的增长而加大;心脏每搏输出量及肺脏每次呼吸量均逐年加大。血压也随年龄增长而逐渐增高,最终达到正常成人的水平。男性心肺功能强于女性,青春期发育使这种差距更加明显,以肺活量为例,13 岁时女性肺活量约为男性的 92%,18 岁以后女性肺活量只有男性的 70%左右。

(2)造血功能　　进入青春期后,特别是男性,血红蛋白及红细胞总数有明显增加。女孩在月经初潮后,由于每月丢失一定量的血液,血红蛋白无明显上升。白细胞计数随年龄增长而略微减少,嗜中性粒细胞的比例加大,说明在青春期的造血功能发育中,作为防御机制的淋巴细胞系统的作用开始下降,建立起以中性粒细胞为主的防御机制。

(3)运动功能　　青春期女性运动功能的突增幅度,明显低于男子。对 50 m 跑、立定跳远、屈臂悬垂、仰卧起坐等项目进行测试,12 岁前男性各项指标略高于女性;13~18 岁期间,男女差别迅速扩大,反映了力量、速度型的运动能力男性明显优于女性。但女性在柔韧性、协调性以及平衡能力方面往往比男性更具发展潜力。

二、青春期性器官和性征的发育

1. 男性

(1)生殖器官的发育　　10 岁以前性器官发育很慢,进入青春期后开始加速,首先是睾丸体积开始增大,这通常是男性青春期开始时出现的体征。青春期前的睾丸内无李氏间质细胞,所以此时的睾丸不产生睾酮。生精小管在 6 岁后才由实心出现空腔。前列腺发育后出现第一次遗精,此时精液中并无精子。第一次遗精后,体格的增长已由生长突增高峰转到缓慢阶段。遗精是青春期后所有健康男性均会发生的正常现象,首次遗精的年龄多数为 14~16 岁。18 岁时,97%以上的男性均发生首次遗精。

(2)第二性征发育　　第二性征亦称副性征,是两性间高度分化、呈现差别的一些特点,主要表现在乳房、毛发、体型、体力、嗓音、举止等方面,各项第二性征发育的年龄、顺序和幅度有明显的个体差异。副性征随睾丸的发育而依序发生和发展。青春期开始后,在阴茎的根部首先出现短而纤细的毛,以后逐渐变为黑色、卷曲状。性成熟时,阴毛可向上和大腿内侧分布。腋毛比阴毛晚1~2年出现。唇颌处开始长出胡须,额部发际后移,逐渐形成男性成人面貌。喉结突起是男性特有的副性征的表现,一般从12岁开始出现,18岁时已接近成人大小。喉结突起后,声音变低、变粗。有1/3~1/2的男孩也出现一侧或两侧的乳房发育,表现为乳头突出,偶尔在乳晕下有硬块,少数有轻微触痛,数月后即消失,可能与雌激素在此期分泌相对增多有关。

2. 女性

(1) 生殖器官发育　　8岁以前卵巢几乎不发育,8~10岁开始发育较快。月经初潮前,卵巢、输卵管及子宫从腹腔降至盆腔,达到成人位置。月经初潮时,卵巢尚未完全成熟,质量一般仅为成人的30%。经多次无排卵月经周期后,出现有排卵月经周期。月经初潮后,子宫稍向前趋或前倾,直立时,子宫几乎呈水平位,子宫体在膀胱之上,而宫颈向后。10~18岁时,子宫的长度比幼年增加了1倍,形状和各部分比例也有所改变。通常在副性征出现前阴道和外阴就开始变长,一直持续到初潮稍后。阴道上皮受雌激素的刺激增生变厚,其细胞内含有糖原,约在初潮前一年,阴道液由中性变为酸性,其中含有许多阴道脱落的角质化上皮细胞。前庭大腺开始分泌。阴阜由于脂肪的逐渐堆积而变得丰满。小阴唇增大,表面的细皱纹更加明显,大阴唇变肥厚,二者均出现色素沉积。

(2) 第二性征发育　　乳房的发育是女性青春期出现最早的指标。其发育顺序按乳头、乳晕和乳房隆起的程度可分为5期。Ⅰ期:仅见乳头凸起;Ⅱ期:乳房及乳头轻度隆起,乳晕扩大;Ⅲ期:乳房、乳晕进一步增大凸起;Ⅳ期:乳房更增大,乳头和乳晕也更增大,并在乳房上形成一个继发的小丘状隆起;Ⅴ期:乳房发育完全,外形呈平滑圆丘状,乳晕与乳房又恢复在同一丘面上。乳房发育的迟早及大小存在个体差异,约3/4的女性在16~18岁乳房发育达到成人大小。两侧乳房的发育可有先有后,大小可能不对称,这是正常现象,进一步的发育成长时通常可以消失或不明显。阴毛和腋毛的出现和乳房发育的先后因不同的人和种族而异,腋毛的出现比阴毛晚半年至一年。

(3) 月经初潮　　月经初潮是女性青春期发育到中期时必然出现的生理现象,是女子发育速度的重要指标和青春期的重要标志之一。月经初潮时,卵巢的机能尚未发育完全,所以月经开始并无规律,约在1年内逐步形成按月来潮。月经初潮后须经过一段时间才会出现第一次排卵,在初潮后1年内开始排卵者仅占18%,初潮后1~3年内无排卵属于正常现象,这段时间为正常生理不孕期。初潮出现的时间与身体各方面的发育程度有关,一般在身高、体重突增达到最高峰的1~2年后。我国女性月经初潮的平均年龄约为14.5岁。欧美国家女性月经初潮的平均年龄比我国略早。

三、青春期的发动机制

青春期发育是一个受中枢神经系统调节的、极为复杂的**下丘脑-垂体-性腺**(hypothalamus-pituitary-gonad, HPG)内分泌系统控制的过程。**下丘脑促性腺激素释放激素**(gonadotropin-releasing hormone, GnRH)神经元在胎儿发育晚期和新生儿发育早期脉冲式释放GnRH,然后被抑制处于隐匿状态,隐匿的GnRH神经元重新激活是青春期发育启动的关键。

1. 下丘脑-垂体-性腺轴

青春期卵巢、睾丸的增长成熟,性激素的分泌逐渐旺盛,是在腺垂体分泌的促性腺激素的控制下实现的。促性腺激素包括**卵泡刺激素**(follicle-stimulating hormone, FSH)和**黄体生成素**(luteinizing hormone, LH),FSH刺激卵泡的发育和精子的形成,LH促进性类固醇激素的分泌。而促性腺激素的分泌又是在下丘脑GnRH的控制下实现的。反之,下丘脑GnRH的分泌也接受垂体和性腺分泌的促性腺激素和性激素的反馈作用。因此下丘脑、腺垂体、性腺就构成了调节性腺、促进性激素分泌的三级轴心体系,通常称为**下丘脑-垂体-性腺轴**(HPG轴),其功能变化与青春期的发动有直接联系。

2. 隐匿的下丘脑 GnRH 神经元重新激活引起青春期的启动

妊娠中后期,胎儿下丘脑GnRH神经元发育并最初激活,脉冲式释放GnRH,启动了HPG轴,胎儿血中

LH 和 FSH 的浓度升高,并达到成人水平。下丘脑 GnRH 神经元的激活状态持续到出生后 1 年左右突然被抑制,GnRH 的脉冲样释放停止,导致 HPG 轴处于失活状态,促性腺激素和性激素下降到非常低的水平,并一直持续到青春期前。青春期前的晚期,下丘脑 GnRH 神经元再次被激活、释放 GnRH,重新启动 HPG 轴的功能。GnRH 脉冲样释放的增加启动了一系列级联反应:促性腺激素对 GnRH 的敏感性增加,FSH 和 LH 的分泌活动得到增强;性腺对促性腺激素的反应进一步增强,性激素分泌增加。血中性类固醇激素水平的升高,诱导了第二性征的发育,并建立了成年期的作用于下丘脑的负反馈模型。

目前普遍认为下丘脑 GnRH 神经元受到内源性的更高级神经中枢的控制,包括内源性阿片的参与,这也是下丘脑 GnRH 神经元出生后被抑制以及青春期前再次激活的原因,但其确切机制仍在进一步的研究中。

另外,下丘脑和腺垂体的迅速发育,使腺垂体大量分泌促甲状腺激素、促肾上腺皮质激素、生长素和催乳素等激素,这些激素都是和青春期身体的生长发育密切相关的。

第三节　衰　老

一、衰老的定义

衰老(senescence)是生物随着时间的推移而经历的自发的必然的过程,表现为结构和机能的衰退,适应能力下降和抵抗力减弱。从生理学上看,衰老是从受精卵开始直到生命消亡以前的全部生命过程中所发生变化的总和,是发育的继续,因此很难截然划分何时发育终止而何时衰老开始。从病理学上看,衰老是应激和劳损、损伤和感染、免疫反应衰退、营养不足、代谢障碍以及疏忽和滥用累积的结果。另外,从社会学上看,衰老是个人对新鲜事物失去兴趣、超脱现实、喜欢怀旧。

二、衰老的生理特征

衰老是一个缓慢的过程,它不会在生命中的某一个时刻突然降临,也不可能每天都感觉到。衰老的生理学特征表现在结构和功能两个方面。

1. 形态结构的衰老

在整体水平上衰老表现为:老年人身高下降,脊柱弯曲,皮肤失去弹性,颜面皱褶增多,局部皮肤,特别是脸、手等处,可见色素沉着,呈大小不等的褐色斑点,称为老年斑。汗腺、皮脂腺分泌减少使皮肤干燥,缺乏光泽。须发灰白,脱发甚至秃顶,眼睑下垂,角膜外周往往出现整环或半环白色狭带,称为老年环,是脂质沉积所致。

衰老器官的结构改变,主要是由于细胞萎缩而使各器官质量减轻。老年人的性腺、脾、肾质量下降明显,甲状腺、脑的质量下降不明显。肺因异物沉积,纤维化,60 岁左右质量反而增加,以后稍下降。心脏可因高血压变得肥大。前列腺腺体萎缩,但由于形成淀粉样小体,可出现前列腺肥大。各器官质量的改变程度大致可以反映器官衰老的程度。

2. 生理机能的衰退

衰老时各器官功能改变的总趋势是:器官的储备力减少,适应能力降低、抵抗力减退、有的整个器官功能丧失,如更年期后妇女卵巢的排卵功能丧失;有的表现出单位细胞功能减退,如老年人神经细胞外形完整,但传导速度减慢,有的是单位细胞功能不变,但组织总数出现减少导致器官总的功能减退。

三、衰老机制及抗衰老的研究进展

跨入 21 世纪,世界老龄化国家增多,老龄人口的比率增大,探索衰老的形成机制和有效的抗衰老方法成为生命科学的重大理论课题。关于衰老形成的机制目前已提出了上百种学说,各种学说多从衰老这一复杂现象的一个侧面对人类本身或动物进行研究、揭示了衰老产生的部分原因,但并未完全阐明衰老机制。在这里简要介绍其中有代表性的一些学说。

1. 遗传程序学说

遗传程序学说(genetic program theory)又称为生物钟学说,该学说认为衰老是生命周期中已经安排好的程序,它只不过是整个生长与分化过程中的一个方面,每一物种都有一份遗传上的"时间计划",即靠生物钟或类似的机制按照在大自然进化中生存的利害得失发生。特定的遗传信息按时激活退变过程,退变过程逐渐展开,最终导致衰老和死亡。一些学者认为,遗传程序导致衰老是进化的需要。当个体生存到一定期限而又没有进化上的益处时,就会开始失去进化力的控制而走向衰老。已有一些细胞学和分子生物学的证据,在生物寿命统计方面也得到了初步验证。

2. 交联学说

交联学说(cross-linking theory)由 Johan Bjorksten 于 1963 年提出,后经 Fritz Verzár 加以发展。其主要论点是:机体中蛋白质、核酸等大分子可以通过共价交叉结合,形成巨大分子。这些巨大分子难以酶解,堆积在细胞内,干扰细胞的正常功能。这种交联反应可发生于细胞核 DNA 上,也可以发生在细胞外的蛋白胶原纤维中。目前有一些证据表明,在年老时胶原的多肽链发生了交联,并日益增多。把交联视为衰老的原发性因素也只是一种推测,然而这毕竟是研究衰老中值得探索的一个途径。

3. 差误成灾学说

差误成灾学说(error theory)由 Orgel 明确提出。该学说认为在 DNA 复制、转录和翻译中发生误差,这种误差可以不断扩大,造成细胞衰老、死亡。如 DNA 转录 mRNA 的过程中发生微小的差异,带有该微小差异的 mRNA 会翻译出进一步偏离的蛋白质,该蛋白质如果属于 DNA 聚合酶会合成差异程度更大的 DNA,这样的差错经过每一次信息传递都扩大一些,形成恶性循环,使细胞内积累许多差错分子造成灾难,细胞正常功能不能发挥,致使细胞衰老、死亡。

4. 自由基学说

自由基学说(free radical theory)由 Denham Harman 在 1956 年提出,认为衰老过程中的退行性变化是由于细胞正常代谢过程中产生的自由基的有害作用造成的。生物体的衰老过程是机体的组织细胞不断产生的自由基积累的结果,自由基可以引起 DNA 损伤从而导致突变,诱发肿瘤形成。自由基是正常代谢的中间产物,其反应能力很强,可使细胞中的多种物质发生氧化,损害生物膜。还能够使蛋白质、核酸等大分子交联,影响其正常功能。该学说的观点可以对一些实验现象加以解释,如自由基抑制剂及抗氧化剂可以延长细胞和动物的寿命。体内自由基防御能力随年龄的增长而减弱。寿命长的脊椎动物,体内的氧自由基产率低。

超氧化物歧化酶(superoxide dismutase, SOD)是机体清除自由基的最主要的抗氧化酶,它在人体的抗衰老方面发挥重要的作用。随着机体年龄的增长,SOD 的合成与活性逐渐下降,人工合成 SOD 的基因产品用于延缓衰老,已经进入到临床实验阶段。

5. 免疫学说

衰老的**免疫学说**(immunological theory)可以分为两种观点:第一,免疫功能的衰老是造成机体衰老的原因。第二,自身免疫学说,认为与自身抗体有关的自身免疫在导致衰老的过程中起着决定性的作用。衰老并非是细胞死亡和脱落的被动过程,而是最为积极地自身破坏过程。自身免疫观点认为免疫系统任何水平上的失控都可以导致自身免疫反应的过高表达,也从而表现出许多衰老加速的证据。

6. 端粒学说(telomere theory)

端粒是真核生物染色体末端由许多简单重复序列和相关蛋白组成的复合结构,具有维持染色体结构完整性和解决其末端复制难题的作用。端粒酶是一种逆转录酶,由 RNA 和蛋白质组成,是以自身 RNA 为模板,合成端粒重复序列,加到新合成 DNA 链末端。在人体内端粒酶出现在大多数的胚胎组织、生殖细胞、炎性细胞、更新组织的增生细胞以及肿瘤细胞中。正因如此,细胞每有丝分裂一次,就有一段端粒序列丢失,当端粒长度缩短到一定程度,会使细胞停止分裂,导致衰老与死亡。大量实验说明端粒、端粒酶活性与细胞衰老有着一定的联系,端粒的长度缩短是衰老的原因还是结果尚在进一步研究中。

7. 体细胞突变学说

体细胞突变学说(somatic mutation theory)认为在生物体的一生中,诱发因素(物理因素如电离辐射、X 射线,化学因素及生物因素等)和自发的突变破坏了细胞的基因和染色体,这种突变积累到一定程度导致细胞功能下降,达到临界值后,细胞即发生死亡。支持该学说的证据有:X 射线照射能够加速小鼠的老化,短命小鼠的染色体畸变率较长命小鼠为高,老年人染色体畸变率较高;有人研究了转基因动物在衰老过程中出现的自发突变的频率和类型,也为该学说提供了一定的依据。

各种学说之间并不是孤立的,而是具有内在的联系,一般认为衰老是由多种因素引起的功能减退的综合过程,有多种机制参与了这一过程。20 世纪 90 年代 Kowald 等综合了线粒体缺陷,畸变蛋白和自由基对衰老的影响,提出了衰老的网络学说。总之,衰老和延缓衰老是生命科学研究的重点和难点之一,详尽全面地阐明衰老的机制需要在多种学说的综合与交叉中找出其中内在的必然联系。

小 结

生长是指生物体内细胞数量增多,细胞内蛋白质积累而使体积增大以及细胞间质的增加,发育是指身体各系统、器官、组织的分化与成熟,二者分别代表机体的量和质的变化,是生命过程中不可分割的两个方面。

人的生长发育可以分为出生前期和出生后期两大阶段。出生前期指胚胎期和胎儿期。出生后期包括成长期,成年期和衰老期。人的生长发育从受精卵开始,直至长大成人,是持续不断进行的,但生长速度并不均衡,呈现阶段性。各系统的生长发育也不一致,男女两性在生长发育过程中表现出不同的特点。生长发育受到先天和后天多种因素的影响,如遗传因素、营养因素、生态因素、疾病及社会因素。

青春期是成长期中的重要阶段,指从第二性征开始出现,经历性成熟、生长突增至体格发育完全的一段时期。青春期发育是一个受中枢神经系统调节的、极为复杂的下丘脑-垂体-性腺内分泌系统控制的过程,隐匿的 GnRH 神经元重新激活是青春期发育启动的关键。

衰老是生物个体随着时间的推移而经历的自发的必然的过程,表现为结构和机能的衰退,适应性下降和抵抗力减弱。衰老的形成可能有多种机制参与,对于衰老机制和抗衰老干预的研究是生命科学研究的重点之一。

(何 峰)

思考题

1. 人体的生长发育可分为几个时期? 大致按怎样的年龄段来划分?
2. 影响人体生长发育的因素有哪些,各有哪些作用?
3. 青春期的生长突增表现在哪些方面?
4. 青春期启动和下丘脑 GnRH 神经元之间有何关系?
5. 什么是衰老? 在人体结构和功能上有何生理学特征?

参 考 文 献

艾奴尔·加里里,蒋萍,沈岳良.2006.生理学.北京:科学出版社.

柏树令.2004.系统解剖学(第6版).北京:人民卫生出版社.

柏树令,应大君.2013.系统解剖学(第8版).北京:人民卫生出版社.

保天然,廖德阳.2002.实用组织学彩色图谱.成都:四川大学出版社.

贲长恩.1992.组织学和胚胎学.上海:上海科学技术出版社.

陈守良.2005.动物生理学(第三版).北京:北京大学出版社.

陈慰峰.2004.医学免疫学(第四版).北京:人民卫生出版社.

成令忠,冯京生,冯子强等.2000.组织学彩色图鉴.北京:人民卫生出版社.

迟焕芳.2010.人体解剖学(第二版).北京:高等教育出版社.

崔庚寅,解景田.2007.生理学释疑解难.北京:科学出版社.

丁炯.2006.人体解剖学(第一版).南京:东南大学出版社.

杜波,张岩,王宇声等.2007.吉林省听力障碍和耳疾流行病学调查研究.中国耳科学杂志,5(4):359-362.

段相林,郭炳冉,辜清.2012.人体组织学与解剖学(第5版).北京:高等教育出版社.

樊小力.2006.人体机能学.西安:西安交通大学出版社.

范少光,汤浩.2006.人体生理学(第三版).北京:北京大学医学出版社.

范少光,汤浩,潘伟丰等.2000.人体生理学(第二版).北京:北京大学医学出版社.

冯志强.2007.生理学.北京:科学出版社.

付玉荣.2005.衰老机制的研究进展及应用.国外医学·老年医学分册,24(4):147~150.

傅杰青.2005.鼻子和脑子是怎样合作的?——评价2004年诺贝尔生理学或医学奖.自然杂志,26(6):362~366.

傅伟龙,江青艳,高萍等.2001.动物生理学.北京:中国农业科学技术出版社.

高明灿.2003.人体解剖生理学基础.北京:人民卫生出版社.

高士濂,于频.1989.人体解剖图谱(修订本).上海:上海科学技术出版社.

高士濂,于频.2014.人体解剖图谱(第6版).上海:上海科学技术出版社.

高晓明.2006.免疫学教程.北京:高等教育出版社.

高英茂.2001.组织学与胚胎学(七年制规划教材).北京:人民卫生出版社.

龚茜玲.2000.人体解剖生理学(第四版).北京:人民卫生出版社.

顾晓松.2004.人体解剖学.北京:科学出版社.

关新民.2003.医学神经生物学纲要.北京:科学出版社.

韩秋生,徐国成,邹卫东等.2003.组织胚胎学彩色图谱(第二版).沈阳:辽宁科学技术出版社.

韩济生.1999.神经科学原理(第二版).北京:北京医科大学出版社.

韩济生.2009.神经科学(第三版).北京:北京大学医学出版社.

蒋正尧,谢俊霞,沈行良.2005.人体生理学.北京:科学出版社.

金连弘.2004.组织学与胚胎学(第三版).北京:人民卫生出版社.

鞠躬.2004.神经生物学.北京:人民卫生出版社.

马克勤,郑光美.1984.脊椎动物比较解剖学.北京:高等教育出版社.

梅岩艾,王建军,王世强.2011.生理学原理.北京:高等教育出版社.

乐凌,唐世雄,夏桂芬等.2008.新生儿听力障碍影响因素的调查.中国中西医结合耳鼻喉杂志,1:36-39.

李海延,潘惠妮,朱蓉等.2007.新生儿听力障碍早期发现及早期干预的研究.中国保健,15(10):38-40.

李永材.1995.比较动物生理学.北京:高等教育出版社.

刘玲爱.2006.生理学(第五版).北京:人民卫生出版社.

吕国蔚.2004.医学神经生物学(第二版).北京:高等教育出版社.

尼克尔斯JG,马丁AR,华莱士BG等.2003.神经生物学——从神经元到脑(第四版).杨雄里等译.北京:科学出版社.

聂绪发.2006.人体解剖学.北京:科学出版社.

牛建昭.2000.组织学与胚胎学.北京:人民卫生出版社.

欧阳五庆.2006.动物生理学.北京:科学出版社.

全国科学技术名词审定委员会.2014.人体解剖学名词(第二版).北京：科学出版社.

全国科学技术名词审定委员会.2014.组织学与胚胎学名词(第二版).北京：科学出版社.

史学义,张钦宪,丁一.2002.人体组织学.郑州：郑州大学出版社.

石玉秀,邓纯忠,孙桂媛等.2002.组织学与胚胎学彩色图谱.上海：上海科学技术出版社.

寿天德.2006.神经生物学(第二版).北京：高等教育出版社.

孙久荣.2001.脑科学导论.北京：北京大学出版社.

王玢,左明雪.2001.人体及动物生理学(第2版).北京：高等教育出版社.

王玢,左明雪.2009.人体及动物生理学(第3版).北京：高等教育出版社.

王树峰.2005.老年人群听力障碍状况.中国听力语言康复科学杂志,2：12,13.

夏强.2005.人体生理学.杭州：浙江大学出版社.

徐斯凡.2003.生理学.北京：高等教育出版社.

闫剑群,吴博威.2006.生理学.北京：科学出版社(原编者：Widmaier E P,Raff H,Strang K T;改编者：闫剑群,吴博威).

严振国.1995.正常人体解剖学.上海：上海科学技术出版社.

杨安峰.1992.脊椎动物学(修订本).北京：北京大学出版社.

杨安峰,程红,姚锦仙.2008.脊椎动物比较解剖学(第2版).北京：北京大学出版社.

杨桂娇.2006.人体解剖学.西安：第四军医大学出版社.

杨秀平,肖向红.2009.动物生理学(第2版).北京：高等教育出版社.

姚泰.2001.人体生理学(第三版).北京：人民卫生出版社.

姚泰.2010.生理学(第2版,8年制规划教材).北京：人民卫生出版社.

于频.1997.系统解剖学(第四版).北京：人民卫生出版社.

俞诗源.2007.人体解剖生理学.兰州：兰州大学出版社.

袁柱,金克炜.1995.组织学与病理学图谱.昆明：云南教育出版社.

翟中和,王喜忠,丁明孝.2007.细胞生物学(第三版).北京：高等教育出版社.

张朝佑.2009.人体解剖学(上、下,第3版).北京：人民卫生出版社.

张建福,彭聿平,闫长栋.2010.人体生理学(第二版).北京：高等教育出版社.

张君帮.2005.神经科学教程.北京：科学出版社.

张学军.2002.皮肤性病学(第五版).北京：人民卫生出版社.

张梓乐,何咏祥.2006.生殖健康与保健.北京：人民军医出版社.

周定刚.2011.动物生理学.北京：中国林业出版社.

周光炎.2002.免疫学(第六版).北京：人民卫生出版社.

朱长庚.2009.神经解剖学(第2版).北京：人民卫生出版社.

朱大年,郑黎明.2002.人体解剖生理学.上海：复旦大学出版社.

朱大年,王庭槐.2013.生理学(第8版).北京：人民卫生出版社.

邹仲之,李继承.2013.组织学和胚胎学(第8版).北京：人民卫生出版社.

左明雪.2003.人体解剖生理学.北京：高等教育出版社.

Alexander P,Spence A P,Mason E B. 1992. Human Anatomy and Physiology(4th edition). New York：West Publishing Company.

Bear M F,Connors B W,Paradiso M A. 2002. Neuroscience：Exploring the Brain(第二版,影印版).北京：高等教育出版社.

Berne R M,Levy M N,Koeppen B M et al.2005. 生理学(第五版,影印版).北京：北京大学医学出版社.

Bolander F. 2004. Molecular Endocrinology(3rd ed). San Diego：Elsevier Ltd.

Ebling F J P. 2005. The neuroendocrine timing of puberty. Reproduction,129：675-683.

Graaff Van De. 2001. Human Anatomy. NewYork：McGraw-Hill Companies Inc.

Hainsworth F R. 1981. Animal Physiology—Adaptation in Function. Addison-Wesley Publishing Company,Inc.

Mader S. 2002. Understanding Human Anatomy and Physiology(4th ed 影印版).北京：高等教育出版社.

Mader S. 2010. Understanding Human Anatomy and Physiology(7th ed). New York：McGraw-Hill Companies, Inc.

Plant T M,Barker-Gibb M L. 2004. Neurobiological mechanisms of puberty in higher primates. Human Reproduction Update,10：67-77.

Randall D,Burggren W,French K. 1997. Eckert Animal Physiology：Mechanisms and Adaptations (4th ed). New York：W H Freeman and Company.

Saladin K. 2003. Anatomy & Physiology：the Unity of Form and Function(3rd ed). New York：McGraw-Hill Companies.

Seeley R R,Stephens T D,Tate P. 1989. Anatomy and Physiology. Boston：Times Mirror/Mosby College Publishing.

Thomas J K,Barbara A O,Richard A G. 2006. Kuby Immunology(6th ed). New York：W H Freeman and Company.

Vander A,Sherman J,Luciano D. 1998. Human Physiology：the Mechanisms of Body Function(7th ed). New York：WCB/McGraw-Hill.